Moderne Nahtmaterialien und Nahttechniken in der Chirurgie

Ergebnisse der experimentellen Forschung und klinischen Anwendung

Herausgegeben von
A. Thiede und H. Hamelmann

Mit 280 Abbildungen

Springer-Verlag Berlin Heidelberg New York 1982

Professor Dr. ARNULF THIEDE
Professor Dr. HORST HAMELMANN
Abteilung Allgemeine Chirurgie der Universität Kiel, Hospitalstraße 40,
D-2300 Kiel

CIP-Kurztitelaufnahme der Deutschen Bibliothek
Moderne Nahtmaterialien und Nahttechniken in der
Chirurgie: Ergebnisse d. experimentellen Forschung
u. klin. Anwendung; [Standortbestimmungen moderner
Nahtmaterialien u. Nahttechniken in d. Chirurgie;
Symposium in Kiel, 11.–12. 9. 1981] / hrsg. von
A. Thiede u. H. Hamelmann. – Berlin;
Heidelberg; New York: Springer 1982.
ISBN-13: 978-3-642-68737-2 e-ISBN-13: 978-3-642-68736-5
DOI: 10.1007/ 978-3-642-68736-5

NE: Thiede, Arnulf [Hrsg.]

Softcover reprint of the hardcover 1st edition 1982

2124/3130-543210

Vorwort

Grundlage des vorliegenden Buches ist das am 11. und 12. 9. 1981 in Kiel abgelaufene internationale Symposium: „Standortbestimmung moderner Nahtmaterialien und Nahttechniken in der Chirurgie". Eine Standortbestimmung moderner Nahtmaterialien und Nahttechniken in der Chirurgie dient der Darstellung der neuentwickelten und der in der Praxis bewährten Nahtmaterialien. Da es sich primär um rein empirisch entstandene chirurgische Hilfsmittel handelt, die Folgeprodukte der Textilentwicklung sind, bedarf es zunehmend der wissenschaftlichen Überprüfung der Nahtmaterialien selbst, der durch die Nahtmaterialien induzierten Gewebereaktionen und der durch die Nahtmaterialien ermöglichten Operationstechniken. Waren früher Seide und Catgut die verfügbaren Nahtmaterialien, so haben inzwischen eine Reihe von vollsynthetischen, nichtabsorbierbaren, u.a. Polyesterfäden, und absorbierbaren, u.a. Polyglykolsäurefäden, die Rolle des chirurgischen Nahtmaterials weitgehend übernommen. Durch die Fadenverarbeitung, monofil oder polyfil, lassen sich die physikalischen Eigenschaften manipulieren, während die Oberflächeneigenschaft eines Fadens durch Oberflächenbearbeitung, z. B. Beschichtung, variiert werden kann. Werden ausschließlich physikalische Parameter, wie lineare Zugfestigkeit, Knotensitz-, Knotenbruchfestigkeit, Elastizität, Kapillarität und Reibungskoeffizient der Fadenoberfläche u.a., bestimmt, so können Meß- und Bewertungsverfahren der Textilindustrie übernommen werden. Durch biochemische Veränderungen der Fäden nach Implantation ins Gewebe, insbesondere bei vollsynthetischen absorbierbaren Fäden, sind jedoch kompliziertere, weit weniger standardisierbare Überprüfungsverfahren in vivo erforderlich, um die gewebeabhängige Fadenveränderung und die nahtbedingte Gewebereaktion zu erfassen. Wir haben uns bemüht, den derzeitigen Stand der Nahtmaterialienentwicklung mit Hilfe einer Vielzahl namhafter Experten darzustellen, wobei besonders auf die biophysikalischen, biochemischen, mikrobiologischen und feingeweblichen Parameter der Nahtmaterialien eingegangen wird. Die Beiträge der ersten Buchhälfte befassen sich daher überwiegend mit der Neuentwicklung, der Standardisierung der Überprüfungsverfahren, pathophysiologischen Aspekten und experimentellen Ergebnissen der Nahtmittelforschung, während klinische Aspekte nur in Studien gestreift werden. In der zweiten Buchhälfte sind neben drei Grundlagenbeiträgen klinische Ergebnisse und Erfahrungen der Nahtmittelanwendung von jeweils führenden Gruppen der verschiedenen Organbereiche und Spezialgebiete dargestellt. Bewußt wurde auf eine ausführliche Darstellung der Klammernahttechniken und der modernen Nähinstrumente verzichtet, da diese den Rahmen des Buches sprengen würden. Es sind lediglich einige Vergleichsangaben enthalten.

Unser besonderer Dank gilt den Autoren für die Bereitwilligkeit, ihre Forschungsergebnisse in Experiment und Klinik darzustellen. Der Firma Braun Dexon sei für die Unterstützung beim Symposium in Kiel und dem Springer-Verlag für die Drucklegung und Ausstattung des Buches gedankt.

Kiel, Herbst 1982 H. HAMELMANN

Inhaltsverzeichnis

Mitarbeiterverzeichnis

Die Anschriften sind jeweils bei Beitragsbeginn angegeben

A. Bewertungskriterien von Nahtmaterialien und Nahthilfsmitteln

Zur Neuentwicklung von Nahtmaterialien und den Möglichkeiten einer Beurteilung

A. Thiede[1]

Bewertungsmöglichkeiten

Die Bewertung von Nahtmaterialien erfordert die Objektivierung verschiedener Eigenschaften eines Nahtmaterials (Tabelle 1). Da sich die Wertigkeit eines Nahtmaterials aber erst bei der Handhabung zeigt, ist es durchaus sinnvoll, die subjektiven, vom handhabenden Chirurgen empfundenen Eigenschaften zu testen und zu analysieren (Tabelle 2). Zusätzlich erschwert wird die Bewertung der Nahtmaterialien durch die Abhängigkeit des Nahtverhaltens in vivo bei differenten Lokalisationen und Milieubedingungen, die besonders bei absorbierbaren Nahtmaterialien Bedeutung haben können.

Objektivierbare Beurteilungskriterien

Summarisch sind in Tabelle 1 die wesentlichen meßbaren Beurteilungskriterien mit Maßeinheiten sowie die dazu erforderlichen Materialien und Geräte angegeben. Unter der Messung der Tensile strength verstehen wir die Bestimmung der linearen Zugfestigkeit in N (Newton)/cm^2 von Fäden, deren Fadenquerschnitt genau definiert und bekannt ist. Davon abgetrennt werden muß die Breaking strength, die die Bruchfestigkeit von Geweben in N/cm angibt, wobei der Gewebequerschnitt nicht mathematisch exakt bestimmt werden kann (Hermann 1973; Tauber et al. 1974). Bei beiden Bestimmungsverfahren muß zusätzlich die Reißgeschwindigkeit angegeben werden. Sie verhält sich direkt proportional zur Zugfestigkeit von Geweben, d. h. je höher die Reißgeschwindigkeit ist, desto höher ist das Zugfestigkeitsmeßergebnis (Tauber 1977). Die Bursting strength gibt den Berstungsdruck von Hohlorganen in mm Hg an (Raab et al. 1980). Die Elastizität (Holmlund 1976) eines Fadens wird in Prozent der Ausgangslänge aufgeführt. Während die Messung der Knotenbruchsicherheit (N/mm^2) prinzipiell wenig praktische Bedeutung aufweist, muß der in N bestimmten Knotensitzfestigkeit (knot holding capacity) größere Aufmerksamkeit gewidmet werden (Holmlund 1974). Schon Taylor wies 1938 auf den Einfluß der Knotentechnik und den Einfluß des Fadenmilieus (trocken oder angefeuchtet durch verschiedene biologische Flüssigkeiten) hin. Der Reibungskoeffizient gibt den Widerstand der Fadenoberfläche an. Aufwendiger ist die Messung der Kapillarität, insbesondere des Bakterientransportes (Blomstedt u. Österberg 1977; Blomstedt et al. 1977). Die Bestimmung der Gewebereaktion

---

1 Abteilung Allgemeine Chirurgie der Universität Kiel, Hospitalstraße 40, D-2300 Kiel 1

Tabelle 1. Objektivierbare Beurteilungskriterien für die Bewertung von Nahtmaterialien

Vorgang	Erforderliche Geräte bzw. Materialien
I. Alle Fäden	
1. Messung der "tensile strength" (N/cm^2) Lineare Zugfestigkeit	Tensiometer
2. Messung der "breaking strength" (N/cm) Zugfestigkeit des (adaptierten) Gewebes	Tensiometer
3. Messung der "bursting strength" (mm Hg) Druckfestigkeit von Hohlorganen	Manometer
4. Messung der Elastizität (% der Ausgangslänge) Fadendehnbarkeit (Elongation)	Tensiometer
5. Knotenbruchsicherheit (N/mm^2) Messung der Reißkraft, die zum Knotenbruch führt	Tensiometer
6. Knotensitzfestigkeit (knot holding capacity) (N) Standardisierter Knoten	Tensiometer
7. Bestimmung der Oberflächenglätte Widerstandsmessung der Fadenoberfläche (Reibungskoeffizient)	Tensiometer
8. Messung der Kapillarität Steigvermögen von Flüssigkeiten in Fäden	Flüssigkeitsbad (Histologie)
9. Messung des interfilamentären Bakterientransportes in oberflächenisolierten Fäden	Feuchte Kammern
10. Bestimmung der Gewebereaktion Standardisierte Fadenimplantation und Fadengewebeblockaufarbeitung a) Akut b) Chronisch (Granulombildung, Kanzerogenität)	Versuchstier (standardisierte Histologie)
II. Auflösbare Fäden	
1. Bestimmung des linearen Zugfestigkeitsverlustes Standardisierte Fadenimplantation, Messung des Fadenzugfestigkeitsverlustes/Zeit	Versuchstier Tensiometer
2. Bestimmung der Auflösungszeit Standardisierte Fadenimplantation, Messung der Gewebereaktion/Zeit	Versuchstier standardisierte Histologie, Planimetrie

erfolgt mikroskopisch (Thiede et al. 1979). Bei absorbierbaren Fäden ist zusätzlich die Abnahme der Zugfestigkeit (Thiede et al. 1980) und der Auflösungszeit (Thiede et al. 1981b) definierbar.

Subjektive Vergleichsbeurteilung der Handhabungsparameter von Nahtmaterialien

Ein Testvorschlag ist in Tabelle 2 dargestellt. Sinn eines solchen Testes ist es, die subjektiven vom Chirurgen zu beurteilenden Parameter wie Form, Farbe, Elastizität, Geschmeidigkeit, Oberflächeneigenschaften – wie Reibungswider-

Tabelle 2. Subjektive Vergleichsbeurteilung der Handhabung von Nahtmaterialien

Testmaterial: Voraussetzungen
a) Ursprungsmaterial darf an der Verpackung nicht erkennbar sein
b) Identische Farbe aller verglichenen Fäden

Testerkollektiv
Möglichst großes blind testendes Chirurgenkollektiv (Heterogenität hinsichtlich Ausbildungsstand und Fachspezialisierung)

Testvoraussetzungen
Identische äußere Testbedingungen (Tageszeit, Raumverhältnisse, Arbeitsplatz, Testumstände).

Beurteilung von	Testverfahren
Fadenform	Optische Bewertung
Fadenfarbe	Optische Bewertung
Elastizität	Manueller Zug
Geschmeidigkeit	Manuelle Bewertung
Oberflächeneigenschaften	
a) Reibungswiderstand	Fingerdurchzug
b) Sägewirkung	Fingerkuppenschneidwirkung
c) Gewebetraumatisierung	In-vivo-Gewebedurchzug
d) Reibewirkung des Fadens	Reibungswiderstand der Fäden aneinander
Knüpfverhalten (jeweils mit Angabe der Knotentechnik)	
a) Knotengleitfähigkeit	Herabschieben gleichsinniger Knoten
b) Knotenplazierbarkeit	Positionierung des Knotens
c) Knotensitz	Knotensitz nach gegenläufigem Knoten
d) Knotenhalt	Untersuchung der Knotenlösung bei Manipulation

stand, Sägewirkung, Gewebetraumatisierung und Reibewirkung der Fäden aneinander – und Knüpfverhalten – bei jeweiliger Angabe der Knotentechnik, Knotengleitfähigkeit, Knotenplazierbarkeit, Knotensitz und Knotenhalt – zu ermitteln. Durch eine ausreichende Größe eines entsprechend zusammengesetzten Testerkollektivs ($n = 13$) und vier Durchgänge konnten wir bei der Beurteilung von Handhabungseigenschaften reproduzierbare Testergebnisse erzielen. Natürlich ist ein solcher, die subjektiven Empfindungen des handhabenden Chirurgen analysierender Test mit gewissen Vorbehalten zu sehen. Dennoch ist dies ein erster Vorschlag für eine Bewertungsmöglichkeit der subjektiven Handhabungseigenschaften von Nahtmaterialien durch ein testendes Chirurgenkollektiv.

Weiter- und Neuentwicklung absorbierbarer Nahtmaterialien

Polyglykolsäurefäden (PGS) der zweiten Generation ($\varnothing = 0{,}23$ mm, Filamentzahl 242, Einzelfilamentdurchmesser 12 µm, Zugfestigkeitsverlust 21 Tage, Auflösungszeit 90–120 Tage) (Thiede et al. 1981a) wurde mit Polyol beschichtet. Polyol ist ein Polymer, das sich in vivo im wesentlichen nach 7 h

Tabelle 3. Absorbierbare Nahtmaterialien. 1) Weiterentwicklung

	PGS (2. Generation) →	PGS Plus (3. Generation)
Physikalische Parameter: keine Differenzen der linearen Zugfestigkeit und Knotenbruchsicherheit		
a) Zugfestigkeitsverlust	ca 21 t	ca. 21 t
b) Auflösungszeit	ca. 90–120 t	ca. 90–120 t
Beschichtung:	–	Polyol: Ablösungszeit 7 h, Ausscheidung über die Niere
Veränderungen: 2. Gen. → 3. Gen.	a) Fadengleitvermögen im Stichkanal verbessert b) Sägewirkung des Fadens vermindert c) Eine ausreichende Knotensitzfestigkeit ist nur mit einer bei monofilen Fäden üblichen Knüpftechnik erreichbar	

Tabelle 4. Absorbierbare Nahtmaterialien. 2) Neuentwicklung

	Polydioxanon (monofil)
Physikalische Parameter: Die Ausgangs-Fadenzugfestigkeit und -Knotenbruchsicherheit entspricht Polyglactin 910 zu 60%	
a) Fadenzugfestigkeitsverlust	ca. 60–80 t
b) Auflösungszeit	ca. 180 t

abgelöst hat und über die Niere ausgeschieden wird. Während PGS-Fäden der zweiten Generation subjektiv den Handhabungseigenschaften von Polyglactin 910 der dritten Generation (⌀ = 0,25 mm, Filamentzahl 162, Einzelfilamentdurchmesser 15 µm, Beschichtung mit Polyglactin 370 und Calciumstearat) entsprechen, hat die Beschichtung von PGS zu einer Änderung der Handhabungsparameter geführt: das Fadengleitvermögen im Stichkanal ist verbessert, die Sägewirkung des Fadens herabgesetzt. Allerdings wird dies erkauft mit einem veränderten Knüpfverhalten. Ein ausreichender Knotensitz ist nur mit einer bei monofilen Fäden üblichen Knüpftechnik erreichbar (Tabelle 3).

Als Neuentwicklung absorbierbarer Nahtmaterialien sind Fäden aus Polydioxanon, einem vollsynthetischen Polymer, das ebenfalls bei Hydrolyse absorbiert wird (Berry et al. 1981), vorzustellen. Es verliert nach ca. 60–80 Tagen seine Zugfestigkeit und weist eine Auflösungszeit von ca. 180 Tagen auf. Die Ausgangsfadenzugfestigkeit und Knotenbruchsicherheit entspricht der von Polyglactin 910 zu 60%. Ob dieses neue Material, das primär theoretisch bei einigen Spezialindikationen vorteilhaft erscheint, hinsichtlich Gewebeverträglichkeit, bakterizider bzw. bakteriostatischer und fungizider Wirkung bei der Absorption und minimalen Gewebereaktion bzw. Förderung der Geweberestitution mit PGS konkurrieren kann, ist derzeit noch nicht analysiert (Tabelle 4).

Zusammenfassung

Die Bewertung von Nahtmaterialien erfolgt aufgrund objektiver Untersuchungsergebnisse von „tensile strength", „breaking strength", „bursting strength", Elastizität, Knotenbruchsicherheit, Knotensitzfestigkeit, Reibungskoeffizient, Kapillarität, Bakterientransport, Gewebereaktion, Zugfestigkeitsverlust und Auflösungszeit, sowie subjektiver Parameter, die die Geschmeidigkeit, das Oberflächenverhalten und das Knüpfverhalten erfassen. Im Prinzip sollten alle neu- und weiterentwickelten Nahtmaterialien, wie z. B. beschichtetes PGS (dritte Generation der Polyglykolsäurefäden) oder Polydioxanon (neuentwickeltes absorbierbares Nahtmaterial) nach den o. g. Kriterien bewertet werden.

Summary

The evaluation of suture materials depends on objective investigation results: tensile strength, breaking strength, bursting strength, elasticity, knot-breaking security, knot-holding capacity, coefficient of friction, capillarity, bacterial transport, tissue reaction, decrease of tensile strength, and absorption time; and on subjective parameters: flexibility, surface properties, and knot handling. In general every newly developed suture material, such as coated polyglycolic acid (third-generation) or polydioxanone (a new absorbable suture) should be investigated likewise.

Literatur

1. Berry AR, Wilson MC, Thomson JWW, McNair TJ (1981) Polydioxanone: A new synthetic absorbable suture. J R Coll Surg Edinb 26: 170–172
2. Blomstedt B, Österberg B (1977) Fluid absorption and capillary of suture materials. Acta Chir Scand 143: 67–70
3. Blomstedt B, Österberg B, Bergstrand A (1977) Suture material and bacterial transport. Acta Chir Scand 143: 71–73
4. Hermann JB (1973) Changes in tensile strength and knot security of surgical sutures in vivo. Arch Surg 106: 707–710
5. Holmlund DEW (1974) Knot properties of surgical suture materials. Eur Surg Res 6: 65–71
6. Holmlund DEW (1976) Physical properties of surgical suture materials: Stress-strain relationship, stress-relaxation and irreversible elongation. Ann Surg 184: 189–193
7. Raab M, Junginger T, Schüchen H, Pichlmaier H (1980) Auswirkung verschiedener Nahtmaterialien und Nahttechniken auf die Belastbarkeit von Gastrotomien. Therapiewoche 30: 1705–1709
8. Tauber R (1977) Wundheilung und Wundfestigkeit. Symposium Bad Dürrheim, 1977. Braun-Dexon, Melsungen, S 19–30
9. Tauber R, Seidel W, Heller EJ, Stadler C (1974) Die Bedeutung des Nahtmaterials für die Reißfestigkeit heilender Fascien- und Hautwunden. Langenbecks Arch Chir 333: 273–282
10. Taylor FW (1938) Surgical knots. Ann Surg 107: 458–468
11. Thiede A, Lünstedt B (1979) In vivo Untersuchungen bei Nahtreaktionen an sterilen und infizierten absorbierbaren und nicht absorbierbaren chirurgischen Nahtmaterialien. Zentralbl Chir 104: 568–581
12. Thiede A, Lünstedt B, Sonntag HG (1980) Untersuchungen zum linearen Reißfestigkeitsverlust von absorbierbaren vollsynthetischen Fäden. Chirurg 52: 768–773
13. Thiede A, Lünstedt B, Beck C (1981a) Absorbierbare Nahtmaterialien der 2. Generation. Gewebeverhalten und erweiterte Indikation. Langenbecks Arch Chir 355: 479–484
14. Thiede A, Lünstedt B, Lange C (1981b) Die zweite Generation der Polyglycolsäurefäden. Der Wundverschluß. Braun-Dexon, Melsungen, S 117–123

Präzision des Tensiometerverfahrens zur Bestimmung der Wundfestigkeit in Relation zum verwendeten Nahtmaterial

R. Tauber[1]

Seit Paget 1853 zum erstenmal untersuchte, wann eine verheilende Wunde wieder eigene Festigkeit erreicht, haben sich tensiometrische Untersuchungen zur Messung der Gewebsfestigkeit durchgesetzt. Sie lassen eine Beurteilung des Zustands und der Belastbarkeit von Operationswunden, der Brauchbarkeit verschiedener Nahttechniken sowie Nahtmaterialien zur Naht unterschiedlicher Körpergewebe zu.

Die im internationalen Schrifttum gebräuchlichen Begriffe der *Bursting strength, Breaking strength* und *Tensile strength* kennzeichnen die Kraft, die notwendig ist, um ein Gewebe zum Reißen zu bringen. Da sie aber immer wieder mißverständlich angewandt wurden, ist der Vergleich der Untersuchungsergebnisse verschiedener Autoren nur mit Vorbehalt möglich. Van Winkle (1969) hat deshalb diese Begriffe noch einmal eindeutig definiert und auf die Bedeutung einheitlicher reproduzierbarer Untersuchungsmethoden hingewiesen.

Definition der Reißfestigkeitsbegriffe und Tensiometerverfahren

Unter *Bursting strength* versteht man die Kraft, die notwendig ist, um ein Gewebe platzen zu lassen. Sie wird mit Distensionstensiometern gemessen und ist zur Testung der Festigkeit von Wunden in vivo oder von Hohlorganen geeignet. Das Gewebe reißt an der schwächsten Stelle ein. In das Hohlorgan wird Luft oder Wasser über eine Nadel, einen Trokar, Katheter oder einen in das Hohlorgan eingelegten Gummiballon eingeführt und der zum Zerreißen notwendige Druck auf einem Manometer in mm Hg abgelesen (Abb. 1).

Breaking strength ist die zum Zerreißen eines Gewebes notwendige Kraft pro Einheitsbreite der Probe, unabhängig von seinem Gewebsquerschnitt. Die ermittelte Kraft wird in kp/cm bzw. N/cm angegeben.

Tensile strength ist die zum Zerreißen eines Gewebes notwendige Kraft pro Einheitsbreite und Querschnitt der Probe. Es wird also auch die Dicke eines Gewebes berücksichtigt. Die ermittelte Kraft wird in kp/cm^2 bzw. N/cm^2 angegeben.

Die Breaking strength gleichlanger Hautwunden verschiedener Körperregionen kann infolge unterschiedlicher Dicke der Haut variieren, die Tensile strength muß aber wegen ihres Bezugs zum Querschnitt der Probe konstant

---

1 Urologische Universitätsklinik München, Klinikum Großhadern, Marchioninistraße 15, D-8000 München 70

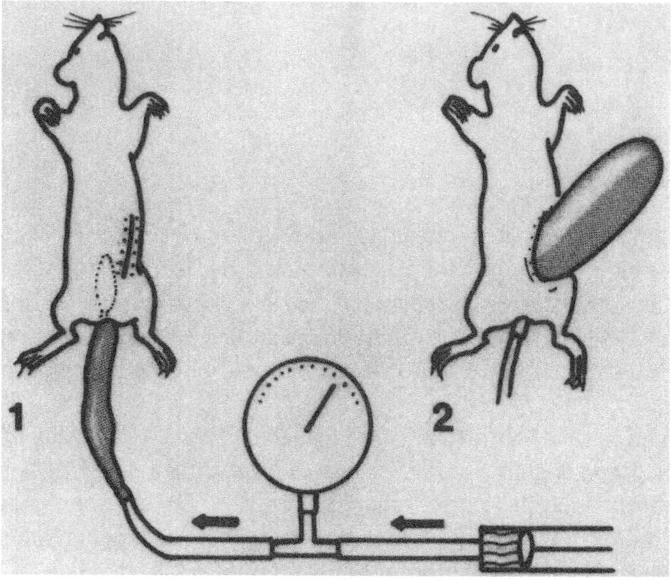

Abb. 1. Versuchsanordnung zur Bestimmung der Bursting strength

bleiben. Die Ermittlung der Tensile strength ist daher die einzige Methode, die unter Idealbedingungen reproduzierbare Ergebnisse bringt (Van Winkle 1969). Die Tensile strength eignet sich vor allem zur Festigkeitsbestimmung von Nahtmaterialien, da der Fadenquerschnitt bekannt oder leicht zu bestimmen ist.

Die Querschnittbestimmung tierischen und menschlichen Gewebes ist jedoch problematisch, da sie wegen der Inhomogenität der Gewebe, durch Entzündungen, Ödeme und Verhärtungen erheblichen Schwankungen unterliegt, ohne daß die Faktoren, die die Festigkeit bestimmen, beeinflußt werden (Holm-Pedersen, Viidik, 1972). So ist es vom klinischen Standpunkt aus unproblematischer, die Breaking strength zu ermitteln.

Zur Messung von *Tensile strength* und *Breaking strength* werden Gravitationstensiometer verwendet. Dabei wird die Reißfestigkeit von Geweben, z. B. von exzidierten Gewebsstücken oder von Nahtmaterialien, linear geprüft. Auf die zwischen zwei Klemmen fixierte Probe greift einachsig eine Kraft an. Diese Kraft wird durch ein Gewicht oder durch das Gewicht einer Flüssigkeit erzeugt (Abb. 2). Durch kontinuierlichen Gewichtsanstieg wird die ziehende Kraft vergrößert. Der konstante Flüssigkeitszufluß ermittelt insofern den Zeitpunkt des Reißens nicht völlig exakt, da nach dem Zerreißen der Probe noch eine gewisse Flüssigkeitsmenge nachgelaufen ist und außerdem erst der Endpunkt des Reißvorganges bestimmt wird. Genaueste Bestimmungen werden heute mit motorgetriebenen Tensiometern, die auch für Streckversuche in der Physik verwendet werden, durchgeführt (Abb. 3). Auch diese Anlage arbeitet linear und zeigt das elastische Verhalten bestimmter Stoffe auf. Es gilt das Hooksche Gesetz, das besagt, daß der Betrag der Dehnung, den ein elastischer Körper

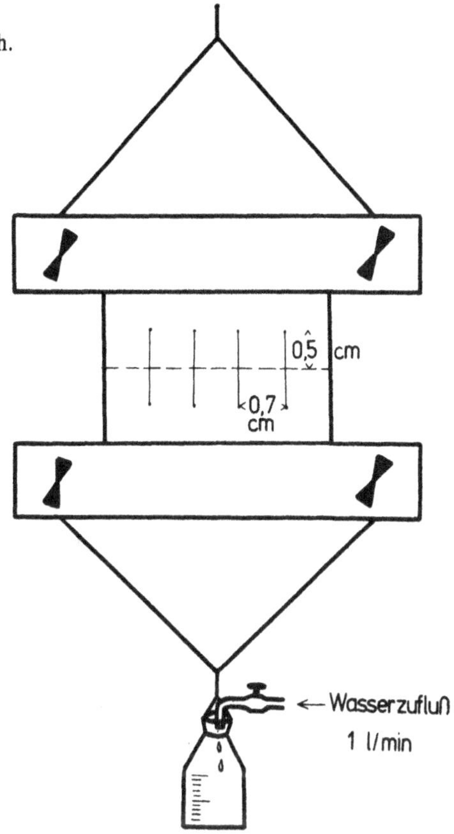

Abb. 2. Einfacher Distensionstensiometer zur Bestimmung der Breaking und Tensile strength. Die Belastung erfolgt durch kontinuierlichen Wasserzulauf

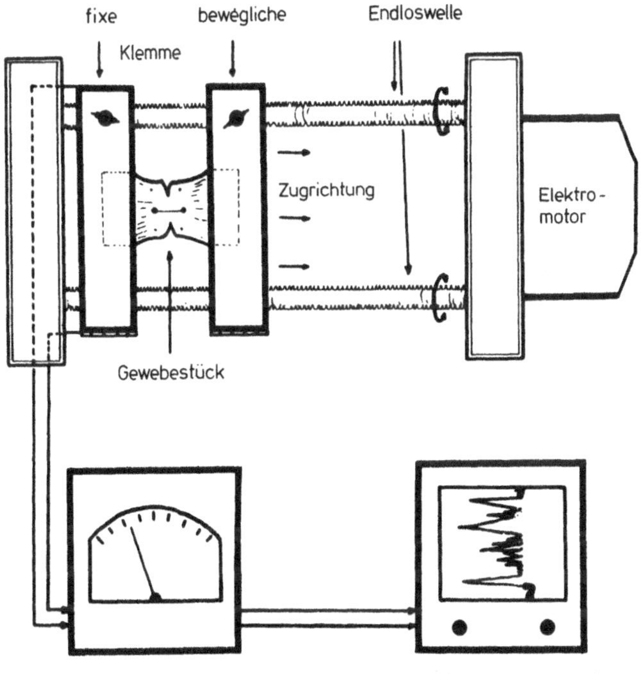

Abb. 3. Motorgetriebener Tensiometer zur Bestimmung der Breaking und Tensile strength

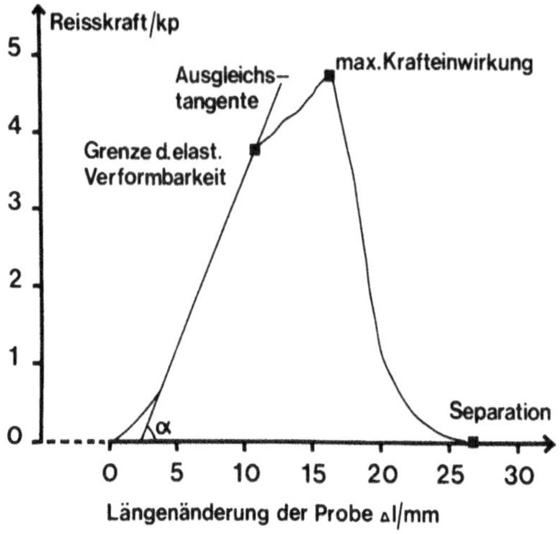

Abb. 4. Zug-Dehnungs-Diagramm eines Gewebes während der Reißfestigkeitsbestimmung

erfährt, direkt proportional zur angreifenden Kraft ist. Während des Dehnversuches wird die aufgewendete Kraft gemessen und gleichzeitig eine Kraft-Dehnungs-Kurve registriert.

Nach einem gewissen Grad der Dehnung geht die Kurve von einer Krümmung in eine Gerade über und nähert sich der Grenze der elastischen Verformbarkeit (Abb. 4). Bis dorthin ändert die wachsende Spannung die Gestalt des Körpers reversibel. Wird das Gewebe weiter gedehnt, verläßt die Kurve den annähernd linearen Bereich und nähert sich dem Punkt der maximalen Spannung, die es auszuhalten imstande ist. Eine weitere geringfügige Dehnung führt zu irreversiblen Deformationen, zum Einreißen des Gewebes. Daraufhin fällt die Kurve steil ab, um sich nach vollständiger Separation der Ausgangslinie wieder zu nähern. Wir bestimmten am Wendepunkt der Kurve, dem Punkt der maximalen Spannung, die dazu aufgewendete maximale Krafteinwirkung, die der maximalen Reißfestigkeit der getesteten Probe entspricht. Im Bereich zwischen dem Punkt der maximalen Krafteinwirkung ist oftmals ein gezackter Verlauf der Kurve zu beobachten. Diese kleinen Zacken sind Ausdruck des Durchreißens der die Festigkeit bestimmenden kollagenen Faserbündel, was makroskopisch im Gewebe als kleine punktförmige Perforationen zu erkennen ist.

Experimentelle Untersuchungen klinischer Fragestellungen

Sind Wundverschlüsse durch die Einwirkung einer Dauerspannung gefährdet?

Material und Methode

Wir untersuchten den Einfluß der Deformationsgeschwindigkeit auf die Festigkeit der intakten Abdominalfaszie von Kaninchen an isolierten Gewebsstreifen quer zur Linea alba. Die Messungen wurden mit einem motorgetriebenen Tensiometer mit einer Dehnungsgeschwindigkeit von 2, 10, 100 und 1000 mm/min vorgenommen.

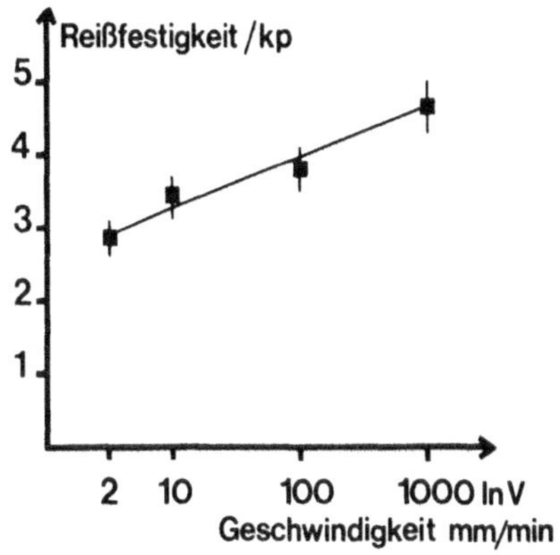

Abb. 5. Breaking strength unverletzter Abdominalfaszie (Kaninchen) bei zunehmender Dehnungsgeschwindigkeit. Die Reißfestigkeit steigt mit zunehmender Dehnungsgeschwindigkeit an

Ergebnisse

Unsere Versuche zeigten eine signifikante lineare Abhängigkeit der Breaking strength von der Deformationsgeschwindigkeit (Abb. 5). Je größer die Geschwindigkeit war, um so höher war auch die Reißfestigkeit der Abdominalfaszie. Ähnliche Erfahrungen hat man in der Physik für Polymere bei Reißfestigkeitsmessungen gemacht (Stuart 1953). Dieses paradox anmutende Verhalten findet folgende Erklärung:

Die kollagenen Fasern bilden ein Netzwerk aus physikalischen Vernetzungspunkten und Verschlaufungen. Ist die Beanspruchungszeit in einem Dehnungsversuch kürzer als die Zeit, in der sich zwei Verankerungen aus kollagenen Fasern lösen können, so wird diese stabil sein und die Festigkeit der gesamten Probe erhöhen. Ist allerdings die Dehnungsgeschwindigkeit bzw. die am Wundrand angreifende Kraft so groß, daß die maximale Reißfestigkeit überschritten wird, zerreißen die Fasern zwischen den Verankerungen.

Folgerung

Eine heilende Wunde ist demnach nicht nur durch plötzliche maximale Zugkräfte gefährdet, auch durch stetige Dauerbelastung kann sie so geschwächt werden, daß es zur Ausbildung von Dehiszenzen oder Narbenhernien kommen kann.

Untersuchungen zur Brauchbarkeit verschiedener Nahtmaterialien zum Verschluß der Abdominalfaszie

Material und Methode

Die Linea alba der Kaninchenfaszie wurde durch Längsschnitt durchtrennt und mit den beiden resorbierbaren Nahtmaterialien der ersten Generation Polyglykolsäure (Dexon), Polyglactin 910 (Vicryl) oder mit dem nicht resorbierbaren Polyäthylenglykolterephthalat (Mersilene) jeweils in einer Stärke EP 2,5 mit Einzelknopfnähten verschlossen. 14, 16, 18, 21 und 28 Tage nach dem Wundverschluß wurde die Festigkeit isolierter Gewebsstücke der genähten Abdominalfaszie mit in situ belassenen Fäden mit einem motorgetriebenen Tensiometer quer zur Naht bestimmt.

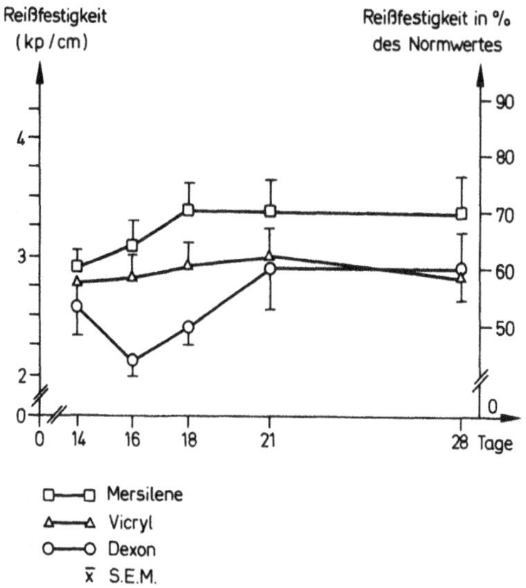

Abb. 6

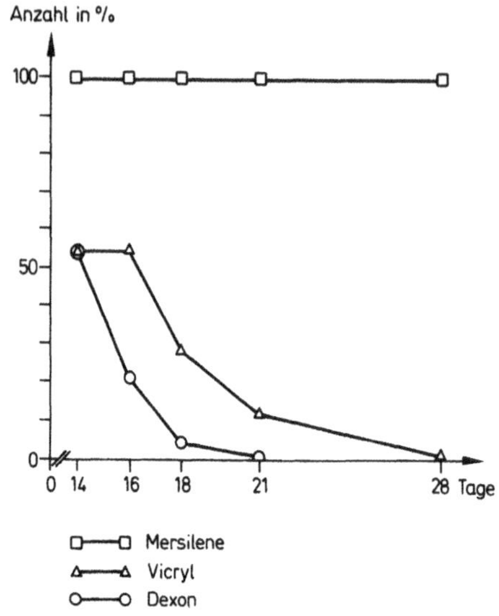

Abb. 7

Abb. 6. Breaking strength der mit verschiedenen Nahtmaterialien versorgten Abdominalfaszie von Kaninchen in kp/cm und in % des Normalwertes zu unterschiedlichen Zeitpunkten. □–□ Mersilene, △–△ Vicryl, ○–○ Dexon

Abb. 7. Prozentuale Anzahl der intakten Knotenschlaufen nach Bestimmung der Breaking strength zu unterschiedlichen Zeitpunkten □–□ Mersilene, △–△ Vicryl, ○–○ Dexon

Ergebnisse

Während des ganzen Untersuchungszeitraumes hatten die mit Mersilene genähten Gewebe eine höhere Festigkeit als die mit Dexon und Vicryl verschlossenen Wunden. Während die Festigkeit der mit Mersilene und Vicryl genähten Wunden bis zum 18. und 21. Tag stetig zunahm, fiel sie bei Dexon vom 14. auf den 16. Tag ab, um dann wieder bis zum 21. Tag anzusteigen. Vom 21. bis zum 28. Tag ergaben sich bei allen drei Nahtmaterialien keine signifikanten Festigkeitszunahmen. Am 28. Tag war die ursprüngliche Festigkeit erst zu 60–70% erreicht (Abb. 6).

Die Haltbarkeit der beim Reißversuch in situ belassenen Knotenschlaufen lag bei Dexon und bei Vicryl am 14. Tag bei etwa 55%. Sie fiel bei Dexon am 16. Tag auf 20% ab, am 18. und 21. Tag konnte keine Haltbarkeit mehr gesehen werden. Vicryl besaß am 16. Tag immer noch 55%, am 18. Tag 28% und am 21. Tag noch 14% seiner Knotenfestigkeit. Die Haltbarkeit des Mersilene-Fadens lag über die gesamte Zeit bei 100% (Abb. 7).

Folgerung

Resorbierbare synthetische Nahtmaterialien haben sich wegen ihrer ausgezeichneten Gewebsverträglichkeit mittlerweile einen festen Platz in den chirurgischen Disziplinen erobert. Sie werden auch zum Verschluß der Abdominalfaszie verwendet, da es nicht zur Ausbildung von störenden Fadenfisteln und Fadengranulomen kommt. Wie wir an anderer Stelle zeigen konnten, hat die Naht zum

Verschluß der Abdominalfaszie für wenigstens 3 Wochen eine eindeutige Haltefunktion (Tauber et al. 1972). Aufgrund der vorliegenden Untersuchungsergebnisse dürfte man daher Dexon und Vicryl zum Verschluß von *Längsschnitten an der vorderen Bauchwand* nur unter Vorbehalt verwenden, was aber offensichtlich von der täglichen Praxis nicht bestätigt wird. Die resorbierbaren Nahtmaterialien Dexon und Vicryl lassen sich, wie es scheint, dort erfolgreich und komplikationsarm verwenden (Cameron et al. 1980; Jensen 1976; Kjaergaard et al. 1976; Müller u. Allgöwer 1975). Eine gewisse Skepsis jedoch sollte vielleicht noch so lange gewahrt bleiben, bis kontrollierte Langzeitstudien ein vermehrtes Auftreten postoperativer abdominaler Wunddehiszenzen und Narbenhernien am Abdomen ausschließen. Da sie aber nur in 1–3% aller Laparotomien auftreten, kann eine verbindliche Aussage erst nach Auswertung einer sehr großen Fallzahl gemacht werden.

Kritische Bemerkungen zur Beurteilung des Versuchsmodells zur Testung von Nahtmaterialien

Die rein physikalisch ermittelten Eigenschaften des Fadens, Reißfestigkeit, Haltbarkeit im Knoten, sind bekannte Größen, die laufend vom Hersteller überprüft werden. Sie erlauben aber keine endgültige Beurteilung des Fadens im Gewebe, was klinisch von großer Bedeutung ist.

Die verschiedenen Gewebe beeinflussen die Haltbarkeit des Fadens unterschiedlich, und die Gewebsreaktionen während der Wundheilung werden wiederum von Faktoren wie z. B. der Art der Nahttechnik und der Art und Menge des verwendeten Nahtmaterials beeinflußt. So kann die Festigkeitszunahme der genähten verheilenden Wunden bei zu fest geknüpften Knoten (Tauber et al. 1974), zu eng gesetzten Stichabständen, zu kurzen Schnittrandabständen und fortlaufender Naht durch Behinderung der Gewebsdurchblutung verzögert werden (Kunz et al. 1975).

Auch die Art und Menge der verwendeten Nahtmaterialien führt zu unterschiedlichen Gewebsreaktionen. In einer Aufstellung zeigte Nockemann (1980), daß synthetische Nahtmaterialien in der Gewebsverträglichkeit lediglich von Tantal und Stahl übertroffen werden. Katgut ruft dagegen durch die Resorption des Nahtmaterials erhebliche Entzündungsreaktionen hervor, woraus eine Schwächung des Gewebes resultiert.

Wenn auch diese Faktoren im Zusammen- und Wechselspiel keine objektivierbare Beurteilung der einzelnen Fadeneigenschaften im Gewebe zulassen, so scheint uns doch dieses Versuchsmodell geeignet, eine klinische Aussage über die Brauchbarkeit unterschiedlicher Nahtmaterialien zu machen.

Zusammenfassung

Die bei Festigkeitsbestimmungen von tierischen und menschlichen Körpergeweben gebräuchlichen Begriffe der Bursting, Breaking und Tensile strength werden definiert und die gebräuchlichen Tensiometerverfahren beschrieben.

Mit einem motorgetriebenen Tensiometer wurde klinischen Fragestellungen im Tierexperiment nachgegangen.

1. Die Untersuchungen über den Einfluß der Deformationsgeschwindigkeit auf die Festigkeit der intakten Abdominalfaszie zeigten, daß die Festigkeit um so höher war, je größer die Deformationsgeschwindigkeit war. Das bedeutet, daß heilende Wunden auch durch stetige Dauerbelastung dehiszenzgefährdet sind.
2. Bei den Untersuchungen zur Brauchbarkeit der resorbierbaren Nahtmaterialien Polyglykolsäure (Dexon), Polyglactin 910 (Vicryl) und des nicht resorbierbaren Polyäthylenglykolterephthalats (Mersilene) zur Naht der Abdominalfaszie nach Längsschnitten zeigten Vicryl und Mersilene ein konstantes Festigkeitsverhalten. Die Festigkeit nach Naht mit Mersilene war während des gesamten Untersuchungszeitraumes höher. Ein Festigkeitsverlust zwischen dem 14. und 16. postoperativen Tag, der bis zum 21. Tag ausgeglichen war, wurde nach Naht mit Dexon gesehen.

Summary

The technical terms "bursting, breaking, and tensile strength" that are used in the determination of strength of animal and human body tissues are defined, and the common tensiometric procedures are described. Clinical questions are answered in animal experiments by the use of a motordriven tensiometer.

1. Research on the influence of the speed of deformation on the strength of the intact abdominal fascia reveals that strength increases with increasing speed of deformation. This means that healing wounds run the risk of dehiscence by continuous mechanical stress.
2. Research on the usefulness of the resorbable suture material polyglycolic acid (Dexon), polyglactin 910 (Vicryl), and the nonresorbable polyethyleneglycol therepthalate (Mersilene) for the suture of the abdominal fascia in median incisions revealed that Vicryl and Mersilene sutures had continuous strength. The strength of the Mersilene suture was higher during the whole period of examination. Loss of strength between the 14th and 16th postoperative days that disappeared on the 21st postoperative day was observed in the Dexon suture.

Literatur

1. Cameron AEP, Gray RCF, Talbot RW, Wyatt AP (1980) Abdominal wound closure: A trial of Prolene and Dexon. Br J Surg 67: 487–488
2. Holm-Pedersen P, Viidik A (1972) Tensile properties and morphology of healing wounds in young and old rats. Scand J Plast Reconst Surg 6: 24–35
3. Jensen J (1976) A comparison of Mersilene^{R} and Polyglycolic acid sutures in pararectal abdominal wounds after appendectomy. Acta Chir Scand 142: 551–553
4. Kjaergaard J, Laursen NP, Madsen CM, Tilma A, Zimmermann-Nielsen C (1976) Comparison of Dexon^{R} and Mersilene^{R} sutures in the closure of primary laparotomy incisions. Acta Chir Scand 142: 315–318

5. Kunz H, Tauber R, Seidel W (1975) Der Einfluß der chirurgischen Nahttechnik auf die Wundfestigkeit. Zentralbl Chir 100: 185–186
6. Müller C, Allgöwer M (1975) Komplikationen des Bauchdeckenverschlusses und ihre Vermeidung. Helv Chir Acta 42: 819–826
7. Nockemann PF (1980) Die chirurgische Naht, 3. Aufl. Thieme, Stuttgart New York
8. Paget J (1853) Lectures on surgical pathology (London) 1: 271
9. Preston DJ (1940) The effects of sutures on the strength of healing wounds. Am J Surg 49: 56–63
10. Stuart HA (1953) Die Physik der Hochpolymere. Springer, Berlin Heidelberg New York
11. Tauber R, Seidel W, Gössel K, Michel KJ (1972) Thermographische Studien über den Heilverlauf bei unterschiedlich fest verknoteten Fasziennähten. Bruns' Beitr Klin Chir 219: 667–673
12. Tauber R, Seidel W, Heller EJ, Stadler C (1974) Die Bedeutung des Nahtmaterials für die Reißfestigkeit heilender Faszien- und Hautwunden. Langenbecks Arch Chir 333: 273–282
13. Winkle W van jr (1969) The tensile strength of wounds and factors that influence it. Surg Gynecol Obstet 129: 819–842

Standardisierung der Nachweisverfahren zur Objektivierung der linearen Fadenzug-, Knotenbruch- und Knotensitzfestigkeit verschiedener absorbierbarer und nichtabsorbierbarer Nahtmaterialien

B. Lünstedt und A. Thiede[1]

Einleitung

In dem Bestreben des Chirurgen, das jeweils richtige und bestgeeignete Nahtmaterial für den Einzelfall zu wählen, können objektivierbare, reproduzierbare und standardisierte Nachweisverfahren hinsichtlich der verschiedenen Eigenschaften hilfreich sein. Aus der Fülle der möglichen Untersuchungen scheinen uns in bezug auf die Praxis am aussagekräftigsten die Messungen der linearen Zugfestigkeit, der Knotenbruchfestigkeit und der Knotensitzfestigkeit mit unterschiedlicher Knotenzahl. Die Untersuchungen wurden in vitro und teilweise auch in vivo durchgeführt.

Material und Methoden

Definitionen der einzelnen Untersuchungen:

1. Die lineare Zugfestigkeit (Tensile strength) eines Fadens ist diejenige Kraft, gemessen in Newton (N), die erforderlich ist, um einen ungeknoteten Faden in seiner Längsrichtung zu zerreißen (Formel: $\delta = F_m/A$).
2. Die Knotenbruchfestigkeit (Breaking security) eines Fadens ist diejenige Kraft, gemessen in Newton (N), die erforderlich ist, um einen mit einer einfachen Schlinge geknoteten Faden zu zerreißen (EP 2 1975).
3. Die Knotensitzfestigkeit („knot holding capacity“) eines Fadens ist diejenige Kraft, gemessen in Newton (N), die erforderlich ist, um einen definierten Knoten zum Aufgleiten oder Zerreißen zu bringen.

Technik der Zugfestigkeitsmessungen

Die Zugfestigkeitsuntersuchungen wurden an einem elektromechanisch arbeitenden Tensiometer der Marke Instron, Modell 2712-002, durchgeführt (Abb. 1).

Dieses Gerät erlaubt es, den Faden für die Zugfestigkeitsmessung schonend zwischen zwei mit gleichbleibendem pneumatischen Druck arbeitenden Klammerbacken zu fixieren. Der Backenabstand betrug 3 cm, die Reißgeschwindigkeit 300 mm/min. Die Ergebnisse wurden mit einem an das Gerät gekoppelten Schreiber dokumentiert. Berücksichtigung fanden nur Messungen,

---

1 Abteilung Allgemeine Chirurgie der Universität Kiel, Hospitalstraße 40, D-2300 Kiel 1

Abb. 1. Tensiometer der Marke Instron Modell 2712-002

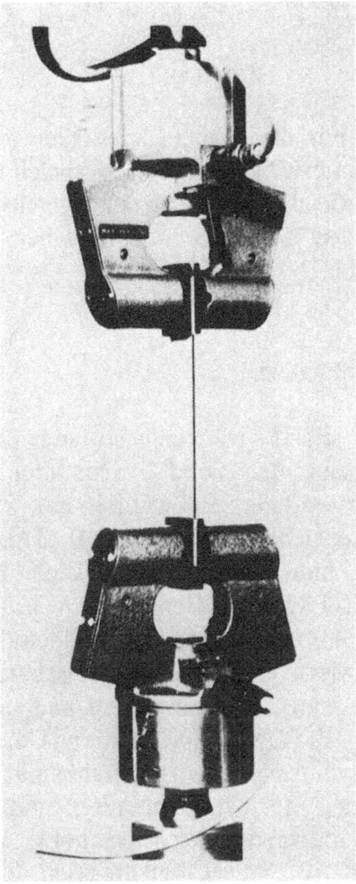

bei denen der Faden mindestens 0,2 cm vom Backenrand riß. Die Berechnung der Zugfestigkeit wurde mit Hilfe der Formel $Z = F_m/A$ (F_m = maximale Kraft in Newton, A = Ausgangsfläche der Fäden) durchgeführt.

Bei den In-vivo-Versuchen wurde jeweils die Ausgangszugfestigkeit vor Implantation der Fäden gemessen.

Reproduzierbare Knotentechnik

Für die Bestimmung der Knotensitzfestigkeit ist ein objektiv reproduzierbarer Knoten erforderlich, da sie abhängig ist sowohl von der Oberflächenbeschaffenheit, dem Reibungskoeffizienten und der Dehnbarkeit des Fadens, als auch von der Art und Anzahl der gewählten Knoten und der dabei aufgewendeten Zugkraft. Wir knoteten mit dem Tensiometer, bei dem wir die Zugstärke beim Anziehen der Knoten so wählten, daß sie 80 % der Knotenbruchfestigkeit des zu untersuchenden Fadens betrug. Es wurde für die Knotenbruchfestigkeitsmessung der einfache rechts über links geknüpfte Knoten gewählt.

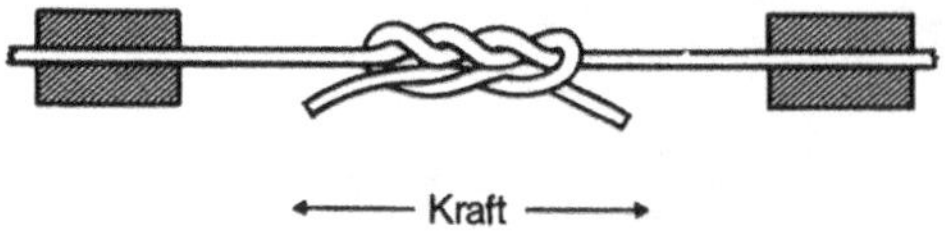

Abb. 2. Prinzip der Knotensitzfestigkeitsmessung mit dem Tensiometer

Für die Knotensitzfestigkeitsmessungen wendeten wir den 3fachen parallelen bzw. den 6fachen parallelen Knoten an. Nach Fertigstellung des Knotens wurde die Schlinge an der gegenüberliegenden Seite durchtrennt und die beiden Enden in oben beschriebener Weise in das Tensiometer eingespannt (Abb. 2).

Nahtmaterial

Für die In-vivo-Versuche fanden absorbierbare Nahtmaterialien aus Polyglykolsäure der 1. und 2. Generation sowie aus Polyglactin-910 der 2. Generation Verwendung. Es wurden nur Fäden der Stärke EP 2 metric (3/0 USP) untersucht, Durchmesser 0,23 mm PGS-Fäden 1. und 2. Generation und 0,25 mm Polyglactin-910-Fäden. Der Einzelfilamentdurchmesser beträgt bei PGS-Fäden 1. Generation = 22 µm, PGS-Fäden 2. Generation 12 µm und 16 µm bei Polyglactin-910-Fäden der 2. Generation. Für die In-vitro-Versuche wurden zusätzlich als absorbierbare Nahtmaterialien Catgut plain (Durchschnitt 0,24 mm), PGS-Fäden 3. Generation (Durchschnitt 0,23 mm) sowie Polyglactin-910-Fäden 3. Generation (Durchschnitt 0,25 mm) und der neu entwickelte Polydioxanonfaden (Durchschnitt 0,28 mm) untersucht. Die absorbierbaren Fäden der 3. Generation sind jeweils geflochten und beschichtet, der Polydioxanonfaden ist monofil. Als nichtresorbierbare Fäden wurden Handseide (0,25 mm), Polypropylen (0,28 mm), Polyester (0,23 mm) und Polyester beschichtet (0,23 mm) jeweils der Stärke 2 metric (3/0 USP) auf lineare Zugfestigkeit, Knotenbruchfestigkeit und Knotensitzfestigkeit geprüft.

Tiermaterial und Versuchstiergruppen

Beispielhaft für absorbierbare Fäden wurden lineare Zugfestigkeitsmessungen an PGS-Fäden der 1. und 2. Generation sowie an Polyglactin-910-Fäden der 2. Generation durchgeführt. Das Material wurde dafür bei ca. 3 Monate alten, 250 bis 300 g schweren Albinoratten in das Subkutangewebe der Bauchhaut implantiert und nach 1- bis 4wöchiger Dauer entnommen und geprüft. Pro Versuchsgruppe wurden an jedem Untersuchungszeitpunkt mindestens zehn Einzelmessungen durchgeführt.

Implantations- und Entnahmetechnik

Im Rattenmodell wurden die Tiere in Äthernarkose nach Rasur in Rückenlage auf einer Korkplatte fixiert. Nach Desinfektion der Bauchwand wurde bei

Abb. 3. Standardisierte subkutane Fadenimplantationstechnik an der Ratte

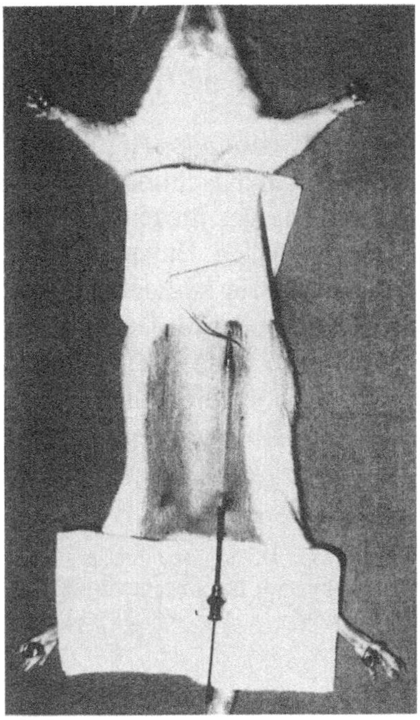

subkutaner Implantation jeweils paramedian rechts und links vom Rippenbogen bis zur Leistenregion eine scharfe Kanüle (Innendurchmesser 0,8 mm) durch das Gewebe geführt (Abb. 3).

Der zu untersuchende Faden wurde dann mittels Mandrin durch die Kanüle gezogen. Bei Entfernung der Kanüle verblieb der Faden in relativ gestreckter Form, ohne Zug und ohne Fadenläsion im subkutanen Gewebe. Die Gewebealterationen waren bei dieser Technik jeweils gleich. Die Fadenenden wurden subkutan versenkt. Zu unterschiedlichen Zeitpunkten wurden die Fäden ebenfalls in standardisierter Technik entnommen. Es wurde darauf geachtet, daß durch sorgfältige, fadenschonende Präparationstechnik eine Fadenläsion durch Fadenalteration bei Entnahme vermieden wurde. In der Regel sind absorbierbare Fäden bis zum 28. Tag leicht aus dem Gewebe zu gewinnen. Nach Entnahme wurden die Fäden unmittelbar der jeweiligen Prüfung unterzogen.

Statistische Auswertung

Bei geprüft näherungsweise normal verteilten Werten pro Gruppe wurden Mittelwert ($\bar{x}$), Standardabweichung (S) und der 95% Vertrauensbereich berechnet (Sachs 1973).

Ergebnisse

Ergebnisse der In-vivo-Versuche

Tabelle 1 gibt die Absolutwerte der linearen Zugfestigkeitsmessungen an absorbierbaren Nahtmaterialien in N/mm² an. Die Abb. 4 enthält die graphische Darstellung der prozentualen Zugfestigkeitsabnahme der drei absorbierbaren Nahtmaterialien. Dabei zeigt sich, daß PGS-Fäden der 2. Generation anfänglich bis zum 7. Tag wesentlich schneller an linearer Zugfestigkeit verlieren als PGS-Fäden der 1. Generation. Nach 14 Tagen sind keine signifikanten Differenzen mehr vorhanden. Am 21. Tag weisen die PGS-Fäden der 2. Generation eine höhere prozentuale Zugfestigkeit als die der 1. Generation auf. Nach 28 Tagen besitzen nur noch Polyglactin-910-Fäden der 2. Generation eine meßbare, allerdings minimale, lineare Zugfestigkeit.

Tabelle 1. Daten der linearen Zugfestigkeitsmessungen in Absolutzahlen (N/mm²) im In-vivo-Versuch bei absorbierbaren Nahtmaterialien, subkutan implantiert

	Faden ⌀ (mm)	Lineare Zugfestigkeit (N/mm²), Stärke 3/0 USP, 2 metric				
		0. Tag	7. Tag	14. Tag	21. Tag	28. Tag
PGS 1. Generation	0,23	645 ± 15	480 ± 33	163 ± 14	12 ± 1	–
PGS 2. Generation	0,23	838 ± 19	378 ± 37	265 ± 9	79 ± 13	–
Polyglactin-910 2. Generation	0,25	681 ± 26	215 ± 15	194 ± 12	112 ± 15	10 ± 3

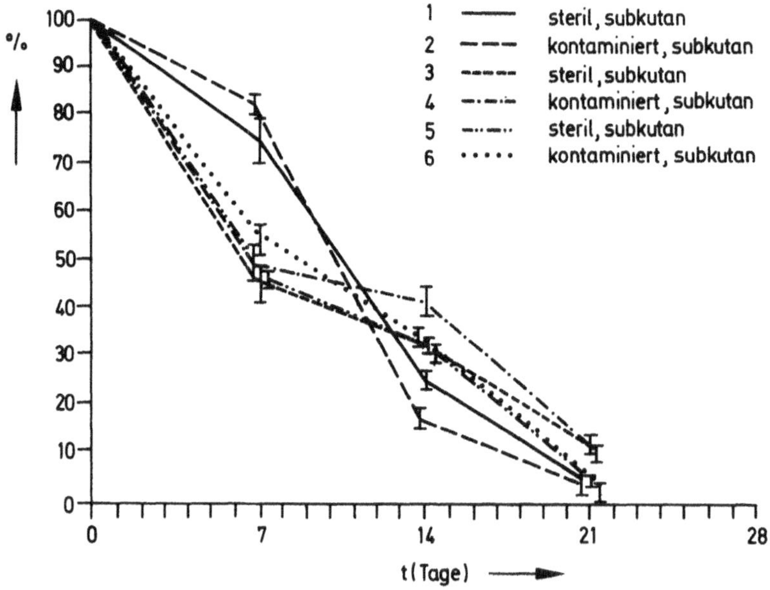

Abb. 4. Abnahme der linearen Zugfestigkeit von PGS-Fäden 1. (1 und 2) und 2. (3 und 4) Generation sowie Polyglactin-910-Fäden (5 und 6) in 2. Generation in %. Untersuchung jedes Fadens steril und kontaminiert in definierter Staphylokokkenlösung (Thiede et al. 1980b)

Ergebnisse der In-vitro-Versuche

Tabelle 2 zeigt die Absolutwerte der linearen Zugfestigkeit, der Knotenbruchfestigkeit und der Knotensitzfestigkeit mit 3 und 6 parallelen Knoten für die absorbierbaren Nahtmaterialien Fadenstärke 3/0. Tabelle 3 dokumentiert die Werte für die gleichen Untersuchungen an nichtresorbierbaren Nahtmaterialien. Abbildung 5 enthält einen Vergleich der Meßdaten der linearen Zugfestigkeit, Knotenbruchfestigkeit und Knotensitzfestigkeit mit 3 und 6 Knoten von nichtresorbierbaren Fäden der Stärke 3/0 USP.

Dabei zeigt sich, daß die lineare Zugfestigkeit bei allen Fäden deutlich höher ist als die Knotenbruchfestigkeit. Die Knotensitzfestigkeit zeigt keine Differenzen zwischen 3 und 6 Knoten bei den geflochtenen Nahtmaterialien und bei den monofilen Polypropylenfäden. Lediglich bei dem Seidenfaden ist ein, wenn allerdings auch nicht hochsignifikanter Trend als Differenz zwischen 3 bzw. 6 Knoten festzustellen.

Abbildung 6 gibt jeweils einen Vergleich der absorbierbaren Fäden hinsichtlich linearer Zugfestigkeit, Knotenbruchfestigkeit und Knotensitzfestigkeit bei 3 und 6 Knoten an. Die lineare Zugfestigkeit ist doppelt bzw. um ein

Tabelle 2. Daten der linearen Zugfestigkeitsmessungen, Knotenbruchfestigkeitsmessungen und Knotensitzfestigkeitsmessungen mit 3 und 6 parallelen Knoten für absorbierbares Nahtmaterial (N/mm^2)

	Lineare Zugfestigkeit	Knotenbruch-festigkeit	Knotensitzfestigkeit	
			3 Knoten	6 Knoten
Catgut plain	533 ± 25	333 ± 25	288 ± 44	dito
PGS 2. Generation	702 ± 16	504 ± 15	504 ± 41	dito
PGS 3. Generation (beschichtet)	795 ± 27	626 ± 27	256 ± 56	513 ± 42
Polyglactin-910 3. Generation (Beschichtet)	793 ± 23	414 ± 13	122 ± 24	332 ± 13
Polydioxanon	438 ± 19	346 ± 10	80 ± 2	227 ± 18

Tabelle 3. Daten der linearen Zugfestigkeitsmessungen, Knotenbruchfestigkeitsmessungen und Knotensitzfestigkeitsmessungen mit 3 und 6 Knoten für nichtresorbierbares Nahtmaterial (N/mm^2)

	Lineare Zugfestigkeit	Knotenbruch-festigkeit	Knotensitzfestigkeit	
			3 Knoten	6 Knoten
Polyester (beschichtet)	666 ± 16	361 ± 27	337 ± 48	dito
Polyester	843 ± 27	433 ± 27	345 ± 42	dito
Polypropylen	324 ± 19	237 ± 10	189 ± 11	dito
Seide	414 ± 13	288 ± 68	142 ± 81	226 ± 2

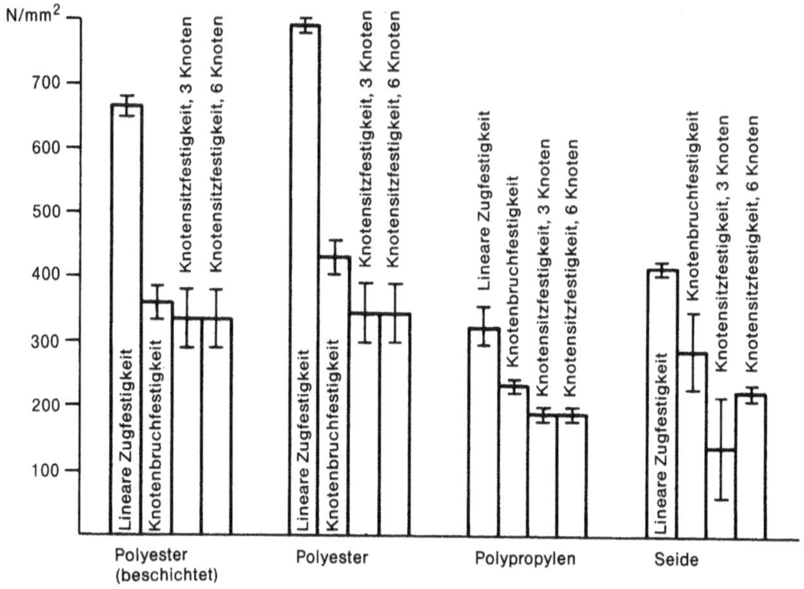

Abb. 5. Vergleich von linearer Zugfestigkeit, Knotenbruchfestigkeit und Knotensitzfestigkeit mit 3 und 6 parallelen Knoten bei nichtresorbierbaren Fäden (Fadenstärke 3/0 USP)

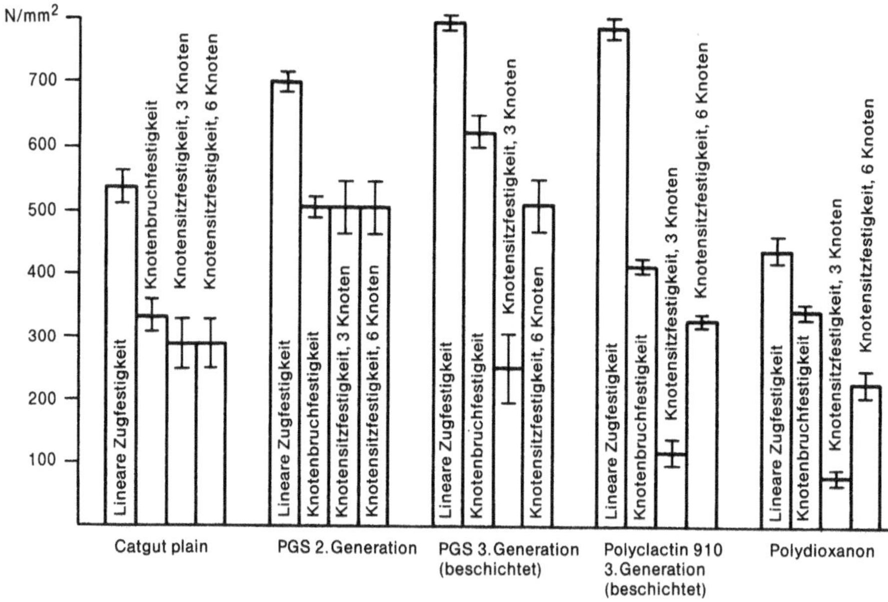

Abb. 6. Vergleich von linearer Zugfestigkeit, Knotenbruchfestigkeit und Knotensitzfestigkeit mit 3 und 6 parallelen Knoten bei absorbierbaren Fäden (Fadenstärke 3/0 USP)

Drittel höher als die Knotenbruchfestigkeit. Die Knotensitzfestigkeit weist keine Differenzen zwischen 3 und 6 Knoten beim Catgut und PGS-Faden der 2. Generation auf, während beschichtete Nahtmaterialien signifikante Differenzen aufweisen.

Diskussion

Untersuchungen von Nahtmaterialien in Geweben können nur bis zu einem gewissen Grad objektiv und reproduzierbar durchgeführt werden. Die subjektive und nicht völlig einheitliche Komponente bleibt dabei das Gewebe mit seinen unterschiedlichen Reaktionen auf den Fremdkörper „Faden“ (Melde 1977). Hier seien nur Gewebsnekrosen und Ödembildung genannt, die unterschiedlich auf den implantierten Faden einwirken. Eine Vielzahl von neuen Nahtmaterialien, die in wenigen Jahren mehrmals in ihren physikalischen Parametern verändert wurden, um eine verbesserte Handhabung und ein verbessertes Gewebedurchzugsverhalten zu erreichen, machen eine ständige Überprüfung des Verhaltens im Gewebe, besonders bei den absorbierbaren Nahtmaterialien, erforderlich (Postlethwait 1974; Herrmann 1970; Thiede u. Lündstedt 1979). Nur so kann eine Auswahl des richtigen Nahtmittels für die jeweilige Lokalisation im Gewebe getroffen werden. Bei den durchgeführten Untersuchungen wurde Wert auf ein standardisiertes, objektivierbares und reproduzierbares Verfahren gelegt. So wurden die definierten Knoten mit immer der gleichen Zugkraft maschinell geknüpft, um den subjektiven Faktor „Mensch“ auszuschließen (Thacker 1976; Tera et al. 1976). Thacker wies eingehend auf die besondere Bedeutung der Knotentechnik und Knotenart bei chirurgischen Nahtmaterialien hin.

Die Implantationsverfahren bei den In-vivo-Versuchen zur linearen Zugfestigkeitsmessung wurden ebenfalls standardisiert, und das Gewebe wurde in jeweils analoger Weise mit der Implantationskanüle traumatisiert. So lagen die Fäden spannungslos und in gestreckter Form im Gewebe (Lünstedt 1981).

Die Auswahl der Knotenbruchfestigkeitsmessungen und der Knotensitzfestigkeitsuntersuchungen wurde im Hinblick auf ihre Bedeutung in der chirurgischen Praxis getroffen. Die Knotenbruchfestigkeit gibt die Belastung an, der der geknüpfte Faden beim Anziehen des Knotens durch den Chirurgen standhalten kann.

Die Ergebnisse der Untersuchungen haben gezeigt, daß die Knotenbruchfestigkeit bei allen Fäden deutlich geringer ist als die lineare Zugfestigkeit des ungeknoteten Fadens (Nockemann 1980).

Die Knotensitzfestigkeitsmessungen zeigen die Belastbarkeit des Knotens, wenn von der Gewebeseite her ein Zug auf den Faden einwirkt. Diese Untersuchung ist also der genaue Gegenspieler der Knotenbruchfestigkeitsuntersuchungen (Thacker 1976).

Eine völlige Objektivierung der Knotensitzfestigkeit ist jedoch nicht möglich, da die Komponente „Gewebe“ mit ihrer Vielzahl von Reaktionsmöglichkeiten nicht zu vereinheitlichen ist. Die Knotensitzfestigkeitsmessung in vitro gibt jedoch in objektivierbarer Weise die unterschiedliche Knotensitzfestigkeit bei den verschiedenen Nahtmaterialien wieder. Von entscheidender Bedeutung sind hierbei die gewählte Knotenart (chirurgischer Knoten, Wiener Knoten etc.) und die Anzahl der Knoten. Bei unseren Untersuchungen hat sich gezeigt, daß mit der Verbesserung der Handhabungseigenschaften und dem verbesserten Gewebedurchzugsverhalten durch Beschichtung der Nahtmaterialien die Knotensitzfestigkeit teilweise erheblich verändert und eine höhere

Anzahl von Einzelknoten zum festen Sitz des Gesamtknotens erforderlich wurde. Dieses gilt in ähnlicher Weise auch für den neu entwickelten monofilen Faden aus Polydioxanon.

Aufgrund der eigenen Untersuchungen ist folgende Aussage möglich:

Die hier vorgestellten In-vitro-Untersuchungsergebnisse zeigen unterschiedliche Charakteristika hinsichtlich der linearen Zugfestigkeit, Knotenbruchfestigkeit und oberflächenabhängigen Knotensitzfestigkeit.

Es wäre sicherlich falsch, aufgrund allein dieser In-vitro-Untersuchungen die klinische Anwendung eines Fadens angeben zu wollen. Zum einen gibt es eine ganze Reihe weiterer objektivierbarer Untersuchungsparameter, die die Entscheidung für die Wahl des Nahtmaterials beeinflussen. Zum zweiten fließen subjektive, vom handhabenden Chirurgen abhängige Beurteilungskriterien in die Wertung ein. Letztlich darf auch die Bedeutung der Lokalisation und Gewebeart bei der Wahl nicht außer Acht gelassen werden.

Zusammenfassung

In standardisierten Untersuchungsverfahren wurden die lineare Zugfestigkeit, Knotenbruchfestigkeit und Knotensitzfestigkeit bei 3 und 6 definierten Knoten an verschiedenen absorbierbaren und nichtresorbierbaren Nahtmaterialien mit dem Tensiometer gemessen. Es ergaben sich folgende Ergebnisse: Im In-vivo-Versuch an der Ratte verliert der PGS-Faden der 2. Generation bei subkutaner Implantation anfänglich bis zum 7. Tag schneller an linearer Zugfestigkeit als der PGS-Faden der 1. Generation. Nach 14 Tagen sind keine Differenzen mehr vorhanden. Am 21. Tag weisen die PGS-Fäden der 2. Generation eine höhere prozentuale Zugfestigkeit als die der 1. Generation auf. Nach 28 Tagen besitzen nur noch Polyglactin-910-Fäden der 2. Generation eine geringe verbliebene Zugfestigkeit.

Die standardisierten In-vitro-Messungen der linearen Zugfestigkeit, Knotenbruchfestigkeit und Knotensitzfestigkeit zeigen, daß die lineare Zugfestigkeit bei allen Fäden deutlich höher ist als die Knotenbruchfestigkeit. Die Knotensitzfestigkeit zeigt keine Differenzen zwischen 3 und 6 Knoten bei den geflochtenen Nahtmaterialien. Bei den beschichteten Nahtmaterialien und dem neuen Polydioxanonfaden sind signifikante Differenzen vorhanden.

Summary

In standardized tests the tensile strength, breaking security, and knot-holding capacity with three and six reproducible knots of different absorbable and nonabsorbable suture materials were tested using an Instron Tensile Tester. The in vivo tests show that second-generation PGS sutures employed subcutaneously have a higher loss of tensile strength by the 7th day than first-generation PGS sutures. After 2 weeks there is no difference, while after 21 days the second-generation PGS sutures have a higher tensile strength. On day 28 only polyglactin 910 sutures have a small remaining tensile strength. Standardized in vitro tests of the tensile strength, breaking security, and knot-holding capacity show that in all cases the tensile strength is higher than the knot-breaking security. There are no differences in knot-holding capacity using three or six knots in the group of braided sutures. Coated sutures and the new polydioxanon suture show significant differences in this respect.

Literatur

1. Henningsen B (1973) Gewebereaktion und Nahtmaterial. Melsunger Med Mitt 47:59–67
2. Herrmann JB, Kelly RJ, Higgins GA (1970) Polyglycolic acid sutures: laboratory and clinical evaluation of a new absorbable suture material. Arch Sug 100:486.
3. Lünstedt B (1981) Experimentelle Untersuchungen zur linearen Zugfestigkeitsabnahme von mehreren Fadengenerationen aus Polyglykolsäure und Polyglactin-910 unter differenten Ausgangsbedingungen nach Implantation in vivo. Inauguraldissertation, Universität Kiel
4. Morgan MN (1969) New synthetic absorbable suture material. Br Med J II:308
5. Nockemann PF (1980) Die chirurgische Naht. Thieme, Stuttgart
6. Postlethwait RW (1970a) Polyglycolic acid surgical suture. Arch Surg 101:489–494
7. Postlethwait RW (1970b) Long-term comparative study of non absorbable sutures. Ann Surg 171:892–898
8. Postlethwait RW (1974) Further study of polyglycolic acid suture. Amer J Surg 127:617
9. Sachs L (1973) Statistische Auswertungsmethoden. Springer, Berlin Heidelberg New York
10. Tera H, Aberg C (1975) Tensile strength of twelve types of knot employed in surgery, using different suture materials. Acta Chir Scand 142:1–7
11. Thacker JG (1976) Mechanical performance of surgical sutures. Am J Surg 130:374–380
12. Thiede A, Lünstedt B (1979) In vivo Untersuchungen bei Nahtreaktionen an sterilen und infizierten absorbierbaren und nicht absorbierbaren chirurgischen Nahtmaterialien. Zentralbl Chir 104:568–581
13. Thiede A, Lünstedt B, Sonntag HG (1980a) Untersuchungen in vivo zum linearen Reißfestigkeitverlust von absorbierbaren vollsynthetischen Fäden. Chirurg 52:768–773
14. Thiede A, Jostarndt L, Lünstedt B, Sonntag HG (1980b) Kontrollierte experimentelle, histologische und mikrobiologische Untersuchungen zur Hemmwirkung von Polyglycolsäurefäden bei Infektionen. Chirurg 51:35–38
15. Thiede A, Lünstedt B, Lange C (1981) Die zweite Generation der Polyglycolsäurefäden. Der Wundverschluß im OP. Braun-Dexon, Melsungen

Nahthilfsmittel

H. S. Brieler[1]

Einleitung

Das Leben des Patienten hängt nicht nur am seidenen Faden, wichtig sind für chirurgisch tätige Ärzte auch Hilfsmittel, zu denen wir die Nadel und den Nadelhalter rechnen. Auf die Nadel und ihre Bedeutung im operativen Fachgebiet soll näher eingegangen werden.

Nadelgrundsubstanz

Grundsubstanz unserer gängigen Operationsnadeln ist hochwertiger, nichtrostender Edelstahl und Karbonstahl. Da Karbonstahl aber leichter rostet, wird er mit einer dünnen Auflage edleren Metalls, wie zum Beispiel Nickel oder Chrom, versehen. Diese Oberflächenveredelung hat außerdem eine Schutzfunktion gegen Sterilisationsmittel und Beschädigung durch den Nadelhalter.

Der für die Nadelherstellung bestimmte Stahl wird zunächst visuell im Atomabsorptionsspektrometer auf Struktur und Reinheit hin genau analysiert. Dieses optische Testverfahren wird komplettiert durch objektivierbare Meßmethoden (Tabelle 1). Bei der Berechnung der *Biegungselastizität* kommt das

Tabelle 1. Nadelkriterien

		Objektivierbare Meßdaten
1. Nadelgrundsubstanz		
Qualitätsprüfung von Karbonstahl durch Atomabsorptionsspektrometer	Biegungselastizität Bruchfestigkeit Korrosionstest	Hookesches Gesetz $\sigma = E \cdot \varepsilon$ 1. $K_4 [Fe(CN)_6]$ 2. Bei 35° C und 90% Luftfeuchtigkeit
2. Nadelaufbau		
1. Spitze	Durchzugverhalten	Größe des Gewebetraumas in mm^2 Planimetrie
2. Körper und Schaft	Oberflächenstruktur Oberflächenveredelung	Mikroskopische Prüfung
3. Armierungszone	Zugfestigkeit	Bohrstärke und Bohrtiefe in mm Kraft in pond (Instrontensiometer)

1 Abteilung Allgemeine Chirurgie der Universität Kiel, Hospitalstraße 40, D-2300 Kiel 1

Abb. 1. Schematische Darstellung zur Prüfung der Biegefestigkeit von Operationsnadeln im Instrontensiometer. *1* Haltevorrichtung und Klemmbacken, *2* Zugvorrichtung, *3* und *4* Biegepunkte der Nadel

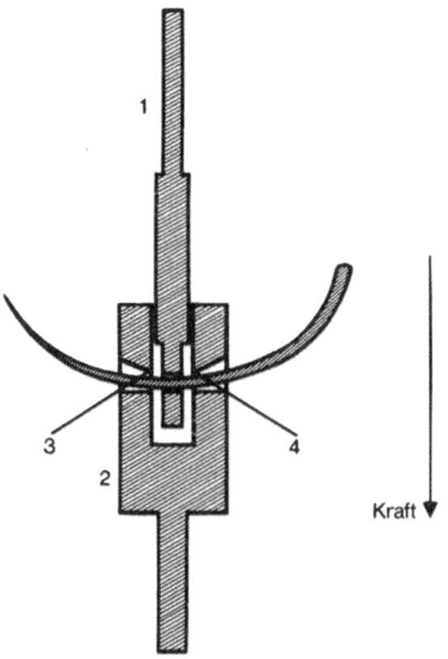

Hooksche Gesetz zur Anwendung, wobei die Spannung σ der Deformation ε direkt proportional ist. In diese Gleichung geht noch der Elastizitätsmodul E ein. Er beträgt z. B. für Karbonstahl etwa 200 N/mm^2 (zum Vergleich einige Elastizitätsmodule: Aluminium 73, Silber 80, Kupfer 125 N/mm^2). Die *Bruchfestigkeit* des Stahles wird in einer Zugfestigkeitsmaschine, dem Instrontensiometer, gemessen (Abb. 1). Durch die vorgegebene Bohrung im Klemmbacken (1) wird die Nadel bis zur Mitte eingeführt und die Zugvorrichtung (2) bei konstanter Geschwindigkeit herabgezogen. Durch die einwirkende Kraft kommt es zur Verbiegung und evtl. zum Bruch der Nadel an ihren Krümmungsradien (3, 4). Die einwirkende Kraft kann gemessen werden und erlaubt somit Rückschlüsse auf die Festigkeit des verwendeten Stahles. Ein 3. Qualitätskriterium ist die *Korrosionsfestigkeit.*

Korrosionsteste werden an den Nadeln mit Hilfe eines Schnelltestes nach DIN-Vorschrift in einer wäßrigen Lösung durchgeführt (Farbumschlag des gelben Blutlaugensalzes). Außerdem kommt ein Langzeittest unter experimentell gegebenen klimatischen Bedingungen bei 90%iger Luftfeuchtigkeit und 35° C zur Überprüfung der Korrosionsfestigkeit zur Anwendung.

Selbstverständlich besteht die Forderung, nach längerem Gebrauch und häufigem Sterilisieren die Nadeln auszuwechseln, da die Oberflächenveredelung im Laufe der Zeit abnimmt. Damit besteht prinzipiell die Gefahr der Rostbildung, die Oberfläche wird spröde und kann bei Belastung bersten und hinterläßt zusätzlich scharfe Bruchkanten. Alle industriell gefertigten Nadeln werden so getempert, daß ein optimaler Kompromiß zwischen Härtegrad und Elastizität erreicht wird. Nadeln können zwar bei hoher Belastung verbiegen, lassen sich aber meist wieder in ihre ursprüngliche Form zurückbringen und brechen erst bei mehrmaligem Verbiegen und dann meist auch mit glatter Bruchfläche. Der feste Sitz im Nadelhalter wird garantiert durch eine sog. Längsrillung der Nadelkörper.

Nadelaufbau

Eine Nadel besteht aus Schaft, Körper und Spitze. Im Mikroskop erfolgt zunächst die Überprüfung der Oberfläche und der Armierungszone. Die Oberflächeneigenschaften und der Schliff der Nadel bestimmen ihren Gewebedurchzug und den Traumatisierungseffekt. So haben z. B. schneidende Nadeln im Bereich des Nadelkörpers einen dreieckigen Querschnitt, wobei die Kanten geschliffen sind. Der Schliff erfolgt so, daß am Nadel*innenbogen* eine Fläche, am *Außenbogen* eine schneidende Kante liegt. Diese außenschneidenden Nadeln haben den Vorteil, daß das Trauma im Stichkanal minimal gehalten werden kann, weil der Hauptdruck beim Durchstechen des Gewebes am *Innenbogen* liegt. Ein Einschneiden des Fadens ins Gewebe beim Knüpfen kann somit besser verhindert werden, als es bei innengeschliffenen Nadeln der Fall sein kann. Nockemann (1980) überprüft das Durchzugsverhalten einer Nadel mit dem sog. Nabeltest: Außengeschliffene Nadeln durchgleiten sehr viel leichter diese älteste Narbe des Körpers als innengeschliffene Nadeln. Auch die Untersuchungen von Freeman et al. (1970) bestätigen die Unterschiedlichkeit des Durchzugsverhaltens von Nadeln bei verschiedener Schlifform. Der Nadelquerschnitt kann dabei ganz unterschiedlich konfiguriert sein. Wir unterscheiden Rundkörpernadeln mit dreikantig angeschliffener Spitze, Spatulanadeln, Nadeln mit Mikrospitze und Präzisionsspitze.

Nadelform

Ein weiteres Unterscheidungsmerkmal gebräuchlicher Operationsnadeln ist ihre Form, wobei meist gebogene Nadeln zur Anwendung kommen. Je nach der Größe der Krümmung und ihrer Verteilung, bezogen auf die Nadellänge, werden gerade, halbgebogene und kreisförmige Nadeln unterschieden. Bei den letztgenannten wird zusätzlich noch die Stärke der Biegung angegeben ($^1/_4$, $^3/_8$, $^1/_2$ und $^5/_8$) (Abb. 2). Um eine übersichtliche Nadelnomenklatur zu ermöglichen, die dem Operateur in anschaulicher Weise Auskunft über Form, Ausführung und Länge der Nadel gibt, existiert ein sog. Nadelcode: Der 1. Buchstabe bezieht sich auf die Form der Nadelkrümmung, der 2. auf den Querschnitt und der 3. gibt Auskunft über die Ausführung der Nadelspitze. Die Zahl hinter dieser Buchstabenkombination gibt die Länge der Nadel in gestrecktem Zustand wieder. So bedeutet z. B. HRT 18 eine halbkreisförmige Rundkörpernadel mit Trokarspitze von 18 mm Länge.

Armierungszone

Abschließend noch einige Bemerkungen zur Armierungszone der Nadel. Bei der Federöhrnadel springt durch leichten Zug der Faden von selbst in das Öhr. Die Verbindungsstelle zwischen Nadel und Faden ist demzufolge relativ groß. Die Nachteile liegen darin, daß zum einen der Faden verrutschen kann und daß andererseits durch die Fadendoppelung ein großes Gewebetrauma resultiert (Ondarza 1961; Schenke 1974; Trier 1979). Außerdem kann der Faden

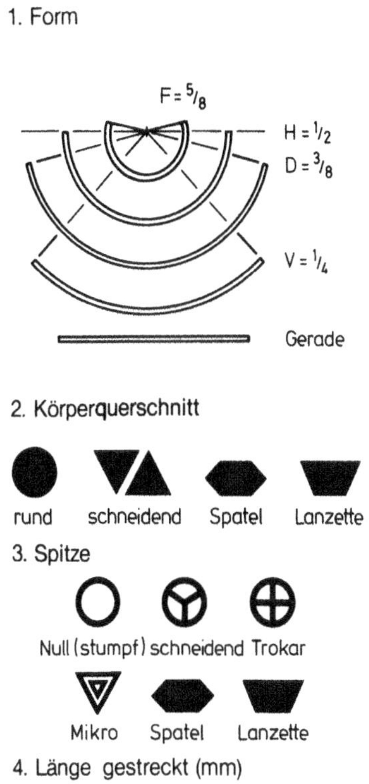

Abb. 2. Auflistung der Nadelanatomie für den Nadelcode. (Mit freundlicher Genehmigung der Firma Braun, Dexon-Spangenberg)

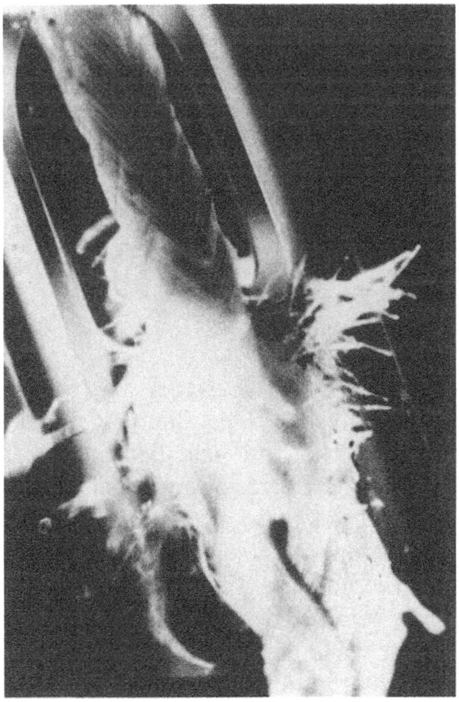

Abb. 3. Lupenvergrößerung einer Federöhrnadel mit hierdurch verletztem Nahtmaterial

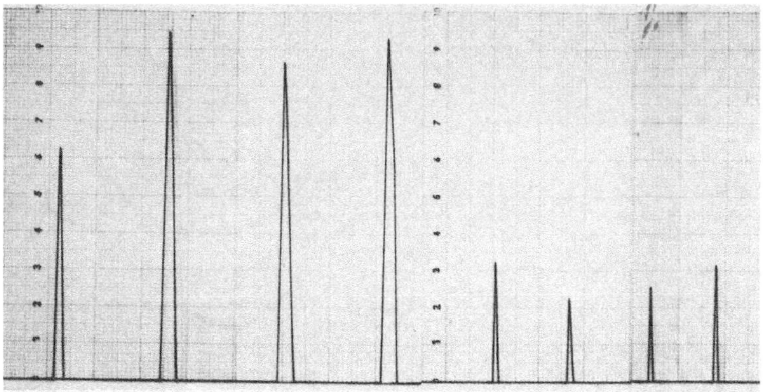

Abb. 4. Dehnungsmeßstreifen des Instrontensiometers: je vier Meßdaten für die aufgewendete Kraft in N/mm^2, die erforderlich ist, um den Abreißvorgang zu induzieren. *Linke Seite* Dexon, 3/0 ($\bar{x} = 8{,}4\ N/mm^2$), *rechte Seite* Seide, 3/0 ($\bar{x} = 2{,}8\ N/mm^2$)

aufreißen oder bersten und so den Traumatisierungseffekt noch verstärken (Abb. 3). Die Entwicklung und Konzeption der atraumatischen Naht, d. h. einer stufenlosen, festen Verbindung zwischen Nadel und Faden, war eine wichtige Weiterentwicklung des Nadel- und Fadenmaterials. Der Faden ist in das Nadelende montiert, wobei Einfachbohrungen und Kanalschaftbohrungen zur Anwendung kommen. Der Faden erscheint als direkte Nadelverlängerung. Das Gewebetrauma ist demzufolge gering, da nur eine kleine Stufenbildung an der Armierungszone verbleibt. Die jüngste Entwicklung ist der sog. Abreißfaden, wobei sich durch leichten Zug am Nadelhalter die Nadel vom Faden löst. Die Armierungszone ist so schwach eingestellt, daß der Nähvorgang selber zwar nicht beeinträchtigt wird, aber eine Kraft von ca. 3–10 N (d. h. ca. 30–100 g) ausreicht, um den Lösungsvorgang zu induzieren (Abb. 4). Bei dieser modernen atraumatischen Nadel-Faden-Kombination entfällt einmal das Einfädeln des Fadens und das zeitraubende Abschneiden. Ursprünglich für die Gefäßchirurgie konzipiert, hat sich diese Nadel-Faden-Kombination mittlerweile einen festen Platz in fast allen Bereichen chirurgischer Tätigkeit erobert.

Zusammenfassung

Es wird über die Nadel als Nahthilfsmittel berichtet. Grundsubstanz der gebräuchlichen Operationsnadeln ist veredelter Stahl, der auf Qualität, Biegungselastizität und Bruchfestigkeit optisch und experimentell überprüft wird. Die Korrosionsfestigkeit wird chemisch analysiert. Der Nadelaufbau gliedert sich in Schaft, Körper und Spitze, wobei der Nadelquerschnitt und die Armierungszone sowie der Nadelschliff den Gewebedurchzug und den Traumatisierungseffekt bestimmen. Die Nadelform ist gebogen oder halbkreisförmig, worüber der Nadelcode u. a. Auskunft erteilt. Die Armierungszone hat einen Wandel im letzten Jahrzehnt erfahren: Gebräuchlich sind heute Einmalartikel als atraumatische Nadel-Faden-Kombinationen oder als sog. Abreißfäden.

Summary

The needle as an auxiliary to suture material is described. The basic substance of our common operation needle is stainless steel that is previously tested for quality, elasticity, and tensile strength, both visually and experimentally. Resistance to corrosion is chemically analyzed and proved. The needle is divided into the shaft, body, and point. The diameter and swage, i. e., the attachment between the needle and thread, as well as the sharpness determine the traction through the tissue and the extension of trauma. Usually the needle shape is curved or half curved, information that is given by the special needle code. The swage has changed most in the past decade: today we prefer one-way products such as atraumatic needle-thread combinations and the so-called detach system with removable needles.

Literatur

1. Freeman BS, Homsy CA, Fissette J, Hardy SB (1970) An analysis of suture withdrawal stress. Surg Gynecol Obstet 131: 441–448
2. Nockemann PF (1980) Die chirurgische Naht, 3. Aufl. Thieme, Stuttgart New York
3. Ondarza R (1961) Naht und Verband in ästhetischer Sicht. Aesthet Med 10: 311–315
4. Schenke H (1974) Fachgebundene, plastische und wiederherstellende Chirurgie. HNO 22: 356–262
5. Trier, WC (1979) Considerations in the choice of surgecal needles. Surg Gynecol Obstet 149: 84–94

B. Pathophysiologische Aspekte der experimentellen Nahtmaterialienforschung

Sutures and Infection: Studies of Conventional Materials and New Synthetic Absorbables

H.A.F. Dudley and C.R. Kapadia[1]

All surgeons have their own opinions about suture materials, which are based principally on what they have found works best, what they have learnt from their teachers and, not least, what they have been told by the manufacturers. In the past with the 'natural' materials, both absorbable and non-absorbable, which were the only ones available, this non-scientific state of affairs was unavoidable, but with the introduction of synthetics over which the polymer chemist and the manufacturer have some control it is reasonable to begin a more scientific evaluation of materials, looking for a blend of qualities which should produce optimum materials for any given surgical purpose. The surgeon is entitled to know how sutures behave, both in artificial circumstances (such as straight pull tensile strength) and in the body, particularly when the material may be exposed to 'worst case' situations such as sepsis.

In this paper we describe an investigation into the influence of a number of sutures, especially synthetic absorbables, on the development of wound sepsis, and the effect of such sepsis on the dissolution characteristics of the two synthetic absorbable sutures, polyglycolic acid (Dexon; PGA) and polydioxanone (PDS) – a synthetic that is not yet widely available. Because synergistic wound sepsis with *Escherichia coli* and bacteroides (e.g., *B. fragilis*) is common [1], often serious and thus of greatest importance to the surgeon, we have developed the synergistic model of Kelly [2] to provide a test bed for suture material [3].

The method is fully described by McGeehan and his colleagues; briefly, it consists of making multiple subcutaneous pouches on the back of a 400-g Dunkin-Hartley guinea pig and inserting the test suture by stitching it to the deep fascia. Pouches are then inoculated with 10^6 organisms from a mixed culture of *E. coli* and *B. fragilis,* obtained from a pelvic abscess which complicated colonic surgery. Sepsis is present if pus is found when the pouch is opened after 7 days. Control pouches (without sutures) inoculated in this way give a sepsis rate of 27%–30%.

We have made four studies. In the first we compared standard materials: catgut, braided nylon, silk, prolene and polyglactin (a pre-production variant of vicryl (Ethicon) belonging to the same polymer family as Dexon). The results are summarized in Fig. 1, which shows that catgut, silk and braided nylon all increase sepsis rates significantly, whereas prolene and polyglactin are relatively indifferent. However, polyglactin seems to be associated with a reduction in sepsis.

1 Academic Surgical Unit, St. Mary's Hospital, GB-London W2 1NY

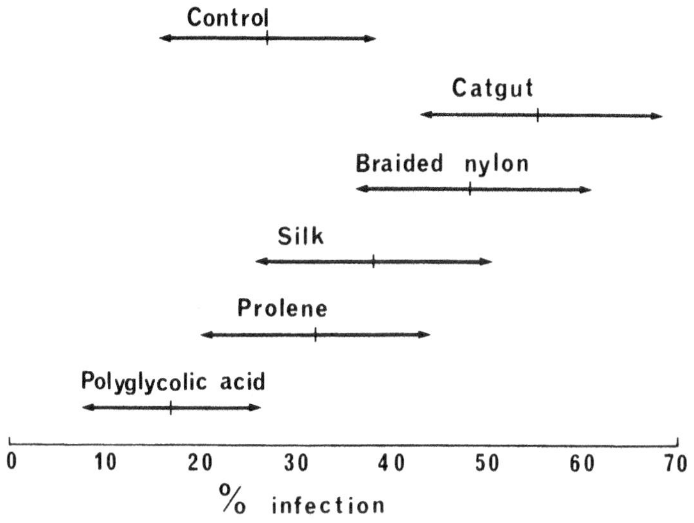

Fig. 1. Comparison of standard suture materials for incidence of infection

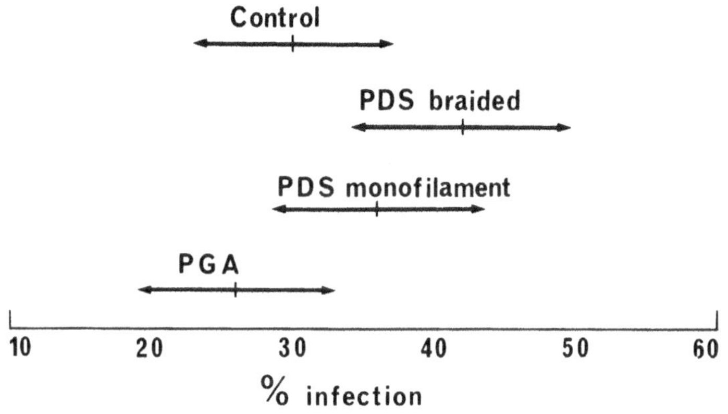

Fig. 2. Comparison of synthetic suture materials for incidence of infection

In our second study we compared the results obtained with PGA with both braided and monofilament polydioxanone (Fig. 2). Again in this instance we used Dexon, and again it would appear that this material has some advantage, but only the difference between braided PDS and Dexon is significant. Note that these synthetic materials are all less likely to produce sepsis than catgut, silk or braided nylon.

Third, it was necessary to know if infection interferes with the tensile strength of the new synthetic absorbables; the results of such an investigation are shown in Figs. 3–5. In no instance was the breakdown of suture significantly different, regardless of whether sepsis was present. However, the dissolution characteristics of these materials studied under such conditions are, as previous work has shown [4], most rapid for Dexon and least for monofilament PDS.

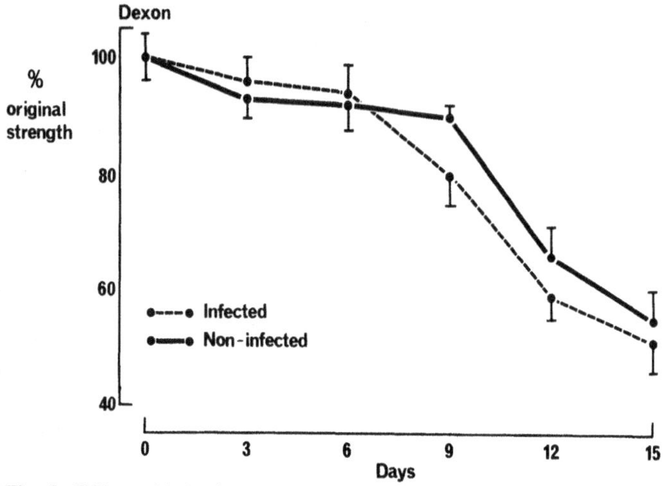

Fig. 3. Effect of infection on tensile strength of Dexon

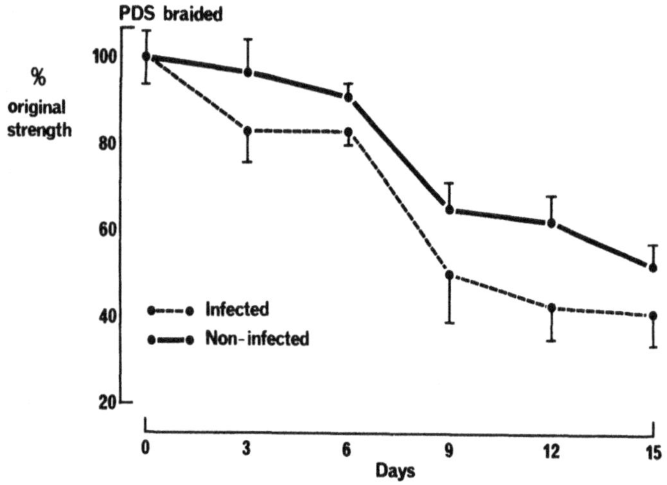

Fig. 4. Effect of infection on tensile strength of braided PDS

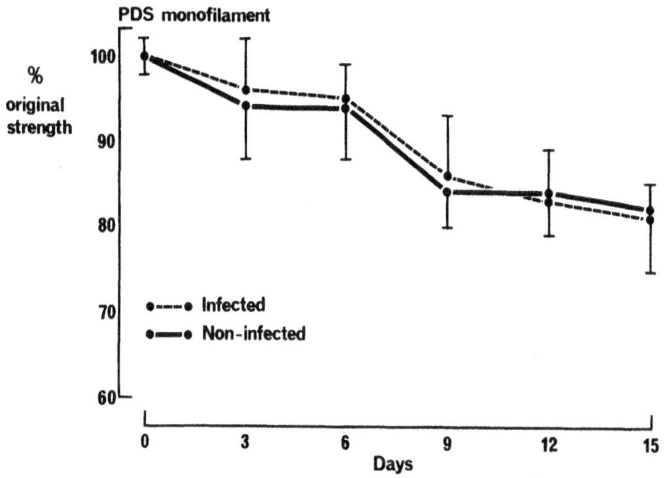

Fig. 5. Effect of infection on tensile strength of monofilament PDS

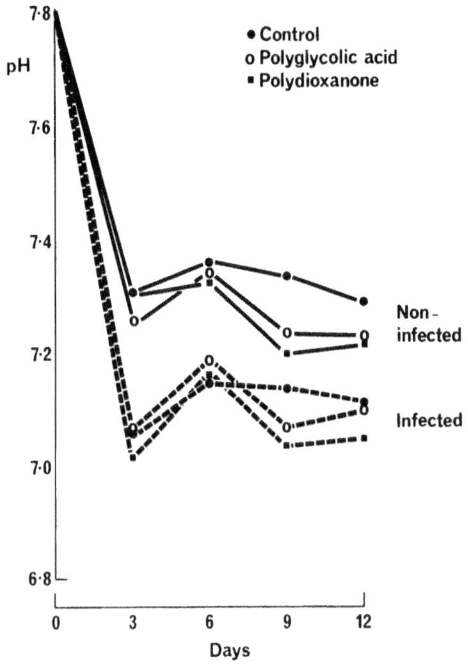

Fig. 6. Changes in pH with and without infection

Finally, if PGA does have some limiting effect on sepsis, could this be due to the change in wound pH which might follow the breakdown of these acid polymers? To test this hypothesis we examined wound pH in control and infected pouches for both PGA and PDS (Fig. 6). Uninfected wounds containing sutures are slightly more acidic than controls, and as might be expected, infected wounds are much more acidic [5]. However, there was no difference between the two suture types. It remains possible, but is in our view unlikely, that pH changes are an important factor in minimizing sepsis in relation to synthetic absorbable sutures.

We can conclude from these studies that synthetic absorbable sutures are not likely to potentiate infection in a contaminated wound and may even partially inhibit bacterial multiplication, and that the tensile strength-loss patterns are not altered by infection. Thus, in circumstances where these materials are surgically appropriate for other reasons, they are the material of choice for use in contaminated wounds.

Acknowledgements. This work has been generously supported by Ethicon U.K. and we thank Mr. I. Capperauld in particular for his encouragement.

Figure 1 is reproduced by kind permission of the Editor of the British Journal of Surgery.

References

1. Gorbach SL, Bartlett JG (1974) Anaerobic infections: Old myths and new realities. J Infect Dis 130: 307–309
2. Kelly MJ (1980) Wound infection: A controlled clinical trial and experimental demonstration of synergy between aerobic (Escherichia coli) and anaerobic (Bacteroides fragilis) bacteria. Ann R Coll Surg Engl 62: 52–59
3. McGeehan D, Hunt D, Chaudhuri A (1980) An experimental study of the relationship between synergistic wound sepsis and suture materials. Br J Surg 67: 636–638
4. Kapadia CR, Mann JB, Biglin J (to be published) Behaviour of synthetic absorbable sutures with and without synergistic enteric infection
5. Florey ME, Turton EC, Duthie ES (1946) Penicillin in wound exudates. Lancet 1: 403–409

Physical Properties of Suture Materials Which Influence Wound Infection

B. Blomstedt and B. Österberg[1]

Introduction

It has been shown that suture materials increase susceptibility to bacterial infection in surgical wounds [1, 2]. Most investigations have been concerned mainly with the tissue's resistance to early development of infection.

The ability of the sutured tissue to resist infection varies, depending on the kind of material implanted [3–5]. The physical configuration of the suture is an important factor in this respect, the infection rate being higher for multifilament capillary materials than for non-capillary threads [3, 5].

The course of a wound infection is mainly determined by the type of infectious agent responsible and the extent to which the defence mechanism is mobilized by the tissue. Implanted non-biological materials, such as sutures, may reduce the effect of the tissue's defence mechanisms and thus prolong a wound infection. It seems possible that the physical configuration of a suture thread could interfere with the cellular response of the tissue during an infection, e.g., phagocytosis of bacteria. The purpose of the present investigation was to study how physical properties of different suture materials such as fluid absorption and capillarity influence the spreading of bacteria and the duration of wound infection. The influence of the physical configuration of a suture thread on the interaction of the cellular infection response with invasive bacteria was also studied.

Material and Methods

The following suture materials were evaluated in the study: braided polyester (Mersilene), twisted polyamide with cover (Suturamid), twisted linen, braided waxed silk, braided waxed polyamide, braided polyglactin 910 (Vicryl), braided polyglycolic acid (Dexon), monofilament polypropylene (Prolene) and monofilament polyamide (Ethilon). Thread sizes 0 and 2/0 were used.

Fluid Absorption and Capillarity [6]

Dried suture threads were immersed in plasma for 3 days at 37° C and then weighed. Fluid absorption was reported as percentage increase over the dry weight after immersion.

---

1 Sabbatsberg's Hospital, S-11 382 Stockholm

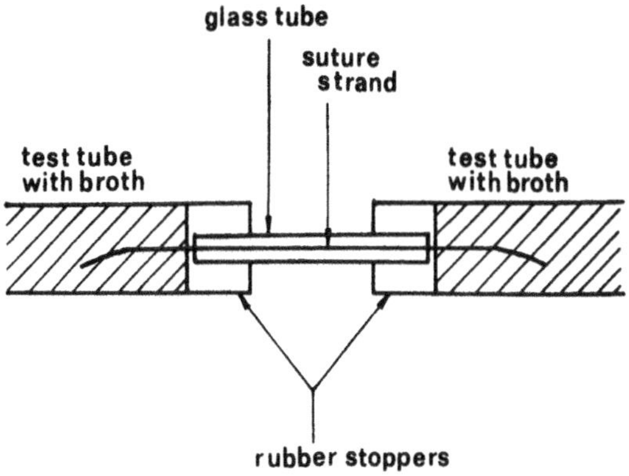

Fig. 1. Experimental model for in vitro study of bacterial transport in suture material

Capillarity was determined by measuring the rate at which fluid was transported along the suture strand using a conductivity test. By plotting the square of the distance travelled (d^2) vs. time, straight lines for the initial part of the fluid transport process were obtained. Fluid transport rate constants (cm^2/s) were obtained by calculating the slope of the fluid transport curve.

In Vitro Bacterial Transport [7]

Figure 1 shows the experimental model for the study. Two test tubes containing broth were connected by means of a glass tube. The suture strand was extended through the glass tube and two rubber stoppers. The rubber stoppers prevented the propagation of bacteria on the surface of the thread. The broth in one of the test tubes was inoculated with *Staphylococcus aureus,* which was immobile. Incubation followed at 37° C, and the other, non-inoculated broth was inspected daily for bacterial growth.

Animal Studies [8, 9]

Suture samples were implanted as loops in the dorsal muscles of Sprague-Dawley rats weighing 350–400 g. The muscle tissue surrounding the implanted suture was infected by the injection of approximately 2×10^7 *S. aureus* from a broth culture. Non-infected suture implants were used as controls. At different time points after implantation and infection, rats were killed and the implant sites examined for inflammatory response and presence of bacteria. For the study of the inflammatory reaction, sections of the muscle surrounding the implanted suture were histologically fixed and stained with haematoxylin-eosin on slides.

The intensity of the tissue reaction was measured by counting the total number of inflammatory cells per unit area and scored from 0 to 3. For uninfected control threads the counts were less than 100 cells/0.1 mm^2, which were scored as 0. The score 3 represented a pronounced inflammatory cell response. To characterize the course of the tissue reaction, leucocytes were considered to represent the acute phase and lymphocytes and plasma cells the subacute phase.

An inflammatory cell index was introduced and defined as the number of leucocytes/number of leucocytes + lymphocytes + plasma cells. A high index value represents a predominance of leucocytes and thus an acute inflammatory reaction, while a low index is indicative of a relative increase in the combined lymphocyte and plasma cell count, and thus of the development of a subacute inflammatory reaction. The survival of bacteria in experimentally infected wounds was studied using a quantitative bacteriological technique. The muscle and the suture thread were separately homogenized and bacterial counts were performed using conventional dilution and plating techniques. Infected muscles without implanted sutures were used as controls.

Leucocyte Phagocytosis [10]

Suture threads were placed in test tubes with RPMI medium and the medium was inoculated with *S. aureus* to a count of approximately 10^5 per millilitre medium. Incubation was carried out at 37° C and bacterial counts of medium and suture thread were made at 1-h intervals. To study leucocyte phagocytosis of the staphylococci, a leucocyte suspension was added to a concentration of 2×10^7 leucocytes per millilitre medium 1 h after the start of incubation.

Results and Discussion

Fluid Absorption and Capillarity of Suture Materials

Braided polyester has relatively low fluid absorption (16.3%); twisted polyamide with cover, braided polyglycolic acid and polyglactin 910, have a similar and moderate absorption (26.4%–27.8%). Linen shows a high absorptive capacity of 92.2% (Table 1). The capillarity described by the fluid transport rate constant varied considerably and was highest for polyamide with cover and lowest for polyglactin 910. There was no direct correlation between the fluid absorption and the capillarity.

With modern suture materials which cause only mild tissue reaction, the chemical composition seems to be of less importance for wound infection than

Table 1. Fluid-absorbing and capillary properties of suture materials after exposure to blood plasma for 3 days

Material, thread size 0	Fluid absorption, percentage of thread dry weight ± SE ($n = 20$)	Fluid transport rate constant (cm^2/s) ($n = 5$)
Polyester, braided	16.3 ± 0.3	0.04
Polyamide, twisted whit cover	27.8 ± 0.8	0.24
Polyglycolic acid, braided	26.4 ± 0.4	0.029
Polyglactin 910, braided	27.6 ± 0.5	0.002
Linen, twisted	92.2 ± 1.3	0.01

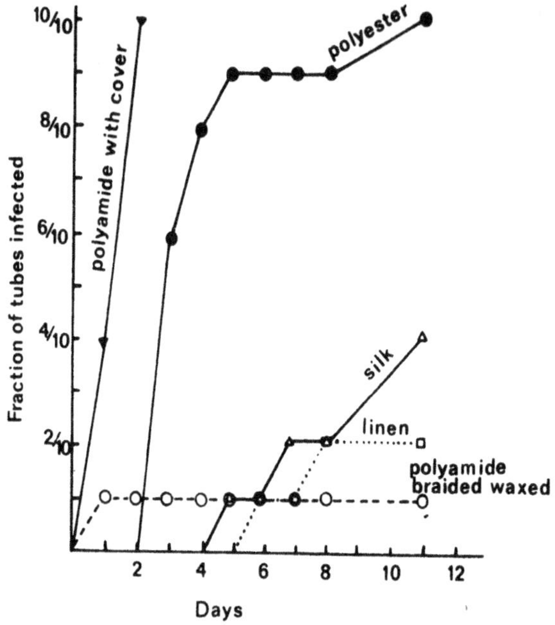

Fig. 2. In vitro bacterial transport in different suture materials. Cumulative fraction of non-inoculated test tubes infected during the test period

the physical properties. Of these materials the capillary capacity is of special interest, as it might be of significance for the impact of contaminating bacteria.

Suture Material and Bacterial Transport

Propagation of bacteria was found through all twisted polyamide threads within 48 h (Fig. 2). Transport also occurred in all braided polyester threads, but with a delay, in comparison with that in polyamide. Low-capillarity materials, such as waxed and braided polyamide and silk, were also capable of transporting bacteria, but to a minor extent. Thus the extent of bacterial spreading was correlated to the capillary capacity of the thread.

Suture Material and Wound Infection

The inflammatory reaction in the muscle surrounding the infected suture implant was intense for the materials with high capillarity (braided polyester and twisted polyamide), throughout the 30-day period covered by the study. Around non-capillary polypropylene the number of inflammatory cells rapidly decreased and was comparable with that of the non-infected controls (Table 2). The course of the tissue reaction as described by the inflammatory cell index shows a predominance of subacute inflammatory cells beginning on the 10th day for the non-capillary material (Fig. 3). Around the high-capillarity materials, twisted polyamide and braided polyester, the acute inflammatory reaction was maintained for the entire period and differed significantly from that of the non-capillary thread. Similar results were obtained for the materials with

Table 2. Intensity of tissue reaction to suture materials as reflected in the cell-count score at intervals after implantation and infection

Suture materials	Inflammatory cell score[a]											
	Time elapsing after implantation											
	6 days			10 days			20 days			30 days		
	n	M	SE	*n*	M	SE	*n*	M	SE	*n*	M	SE
Braided polyester	5	2.8	0.5	9	2.8	0.2	8	2.4	0.3	8	2.3	0.3
Twisted polyamide with cover	5	2.8	0.2	7	2.4	0.2	8	1.8	0.3	8	2.0	0.3
Monofilament polypropylene	5	2.2	0.4	9	0.3	0.2	9	0.4	0.2	7	0.0	0.0
Braided and waxed polyamide	5	3.0	0.0	9	2.3	0.3	7	2.3	0.3	9	1.8	0.4
Polyglactin 910	4	3.0	0.0	8	2.6	0.3	8	1.5	0.3	8	1.3	0.5
Controls	8	0.0	0.0	9	0.0	0.0	7	0.0	0.0	8	0.1	0.1

[a] Scores, 0 = < 100 inflammatory cells/0.1 mm^2, 1 = 100–199, 2 = 200–299, and 3 = ≥ 300

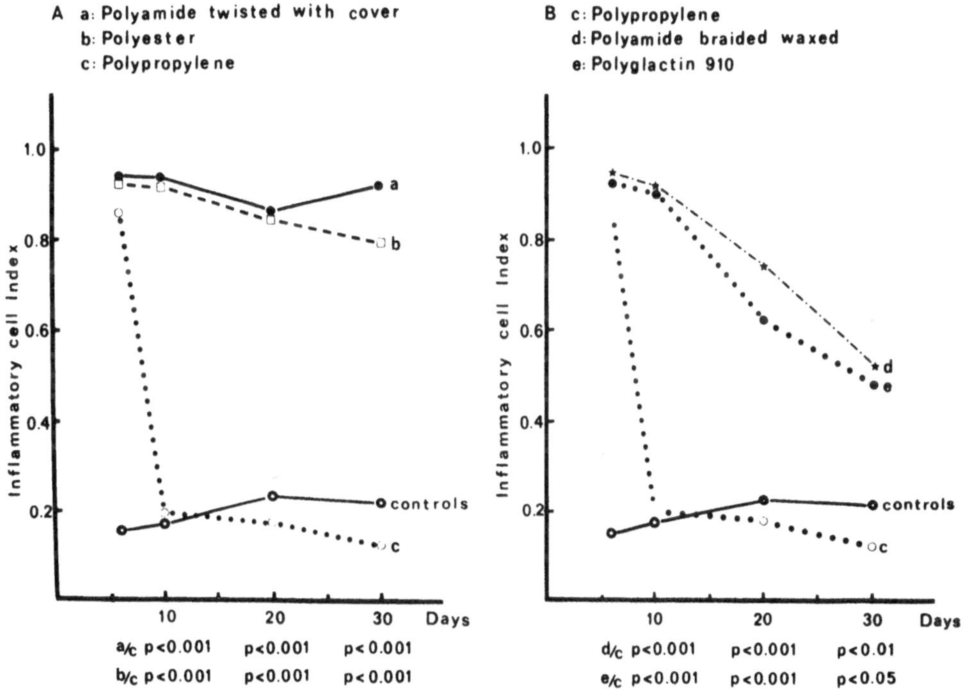

Fig. 3 A, B. The course of the inflammatory reaction around suture materials as reflected by the inflammatory cell index at different times after implantation and infection. Significant differences between capillary and non-capillary materials, measured by Student's *t*-test. In **A** *a,* twisted polyamide with cover; *b,* polyester; c, polypropylene. In **B** *c,* polypropylene; *d,* braided and waxed polyamide; *e,* polyglactin 910

moderate capillarity, braided and waxed polyamide, and polyglactin 910. For these materials the reaction was mainly acute, but less pronounced. The results indicate that suture materials with high or moderate capillarity tend to promote wound infection.

Table 3. Number of bacteria recovered from suture implants at different time points after implantation and infection

Days after infection	Bacterial counts						
	Non-implanted control tissue		Monofilament polypropylene		Twisted polyamide with cover		p[a]
	Mean	SE	Mean	SE	Mean	SE	
13	1.3×10^5	1.3×10^5	2.6×10^5	1.7×10^5	1.6×10^7	0.7×10^7	< 0.05
21	78	53	6.4×10^4	5.1×10^4	6.8×10^6	1.4×10^6	< 0.001
30	< 25	–	2.8×10^3	1.2×10^3	7.1×10^6	1.3×10^6	< 0.001
41	< 25	–	2.1×10^3	1.7×10^3	1.2×10^7	0.3×10^7	< 0.01

[a] The comparison between monofilament polypropylene and twisted polyamide with cover was made by Student's *t*-test

Table 4. Ratio of number of bacteria isolated from the suture thread to total number of bacteria isolated from the thread and surrounding muscle[a] at different time point after implantation and infection

Days after infection	Bacterial count ratio				
	Monofilament polypropylene		Twisted polyamide with cover		P[b]
	Mean	SE	Mean	SE	
13	0.07	0.04	0.57	0.12	< 0.01
21	0.28	0.10	0.72	0.07	< 0.01
30	0.25	0.11	0.50	0.05	< 0.05
41	0.13	0.05	0.52	0.06	< 0.01

[a] Samples with no recovery of bacteria from thread and muscle were excluded from the calculation

[b] The comparison was made by Student's *t*-test

In experimentally infected wounds with implanted threads the total number of bacteria recovered at the implantation site decreased steadily in animals with non-capillary threads (Table 3). There was a significant difference when compared with animals which had received capillary suture materials, where the bacterial counts did not fall far below the initial values at inoculation. In the study of the ability of the different suture materials to enclose bacteria in the thread, the number of bacteria isolated from the thread in relation to the total number from the thread and surrounding muscle was calculated (Table 4). This ratio was significantly higher for the capillary material as compared with the non-capillary.

The differences in the results for both types of suture materials might be ascribed to the differences in the extent to which bacteria are exposed to the body's defence mechanism; in the case of capillary suture material, the bacteria would tend to be protected through their enclosure in the interstices of the material.

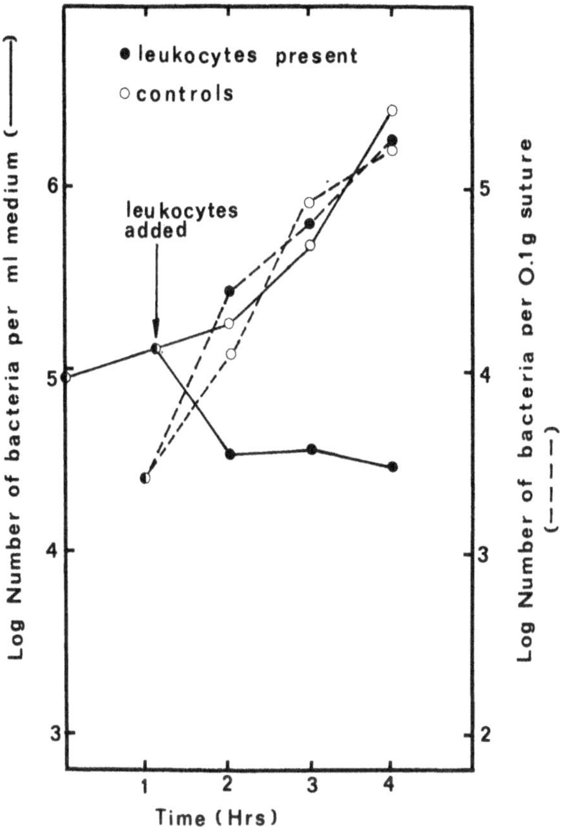

Fig. 4. Leucocyte phagocytosis of *S. aureus* in the presence of capillary suture material. Number of bacteria in medium and suture thread at different time points after addition of a leucocyte suspension. No leucocytes were added to the controls. Each point represents the average of three measurements

In the in vitro study on the effect of the phagocytosis of staphylococci by leucocytes in the presence of a capillary suture material, we found that the leucocytes reduced the number of bacteria in the medium (Fig. 4). In the thread, however, bacterial growth was similar to that in the control experiment, in which no leucocytes wer added to the medium. This shows that bacteria enclosed within the suture thread are not affected by phagocytosing leucocytes. It seems reasonable to assume that leucocytes cannot penetrate the interstices of the capillary suture and inactivate the enclosed bacteria.

Conclusion

Bacteria can enter capillary threads and be transported inside them. The enclosed bacteria are protected from the body's defence mechanism and can maintain the infection in the surrounding tissue. The capillary capacity of suture materials should therefore be reduced and the use of capillary threads avoided as far as possible in tissue with increased risk of infection.

References

1. Elek SD, Cohen PE (1957) The virulence of staphylococcus pyogenes for man. A study of the problems of wound infection. Br J Exp Pathol 38: 573–586
2. James RC, McLeod CJ (1961) Induction of staphylococcal infections in mice with small inocula introduced on sutures. Br J Exp Pathol 42: 266–277
3. Alexander JW, Kaplan JZ, Altemeier WA (1967) Role of suture materials in the development of wound infection. Ann Surg 165: 192–199
4. Edlich RF, Panek PH, Rodeheaver GT, Turnbull VG, Kurtz LD, Edgerton MT (1973) Physical and chemical configuration of sutures in the development of surgical infection. Ann Surg 177: 679–688
5. Varma S, Ferguson HL, Breen J, Lumb WV (1974) Comparison of seven suture materials in infected wounds. An experimental study. J Surg Res 17: 165–170
6. Blomstedt B, Österberg B (1977) Fluid absorption and capillarity of suture materials. Acta Chir Scand 143: 67–70
7. Blomstedt B, Österberg B, Bergstrand A (1977) Suture material and bacterial transport. Acta Chir Scand 143: 71–73
8. Blomstedt B, Österberg B (1978) Suture materials and wound infection. Acta Chir Scand 144: 269–274
9. Österberg B, Blomstedt B (1979) Effect of suture materials on bacterial survival in infected wounds. Acta Chir Scand 145: 431–434
10. Österberg B (to be published) Leukocyte phagocytosis of bacteria in the presence of suture material

Nahtmaterial in virusinfizierten Wunden

W. L. Brückner[1], H. Loeweneck[2], H. Mahnel[3] und E. W. Fonkalsrud[4]

Die Rolle der *Bakterien* bei der Störung der Wundheilung ist durch zahlreiche klinische und experimentelle Untersuchungen bekannt. Eine Beeinflussung der Wundheilung durch *Viren* dagegen konnte von uns bisher nur im Tierexperiment nachgewiesen werden. Neben hormonellen Störungen, Alter, Geschlecht, Gerinnungs- und Durchblutungsstörungen sowie metabolische Veränderungen u. v. a. spielen bei einer verzögerten Wundheilung *Nahttechnik* und *Nahtmaterial* eine entscheidende Rolle. In allen bisher vorliegenden Untersuchungen über das unterschiedliche Verhalten von verschiedenen Nahtmaterialien in infizierten Wunden wurde der Einfluß von *Bakterien* und *Pilzen* überprüft. In vorliegender tierexperimenteller Untersuchung soll daher das Verhalten von resorbierbarem (Catgut und Chromcatgut), absorbierbarem (Polyglykolsäurefaden) und nichtresorbierbarem Nahtmaterial in *virus*infizierten Wunden untersucht werden.

Material und Methodik

An 8 Kaninchen wurden in Allgemeinnarkose (Nembutal 30 mg/kg KG) und unter sterilen Kautelen auf dem enthaarten Rücken beidseits je nach Größe der Tiere 6–8 ca. 2,0 cm lange und etwa 3 cm voneinander entfernt gelegene Schnittwunden (durch Kutis und Subkutis, bis auf die Faszie reichend) gesetzt. Danach wurden in je 2 Wunden beidseits je 1 Catgut- und/oder 1 Chromcatgutfaden, 1 Seidenfaden und 1 PGS-Faden versenkt. Abschließend wurde in die Wunden auf der rechten Seite die virus*freie* Nährlösung geträufelt (Kontrollwunden), während in die Wunden auf der linken Seite die Viruslösung (Vacciniavirus, WHO-Stamm ELSTREE, in einer Konzentration von 10^7 infektiösen Einheiten/ml) inokuliert wurde. Jede Wunde wurde sofort nach dem Einbringen der Nährlösung bzw. der Viruslösung durch 2 Polypropylenfäden wieder verschlossen.

Die bei unseren Untersuchungen verwendete Viruslösung (s. o.) war speziell *kaninchen*pathogen. Die Virus*konzentration* (10^7 infektiöse Einheiten/ml) wurde so gewählt, daß sie pathophysiologischen Bedingungen entsprach. Der

---

1 Chirurgische Poliklinik der Universität München, Pettenkofer-Str. 8a, D-8000 München 2
2 Anatomische Anstalt der Universität München, Pettenkofer-Str. 11, D-8000 München 2
3 Institut für Mikrobiologie und Infektionskrankheiten der Tiere der Universität München, Veterinärstr. 13, D-8000 München 22
4 Department of Pediatric Surgery, University of California, UCLA, Los Angeles/USA

Viruslösung sowie der reinen Nährlösung waren 100 IE Penicillin/ml und 100 μg Streptomycin/ml zugesetzt worden, um eine *bakterielle* Kontamination auszuschalten.

In einer früheren experimentellen Untersuchung (1972) hatten wir festgestellt, daß bei Wunden, die mit Vacciniaviren infiziert worden waren, am 9. postoperativen Tag der Höhepunkt in der Wundheilungsstörung (100%) zu sehen ist. In der vorliegenden Untersuchung wurden deshalb sämtliche Tiere am 9. postoperativen Tag getötet. Die Rückenhaut mit Subkutis und Faszie wurde in 10%igem Formol fixiert, die Paraffinschnitte mit einer 0,3%igen wäßrigen Toluidinblaulösung angefärbt.

Ergebnisse

Nichtresorbierbares Nahtmaterial

Seidenfaden

a) Kontrollwunden: Einwanderung von Leukozyten in den Faden. Es besteht ein geringer Leukozytenrandwall (Abb. 1a).
b) Virusinfizierte Wunden: Die leukozytäre Einwanderung ist ausgeprägt. Der Faden erscheint gequollen. Der Leukozytenrandwall entspricht in seiner Ausdehnung etwa der Fadenstärke (Abb. 1b).

Resorbierbares Nahtmaterial

Catgutfaden

a) Kontrollwunden: Der Faden ist nur gering eingerissen. Der Leukozytenwall um den Faden herum entspricht etwa $^1/_6$ bis $^1/_2$ der Fadendicke (Abb. 2a).
b) Virusinfizierte Wunden: Der Faden ist mehrfach „gesplittet". Es ist eine sehr starke leukozytäre Infiltration zu sehen. Der Leukozytenrandwall entspricht in seiner Ausdehnung mindestens der Fadendicke (Abb. 2b).

Chromcatgutfaden

a) Kontrollwunden: Im Bereich des Fadens ist keine bzw. nur eine minimale leukozytäre Einwanderung zu beobachten. Der Leukozytenrandwall ist minimal und entspricht höchstens $^1/_4$ der Fadendicke (Abb. 3a).
b) Virusinfizierte Wunden: In den Präparaten ist ein homogener Faden zu sehen. Es besteht nur eine geringe Splissung. Die Leukozyteneinwanderung ist minimal. Der Leukozytenrandwall entspricht etwa $^1/_2$ der Fadenstärke (Abb. 3b).

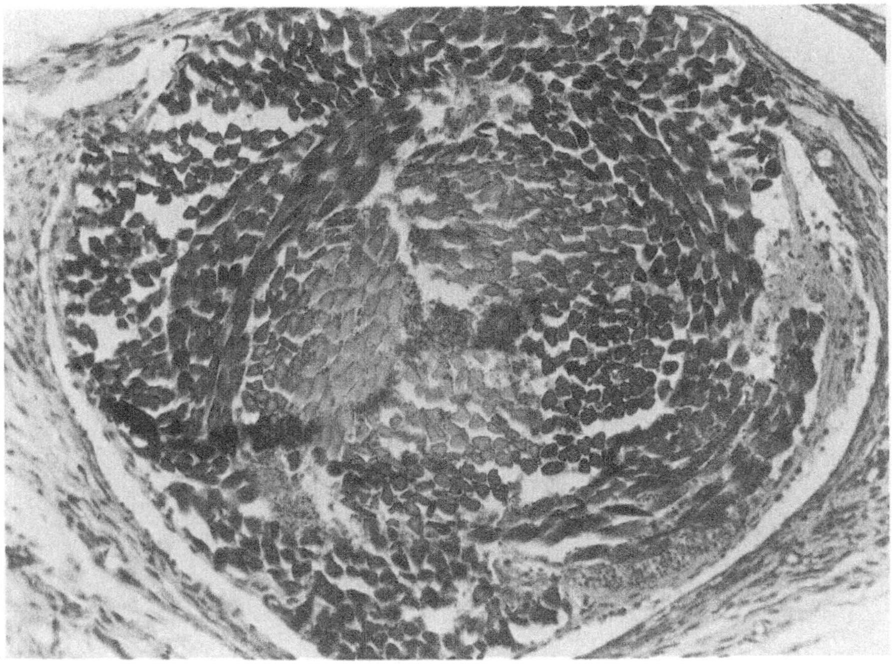

a

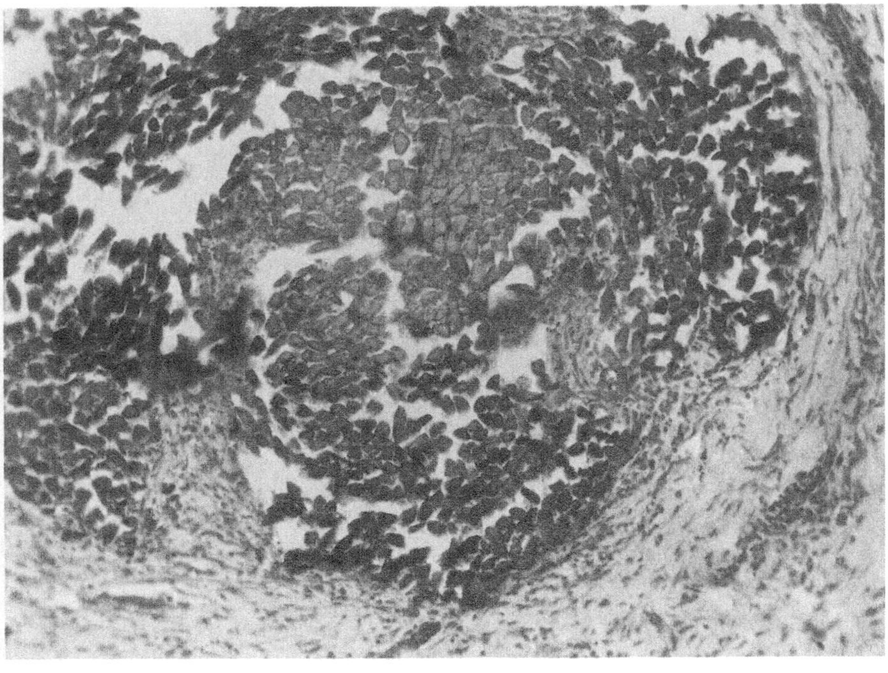

b

Abb. 1. a Seidenfaden in einer Kontrollwunde. Vergr. 149:1. **b** Seidenfaden in einer virusinfizierten Wunde. Vergr. 149:1

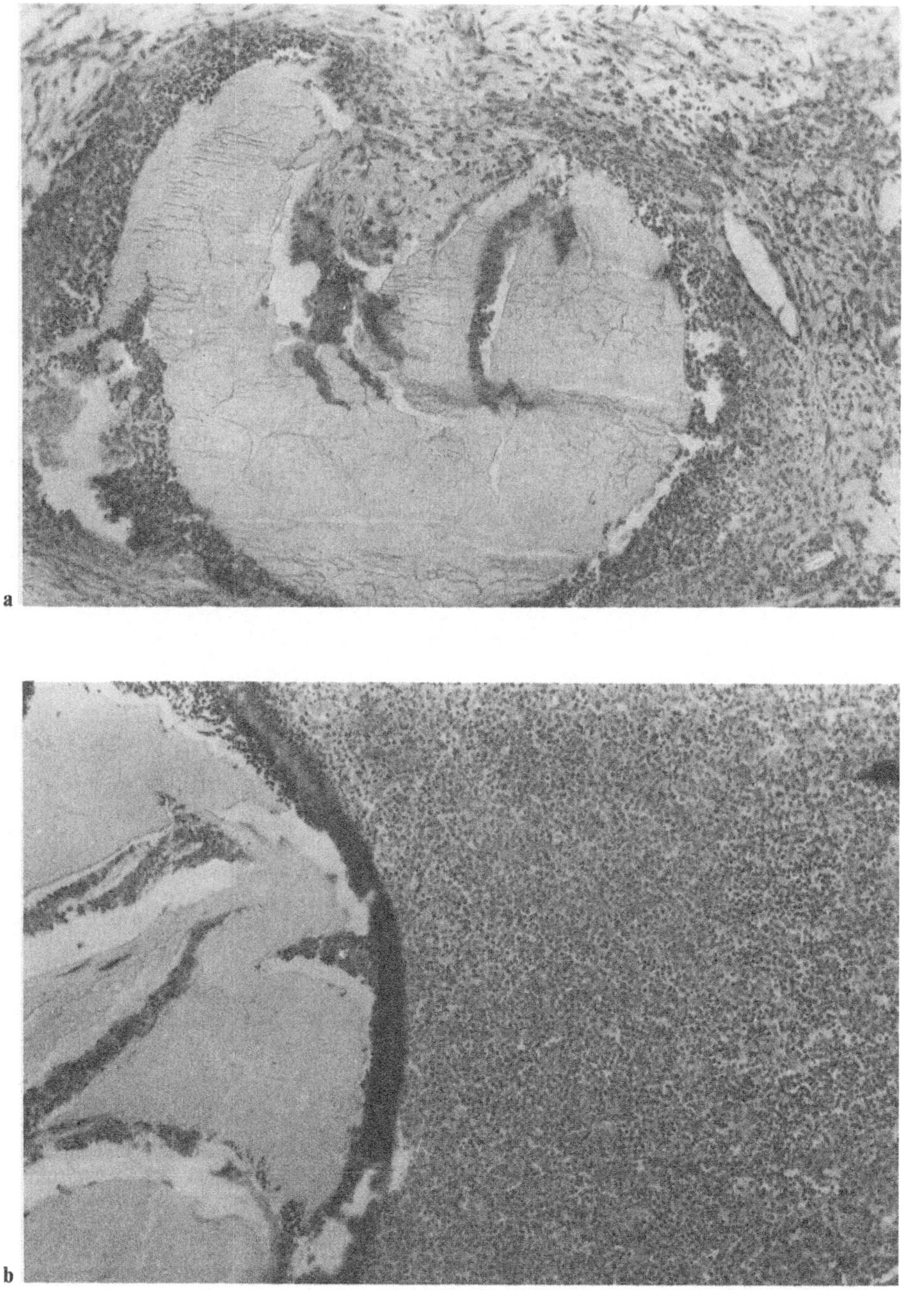

Abb. 2. a Catgutfaden in einer Kontrollwunde. Vergr. 143:1. **b** Catgutfaden in einer virusinfizierten Wunde. Vergr. 143:1

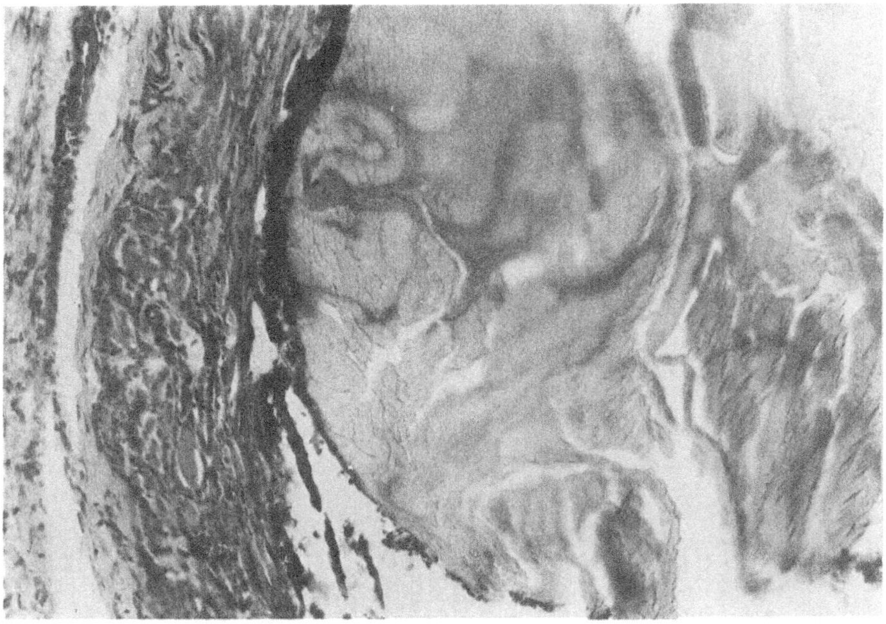

a

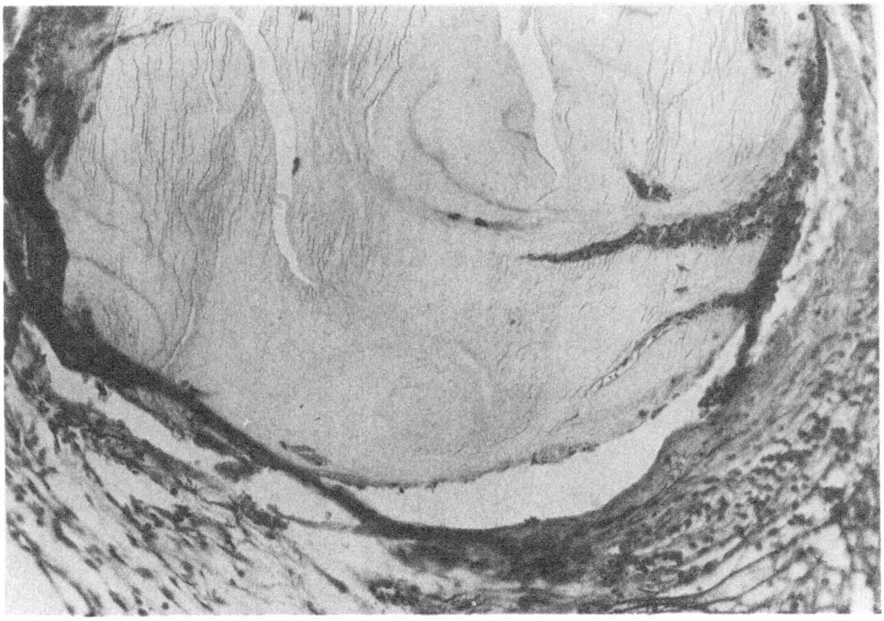

b

Abb. 3. a Chromcatgutfaden in eine Kontrollwunde. Vergr. 136: 1. **b** Chromcatgutfaden in einer virusinfizierten Wunde. Vergr. 136: 1

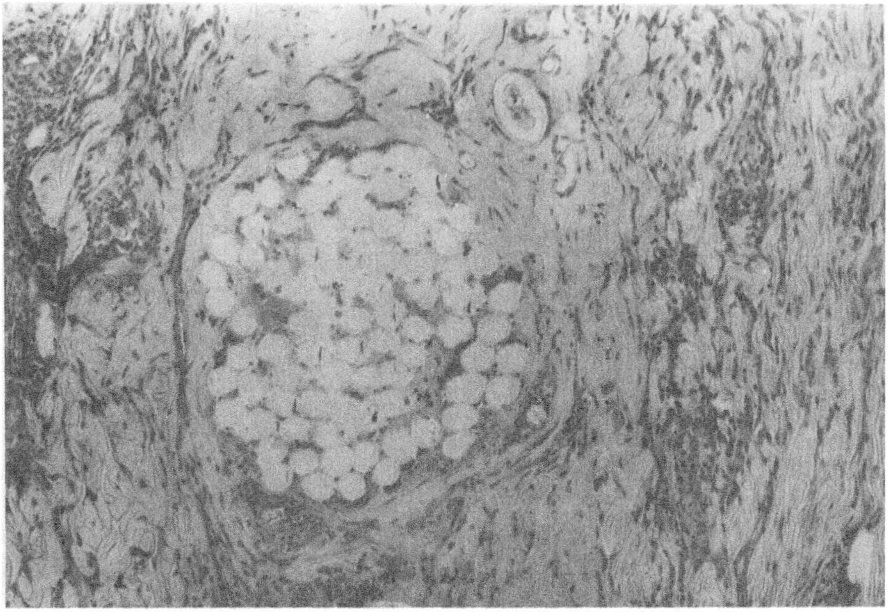

a

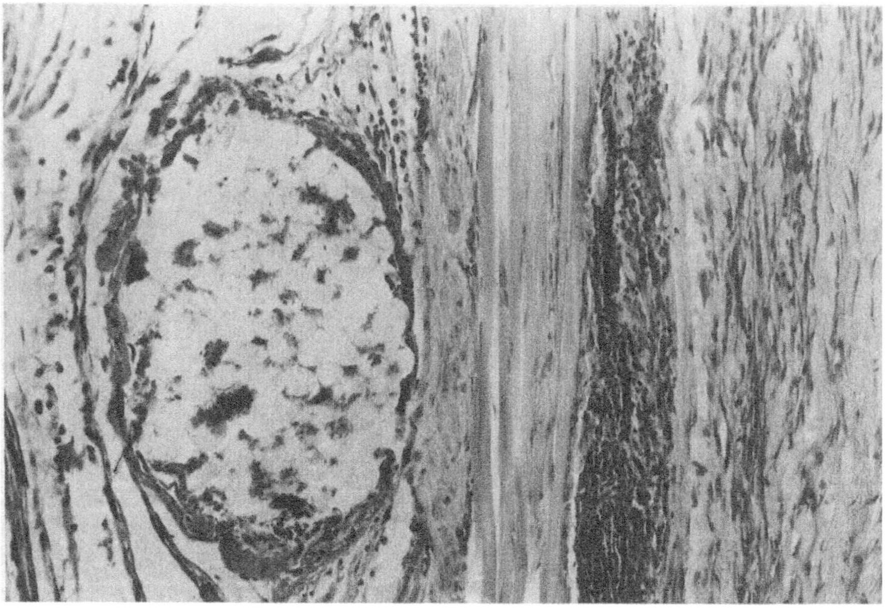

b

Abb. 4. a PGS-Faden in einer Kontrollwunde. Vergr. 144:1. **b** PGS-Faden in einer virusinfizierten Wunde. Vergr. 144:1. **c** PGS-Faden in einer virusinfizierten Wunde. Vergr. 173:1

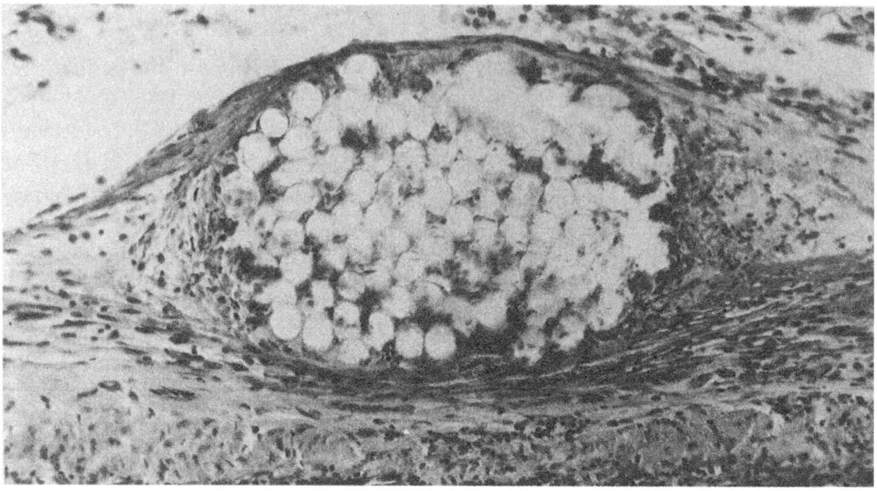

Abb. 4c

Absorbierbares Nahtmaterial

Polyglykolsäurefaden

a) Kontrollwunden: Die leukozytäre Einwanderung ist minimal. Ein Leukozytenwall ist um den Faden herum nicht zu sehen! Es existieren lediglich einzelne Leukozytennester in der näheren Umgebung des Fadens (Abb. 4a).
b) Virusinfizierte Wunden: Die leukozytäre Einwanderung ist hier ausgeprägter, jedoch geringer als beim Seidenfaden! Es ist keine Fadenquellung nachweisbar. Der Leukozytenrandwall ist minimal bzw. nicht vorhanden. Es sind vereinzelt Leukozytennester am Fadenrand sichtbar (Abb. 4b und c).

Von den hier getesteten Fäden zeigte zweifellos der PGS-Faden mit Abstand das beste Ergebnis, gefolgt vom Chromcatgutfaden, vom Seidenfaden und schließlich vom Catgutfaden!

Diskussion

Die bei unseren Untersuchungen festgestellte Tatsache, daß ein PGS-Faden, der mit einer *Virus*lösung kontaminiert wurde, gegenüber einem Seiden-, Catgut- oder Chromcatgutfaden eine wesentlich bessere Gewebeverträglichkeit aufweist, entspricht auch den Befunden von Thiede et al. (1980) und Varma et al. (1981) u. a., die ähnliche Ergebnisse bei *bakteriell* und/oder *pilz*infiziertem Nahtmaterial beobachten konnten. Es wurde der Glykolsäure von zahlreichen Autoren (Thiede et al. 1980; Edlich et al. 1973 u. v. a.) eine *bakterizide* Wirkung zugeschrieben.

Unsere Untersuchungsergebnisse lassen die Annahme zu, daß beim Abbau des PGS-Fadens auch *virizide* Milieubedingungen auftreten.

Zusammenfassung

An 8 Kaninchen wurde das Verhalten von resorbierbarem (Catgut und Chromcatgut), absorbierbarem (Polyglykolsäurefaden) und nichtresorbierbarem Nahtmaterial in *virus*infizierten Wunden untersucht. Von den getesteten Fäden zeigte im histologischen Bild der PGS-Faden mit Abstand das beste Ergebnis, gefolgt vom Chromcatgutfaden, vom Seidenfaden und schließlich vom Catgutfaden.

Summary

The reactions of catgut, chromic catgut, silk, and polyglycolic acid sutures were tested after virus infection (vaccinia virus) in eight rabbits. On histological examination the polyglycolic acid sutures gave the best result, followed by chromic catgut, silk, and finally catgut.

Literatur

1. Brückner WL, Lewitzka HJ, Mahnel H, Beck G, Fonkalsrud EW (1972) Influence of pure virus infection on wound healing. Surg Forum XXIII: 41–42
2. Edlich RF, Panek PH, Rodeheaver GT, Turnbull VG, Kurtz LD, Edgerton MT (1973) Physical and chemical configuration of sutures in the development of surgical infection. Ann Surg 177: 679–688
3. Thiede A, Jostarndt L, Lünstedt B, Sonntag HG (1980) Kontrollierte experimentelle, histologische und mikrobiologische Untersuchungen zur Hemmwirkung von Polyglykolsäure-Fäden bei Infektionen. Chirurg 51: 35–38
4. Varma S, Johnson LW, Ferguson HL, Lumb WV (1981) Tissue reaction to suture materials in infected surgical wounds. A histopathologic evaluation. Am J Vet Res 42: 563–570
5. Varma S, Lumb WV, Johnson LW, Ferguson HL (1981) Further studies with polyglycolic acid (Dexon) and other sutures in infected experimental wounds. Am J Vet Res 42: 571–574

Zum Verhalten kontaminierter absorbierbarer Nahtmaterialien in vivo

A. Thiede[1], L. Jostarndt[1], B. Lünstedt[1] und H. G. Sonntag[2]

Einleitung

Klinische Beobachtungen von Dardik et al. (1970) sowie Mouzas u. Yeadon (1975) deuteten eine Überlegenheit bei postoperativ auftretenden Wundheilungsstörungen an, wenn statt konventioneller Nahtverschlüsse mit Catgut, Seide bzw. nichtresorbierbaren vollsynthetischen Nahtmaterialien vollsynthetische Fäden aus Polyglykolsäure (PGS) zum Einsatz kamen. Neuere Untersuchungen, allerdings immer als retrospektive Studien angelegt (Jensen 1976; Siemoneit 1979), kamen zu ähnlichen Ergebnissen (Tabelle 1). Exakte kontrollierte Studien (Kjaergaard et al. 1976; Kronborg 1976; Ullrich et al. 1981) bestätigten diesen Trend. Besonders die jüngste und aktuellste Studie hinsichtlich der verglichenen Nahtmaterialien – Polyester und PGS – ist erwähnenswert. Werden die Wund- und Narbenkomplikationen weiter aufgegliedert, so zeigt sich, daß die Zahl an Wundrupturen, Rötungen, Hämatomen und Abszessen bei beiden Nahtmaterialien gleich ist, daß Fisteln und Granulome mit 10% aber nur bei Verwendung von Polyesterfäden gehäuft auftreten.

Fragestellung

Die klinische Beobachtung, daß Fadenabszesse bzw. Fisteln wesentlich seltener bei Verwendung von absorbierbaren Nahtmaterialien aus PGS auftreten, wirft die Frage nach den pathophysiologischen Mechanismen auf. Wir haben daher die in Tabelle 2 angegebenen Fragen bearbeitet.

Material und Methoden

Histologische Untersuchungen

Steril verpackte 3/0-PGS-Fäden wurden nach Entnahme 15 min in einer definierten Staphylokokkenlösung (10^9 Keime/ml) kontaminiert und anschließend bei 250–300 g schweren, 3–4 Monate alten Albinoratten (Wistar) in die Rückenmuskulatur implantiert. Dabei wurde folgendes Vorgehen gewählt: Bei

---

1 Abteilung Allgemeine Chirurgie der Universität Kiel, Hospitalstr. 40, D-2300 Kiel 1
2 Hygiene-Institut der Universität Heidelberg, Im Neuenheimer Feld 324, D-6900 Heidelberg

Tabelle 1. Klinische Vergleichsstudien (1, 2) bzw. kontrollierte Studien (3–5) zum Bauchdeckenverschluß

Autoren	Jahr	Operationstyp	Wund- und Narbenkomplikationen bei Verwendung				
			von PGS		von anderen Nahtmaterialien		
			n	%		*n*	%
1. Jensen	1976	Pararektalschnitt bei Appendektomie	105	9,5	Polyester	101	22,8
2. Siemoneit	1979	Laparotomieverschluß nach gynäkologischer Operation	1 808	6,1	Catgut	1 328	6,5
3. Kjaergaard et al.	1976	Primäre Laparotomie	308	0,3	Polyester	308	9,7
4. Kronborg	1976	Fasziennaht	1 863	0,6	Seide	163	6
5. Ullrich et al.	1981	Fasziennaht bei medianer Laparotomie	32	~16	Polyester	46	~30

Tabelle 2. Fragestellung zum Phänomen: Ausheilung von Fadeninfektionen

1. Läßt sich unter kontrollierten experimentellen Bedingungen die Ausheilung von Fadeninfektionen reproduzieren?
2. Gibt es aufgrund histologischer Untersuchungsergebnisse Hinweise auf bakterizide oder bakteriostatische Mikromilieubedingungen in oder um den implantierten kontaminierten PGS-Faden?
3. Weist Polyglykolsäure oder nur Glykolsäure in vitro in bestimmten Konzentrationen eine Hemmwirkung gegen verschiedene Bakterien und Pilze auf?
4. Ist die Ausheilung der Fadeninfektionen bei Zusammenfassung der Versuchsergebnisse lediglich als Folge der Absorption anzusehen oder geht diese mit speziellen bakteriostatischen bzw. bakteriziden und fungiziden Effekten bei der Hydrolyse von PGS zur Glykolsäure einher?

in Äthernarkose gehaltenen Tieren wurde unter sterilen Bedingungen eine weitlumige Punktionskanüle in Längsrichtung durch die Rückenmuskulatur neben der Wirbelsäule geführt. Nach Einlegen und Fixierung des kontaminierten Fadens konnte die Kanüle entfernt, die Haut an der Punktionsstelle verschlossen werden. Durch dieses Vorgehen war eine völlig gleichartige Traumatisierung bei der Implantation gewährleistet. Die Entnahme erfolgte nach 20, 30, 40, 50 und 60 Tagen ($n = 8-11$/Entnahmezeitpunkt). An in Formalin fixierten und Paraffin eingebetteten Muskelfädenblöcken – senkrechte Schnittrichtung zum Faden – wurden an ca. 4 µm dicken Schnitten HE- und Giemsa-Färbungen vorgenommen. Die Abbildungen wurden mit einem Zeiss-Foto-Mikroskop angefertigt. Als Filmmaterial diente Agfa-Chrom Professional L; Abbildung jeweils eines repräsentativen Befundes.

MHK-Bestimmung von Glykolsäure bei verschiedenen Bakterien und Pilzen

Glykolsäure zur Synthese wurde in sterilem Aqua dest. gelöst. In Caseinpepton-Sojabohnenmehlpepton-Lösung (CSL) wurden Verdünnungsreihen mit den Konzentrationen 10, 50, 100, 200, 400, 600, 800, 1000 und 1200 µg Glycolsäure/ml hergestellt und die Röhrchen anschließend mit 10^6-10^7 Keimen beimpft. Insgesamt wurden jeweils 6 Stämme von pathogenen Staphylokokken, Escherichia coli, Proteus, Klebsiellen, Pseudomonaden und Candida albicans, die aus Routinematerial gezüchtet worden waren, geprüft. Die Ablesung der MHK (minimale Hemmkonzentration) erfolgte nach 24 h Bebrütung bei 37° C.

Prüfung der In-vitro-Wirkung von PGS-Fäden auf Keime

In Anlehnung an die Agardiffusionsmethode zur Bestimmung der Antibiotikawirkung auf Keime wurden PGS-Fäden nach Überimpfung der verschiedenen Testkeime auf den Agar gelegt und die Hemmhofausbildung nach 20stündiger Bebrütung bei 37° C abgelesen.

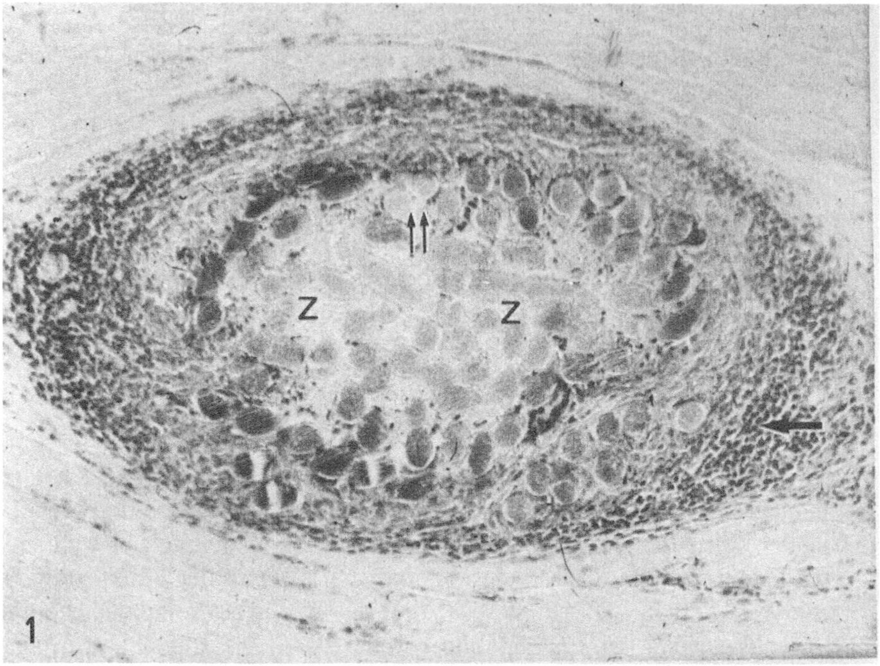

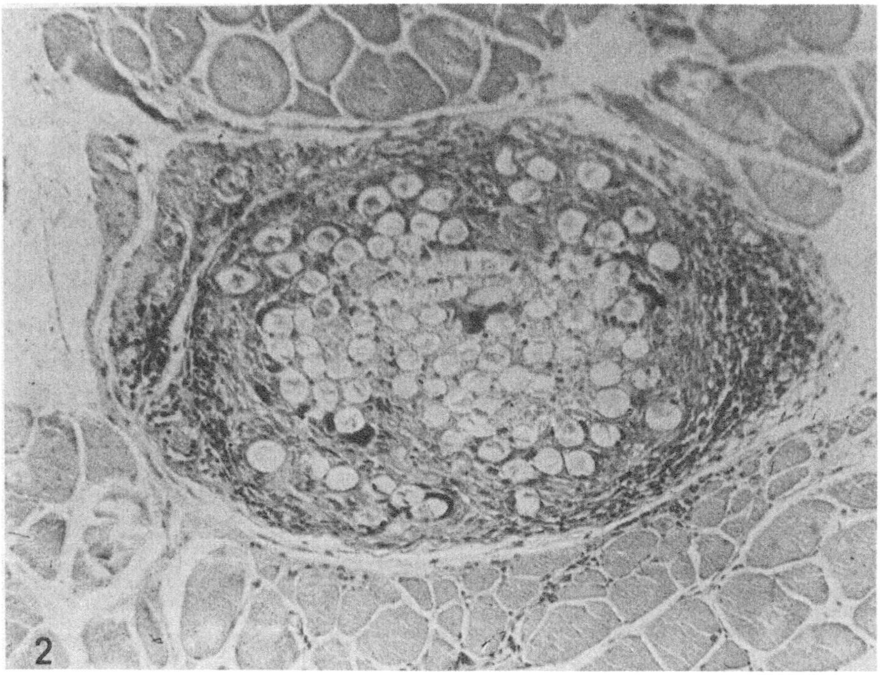

Abb. 1. Staphylokokkenkontaminierter PGS-Faden 20 Tage nach intramuskulärer Implantation. Bakterien (↑) und abszeßartige Ansammlung (←) von Entzündungszellen in der Randzone. Fadenzentrum (*Z*) frei. Fadenfilamente anfärbbar. Giemsa, Vergr. 130:1

Abb. 2. 3/0-PGS-Faden. 30 Tage nach Implantation. Entzündungszellenansammlung in der Randzone deutlich abnehmend. Giemsa, Vergr. 130:1

Prüfung der In-vitro-Wirkung von PGS-Fäden auf Keime nach Implantation in vivo

Bei 5 In-vivo-Versuchsserien wurden in Ratten implantierte PGS-Fäden nach 20, 40 und 60 Tagen entnommen und in jeweils 3 ml CSL eingelegt und anschließend die CSL mit 10^3 pathogenen Staphylokokken beimpft. Das Auftreten einer wachstumshemmenden Wirkung auf Bakterien wurde nach 20stündiger Bebrütung bei 37° C überprüft. Zusätzlich wurde bei einem Teil der Fäden nach 24-, 48stündiger bzw. 7tägiger Bebrütungszeit wie bei der Prüfung der In-vitro-Wirkung mit Agar verfahren.

Ergebnisse

Histologische Untersuchungen nach In-vivo-Implantation

Die im 10-Tage-Abstand vom 20. bis 60. Tag entnommenen 3/0-PGS-Fäden weisen charakteristische feingewebliche Veränderungen auf. Die anfänglich am 20. Tag (Abb. 1) am deutlichsten ausgeprägte abszeßartige Ansammlung von Entzündungszellen in der Fadenrandzone nimmt bis zum 50. Tag (Abb. 2–4) allmählich ab, bis am 60. Tag (Abb. 5) nach Implantation nur noch Reste des anfänglich kontaminierten Fadens, allerdings ohne Entzündungszeichen, erkennbar sind. Die anfänglich am 10.Tag nichtanfärbbaren Fäden sind vom 20. Tag an (Abb. 1) anfärbbar, was als Hinweis auf die beginnende Hydrolyse der Fäden zu werten ist. Der Abbau des Fadens geht mit einer Abnahme der Filamentzahl (ca. 80 am 20. Tag auf ca. 30 am 60. Tag) und einer Verminderung des Filamentdurchmessers (22 µm auf ca. 2–3 µm) einher. Die Entzündungsreaktion findet sich gemeinsam mit Bakterien fast ausschließlich in der Fadenrandzone (Abb. 1–3), während im Fadenzentrum lediglich Gewebswasser fast ohne Entzündungszellen und Bakterien auffindbar ist.

In-vitro-Untersuchungen mit Glykolsäure

Bei der mehr als Screening-Test zu bezeichnenden MHK-Bestimmung von Glykolsäure wurden alle getesteten Erreger bei einer Konzentration von maximal 800 µg/ml im Wachstum gehemmt (s. Tabelle 3). Die Staphylokokken liegen mit einer MHK von 200–400 µg/ml gegenüber den anderen Keimarten etwas niedriger. Insgesamt ist die Streuung gering, so daß auch die geringe Anzahl der getesteten Stämme einen Hinweis auf die In-vitro-Wirksamkeit von Glykolsäure erlaubt.

In-vitro-Untersuchungen mit PGS-Fäden

Weder beim Agardiffusionstest mit den sterilen PGS-Fäden noch mit den PGS-Fäden, die nach unterschiedlicher Implantationszeit in Ratten in CSL bzw. im Agardiffusionstest geprüft wurden, konnte eine wachstumshemmende

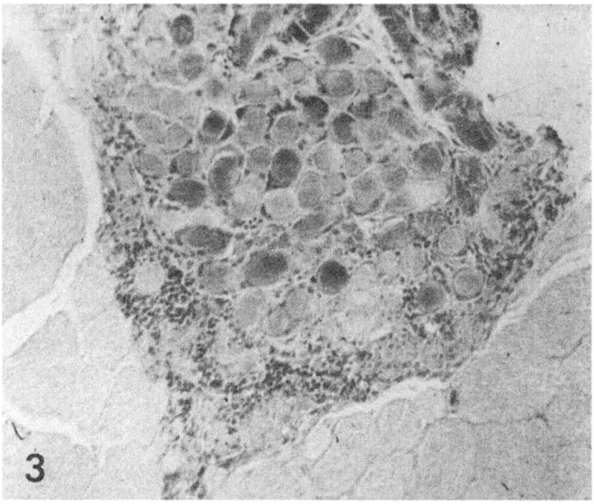

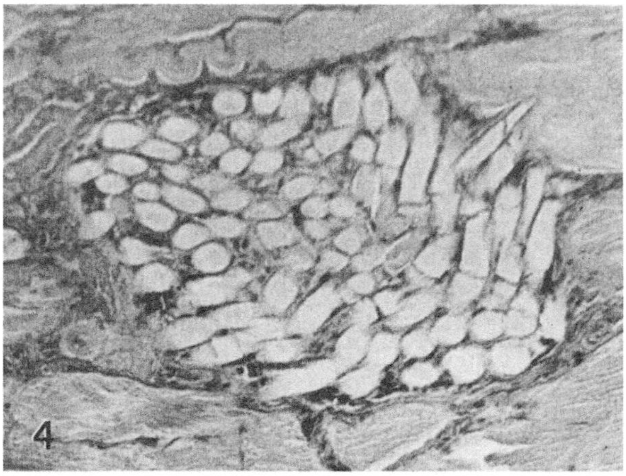

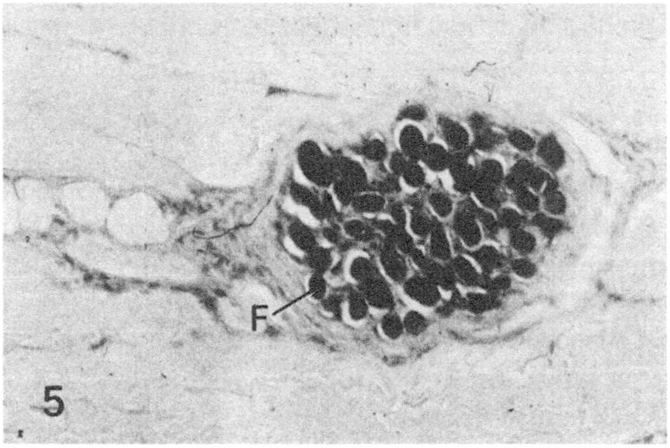

Abb. 3. 40 Tage nach Implantation. Weiter abnehmende entzündliche Reaktion in der Fadenrandzone. Giemsa, Vergr. 130:1

Abb. 4. Identische Versuchsbedingungen, Faden 50 Tage nach i.m. Implantation. Giemsa, Vergr. 130:1

Abb. 5. Staphylokokkenkontaminierter 3/0-PGS-Faden 60 Tage nach Implantation ohne Entzündungszeichen. Einige Fadenfilamente (*F*) liegen noch ohne morphologische Entzündungszeichen in der Muskulatur. Giemsa, Vergr. 130:1

Tabelle 3. Minimale Hemmkonzentration (MHK) der Glykolsäure auf verschiedene Bakterienstämme

	MHK in µg/ml (Anzahl Stämme, jeweils $n = 6$)								
Keimarten	10	50	100	200	400	600	800	1 000	1 200
Staphylokokken	–	–	–	2	4	–	–	–	–
E. coli	–	–	–	–	1	1	4	–	–
Proteus	–	–	–	–	–	–	6	–	–
Klebsiellen	–	–	–	–	1	1	4	–	–
Pseudomonaden	–	–	–	–	–	–	6	–	–
Candida albicans	–	–	–	–	–	–	6	–	–

Tabelle 4. Beantwortung der Fragen

1. PGS-Fadeninfektionen können ohne Fadenentfernung im Gewebe ausheilen
2. Die histologischen Bilder bieten Hinweise auf im PGS-Fadenzentrum entstehende bakterizide Mikromilieubedingungen bei der Absorption
3. Glykolsäure besitzt in vitro in bestimmten Konzentrationen eine Hemmwirkung auf das Wachstum von Bakterien und Pilzen
4. Die histologischen Befunde lassen bei Kenntnis der direkten Hemmwirkung der Glykolsäure auf Staphylokokken folgende Interpretation zu:
   Bei Absorption entstehen wahrscheinlich konzentrationsabhängig im Fadenzentrum staphylokokkenwachstumshemmende Mikromilieubedingungen

Wirkung auf die verschiedenen getesteten Keimarten nachgewiesen werden. Beantwortung der Fragen s. Tabelle 4.

Diskussion

Die in vivo und in vitro erzielten experimentellen Ergebnisse lassen sich folgendermaßen zusammenfassen:

Werden PGS-Fäden kontaminiert, so ist nach Gewebeimplantation und einigen Tagen Latenzzeit in der Fadenrandzone eine abszeßartige Ansammlung von Entzündungszellen zu finden, im Fadenzentrum sind fast keine Bakterien und Entzündungszellen erkennbar. Die Entzündungsreaktionen in der Fadenrandzone sind bis zum 60. Tag voll rückläufig, und der PGS-Fadenrest liegt dann bis zur völligen Auflösung inert im Gewebe. Während für PGS eine bakterizide bzw. bakteriostatische oder fungizide Wirkung nicht nachweisbar war, wies die bei Hydrolyse entstehende Glykolsäure in relativ hohen Konzentrationen eine Hemmwirkung auf das Wachstum von Bakterien und Pilzen in vitro auf. Gegen Staphylokokken war die minimale Hemmkonzentration schon bei 200 µg/ml wirksam, während sie bei anderen Bakterien und Pilzen erst bei höheren Konzentrationen eine Hemmwirkung zeigte. Die histologischen Befunde lassen folgende Deutung zu: Im Fadenzentrum entstehen bei Absorption bakterienwachstumshemmende Mikromilieubedingungen, während in der Fadenrandzone durch Diffusion und Abtransport der Glykolsäure eine direkte keimhemmende Konzentration nicht nachweisbar ist. Die Ausheilung einer Fadeninfektion in der Fadenrandzone dürfte eher der körpereigenen humoralen und zellulären Abwehr zuzuschreiben sein.

Unsere Versuchsergebnisse bestätigen ein Phänomen, das schon von anderen Autoren diskutiert, aber kaum analysiert wurde (Edlich et al. 1973, 1974; Lilly et al. 1973). Bei virusinfizierten Fäden fanden Brückner u. Löweneck (1979) ganz ähnliche histologische Phänomene, und erst kürzlich konnten McGeehan et al. (1980) experimentell belegen, daß mit PGS-Fäden adaptierte kontaminierte Wunden in sehr viel geringerem Ausmaß Infektionszeichen zeigen als mit anderen Nahtmaterialien vereinigte, gleichartig vorbehandelte Hautinzisionen. Auch wenn gegenüber Kontrollen eine signifikante Verminderung von Infektionszeichen nicht vorhanden war, sondern sich nur ein Trend zugunsten von PGS-Fäden nachweisen ließ, so ist auch dies als Hinweis auf den bakterienwachstumshemmenden Einfluß der PGS-Fäden bei Absorption zu diskutieren.

Solange nur retrospektive Studien zur Frage der Wertigkeit der Nahtmaterialien bezüglich Wundheilungsstörungen vorlagen, war die Überlegenheit von PGS-Fäden insbesondere bei Fasziennähten nicht gesichert. Durch die kürzlich von Ullrich et al. (1981) publizierten Daten einer kontrollierten Studie ergibt sich jetzt klinisch folgende Aussage: In bezug auf frische Infektionen, Narbenhernien und Wundrupturen fanden sich keine Unterschiede bei Verwendung von PGS- und Polyesterfäden, während sich PGS-Fäden hinsichtlich der Spätkomplikationen, wie Fadengranulomen und -fisteln, überlegen erwiesen. Beim Vergleich von Polypropylen (Prolene) und PGS (Dexon) fanden Cameron et al. (1980) (kontrollierte Studie) keinen statistisch signifikanten Unterschied (Prolene $n = 167$, Anzahl der Hernien 5,2%; Dexon $n = 180$, Anzahl der Hernien 6,1%), was klar belegt, daß bei Verwendung der absorbierbaren Polyglykolsäurefäden keine höhere Narbenbruchrate auch bei Spätbeobachtungen nach 6 Monaten zu befürchten ist.

Zusammenfassung

In einer ersten Versuchsserie wurden staphylokokkenkontaminierte 3/0-PGS-Fäden in vivo Ratten intramuskulär implantiert, nach 20, 30, 40, 50 und 60 Tagen entnommen und histologisch untersucht. Die anfänglich abszeßartig am 20. Tag veränderte Fadenrandzone mit Bakterien und Entzündungszellen zeigte am 60. Tag keine Infektionszeichen mehr. Im Fadenzentrum scheint ein bakterizides bzw. bakteriostatisches Mikromilieu bei Hydrolyse der PGS zu Glykolsäure zu entstehen. Bei einer zweiten reinen In-vitro-Untersuchung konnte die Hemmwirkung von Glykolsäure auf Bakterien und Pilze mikrobiologisch bewiesen werden, während eine bakteriostatische bzw. bakterizide und fungizide Wirkung für PGS sich in zwei weiteren Versuchsreihen nicht nachweisen ließ. Die Hemmwirkung auf das Wachstum von Bakterien und Pilzen bei Verwendung von PGS-Fäden beruht damit auf der Entstehung von Glykolsäure bei der Hydrolyse des PGS-Fadens.

Summary

In the first experimental series, 3/0-PGS sutures which had been contaminated with *Staphylococcus aureus* were placed in rat muscle in vivo. After periods of 20, 30, 40, 50, and 60 days, these sutures were removed and investigated histologically. After 20 days, the tissue surrounding the suture surface was much inflamed, showing inflammation cells and bacteria, whereas after 60 days no signs of inflammation could be seen. By hydrolysis of the PGS thread to the monomer glycolic acid, a bacteriostatic and bactericidal milieu seems to develop. In the second experimental series, purely in vitro, the fungicidal and bactericidal properties of glycolic acid were proved microbiologically. Furthermore, in two investigations PGS did not show fungicidal or bactericidal properties. When using PGS sutures, inhibition of the growth of fungi and bacteriae is based on the hydrolysis of PGS to glycolic acid.

Literatur

1. Brückner WL, Löweneck H (1979) Einfluß von unterschiedlichem Nahtmaterial auf die Wundheilung. MMW 121: 1255–1257
2. Cameron AEP, Gray RCF, Talbot RW, Wyatt AR (1980) Abdominal wound closure: A trial of Prolene and Dexon. Br J Surg 67: 487–488
3. Dardik H, Dardik J, Laufman H (1970) Clinical use of polyglycolic acid polymer as a new absorbable synthetic suture. Am J Surg 121: 656–660
4. Edlich RF, Panek PH, Rodeheaver GT, Turnbull VG, Kurtz LD, Edgerton MT (1973) Physical and chemical configuration of sutures in the development of surgical infection. Ann Surg 177: 679–688
5. Edlich RF, Panek PH, Rodeheaver GT, Kurtz LD, Edgerton MT (1974) Surgical sutures and infection: A biomaterial evaluation. Material Res Symposium 5. Wiley, New York, pp 115–124
6. Jensen J (1976) A comparison of Mersilene and Polyglycolic acid sutures in pararectal abdominal wounds after appendectomy. Acta Chir Scand 142: 551–553
7. Kjaergaard J, Laursen NP, Madsen CM, Tilma A, Zimmermann-Nielsen C (1976) Comparison of Dexon(R) and Mersilene(R) sutures in the closure of primary laparotomy incisions. Acta Chir Scand 142: 315–318
8. Kronborg O (1976) Polyglycolic acid (Dexon) versus silk for fascial closure of abdominal incisions. Acta Chir Scand 142: 9–12
9. Lilly GE, Osbon DB, Hutchinson RA, Heflich RH (1973) Clinical and bacteriologic aspects of polyglycolic acid sutures. J Oral Surg 31: 103–105
10. McGeehan D, Hunt D, Chaudhuri A et al. (1980) An experimental study of the relationship between synergistic wound sepsis and suture materials. Br J Surg 67: 636–638
11. Mouzas GL, Yeadon A (1975) Does the choice of suture material affect the incidence of wound infection? Br J Surg 62: 952–955
12. Simoneit G (1979) Heilverläufe bei Laparotomien unter Verwendung von Catgut im Vergleich zu Dexon(R). Inauguraldissertation, Universität Marburg
13. Ullrich F, Henningsen B, Böttcher W (1981) Fascienverschluß medianer Laparotomien mit synthetischem, resorbierbaren Fadenmaterial (Polyglycolsäure). Chirurg 52: 777–779

Förderung der Gefäßwandregeneration durch Verwendung absorbierbarer Nahtmaterialien für Mikrogefäßanastomosen

C. Beck, F. Blunck und A. Thiede[1]

Einleitung

Seit ihrer Entwicklung werden absorbierbare Nahtmaterialien zunehmend klinisch verwendet [2, 3].

Dies ist eine Studie, in der Fäden aus Polyglykolsäure und Polyglactin 910 gegen Polyamid sowie Polypropylen der Stärke 8/0 für Mikrogefäßanastomosen an Rattenaorten des Gefäßdurchmessers 1,1–1,3 mm verglichen wurden.

Untersucht wurden die tensiometrische Belastbarkeit der Anastomosen, das makroskopische Erscheinungsbild, die Narbenbildung, die histologischen Reaktionen und die Gefäßwandregenerationen im Anastomosenbereich.

Es sollen folgende Fragen beantwortet werden:

1. Sind Differenzen in der Nahtregion bei Verwendung von Polyamid- und Polyglactin 910- bzw. Polyglykolsäurefäden vorhanden?
2. Führen absorbierbare Fäden in vivo bei Mikrogefäßanastomosen zu Aneurysmen?
3. Haben mögliche makroskopische Differenzen ein histologisches Korrelat?
4. Gibt es Hinweise auf das Eintreten einer Gefäßwandregeneration bzw. Restitution im Gegensatz zur reinen Narbenbildung in Abhängigkeit zum gewählten Nahtmaterial?

Material und Methoden

Das folgende standardisierte operative Vorgehen wurde mit Hilfe eines Zeiss-OPMI-6-Operationsmikroskops an ca. 200 g schweren Albinoratten durchgeführt. Nach einer Längslaparatomie wurde die Aorta abdominalis freipräpariert. Sie wurde doppelt abgeklemmt, quer transsektiert und die freien Enden mit physiologischer Kochsalzlösung blutfrei gespült. Nachdem 2 Eckfäden angelegt waren, wurden die freien Gefäßwandenden mit fortlaufender Nahttechnik sorgsam so anastomosiert, daß zunächst von ventral her die Hinterwand und anschließend die Vorderwand adaptiert wurden. Nach Freigabe des Blutstromes wurde die Anastomose makroskopisch geprüft und nur bei einwandfreier Funktion den experimentellen Gruppen zugeordnet. Insgesamt wurden 180 Ratten untersucht.

---

1 Abteilung Allgemeine Chirurgie der Universität Kiel, Hospitalstr. 40, D-2300 Kiel 1

Verglichen wurden nichtabsorbierbare Polyamidfäden der Stärke 8/0 (70 Ratten) mit absorbierbaren 8/0-Polyglykolsäurefäden (35 Ratten) und Polyglactin-910-Fäden (35 Ratten). Zusätzlich wurden 40 Ratten für Langzeitversuche (200–300 Tage Beobachtungszeit) operiert. Die Anastomosen wurden zu bestimmten Zeitpunkten entnommen. Dabei wurden die mechanische Belastbarkeit unter unphysiologischen Zugbelastungen geprüft, die Belastbarkeit durch physiologische Blutdruckverhältnisse, das makroskopische Erscheinungsbild sowie die histologischen Reaktionen.

Für die histologischen Untersuchungen wurden die Anastomosensegmente in Formalin fixiert, in Paraffin eingebettet, längsgeschnitten und mit Elastika von Gieson gefärbt.

Ergebnisse

Da diese Untersuchungen keine funktionellen oder biologischen Unterschiede bei Polyglactin-910-Fäden oder Polyglykolsäurefäden einerseits und Polyamid- bzw. Polypropylenfäden andererseits aufzeigten, werden diese im folgenden jeweils einheitlich gemeinsam bezeichnet.

Der Tensiometertest zeigte, daß zwischen dem 30. (30%), 50. (50%) und 70. (65%) Tag mit absorbierbaren Nahtmaterialien genähte Anastomosen zerreißlicher sind als mit nichtabsorbierbaren Fäden genähte. Am 100. Entnahmetag war die Reißfestigkeit gleich. Eine Thrombose im Anastomosenbereich wurde in keinem Fall beobachtet. Ein Aneurysma oder eine Nahtinsuffizienz trat unter physiologischer Belastung nicht auf.

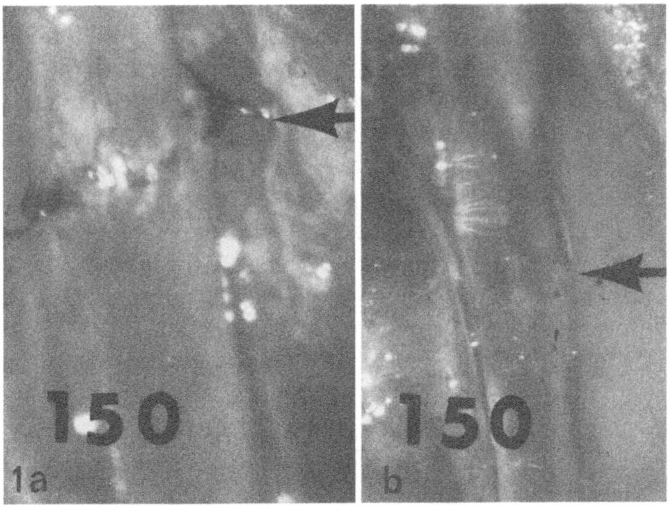

Abb. 1a, b. 150 Tage alte Aortenanastomosen, durch *Pfeil* gekennzeichnet, Makroskopie. **a** Deutliche Nahtreaktion, erkennbarer Polyamidfaden. Vergr. 30 :1. **b** Minimale Nahtreaktion ohne erkennbaren Faden. PGS, Vergr. 20 :1

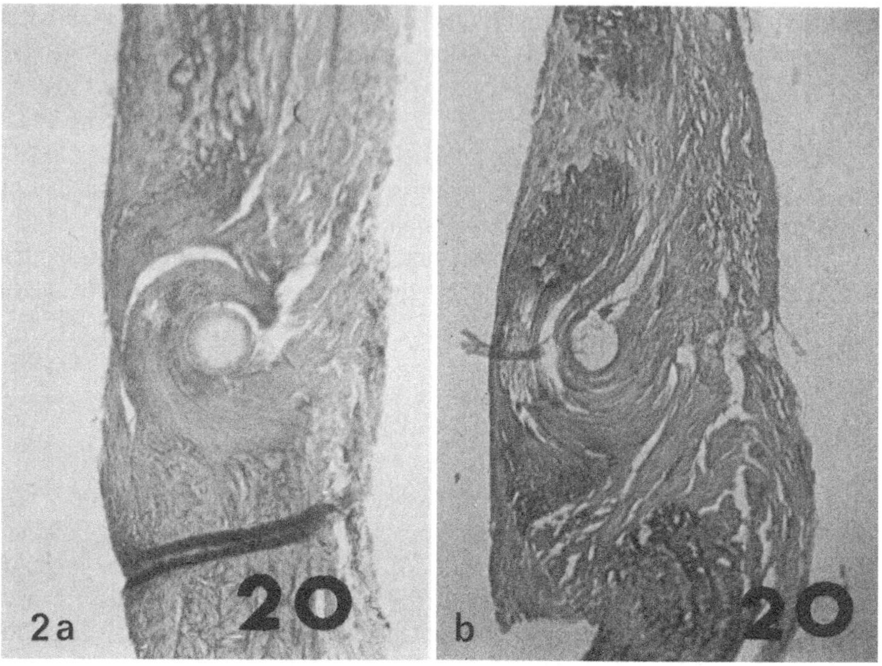

Abb. 2a, b. Vergleichbar starke Nahtreaktionen nach 20 Tagen. **a** Polyamidfaden. Vergr. 160 : 1. **b** PGS-Faden. Vergr. 160 : 1

Solche Anastomosen, die mit absorbierbaren Fäden genäht waren, waren stets durchströmt und zu späteren Untersuchungszeitpunkten (ca. ab 100. Tag) kaum erkennbar. Hingegen waren am 150. Tag Polyamidfäden sofort zu sehen (Abb. 1a u. b). Histologisch zeigten nichtabsorbierbare Nähte eine permanente Fremdkörperreaktion und Narbenbildung. Bis zum 30. Tag waren diese Reaktionen bei den absorbierbaren und nichtabsorbierbaren Nahtmaterialien kaum unterschiedlich (Abb. 2a u. b). Nach 50 Tagen hingegen waren nur noch Reststücke absorbierbarer Nahtmaterialien sichtbar. Sowohl die Narbenbildung wie auch die Fremdkörperreaktion waren stets vermindert. Nach langen Untersuchungzeiträumen von 150 und 300 Tagen war die Narbenbildung weiter rückläufig und die Deformität der Gefäßwand durch die Nahtwulstbildung der Intima und Media mikroskopisch vermindert. Eine Neointima mit einer glatten Endothelschicht im Bereich der Anastomose war gut ausgebildet (Abb. 3a u. b) bei Anastomosen mit PGS-Fäden.

Im Umfeld der nichtabsorbierbaren Fäden fand sich zunächst ein Zellinfiltrat aus Entzündungszellen, das nach späteren Untersuchungszeitpunkten histologisch das Bild einer permanenten Fremdkörperreaktion unter anderem mit mehrkernigen Riesenzellen und ausgeprägter Narbenbildung zeigte. Auffällig war die Deformität des Gefäßes durch Nahtwulstbildung der Intima und Media.

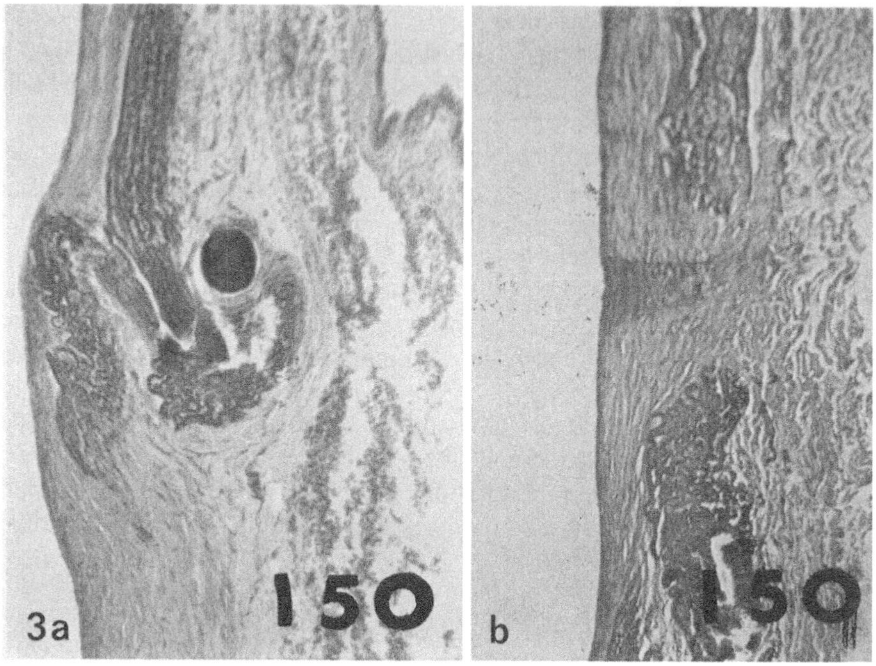

Abb. 3a, b. Histologische Befunde von 150 Tage alten Anastomosen. **a** Polyamidfaden, deutliche Wulstbildung und Nahtreaktion. Vergr. 160 : 1. **b** PGS-Faden, keine Fadenreste, zunehmende Gefäßwandregeneration. Vergr. 160 : 1

Diskussion

Die histologischen Untersuchungen bestätigen die hervorragende Gewebeverträglichkeit synthetischer absorbierbarer Nahtmaterialien. Sie rufen eine geringfügige Narbenbildung hervor [1], die zudem noch rückläufig ist, und scheinen eine teilweise Geweberegeneration zu ermöglichen [4].

Der Tensiometertest zeigte, daß zwischen dem 30. und 70. Tag die Reißfestigkeit der Anastomosen unter unphysiologisch hoher Belastung deutlich geringer ist, wenn die Anastomosen mit absorbierbaren Nahtmaterialien genäht wurden [5]. Es stellt sich die Frage, ob diese Ergebnisse in vivo Bedeutung haben, d. h. in vivo unter physiologischen Bedingungen. Es wurden keine Nahtinsuffizienzen oder Aneurysmata im Anastomosenbereich gesehen, die Tensiometerergebnisse haben in vivo also keine Bedeutung. Schon der makroskopische Befund ließ vermuten, wie sich histologisch bestätigte, daß die Narbenbildung bei Verwendung absorbierbarer Fäden geringfügig und rückläufig ist. Weiterhin war die teilweise Restitution der Gefäßwand imponierend [6]. Die nichtabsorbierbaren Fäden andererseits unterhielten eine permanente Fremdkörperreaktion mit der Bildung von Fadengranulomen. Hinsichtlich der Neointimabildung scheint die Qualität der Operationstechnik eine ebenso große Bedeutung zu haben, wie die Wahl des Nahtmaterials.

Beantwortung der Fragen zum Phänomen nahtmaterialabhängige Geweberegeneration oder Narbenbildung:

1. Von der Wahl des Nahtmaterials ist das mikroskopische und histologische Erscheinungsbild der Gefäßanastomosen abhängig. Gefäßanastomosen mit Hilfe von PGS- und Polyglactin-910-Fäden sind zu späteren Entnahmezeitpunkten kaum noch auffindbar.
2. Obwohl absorbierbare Fäden nach dem 50. Tag weitgehend absorbiert sind, ist in vivo die Anastomosenregion so widerstandsfähig, daß Aneurysmata nicht beobachtet werden.
3. Während bei Verwendung von Polyamidfäden im Anastomosenbereich makroskopisch erkennbare und histologische Veränderungen sichtbar sind, sind Gewebeveränderungen im Anastomosenbereich nach PGS-Fäden rückläufig.
4. Die Verwendung von absorbierbaren PGS-Fäden und Polyglactin-910-Fäden für Gewebsadaptationen scheint eine Geweberegeneration, bei Gefäßen eine Gefäßwandregeneration im Anastomosenbereich zu ermöglichen. Nichtabsorbierbare Fäden bedingen in weit stärkerem Ausmaß eine Narbenbildung.

Zusammenfassung

In der Mikrogefäßchirurgie wird zumeist nichtabsorbierbares, monofiles synthetisches Nahtmaterial verwendet. In dieser Studie wird 8/0-synthetisches absorbierbares und nichtabsorbierbares Nahtmaterial für die Mikrogefäßanastomose makroskopisch, histologisch und hinsichtlich der Anastomosenzugfestigkeit untersucht.

8/0-monofile nichtabsorbierbare Fäden, absorbierbare Polyglykolsäure- und Polyglactin-910-Nähte wurden für eine aortale End-zu-End-Mikrogefäßanastomose an 180 Ratten eingesetzt. Diese Anastomosen wurden zu unterschiedlichen Zeitpunkten bis 300 Tagen postoperativ nachuntersucht. Bis zum 100. postoperativen Tag hatten bei unphysiologisch hohen Zugbelastungen mit absorbierbaren Nahtmaterialien genähte Anastomosen eine geringere Zugfestigkeit als solche, die mit nichtabsorbierbaren genäht waren. Jedoch fanden sich in vivo keine Gefäßrupturen oder Aneurysmen in einem 300 Tage langen Beobachtungszeitraum. Bis zum 300. Tag war nichtabsorbierbares Nahtmaterial makroskopisch erkennbar; mikroskopisch hatten sich Granulome gebildet. Absorbierbare Nahtmaterialien hingegen waren nach 50 Tagen kaum noch sichtbar. Histologisch waren bis zum 150. Tag die Fremdkörperreaktion und Narbenbildung rückläufig. Hinsichtlich der makro- und mikroskopisch untersuchten Gefäßwandrestitution ist absorbierbares Nahtmaterial dem nichtabsorbierbaren deutlich überlegen.

Summary

In microvascular surgery monofile synthetic non absorbable suture material is commonly used. This study macroscopically and histologically investigates the

viability of 8/0 synthetic absorbable and nonabsorbable monofile suture material for microvascular anastomoses. Mechanical stability and surgical handling are also examined. 8/0 monofile nonabsorbable polypropylene, absorbable polyglycolic acid, and polyglactin 910 sutures were applied to the aorta by end-to-end anastomosis using an identical microsurgical model in 180 rats. They were taken out at different intervals of up to 300 days postoperatively.

It was shown that when placed under nonphysiological strain microvascular anastomoses sutured with absorbable material had less mechanical endurance than anastomoses stitched with nonabsorbable suture materials, especially up to 100 days postoperatively. However, in vivo no vascular ruptures or aneurysms appeared over a 300-day long-term observation period. The nonabsorbable sutures were fully recognizable up to the 300th day, microscopically showing clear evidence of granuloma formation. Yet absorbable sutures could hardly be discerned after the 50th day; foreign body and scar reactions had almost completely diminished.

Absorbable suture materials lead more rapidly to restitution of the vascular wall than nonabsorbable sutures and consequently appear to be superior.

Literatur

1. Ippisch A, Wriedt-Lübbe I, Duspiva W, Blümel G (1980) Mikrochirurgische Nerven- und Gefäßnähte mit resorbierbarem Nahtmaterial. Z Plast Chir 4: Heft 2
2. Sugimachi H, Sufian S, Weiss MJ, Pavlides CA, Matsumoto T (1978) Evaluation of absorbable suture materials in biliary tract surgery. Int Surg 63: 135–139
3. Thiede A (1978) Nahtmaterialien in der Chirurgie. Fortschr Med 96: 883–886, 1010–1012
4. Thiede A, Lünstedt B (1979) In vivo Untersuchungen bei Nahtreaktionen an sterilen und infizierten absorbierbaren und nicht absorbierbaren chirurgischen Nahtmaterialien. Zentralbl Chir 104: 568–581
5. Thiede A, Lütjohann K, Beck C, Blunck F (1979) Absorbable and nonabsorbable sutures in microsurgery: Standardized comparable studies in rats. J Microsurg Nov./Dez.: 216–222
6. Watts DR, Carr SH, Hohf RP (1976) Poly (glycolic acid) sutures in canine vascular anastomoses. J Biomed Mater Res 10: 867–877

Experimentelle Ergebnisse und klinische Erfahrungen mit PGS-Fäden in der Arterienchirurgie*

W. Sandmann[1], G. Torsello[1], A. Kaschner[1], A. Lindemann[2] und G. Lenz[3]

Einleitung

In der Gefäßchirurgie haben Nahttechnik und Nahtmaterial einen erheblichen Einfluß auf das Ergebnis der Rekonstruktion. Die Entwicklung des monofilen Kunststoffadens mit wenig thrombogener, glatter Oberfläche bedeutete mit der atraumatischen Faden-Nadel-Kombination einen erheblichen Fortschritt. Insofern ist für die Herstellung und Heilung von Anastomosen zwischen körpereigener Arterie und Kunststoffinterponat ein Optimum erzielt worden. Weitere Fortschritte für die Funktion solcher „Nichtheilender Anastomosen“ werden vornehmlich von einer Verbesserung des Prothesenmaterials und nicht so sehr von der Naht erwartet. Im Gegensatz dazu kann eine Nahtverbindung von autogenen Gefäßen als „Heilende Anastomose“ bezeichnet werden. Die Haltekraft des Fadens ist nach einigen Wochen nicht mehr erforderlich, weil Narbengewebe zur Fixation der Gefäßenden mit ausreichender Festigkeit geführt hat [5]. Für die „Heilende Gefäßanastomose“, und zwar nur für diese, erscheint uns die Verwendung von resorbierbarem Nahtmaterial in der Zukunft durchaus sinnvoll. Dies gilt besonders für End-zu-End-Anastomosen im Wachstumsalter, zumal eine Förderung der Gefäßwandregeneration durch Verwendung von absorbierbarem Nahtmaterial in der mikrogefäßchirurgischen Technik bereits beschrieben wurde [1]. Neben den allgemeinen Fadeneigenschaften ist deshalb von Interesse, ob absorbierbares Nahtmaterial hinsichtlich Thrombogenität, Fremdkörperreaktion oder Infektionsresistenz bei der Herstellung autogener Anastomosen im Vergleich zum nichtabsorbierbaren Nahtmaterial Vorteile bietet, welche unter klinischen Bedingungen genutzt werden können.

Material und Methode

A. Experimentell

Bei 12 Schäferhundwelpen wurde die A. femoralis beidseits durchtrennt und mittels Lupenvergrößerung eine optimierte End-zu-End-Anastomose mit Einzelnähten angelegt, wobei jeweils ipsilateral ein PGS-Faden der Stärke 6/0

---

* Mit Unterstützung des Ministeriums für Wirtschaft und Forschung des Landes NRW
1 Chirurgische Klinik A
2 Institut und Klinik für Medizinische Strahlenkunde
3 Institut für Pathologie, Universität Düsseldorf, Moorenstr. 5, D-4000 Düsseldorf

und kontralateral ein monofiler, nichtabsorbierbarer Kunststoffaden gleicher Stärke benutzt wurde. Die Kennzeichnung der Anastomose erfolgte mit Hämoclip. Die Hunde wurden nach einer Beobachtungszeit von 3 Monaten bis zu 1 Jahr mittels transzervikaler Aortoarteriographie in a.p. Ebene nachuntersucht. Unmittelbar anschließend wurde der Perturbationsindex auf freigelegten Gefäßen distal der Anastomose bestimmt.

Die Perturbationsmessung wird mit der Ultraschall-Doppler-Technik durchgeführt. Aus der Analyse des Doppler-Frequenzspektrums wird der Perturbationsindex (P.I.) errechnet. Der Perturbationsindex ist definiert als der Quotient aus querschnittsgemittelter Strömungsgeschwindigkeit und der Standardabweichung der Einzelgeschwindigkeiten zum Zeitpunkt des systolischen Strömungsmaximums. Eine signifikante Zunahme des P.I. findet sich bei Querschnittseinengungen ab 20% [3, 6].

Abschließend erfolgte die Entnahme der durchströmten, anastomosetragenden Arteriensegmente für die Licht- und Rasterelektronenmikroskopie. Alle entnommenen Arterien wurden nach der bereits in der früheren Publikation beschriebenen Art und Weise für die Licht- und Elektronenmikroskopie vorbehandelt [5].

B. Klinik

Bei 6 Patienten war es nach Arterienrekonstruktionen zur Implantatinfektion (Nahtaneurysma) bzw. zur Blutung gekommen. Im einzelnen handelte es sich bei 2 Patienten um einen Zustand nach offener Verletzung der A. carotis communis, welche in einem Fall mittels Veneninterponat und im anderen Fall mittels Venenstreifen versorgt worden war. Drei Patienten hatten die primäre Rekonstruktion im Bereich der Leistenbeuge. Zweimal handelte es sich um einen Zustand nach Ersatz der A. femoralis mittels Kunststoffinterponat nach offener Verletzung. In einem Fall war ein querer femorofemoraler Kunststoffbypass wegen arterieller Verschlußerkrankung angelegt worden und hatte zur Anastomoseninfektion beidseits geführt. Im letzten Fall handelte es sich um einen Zustand nach femoropoplitealem Bypass mit Fremdvene. Es handelte sich jeweils um eine Frühinfektion innerhalb von 10 Tagen postoperativ. Bei der Revision, welche wegen Blutung bzw. infektiöser Nahtaneurysmabildung notfallmäßig vorgenommen wurde, konnte jeweils ein Wundabstrich für die mikrobiologische Untersuchung gewonnen werden. In allen Fällen wurde Staphylococcus aureus als Leitkeim nachgewiesen. Die Rekonstruktion zum Zeitpunkt des Zweiteingriffs bestand in 5 Fällen in der Entfernung des infizierten Gefäßersatzmaterials und Interposition von autologer Vene. Die End-zu-End-Anastomosen im infizierten Gebiet wurden mit PGS-Fäden 5/0 in Einzelnahttechnik durchgeführt. Lediglich bei der Patientin mit dem homologen Venenbypass konnte auf autologe Vene nicht zurückgegriffen werden und deshalb wurde nach Resektion des infizierten Segments die Rekonstruktion mit einem neuen homologen Venenteilstück als Interponat durchgeführt. Auch in diesem Falle kamen für die End-zu-End-Anastomosen PGS-Einzelnähte der Stärke 5/0 zur Anwendung. Die Nachuntersuchung wurde mit klinischen und nichtinvasiven Methoden durchgeführt. Zwei Patienten gaben die Einwilligung zur Arteriographie.

Ergebnisse

A. Experimentell

Im Angiogramm konnten die tierexperimentell hergestellten Anastomosen häufig nur durch die Clipmarkierung entdeckt werden. Die Gefäßwand war ausnahmslos in beiden Gruppen glatt (Abb. 1). Eine Anastomose mit nichtabsorbierbarem Nahtmaterial war verschlossen. Bei allen übrigen Anastomosen war der Gefäßdurchmesser gar nicht oder nur geringfügig reduziert. In 4 von 12 Fällen mit nichtabsorbierbarem Nahtmaterial und in 2 von 12 Fällen mit absorbierbarer Naht war der Gefäßdurchmesser bis zu 20% reduziert. Ein ins Auge fallender Unterschied zwischen beiden Nahtgruppen konnte ansonsten nicht bemerkt werden. Das zahlenmäßige Überwiegen von geringen Stenose- und Polsterbildungen in der Gruppe mit nichtabsorbierbarem Nahtmaterial dürfte eher zufällig und durch die Nahttechnik bedingt sein.

Die Perturbationsmessung konnte den angiographischen Befund mit ganz geringen Nahtengen bei $^4/_{12}$ Anastomosen mit nichtabsorbiertem Nahtmaterial

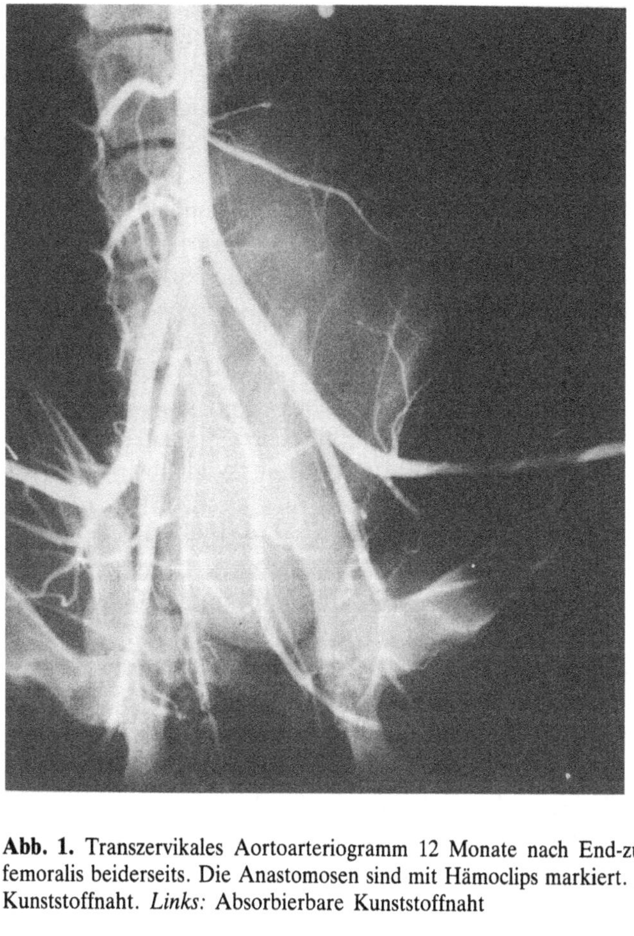

Abb. 1. Transzervikales Aortoarteriogramm 12 Monate nach End-zu-End-Anastomose der A. femoralis beiderseits. Die Anastomosen sind mit Hämoclips markiert. *Rechts:* Nichtabsorbierbare Kunststoffnaht. *Links:* Absorbierbare Kunststoffnaht

und $^{2}/_{12}$ Anastomosen mit absorbierbarem Nahtmaterial bestätigen (Abb. 2a, b). Der Perturbationsindex war in diesen Fällen auf Werte zwischen 40 und 50 erhöht, turbulente Strömung (P.I. > 50) konnte in keinem Falle gemessen werden. Bei der Präparation für die Perturbationsmessung fiel makroskopisch eine geringere, periadventitielle Vernarbung an Anastomosen mit PGS-Fäden

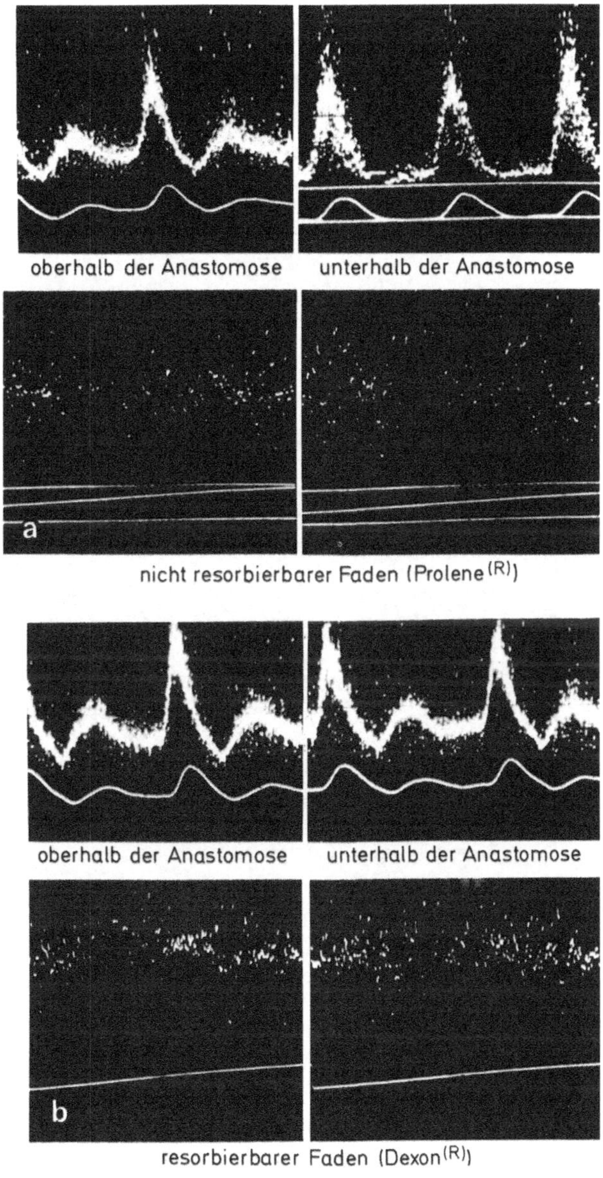

Abb. 2a, b. Dopplerfrequenzhistogramm oberhalb und 1 Gefäßdurchmesser stromabwärts 6 Monate nach End-zu-End-Anastomosierung in der A. femoralis. **a** Nichtabsorbierbare Kunststoffnaht. **b** Absorbierbares Kunststoffnahtmaterial

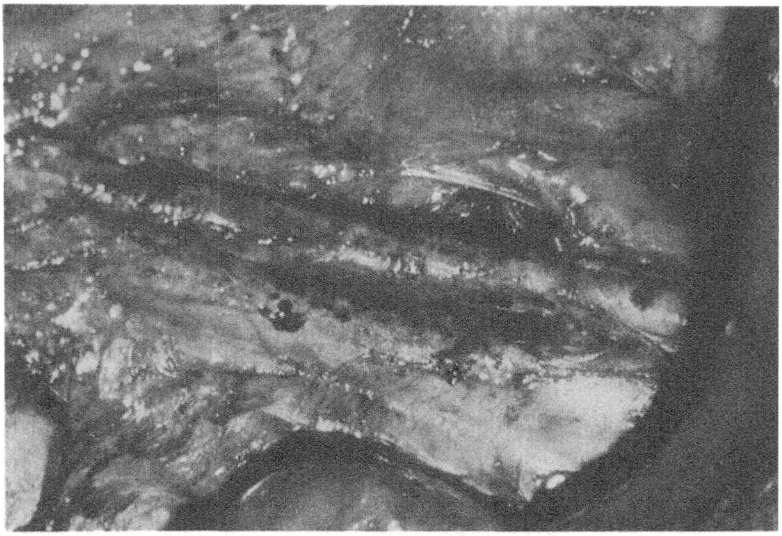

a

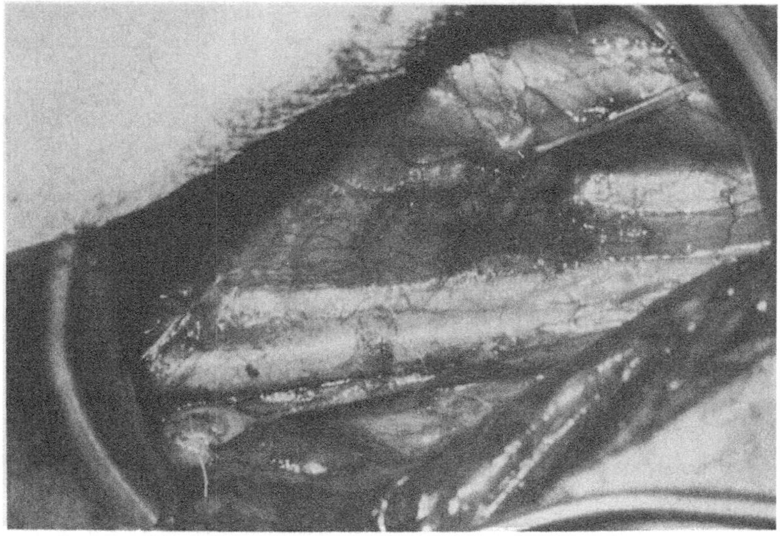

b

Abb. 3a, b. Narbenreaktion (makroskopisch) 7 Monate nach femoraler End-zu-End-Anastomose beiderseits. **a** Nichtabsorbierbare Kunststoffnaht. **b** Absorbierbare Kunststoffnaht

auf (Abb. 3a, b). Alle Gefäße waren bis auf eine Anastomose mit nichtabsorbierbarem Nahtmaterial frei durchgängig.

Licht- und elektronenmikroskopisch fiel auf, daß sich mit beiden Nahtmaterialien eine optimale Glättung des Gefäßlumens erreichen ließ. Die Endothelzellen stellten sich bei idealen Anastomosen entsprechend der überwiegend laminaren Strömungsqualität in Strömungsrichtung ein.

Im einzelnen ließ sich an den Anastomosen mit nichtabsorbierbarem Faden das Nahtmaterial bei allen Versuchstieren teils lichtmikroskopisch, teils

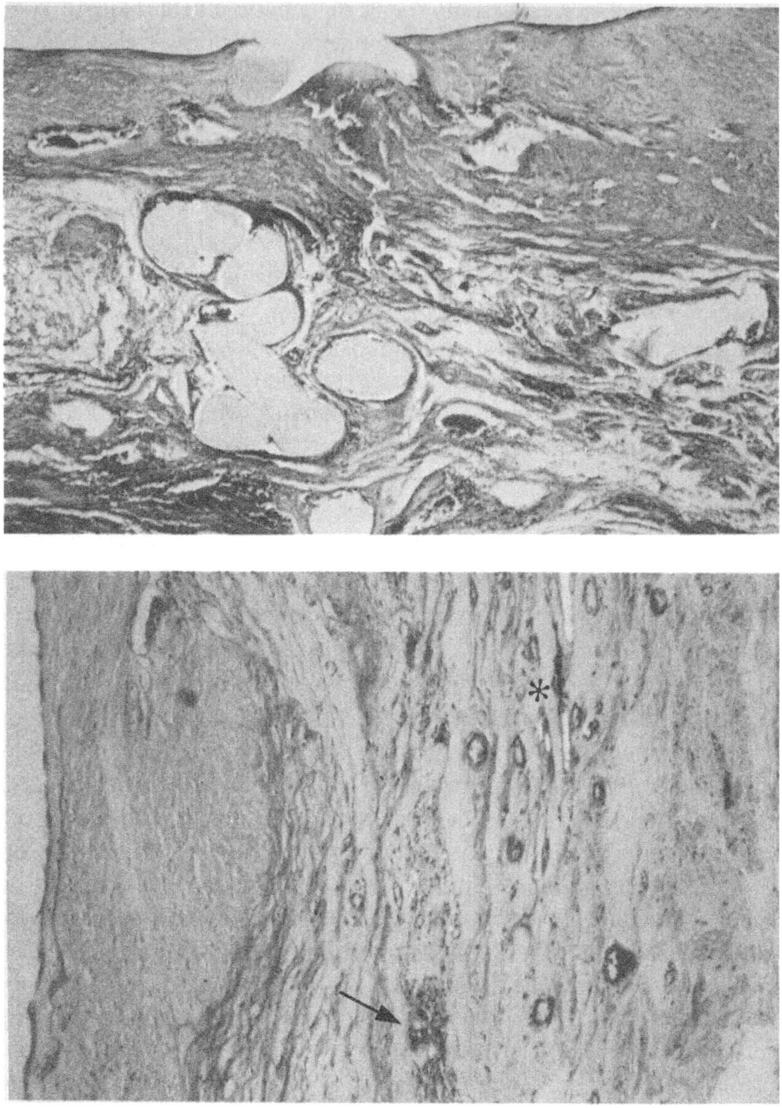

a

b

Abb. 4a, b. Fremdkörperreaktion. **a** Nichtabsorbierbare Kunststoffnaht 5 Monate nach Anastomosierung, das Nahtmaterial ist lumennah und im Gefäßnarbengewebe nachweisbar. Mehrkernige Riesenzellen umgeben den Fremdkörper. **b** Absorbierbare Kunststoffnaht, 3 Monate nach Anastomosierung. Das Nahtmaterial ist als doppeltbrechende Substanz in Makrophagen der Adventitia nachweisbar (Stern). Fremdkörperriesenzellen nur vereinzelt nachweisbar (Pfeil). Das Lumen und die lumennahen Zellschichten sind frei von Nahtresten

rasterelektronenmikroskopisch von der Gefäßinnenseite her nachweisen (Abb. 4a). An allen Anastomosen fand sich eine Fremdkörperreaktion, welche insgesamt jedoch gering ausgebildet war. Eine Anastomoseninfektion konnte ausgeschlossen werden. Granulationsgewebe war nur einmal erkennbar, im übrigen war das neugebildete Bindegewebe der Anastomose faserdicht, in

Längsrichtung des Gefäßes ausgerichtet, hyalinisiert und zellarm. Eine geringe aneurysmatische Aussackung war lediglich in einem Falle erkennbar. Die Endothelialisierung war elektronenmikroskopisch ausreichend und zufriedenstellend. Vereinzelte Desquamationsherde sind vermutlich durch die geänderten Haftbedingungen der Endothelzellen über kondensierten Fibrinlamellen oder kollagenem Bindegewebe entstanden. Die Lumeneinengungen waren insgesamt nur gering und sind vermutlich bei etwas stärkeren Graden durch die Anastomosentechnik mit geringer Überlagerung der Gefäßenden hervorgerufen worden.

Die histologischen Ergebnisse mit absorbierbarem Nahtmaterial ließen dieses jeweils in der äußeren Hälfte der Anastomose nachweisen. Das absorbierbare Nahtmaterial war polarisationsoptisch doppeltbrechend und fand sich in feinen, wenige Zellen betreffende Fremdkörpergranulomen mit nuklearen Riesenzellen vom Fremdkörpertyp (Abb. 4b). Das Fadenrestmaterial war zu feinsten Partikeln aufgesplittert und lag immer wieder im Zytoplasma der Phagozyten. Insgesamt muß die Fremdkörperreaktion als sehr gering bezeichnet werden. Größere Fadenanteile wurden weder histologisch noch rasterelektronenmikroskopisch in der Wand oder an der inneren Gefäßoberfläche beobachtet. In einem Falle lag nach 6 Monaten ein geringes gefäßführendes Granulationsgewebe mit vermehrter leukozytärer Infiltration, jedoch ohne Anastomoseninfektion, vor. Die Fibrininsudation im Anastomosenbereich war wesentlich geringer und seltener als in der Gruppe mit nichtabsorbierbarer Naht. Parietale Thromben konnten nicht nachgewiesen werden. In einem Falle fand sich eine allenfalls geringgradige aneurysmatische Aussackung im Anastomosenbereich. Das Bindegewebe der Anastomose war auch hier faserdicht, in Längsrichtung des Gefäßes ausgerichtet, hyalinisiert und durchweg zellarm. Die Lumeneinengung im Anastomosenbereich war an Hand rasterelektronenmikroskopischer, lupenmikroskopischer und histologischer Befunde durchweg sehr gering, lediglich in einem Falle nach 6 Monaten etwas stärker ausgeprägt. Rasterelektronenmikroskopisch konnte eine zufriedenstellende Endothelialisierung nachgewiesen werden. Die Endothelzellen waren dementsprechend überall in Längsrichtung ausgerichtet, wobei normale Endothelzellformen nachgewiesen wurden. Zum Teil wurden optimale Glättungsgrade der Anastomose erreicht. Leukozyten, Fibrinabscheidung oder Thrombozyten konnten an der Anastomose nicht nachgewiesen werden.

B. Klinik

Die klinischen Ergebnisse sind in Tabelle 1 wiedergegeben. Ausnahmslos erfolgte die Einheilung des Interponats ohne neuerliche Blutung. Die Infektion heilte aus. Alle Gefäßsegmente blieben durchgängig. Die Kontrollarteriographie 6 Monate nach Revision einer Karotisverletzung ergab eine geringe Deviation an der distalen Anastomose ohne klinische oder hämodynamische Funktionsminderung. Die Kontrollarteriographie der Patientin mit homologem Veneninterponat ergab die Ausbildung eines Aneurysmas im Interponat 2 Jahre postoperativ. Die Aneurysmabildung ist ein Nachteil der homologen Vene und entwickelte sich außerhalb der Anastomose.

Tabelle 1. Erfahrungen mit PGS-Fäden bei Gefäßinfektionen

Primäreingriff	Komplikation	Behandlung	Nachbeobachtung	Ergebnis
1. Autologes Veneninterponat nach offenem Karotistrauma	Infektion und Blutung	Autologes Veneninterponat, PGS-Fäden	4 Jahre	Heilung durchgängig
2. Autologer Venenpatch nach offenem Karotistrauma	Infektion und Aneurysma	Autologes Veneninterponat, PGS-Fäden	2 Jahre	Heilung durchgängig
3. Transversaler femorofemoraler Kunststoffbypass	Anastomoseninfektion beiderseits	Autologes Arterien-interponat rechts, PGS-Fäden, Obturatorbypass links	2 Jahre	Heilung, Rezidivverschluß, 2 Jahre postoperativ
4. Protheseninterponat A. femoralis nach offenem Trauma	Lymphfistel und Infektion	Autologes Veneninterponat, PGS-Fäden	3 Jahre	Heilung durchgängig
5. Homologer femoropoplitealer Venenbypass	Infektion und Blutung	Homologes Veneninterponat mit PGS-Fäden	1 Jahr	Durchgängig, Aneurysma im Transplantat
6. Autologer Venenpatch A. poplitea	Infektion und Blutung	Autologes Veneninterponat, PGS-Fäden	4 Jahre	Heilung durchgängig

Diskussion

Die vorliegenden Ergebnisse zeigen, daß die Verwendung eines PGS-Fadens zur Herstellung von Gefäßanastomosen an wachsenden, gesunden Arterien mindestens gleich gute Ergebnisse und einen optimierten Heilungsprozeß im Vergleich zu herkömmlichen nichtabsorbierbaren monofilen Nahtmaterialien bewirkt. Leider waren die von uns benutzten PGS-Fäden von rauher Oberflächenbeschaffenheit, was die Durchführung der Naht etwas erschwerte.

Die Heilung der anastomosierten Gefäßstümpfe scheint mittels absorbierbarer Naht besser möglich zu sein. So fiel noch nach 6 Monaten auf, daß nichtabsorbierbarer Faden häufiger ins Gefäßlumen vorragte oder nur mit einer dünnen, leicht abschilfernden Zelltapete bedeckt war, während schon 3 Monate nach Implantation des absorbierbaren Fadens nur noch Fragmente von diesem und diese ausschließlich in der Adventitia nachweisbar waren. Vergleichsweise zeigte die absorbierbare Naht ganz deutlich geringere Fremdkörperreaktionen, insbesondere wurden sehr wenig vielkernige Fremdkörperriesenzellen beobachtet. Da die PGS-Fadenreste überwiegend in den adventitiellen Makrophagen zu finden waren, muß ein Abtransport vermutet werden. Der Einzelfall mit etwas dünner, exkarvierter Gefäßwand bei Verwendung von PGS-Fäden muß zumindest an die Möglichkeit einer geringeren mechanischen Belastbarkeit denken lassen, wenngleich im makroskopischen Bereich kein Anhalt nach 12monatiger Versuchsdauer für eine Wandschwäche gefunden werden konnte.

Unter Berücksichtigung der klinischen Fälle bestehen aus der Sicht des Nahtmaterials keine Bedenken gegen die Verwendung von PGS-Fäden in Einzelnahttechnik zur Wiederherstellung wachsender Gefäße. Ob mit fortlaufender Naht an Arterien im Wachstumsalter gleich günstige Ergebnisse erzielt

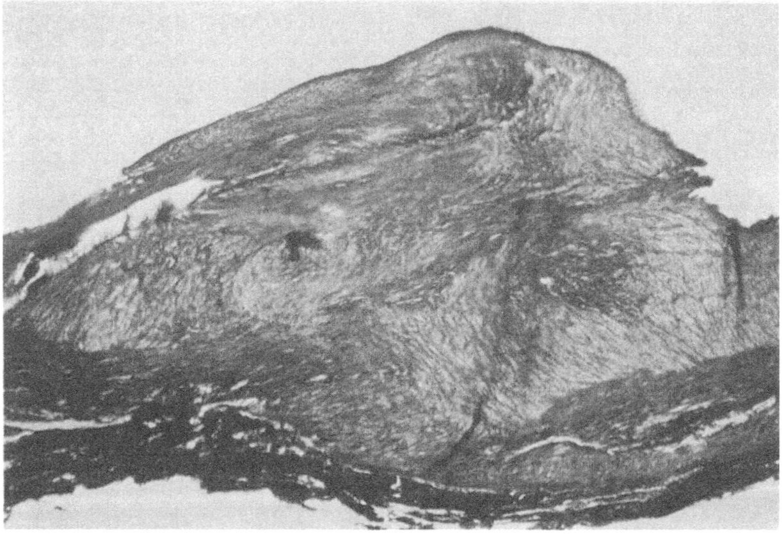

Abb. 5. Anastomosenwulst (Narbengewebe) 4 Monate postoperativ. Inadäquate Nahttechnik

werden können, bleibt noch zu untersuchen. Allerdings erscheint ein Mitwachsen der Anastomose bei Verwendung von absorbierbarem Nahtmaterial sehr wahrscheinlich. Die Verwendbarkeit im infizierten und kontaminierten Bereich zur Herstellung autogener Gefäßanastomosen bleibt noch im Tierexperiment genauer zu untersuchen. Die vorgestellten klinischen Ergebnisse lassen keineswegs mit Sicherheit den Schluß zu, daß eine Heilung mit nichtabsorbierbarem Nahtmaterial nicht zustandegekommen wäre. Allerdings haben wir Rekonstruktionen im infizierten Bereich mit nichtabsorbierbarem Nahtmaterial in Einzelfällen durchgeführt und ein Weiterschwelen der Infektion oder eine neuerliche Blutung beobachten müssen, was der Natur der nichtabsorbierbaren Naht als Fremdkörper durchaus entspricht.

Darüber hinaus bleibt aus klinischer Sicht bis jetzt festzustellen, daß die Traumatisierung vor allem kleinerer Gefäße durch chirurgische Instrumente und eine stülpende oder verschiebende Nahtadaptation zur Zeit am häufigsten die Ursache für den Mißerfolg der Gefäßnaht darstellen (Abb. 5).

Zusammenfassung

An 12 Hunden wurden doppelseitige Femoralis-End-zu-End-Anastomosen jeweils mit nichtabsorbierbarem und absorbierbarem Nahtmaterial durchgeführt. Die Nachbeobachtungszeit betrug 3–12 Monate. Mittels angiographischer, speziell hämodynamischer, licht- und rasterelektronenmikroskopischer Untersuchungen wurde der Einfluß des Nahtmaterials auf die Anastomosenheilung überprüft. Ein normales Wachstum der anastomosierten Gefäßwände fand sich in beiden Nahtgruppen, allerdings kam in der Gruppe mit nichtabsorbierbarer Naht häufiger Stenosebildung vor. Die Fremdkörperreaktion war in der Gruppe mit absorbierbarem Nahtmaterial deutlich geringer, histologische Untersuchungen sprechen für den Abtransport des absorbierbaren Nahtmaterials aus der Anastomose. Absorbierbares Nahtmaterial konnte in der Gefäßlichtung nicht nachgewiesen werden. Die ideale Ausrichtung der Endothelzellen mit optimalem Glättungsgrad der Anastomose konnte in der Gruppe mit absorbierbarem Nahtmaterial häufiger beobachtet werden. An Hand von 6 Fällen mit infizierten Gefäßanastomosen aus der klinischen Arterienchirurgie konnte gezeigt werden, daß mit Hilfe absorbierbarer Nähte und autogenen Veneninterponaten auch im infizierten Bereich eine komplikationsfreie Heilung erzielt werden kann.

Mögliche Vorteile der absorbierbaren Naht gegenüber herkömmlichem Nahtmaterial werden diskutiert.

Literatur

1. Beck C, Blunck F, Thiede A (1982) Förderung der Gefäßwandregeneration durch Verwendung von absorbierbaren Nahtmaterialien für Mikrogefäßanastomosen. In: Thiede A, Hamelmann H (Hrsg) Standortbestimmung moderner Nahtmaterialien und Nahttechniken in der Chirurgie. Springer, Berlin Heidelberg New York

2. Bournat JP (1974) Mesure des fréquences Doppler. In: Peronneau P (ed) Vélocimétrie Doppler Ultrasonore – Application „á l étude de l'écoulement sanguin dans les gros vaisseaux". INSERM (Paris) 34: 115
3. Palomba P, Sandmann W, Mutet W, Peronneau P (1979) Quantitative Aspekte der Stenosewirkung. Abstr. Bd. Jahrestg. Dtsch. Ges. Angiol., Düsseldorf
4. Sandmann W, Peronneau P, Gisbertz KH, Ulrich B, Xhaard M (1976) Untersuchungen zur Turbulenz im normalen und stenotischen Gefäß. Langenbecks Arch Chir [Suppl] Chir Forum 157
5. Sandmann W, Staskiewicz W, Wildeshaus KH, Lenz W, Peronneau P (1979) Gefäßnähte mit resorbierbarem Nahtmaterial: Röntgenologische, hämodynamische, licht- und elektronenmikroskopische Befunde. Langenbecks Arch Chir [Suppl] Chir Forum 79, 1
6. Sandman W (1979) Blutige und unblutige Flußmessung zur Qualitätskontrolle in der Arterienchirurgie. In: Hild R, Spaan G (Hrsg) Therapiekontrolle in der Angiologie. Witzstrock, Baden-Baden Köln New York, S 49

Beeinflußt das Nahtmaterial die Karzinogenese bei Dünndarm- und Magennahtreihen im Tierexperiment?

B. Stegemann[1], P. Langhans[2] und K. D. Richter[2]

Bei Operationen im Bereich des Gastrointestinums kommen nach wie vor auflösbare und nichtauflösbare Nahtmaterialien zur Anwendung [1–5], wobei durchaus noch nicht von einer Standardisierung hinsichtlich der Art und der Fadenstärke des verwendeten Nahtmateriales die Rede sein kann. Besonders die Frage einer evtl. Beeinflussung der Krebsentstehung durch moderne Nahtmaterialien an gastrointestinalen Schleimhäuten wird nach wie vor diskutiert und kann wegen der bisher nicht ausreichenden klinischen Nachbeobachtungszeiten noch nicht schlüssig beantwortet werden.

Hierzu führten wir tierexperimentelle Langzeituntersuchungen durch.

Material und Methode

An 180 weiblichen Wistar-Ratten der Versuchsanstalt Hannover wurden auflösbare und nichtauflösbare Nahtmaterialien aus Polyglykolsäure und Polyglactin 910 sowie Polybutylat-ummantelte Polyesterfäden der Stärke 6/0 unter Verwendung eines Operationsmikroskopes (Zeiss OPMI 6) bei den folgenden Operationsarten eingesetzt: 1. Billroth-I-Resektion, 2. Gastroduodeno- und -jejunostomie, 3. Pyloroplastik nach Heineke-Mikulicz.

Alle Anastomosen wurden einreihig auf Stoß entsprechend der Nahttechnik nach Albert durchgeführt. Nach einer Wartezeit von 390 Tagen, die als lange genug zur evtl. Entwicklung von Tumoren angesehen wurde, kamen die jeweils 60 Tiere zur Sektion. Alle Nahtreihen wurden makroskopisch ausgewertet und mikroskopisch in Serienschnitten mittels HE-, PAS- und Goldner-Färbung untersucht.

Ergebnisse

Die makroskopischen Befunde bei allen Operationsarten wurden entsprechend Tabelle 1 in polypoide Veränderungen, Polypen und Tumoren eingeteilt. Nach Billroth-I-Resektionen wird der höhere Prozentsatz an Befunden, besonders auch bei den Tumoren, dann deutlich, wenn nichtauflösbares Fadenmaterial zur Verwendung kam. Abb. 1 gibt eine auf der Schleimhautseite im Bereich der Anastomose gelegene polypoide Veränderung um nichtauflösbares Fadenma-

1 Klinik des Allgemeinen Krankenhauses für die Stadt Hagen, Buscheystr. 15a, D-5800 Hagen
2 Chirurgische Universitätsklinik Münster, Jungeblodtplatz 1, D-4400 Münster

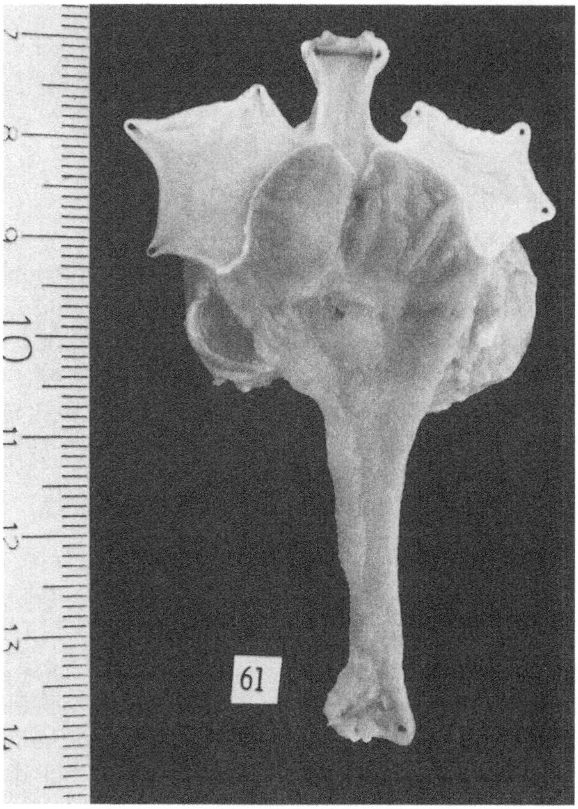

Abb. 1. Polypoide Veränderung nach Billroth-I-Resektion um Polyesterfadenmaterial im Bereich der Anastomose

Tabelle 1. Makroskopische Befunde an Schleimhautnahtreihen in % ($p = \pm 0{,}02$). Op-Tag + 390 Tage, $n = 180$. *PGS* = Polyglykolsäure (Dexon), *PE* = Polyester-Polybutylat-ummantelt (Ethibond), *PG* = Polyglactin 910 (Vicryl)

Befunde	B-I-Resektion		Gastroduodeno- und -jejunostomie		Pyloroplastik	
	PE	PGS/PG	PE	PGS/PG	PE	PGS/PG
Polypoide Veränderungen	25	20	10	6	15	9
Polypen	5	0	0	0	5	4
Tumoren	20	5	60	12	6	0

terial wieder, wie sie entsprechend häufig gefunden wurde. Sie verdeutlicht jedoch auch gleichzeitig den Bezug zu einer evtl. Tumorentstehung, wie sie auf der Kehrseite des gleichen Präparates zu sehen ist (Abb. 2), wo es zur Ausbildung eines ausgedehnten intra- und extramuralen Adenokarzinomes gekommen ist. Die 4fach höhere Rate an Karzinomen bei Verwendung von

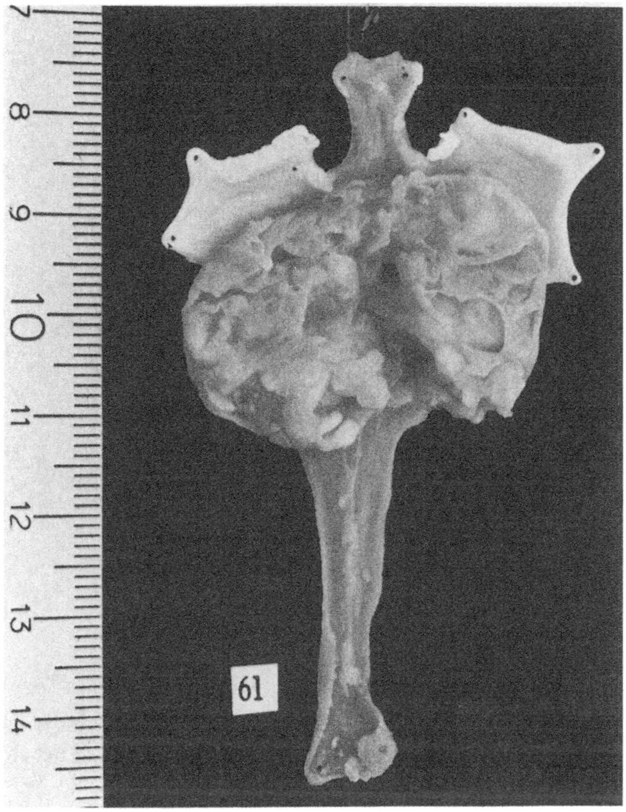

Abb. 2. Rückseite des Präparates in Abb. 1 mit einem ausgedehnten intra- und extramural gewachsenen Adenokarzinom

Tabelle 2. Mikroskopische Befunde an Schleimhautnahtreihen in % ($p = \pm 0{,}05$). Op-Tag + 390 Tage, $n = 180$. *PGS* = Polyglykolsäure (Dexon), *PE* = Polyester-Polybutylat-ummantelt (Ethibond), *PG* = Polyglactin 910 (Vicryl)

Befunde	B-I-Resektion		Gastroduodeno- und -jejunostomie		Pyloroplastik	
	PE	PGS/PG	PE	PGS/PG	PE	PGS/PG
Adenomatös-zystische Drüsenproliferate	50	10	16	20	40	10
Karzinome	10	2	70	36	10	0

nichtauflösbarem Fadenmaterial gegenüber auflösbarem Nahtmaterial war statistisch signifikant.

Mikroskopisch wurde entsprechend Tabelle 2 ein ganz ähnliches, noch klareres Verhältnis von 5facher Befundinzidenz, insbesondere auch bei den Karzinomen, für das nichtauflösbare Fadenmaterial festgestellt.

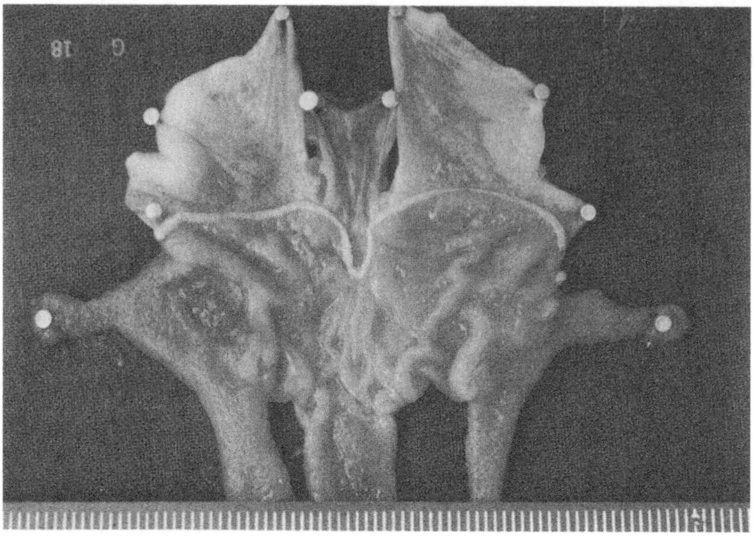

Abb. 3. Massive polypoide und ulzeröse Veränderungen nach Gastrojejunostomie an der Anastomose

Bei der Durchführung einer Gastroduodeno- bzw. -jejunostomie konnten makroskopisch ganz ähnliche Befunde entsprechend Tabelle 1 erhoben werden. Nach dieser Operationsart wurden allerdings deutlich mehr Tumoren gesehen als bei der Billroth-I-Resektion, die auch die polypoiden Veränderungen zahlenmäßig um das Doppelte bzw. 6fache überwogen.

In Abb. 3 sind massive polypoide und ulzeröse Veränderungen nach Gastrojejunostomie im Anastomosenbereich zu erkennen. Der Unterschied bei den Ergebnissen hinsichtlich des auflösbaren und nichtauflösbaren Nahtmateriales wird jedoch bei den zahlenmäßig überwiegenden Tumoren deutlicher, bei denen ein Verhältnis von 1 : 5 zugunsten der auflösbaren Nahtmaterialien gesehen wurde.

In Abb. 4 ist ein typischer, bereits stenosierender Tumor nach Gastrojejunostomie wiedergegeben, bei dem es sich histologisch um ein Adenokarzinom handelte. In diesem Falle war Polyglactin 910 als Nahtmaterial verwendet worden. Die Tumorausbeute dürfte bei dieser Operationsart, wohl durch den starken duodenogastrischen Reflux bedingt, am größten gewesen sein.

Die mikroskopischen Ergebnisse nach Gastroduodeno- und -jejunostomie wiesen immerhin noch doppelt so häufig Karzinome bei Verwendung von Polyesterfäden wie bei der Verwendung von auflösbarem Nahtmaterial auf.

Bei der alleinigen Anlage einer Pyloroplastik nach Heineke-Mikulicz war sowohl das makroskopische als auch das mikroskopische Befundverhältnis bei den Tumoren und Karzinomen besonders deutlich. Entsprechend Tabelle 1 und 2 nach Verwendung von Polyglykolsäure- und Polyglactinfäden wurden makroskopisch keine Tumoren und mikroskopisch keine Karzinome gefunden. Bei Verwendung von Polyesterfäden wurden dagegen makroskopisch zu 6% Tumoren und zu 10% Karzinome gesehen.

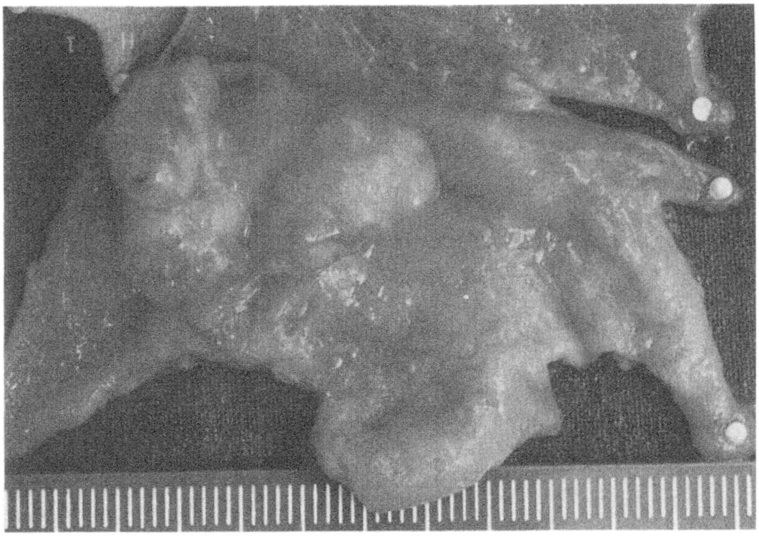

Abb. 4. Stenosierender Tumor nach Anlage einer Gastrojejunostomie im Anastomosenbereich (Adenokarzinom)

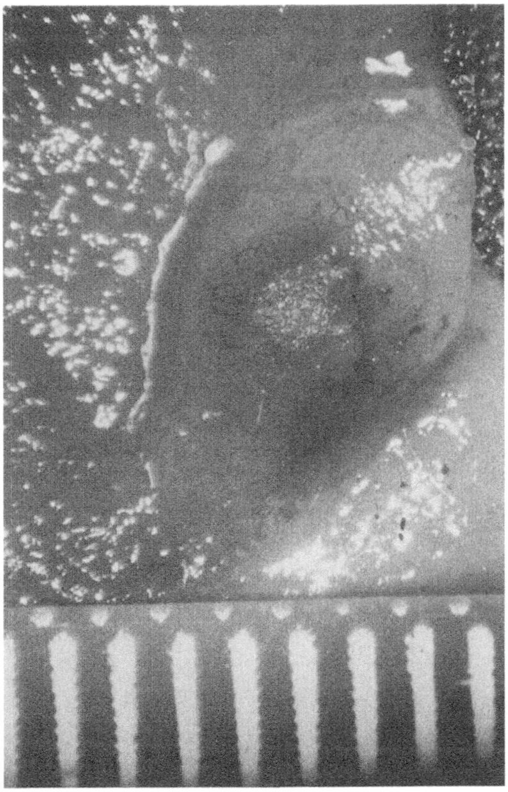

Abb. 5. Typische polypoide Veränderung nach Pyloroplastik im Pylorusbereich

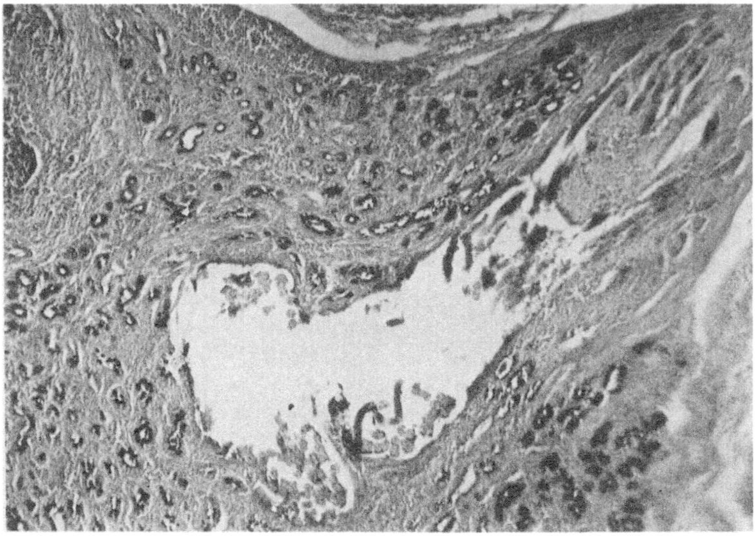

Abb. 6. Histologischer Schnitt durch eine polypoide Veränderung nach Pyloroplastik bei Verwendung von Polyesterfadenmaterial. PSA, Vergr. 600 : 1

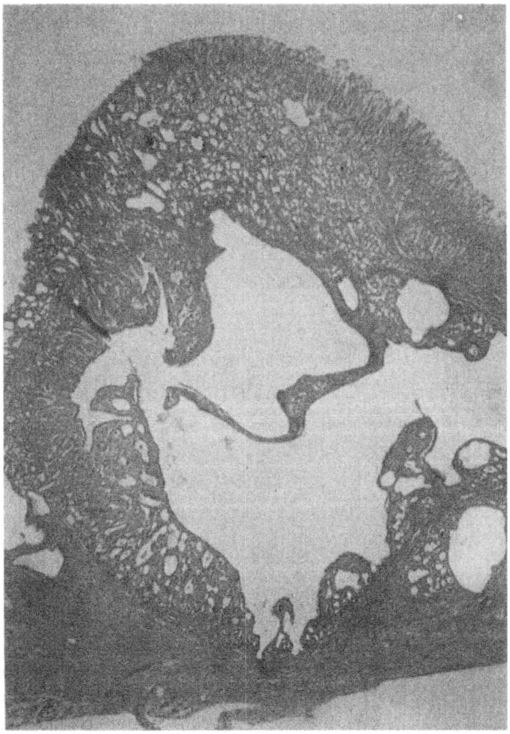

Abb. 7. Histologische Übersichtsaufnahme durch eine polypoide Veränderung nach Pyloroplastik bei Verwendung von auflösbarem Fadenmaterial. HE, Vergr. 16 : 1

Eine typische polypoide Veränderung nach Anlage einer Pyloroplastik gibt Abb. 5 wieder. Der histologische Schnitt in Abb. 6 aus dem gastroduodenalen Übergang zeigt noch deutlich erkennbares, teilweise herausgelöstes, nichtauflösbares Fadenmaterial, das in dieser Form auch nach 390 Tagen noch nachweisbar war. Die einzelnen Filamente sind durch Zell- und Gewebseinsprossungen stark auseinandergedrängt. Monozyten und sich daraus differenzierende Makrophagen sowie Fibrozyten und Fibroblasten bestimmen das histologische Bild um das Fadenmaterial. Daneben sind auch nach diesem Zeitraum die zur Fremdkörperabschirmung gebildeten zahlreichen Fremdkörperriesenzellen in aller Regel noch nachweisbar. Mikroskopisch wurden bei Verwendung von auflösbaren Fadenmaterialien im Bereich der makroskopisch festgestellten polypoiden Veränderungen oder Polypen vor allem adenomatös-zystische Drüsenproliferate wie in Abb. 7 gefunden.

Auch die Verschleppung von Schleimhautpartikeln mit den Nähten in die Tiefe bewirkte entsprechend Abb. 8 dort zystisch-adenomatöse Proliferationen, was auch bei der Verwendung auflösbarer Nahtmaterialien wegen der wohl relativ rauhen Oberfläche entsprechend häufig gesehen wurde.

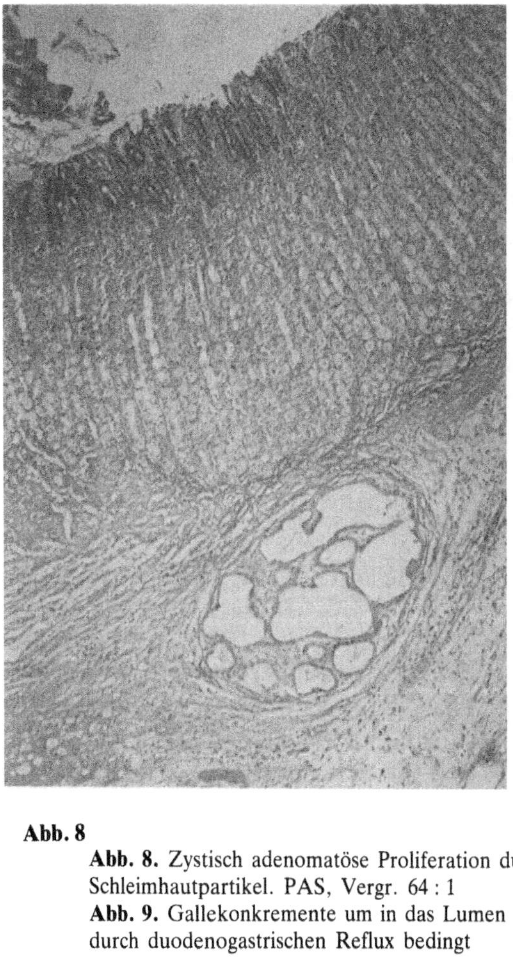

Abb. 8

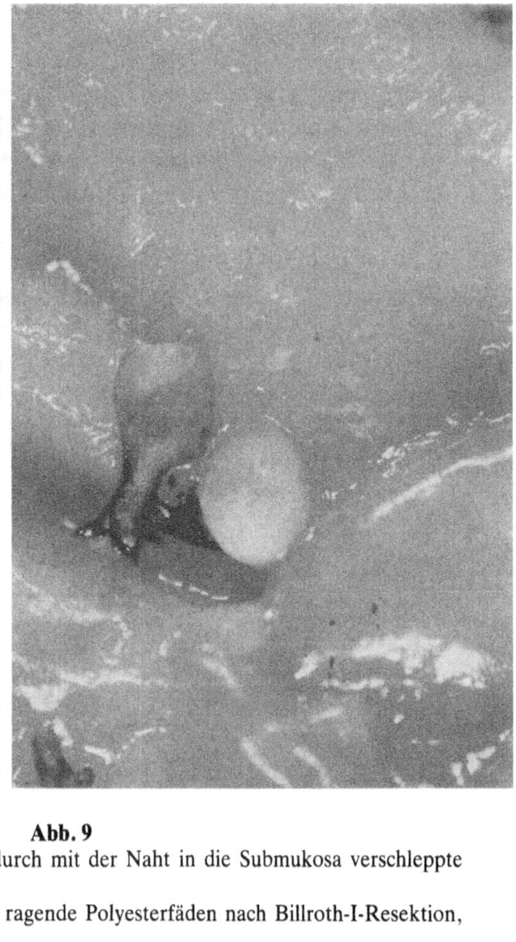

Abb. 9

Abb. 8. Zystisch adenomatöse Proliferation durch mit der Naht in die Submukosa verschleppte Schleimhautpartikel. PAS, Vergr. 64 : 1

Abb. 9. Gallekonkremente um in das Lumen ragende Polyesterfäden nach Billroth-I-Resektion, durch duodenogastrischen Reflux bedingt

Diskussion

Die Rolle des duodenogastrischen Refluxes für die Karzinomentstehung bei den durchgeführten Operationen hat selbstverständlich ganz entscheidende Bedeutung und ist hinlänglich bekannt. Abb. 9 dokumentiert den Gallereflux als Konkrement um einen in das Lumen ragenden Polyesterfaden nach Billroth-I-Resektion.

Unsere tierexperimentellen Befunde sind sicher nicht ohne weiteres auf die Humanpathologie zu übertragen. Es dürfte auch nicht der morphologische Beweis für eine kanzerogene Wirkung von nichtauflösbaren Fadenmaterialien an Schleimhäuten erbracht sein. Das prozentuale Überwiegen an makroskopischen und mikroskopischen Befunden bei Verwendung von nichtauflösbarem Nahtmaterial ist jedoch insbesondere bei gefundenen Karzinomen im Tierlangzeitexperiment eindeutig. Hinsichtlich der Verwendung von Nahtmaterialien bei den erwähnten Operationen am Menschen erscheinen diese Ergebnisse mitteilenswert.

Zusammenfassung

Zur Beurteilung einer evtl. Beeinflussung der Karzinogenese durch moderne Nahtmaterialien bei Operationen am Magen-Darm-Trakt wurden tierexperimentelle Langzeituntersuchungen an 180 weiblichen Wistar-Ratten der Versuchsanstalt Hannover mit auflösbaren und nichtauflösbaren Nahtmaterialien durchgeführt. Anhand von 3 Standardeingriffen mit gastointestinalen Anastomosen wurden die mikroskopischen und makroskopischen Ergebnisse verglichen und eine statistisch signifikant höhere Zahl von Tumoren und Karzinomen bei der Verwendung von nichtauflösbarem Fadenmaterial gefunden. Hierdurch scheint eine kokanzerogene Wirkung des nichtauflösbaren Fadenmaterials an Schleimhäuten im Tierlangzeitexperiment bewiesen zu sein.

Bei aller Vorsicht hinsichtlich der Übertragbarkeit von tierexperimentellen Ergebnissen auf die Humanpathologie werden die vorgelegten tierexperimentellen Ergebnisse für mitteilenswert gehalten.

Summary

To detect a possible cocarcinogenesis of modern suture material in gastrointestinal operations, an experimental long-term assay was performed in 180 male Wistarrats of the Hannover strain, using absorbable and nonabsorbable sutures. The macroscopic and microscopic results of three standard operations are compared. A statistically significant higher rate of tumors and carcinoma was found when nonabsorbable sutures were used; this seems to prove a cocarcinogenic effect in experimental long-term results.

There is of course no evidence for these results in human pathophysiology, but they should be taken note of.

Literatur

1. Deveney KE, Way LW (1977) Effect of different absorbable sutures on healing of gastro-intestinal anastomoses. Am J Surg 133: 86–94
2. Eichfuß HP, Eckhard P (1978) Nahttechnik und chirurgisches Nahtmaterial. Aktuel Chir 13: 73–84
3. Hellwing E, Heymann H, Schmolke M, Wenzel R, Schüle D (1974) Nahtmaterial aus Kunststoff als eine mögliche Ursache von Anastomosenulzera nach Magenresektion. Med Klin 69: 1895–1898
4. Nöthiger F (1978) Tierexperimentelle Studie mit verschiedenen Nahtmaterialien an der Colonanastomose der Ratte. Helv Chir Acta 45: 171–173
5. Thiede A, Lünstedt B, Sonntag HG (1980) Untersuchungen in-vivo zum linearen Reißfestigkeitsverlust von absorbierbaren voll synthetischen Fäden. Chirurg 52: 768–773

Nahtmaterialien und Nahttechniken in der experimentellen Mikrochirurgie

R. Engemann, E. Deltz und A. Thiede[1]

Voraussetzung für die Verbreitung der experimentellen Mikrogefäßchirurgie an Ratten (Thiede 1977) in den siebziger Jahren waren: 1. die Verfügbarkeit von optischen Hilfen wie Lupenbrillen, bis 6fach vergrößernd, und Operationsmikroskopen, bis 30fach vergrößernd, 2. die Fertigung geeigneter mikrochirurgischer Instrumente, z. B. aus Titan, und 3. die Bereitstellung feiner und feinster monofiler Fäden. Fadenstärken, wie sie in unserem Labor im Rahmen der Transplantationsmodelle Gefäße, Herz, Niere, Dünndarm, Pankreas und Leber benötigt werden, reichen von 8/0 bis 11/0 USP, was einem Fadendurchmesser von 45 bis 15 µm entspricht; die Nadeln sind 3/8-Kreis-Rundkörpernadeln mit einem Durchmesser von 0,14 bis 0,07 mm. Obwohl im Gegensatz zum Fadendurchmesser der Nadeldurchmesser zu groß ist, finden Fäden mit metallierter Spitze (O'Brien et al. 1970) in der experimentellen Mikrogefäßchirurgie keine Anwendung. Das Mißverhältnis von Nadel und Faden kann gelegentlich zu Stichkanalblutungen führen, und es ist deshalb auf besonders atraumatisches Durchstechen der Gefäße im Krümmungswinkel der Nadel zu achten. Speziell bei Einsatz des Operationsmikroskopes erweisen sich die von der Industrie gefertigten und gelieferten Fäden als zu lang, sie sollten auf eine Länge zwischen 5 und 8 cm gekürzt werden, damit sämtliche Abläufe des Nähens und Knotens im Blickfeld des Mikroskopes stattfinden. Das Knüpfen erfolgt üblicherweise instrumentell, wobei ein doppelt umschlungener Knoten und 1 oder 2 gegenläufige einfache Knoten ausreichen. Den Vorteilen der fortlaufenden Nahttechnik mit kürzerer Anastomosierungszeit und besserer primärer Blutstillung stehen besonders im mikrochirurgischen Bereich die Nachteile einer evtl. Stenosierung der Anastomosen durch zu festes Anziehen der Fäden beim Knoten gegenüber: Grundsätzlich sollte die Kontrolle zur Festigkeit des Knotens mehr optisch als nach dem Tastgefühl erfolgen. Bei einiger Übung läßt sich jedoch die fortlaufende Nahttechnik gut beherrschen, und der geringere Zeitaufwand ist bei den Transplantationsmodellen wegen der Verkürzung der warmen Ischämiezeit von besonders hohem Wert.

Die nachfolgend beschriebenen mikrochirurgischen Techniken der Gefäßanastomosierung sind sämtlich an Ratten mit einem Gewicht von 250–300 g durchgeführt worden. Als Narkoseverfahren wählen wir wegen der guten Steuerbarkeit die Äthernarkose. Dabei wird nach Einleitung der Narkose in einem Äthernarkosetopf der Ratte eine offene 20-ml-Einmalspritze, die mit ätherdurchtränkter Watte gefüllt ist, über die Nase gestülpt. Die Narkosetiefe läßt sich durch Nähern bzw. Entfernen der mit Ätherwatte gefüllten Spritze steuern. Die Operationen werden aseptisch, jedoch nicht steril durchgeführt.

1 Abteilung Allgemeine Chirurgie der Universität Kiel, Hospitalstr. 40, D-2300 Kiel 1

End-zu-End-Anastomose

Die infrarenale Bauchaorta der Ratte stellt für den mikrochirurgischen Anfänger das geeignete Übungsobjekt dar, wobei mit einer End-zu-End-Anastomose begonnen werden sollte. Nach Befreiung der Aorta von dem umgebenden Bindegewebe sowie vorsichtigem Trennen der je nach Rattenstamm mehr oder weniger fest mit der Aorta in das gleiche Bindegewebe eingescheideten V. cava inferior wird die Aorta mit Mikrogefäßklemmen abgeklemmt und durchtrennt. Nach Ausspülen der Gefäßstümpfe mit einer heparinisierten NaCl-Lösung werden zunächst die Ecknähte gelegt. Als Nahtmaterial eignet sich 8/0- oder 9/0-Nylon oder -Polypropylen. Hierbei ist der Abstand der Ecknähte an der Vorderwand kleiner als 180° zu wählen (Eccentric biangulation, Abb. 1a), da sich dann nach Anspannen der Eckfäden an Klemmchen die Hinterwand abspreizt und somit weniger leicht beim Nähen der Vorderwand mitgefaßt werden kann (Cobett 1967). Die Naht selbst führen wir aus o. a. Gründen fortlaufend durch, sie kann jedoch im Anfängerstadium auch durch Einzelknopfnähte erstellt werden. Nach Fertigstellung der Vorderwand wird das Gefäß mit Hilfe der Eckfäden um 180° rotiert und die Hinterwand genäht (Abb. 1c). Bei der Freigabe des Blutstromes sollte zunächst die distale Mikrogefäßklemme entfernt werden, einzelne kleine Stichkanalblutungen

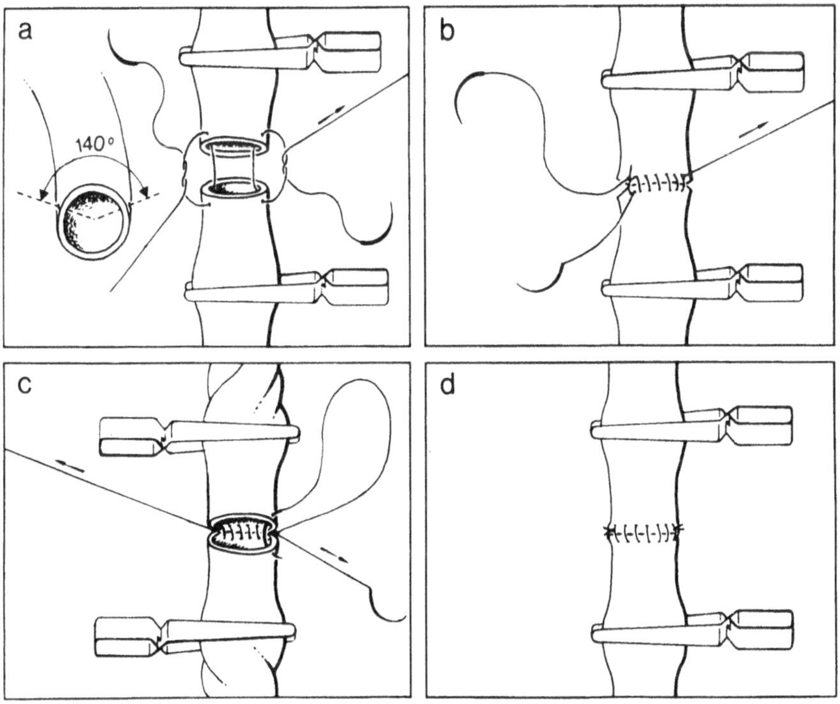

Abb. 1a–d. End-zu-End-Anastomose, fortlaufende Nahttechnik. **a** Legen und Verknüpfen der Ecknähte in „eccentric biangulation", **b** Naht der Vorderwand, **c** Rotation um 180° und Naht der Hinterwand, **d** vollendete Anastomose

sistieren durch zartes Aufdrücken eines feuchten Tupfers oder Wattestäbchens.

Wenn die Aortennaht einer im Innendurchmesser 0,9–1,1 mm betragenden Rattenaorta noch gerade mit bloßem Auge oder mit einer Lupenbrille erstellt werden kann, so ist man bei der End-zu-End-Anastomose kleinerer Gefäße, wie z. B. der A. femoralis der Ratte mit einem Innendurchmesser von 0,4–0,5 mm, auf die optische Vergrößerungshilfe eines Operationsmikroskopes angewiesen. Geeignete Vergrößerungen liegen zwischen 10- und 16fach, in Einzelfällen bis zu 30fach. Die Fadenstärke für Anastomosen in diesem Gefäßgebiet beträgt 10/0 oder 11/0. Die Durchgängigkeitsrate von syngenen A. femoralis-Transplantaten in der A. femoralis der Ratte beträgt nach 100 Tagen 80% (Timmermann et al. 1981). Hierbei ergibt sich kein Unterschied für die Einzelknopfnaht oder die fortlaufende Nahttechnik. End-zu-End-Anastomosen im Rahmen von Venentransplantationen (Engemann et al. 1981; Thiede et al. 1981) oder Organtransplantationen können in gleicher Weise erstellt werden. Wegen der Zartheit der Venenwandung und der damit verbundenen „Kollabierungsneigung" des nichtdurchbluteten und zu anastomosierenden Venenstumpfes empfiehlt sich, besonders darauf zu achten, die Ecknähte asymmetrisch zu plazieren. Bei mangelnder Länge des Gefäßes zur Rotation oder Fixierung der Vene durch ein anhängendes Organ, z. B. Leber, kann die Hinterwand auch von innen, also von der vorderen Seite aus genäht werden. Die daraus resultierende invertierende Naht spielt bei der Zartheit der Venenwand in der experimentellen Chirurgie keine Rolle.

End-zu-Seit-Technik

Unter Benutzung der bei der End-zu-End-Anastomose erlernten Grundtechniken – fortlaufende Naht, asymmetrische Plazierung der Ecknähte, Anspannen der Eckfäden – läßt sich auch die End-zu-Seit-Anastomose herstellen. Beim Abklemmen des Gefäßes, auf welches die End-zu-Seit-Anastomose aufgebracht werden soll, ist darauf zu achten, daß es sich zwischen den Klemmen in gefülltem Zustand befindet, da dann bei Arterio- oder Venotomie, welche mit einer scharf zugeschliffenen Kanüle oder mit einem Federscherchen durchgeführt wird, die Hinterwand weniger leicht verletzt wird. Nach Legen der Eckfäden wird zunächst die Vorderwand in fortlaufender Nahttechnik erstellt, dann nach Umklappen des Gefäßes die Hinterwand (Abb. 2a–d). Falls, wie z. B. bei der portokavalen Anastomose oder bei Organtransplantationen, die Vene fixiert ist, wird nach Legen der Eckfäden die Hinterwand wieder von innen genäht (Abb. 3a–d). Nach Fertigstellung der Vorderwand und Verknoten des fortlaufenden Fadens mit dem entsprechenden Eckfaden sollte der Blutstrom bei arteriellen End-zu-Seit-Anastomosen, z. B. im Rahmen von Organtransplantationen, zunächst nur in dem durchgehenden Gefäß freigegeben werden. Erst nach absoluter Bluttrockenheit der Anastomose wird auch die Durchströmung der abzweigenden Arterie freigegeben, um auf diese Weise ein erneutes Abklemmen zur Blutstillung und die damit verbundene warme Ischämiezeit bzw. Thromboseneignung zu vermeiden.

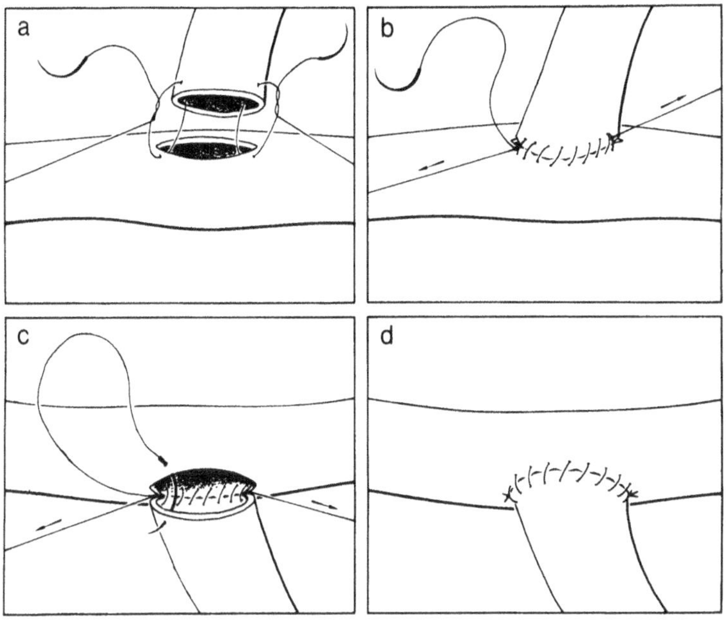

Abb. 2a–d. End-zu-Seit-Anastomose, fortlaufende Nahttechnik. **a** Legen und Verknüpfen der Eckfäden, **b** Naht der Vorderwand, **c** Naht der Hinterwand von außen und Umklappen des Gefäßes, **d** vollendete End-zu-Seit-Anastomose

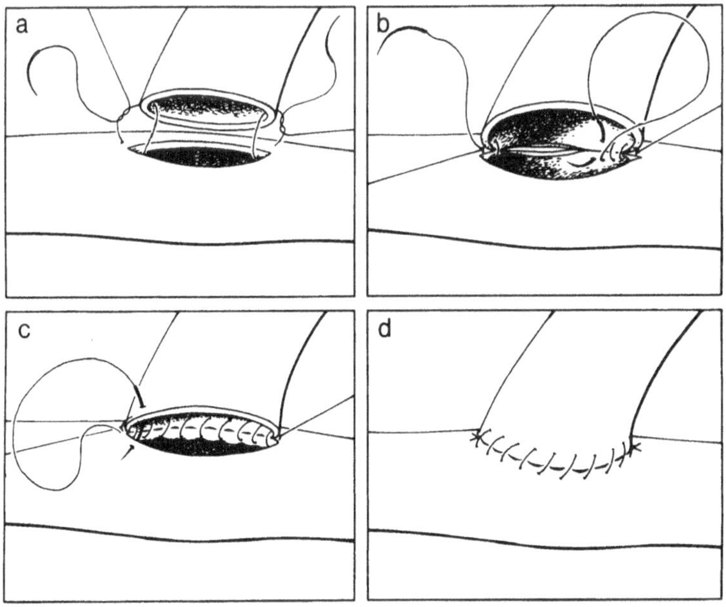

Abb. 3a–d. End-zu-Seit-Anastomose, fortlaufende Nahttechnik, Naht der Hinterwand von innen. **a** Legen und Verknüpfen der Eckfäden, **b** Naht der Hinterwand von innen, **c** Naht der Vorderwand, **d** vollendete End-zu-Seit-Anastomose

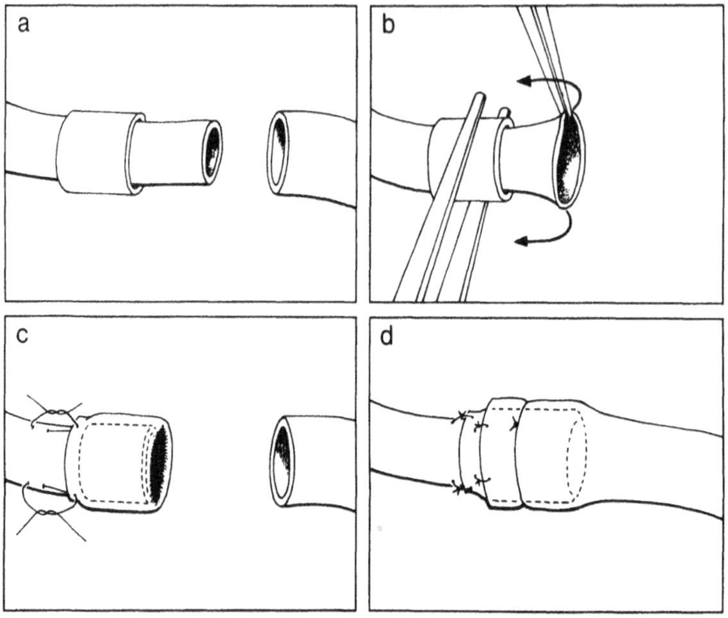

Abb. 4a–d. Cufftechnik der End-zu-End-Anastomose. **a** Überstülpen des Cuffs auf das möglichst kleinere Gefäß, **b** Evertieren des Gefäßes, **c** Fixierung, **d** vollendete End-zu-End-Anastomose in Cufftechnik

Cufftechnik

Ein in den letzten Jahren wiederholt beschriebenes Verfahren (Heron 1971; Dunn 1976; Kamada et al. 1979) besonders zur Vereinigung von Gefäßen unterschiedlichen Kalibers ist die Cufftechnik. Hierbei wird das kleinere Gefäß über einem Polyäthylencuff (Abb. 4a) nach außen gestülpt (Abb. 4b) und mit mehreren Einzelknopfnähten fixiert (Abb. 4c). Anschließend wird das zu anastomosierende, möglichst größere Gefäß über den so endothelialisierten Cuff geschoben und mit einer zirkulären Ligatur und evtl. zusätzlichen Einzelknopfnähten gegen ein Abgleiten gesichert (Abb. 4d). Der Vorteil dieser Anastomosentechnik liegt in der evtl. kürzeren Anastomosierungszeit; nachteilig ist der zusätzliche Längenbedarf und die Stufenbildung im Cuffbereich.

Splinttechnik

Neben der Anastomosierung von Arterien und Venen fallen im Rahmen der Organtransplantationstechniken Niere und Leber noch Mikroanastomosen des Ductus choledochus bzw. des Ureters an. Nach Zimmermann et al. (1979) benutzen wir für die Gallengangsanastomose bei der Ratte die folgende modifizierte Technik: In den Spender-Ductus-choledochus wird ein angeschrägter Polyäthylensplint eingesetzt und mit einer 6/0-Ligatur fixiert (Abb. 5a u. b). Das distale, ebenfalls angeschrägte Ende wird bei der Transplantation in den

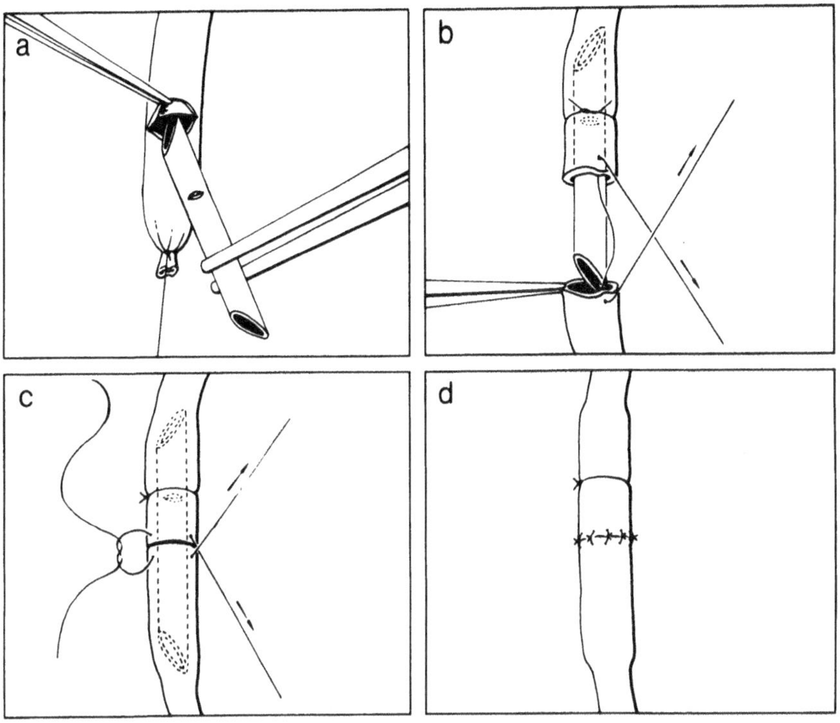

Abb. 5a–d. Splinttechnik (Gallengang, Ureter). **a** Einführen des Splints z. B. in Gallengang, **b** Fixierung mit zirkulärer Ligatur über Einkerbung, Positionierung der Haltefäden, **c** Adaption, **d** fertige Anastomose

durch eine Haltenaht (die später geknüpft werden kann) und die Pinzette aufgehaltenen Empfängercholedochus eingeführt (Abb. 5b). Durch Anspannen der überkreuzten Enden des Haltefadens ist der Splint gegen ein unbeabsichtigtes Herausrutschen gesichert (Abb. 5c). Zwei bis drei zusätzliche Einzelknopnähte fixieren die End-zu-End-Anastomose (Abb. 5d). Die gleiche Technik kann bei der Ureter-End-zu-End-Anastomose im Zuge einer Nierentransplantation verwendet werden, das Einführen des Splintes bereitet jedoch häufig wegen des geringen Innendurchmessers des Ureters Schwierigkeiten.

Im folgenden sollen Anwendungsbeispiele der zuvor beschriebenen mikrochirurgischen Gefäßnahttechniken im Rahmen von Organtransplantationsmodellen bei der Ratte beschrieben werden, wie sie in unserem experimentellen Labor routinemäßig durchgeführt werden.

Heterotope Herztransplantation

Spender-OP

In Äthernarkose wird durch eine mediane Sternotomie das Mediastinum eröffnet und nach Unterfahrung der Aorta ascendens und A. pulmonalis eine Massenligatur (3/0) um die 4 Lungenvenen sowie die V. cava inferior und superior gelegt. Nach Durchtrennung der Aorta und A. pulmonalis sowie herzfern der Ligatur ist das Transplantat gewonnen und wird mit einer 4° C kalten physiologischen NaCl-Lösung perfundiert und in der gleichen Lösung gelagert. Als heterotope Position haben sich 2 Lokalisationen bewährt.

Empfänger-OP: Abdominale Lokalisation des Transplantats

Hier werden Aorta ascendens sowie A. pulmonalis in der oben beschriebenen Technik mit 8/0- oder 9/0-monofilem Nylon oder Polypropylen mit der Aorta abdominalis und V. cava inferior distal der Nierengefäße anastomosiert. Das Blut fließt über die Spenderaorta retrograd in die Koronararterien und über den Sinus venosus via Rechtsherz wieder über die A. pulmonalis in die V. cava inferior. Wegen des positiven Drucks auch im Bereich der venösen Anastomose (Pumpleistung des rechten Ventrikels) sind venöse Trombosen selten. Die Funktionsprüfung geschieht durch Palpation oder EKG.

Empfänger-OP: Laterales Halsdreieck

Hier werden Aorta und A. pulmonalis in der oben angegebenen Cufftechnik End-zu-End mit der A. carotis und V. jugularis des Empfängers vereinigt (Abb. 6). Die Cufftechnik bietet sich hier besonders an, da die Gefäße die notwendige Länge aufweisen und ein Kalibersprung vorhanden ist. Neben dem weniger belastenden Eingriff (keine Laparotomie) eignet sich die Lokalisation gut zur täglichen Funktionskontrolle (Palpation, Pulsation am Hals sichtbar). Beide heterotope Herztransplantationsmodelle sind grundsätzlich zur Überprüfung immunologischer Fragestellungen geeignet (Timmermann et al. 1980).

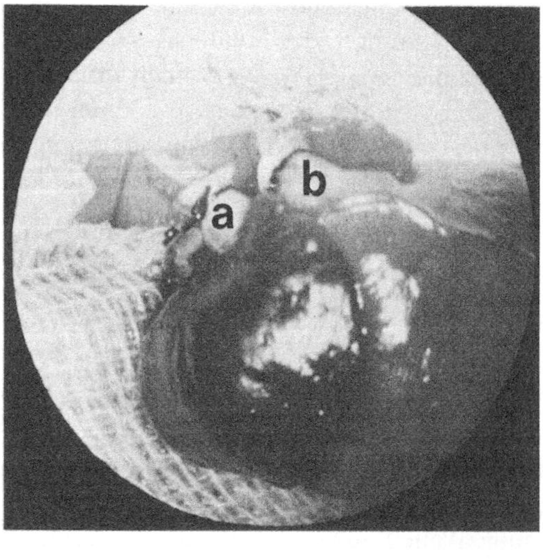

Abb. 6a, b. Heterotope Herztransplantation in Cufftechnik an Halsgefäßen der Ratte. **a** A. carotis-Aorta, **b** V. jugularis-A. pulmonalis

Nierentransplantation

Spender-OP

Nach medianer Laparotomie werden die Nierengefäße freigelegt. Der Ureter sollte zur Vermeidung von Ernährungsstörungen nicht zu scharf präpariert werden. Nach Abklemmen der großen Bauchgefäße proximal und distal der Nierengefäße folgt die In-situ-Perfusion über eine in die Aorta eingelegte Kanüle mit 4° C kalter NaCl-Lösung und anschließender Eröffnung der V. cava inferior. Die Nierengefäße werden mit einem Patch herausgetrennt und der Ureter in ca. dem mittleren Segment durchtrennt.

Empfänger-OP

Im Prinzip wird wie bei der abdominellen Herztransplantation vorgegangen: Nach Dissektion von Empfängeraorta und V. cava inferior infrarenal werden Nierenarterie und Nierenvene des Transplantates in End-zu-Seit-Technik anastomosiert (Nahtmaterial 8/0- oder 9/0-Nylon oder -Polypropylen). Nach Freigabe des Blutstromes wird der Ureter entweder mit der Splinttechnik (s. o.) End-zu-End oder mit einem Spenderblasensegment in den Empfängerblasenpol implantiert. Die Empfängernephrektomie sollte um den 3. postoperativen Tag zur besseren Beurteilung der Transplantatfunktion durchgeführt werden. Abb. 7a zeigt das transplantierte Organ sowie Abb. 7b ein Renovasogramm 4 Wochen nach Transplantation.

Dünndarmtransplantation

Die Dünndarmtransplantation wird an der Ratte vor allen Dingen zu In-vitro- und In-vivo-Untersuchungen der GVHR herangezogen.

Spender-OP

Nach medianer Laparotomie in üblicher Technik werden A. mesenterica und V. portae freigelegt. Die Milzvene sowie die weiter leberwärts gelegene Pylorusvene werden zur Erzielung eines möglichst langen Venenstumpfes doppelt ligiert und durchtrennt. Es erfolgt die Skelettierung der Mesenterialwurzel in Höhe der proximal und distal gewünschten Transplantatlänge. Nach Freilegung des die A. mesenterica superior tragenden Aortensegmentes wird über dieses das Dünndarmtransplantat blutfrei gespült und die Pfortader in der Leberpforte abgesetzt. Nach Durchtrennung des proximalen und distalen Darmanteiles wird nunmehr das Dünndarmlumen ebenfalls mit kalter Kochsalzlösung freigespült und das Transplantat in 4° C kalter NaCl-Lösung gelagert. Auf die verschiedenen Modifikationen der Transplantatentnahme bzw. Nachbehandlung zum Zwecke der Veränderung der immunologischen Ausgangslage sei auf die Literatur verwiesen (Deltz et al. 1980, 1981).

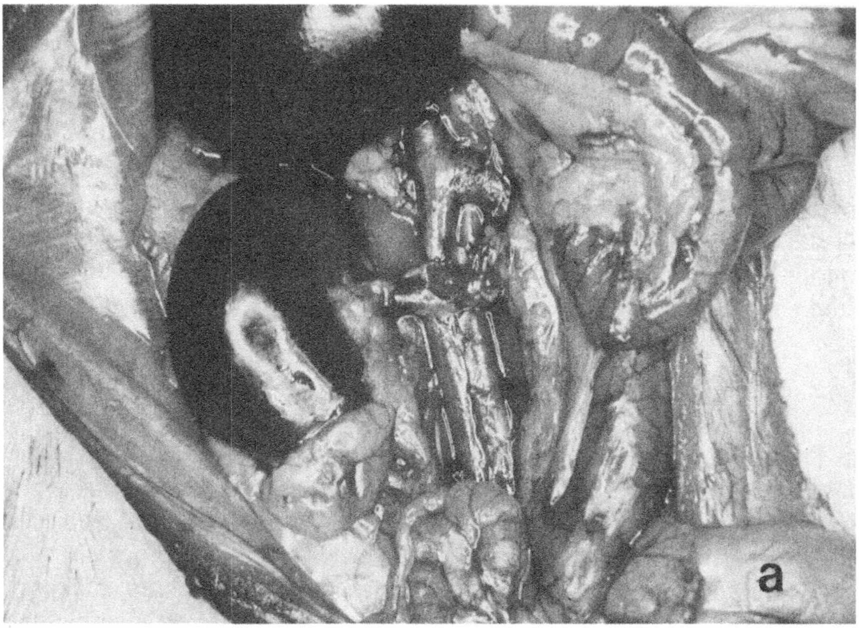

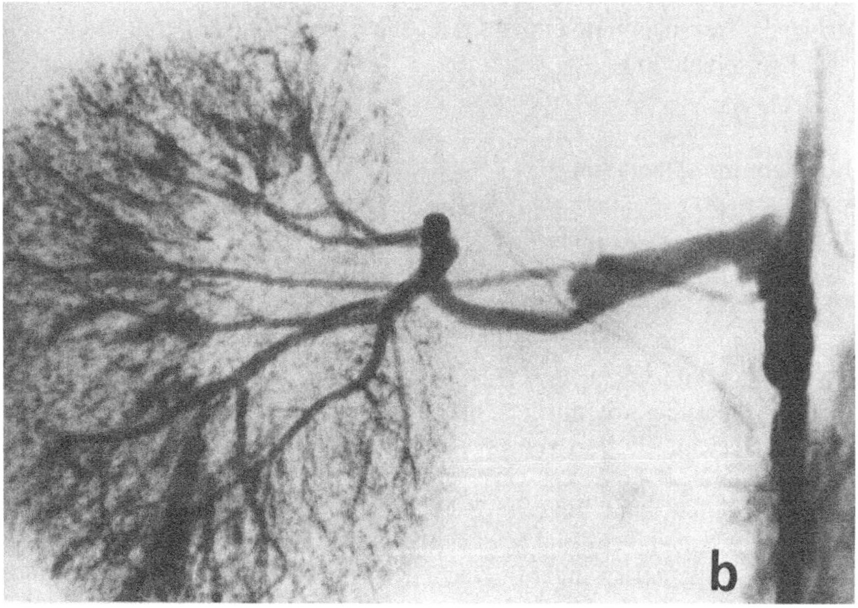

Abb. 7. a Nierentransplantat bei der Ratte, OP-Photo. **b** Angiogramm eines syngenen Nierentransplantats 4 Wochen p.o.

Abb. 8. OP-Schema Dünndarmtransplantation bei der Ratte (nach Deltz 1981)

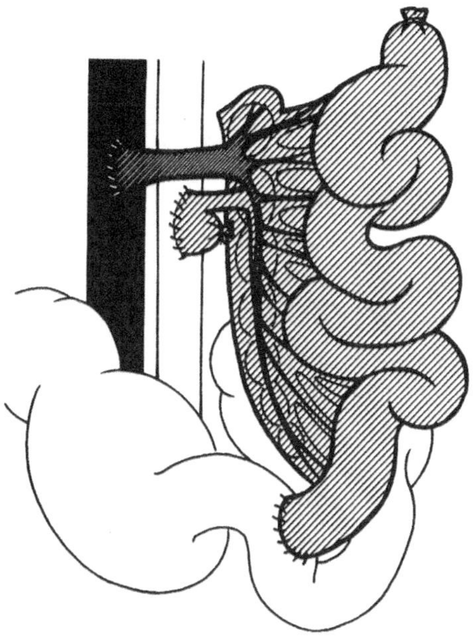

Empfänger-OP

Wiederum werden in typischer Weise in fortlaufender Nahttechnik End-zu-Seit-Anastomosen zwischen der einen kurzen Aortenstumpf tragenden A. mesenterica superior und der infrarenalen Bauchaorta des Empfängers bzw. End-zu-Seit zwischen der V. portae und der V. cava inferior des Empfängers hergestellt (Abb. 8). Wegen der Zartheit der Gefäße ist ein Operationsmikroskop mit 6- bis 10facher Vergrößerung empfehlenswert. Nach Freigabe des Blutstromes durch das Transplantat erfolgt eine evtl. Nachresektion minderperfundierter endständiger Darmabschnitte. Der orale Dünndarm wird mit einer Tabaksbeutelnaht verschlossen, der distale Abschnitt wird End-zu-Seit mit einer allschichtigen fortlaufenden Naht mit dem Empfängerileum anastomosiert. Dieses heterotope Dünndarmtransplantationsmodell in „Blind-loop"-Technik kann sui generis nicht zur Beantwortung aller im Rahmen der Dünndarmtransplantation anfallenden Fragen benutzt werden. Die Entwicklung des orthotopen Ersatzes wird zur Zeit in unserem Labor erarbeitet (Deltz und Thiede 1983).

Pankreas/Duodenum

Spender-OP

Die Entnahme des Pankreas/Duodenum bei der Ratte beginnt mit der Freilegung des Pylorus und Durchtrennung des Bindegewebes zur Milz hin. Anschließend wird das große Netz unter Eröffnung der Bursa omentalis

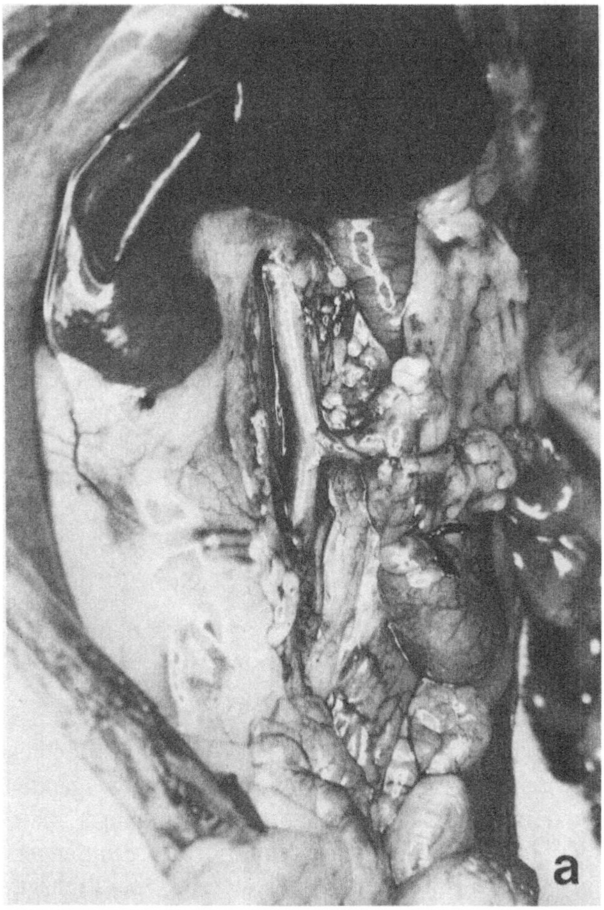

Abb. 9. a Syngenes Pankreas-Duodenum-Transplantat bei der Ratte. **b** Angiogramm des syngenen Pankreas-Duodenum-Transplantates bei der Ratte 4 Wochen p. o.

abgesetzt. Nach Skelettierung und Ligatur der Milzgefäße am distalen Pankreas (Milz als Griff in situ belassen) wird das Colon descendens vom Meso gelöst und nach Durchtrennung des Treitz-Bandes das Duodenum mobilisiert. Nunmehr erfolgt die Ligatur und Durchtrennung des Ductus choledochus leberwärts, die Freilegung der V. mesenterica inferior sowie das Absetzen des Pankreas vom Kolon, von der Mesenterialwurzel, von der großen Kurvatur und dem Pylorus. Anschließend wird der Magen des Tieres (in Operationsaufsicht) von links nach rechts geschlagen und der Truncus coeliacus freipräpariert. Dabei werden A. hepatica und A. gastrica sinistra ligiert und durchtrennt. Nach Durchspülung des Transplantates über die Aorta und den Truncus coeliacus erfolgt die Entnahme des Transplantates und das Freispülen des Darmlumens. Der pylorusnahe Teil des Duodenums wird mit einer Tabaksbeutelnaht verschlossen.

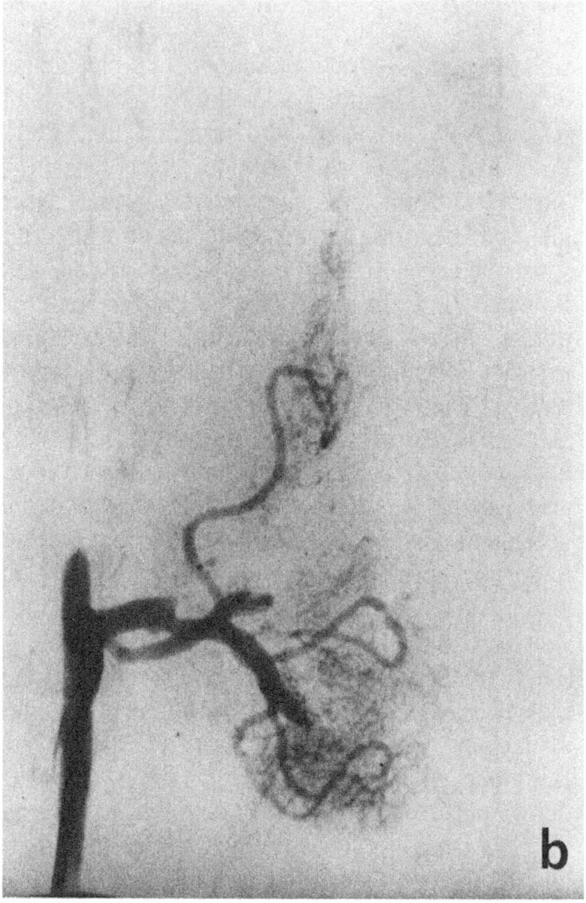

Abb. 9 b

Empfänger-OP

In gleicher Grundtechnik werden Arterie und Vene des Transplantates End-zu-Seit mit der infrarenalen Bauchaorta bzw. V. cava inferior verbunden. Zur Erleichterung der arteriellen Anastomose kann man sich wie bei der Dünndarmtechnik eines Aortencuffs bedienen, der den Truncus coeliacus trägt. Der Anschluß des distalen Duodenums erfolgt End-zu-Seit beim Empfänger distal des Treitz-Bandes in einer fortlaufenden allschichtigen Naht. Die Abb. 9a zeigt ein durchblutetes Pankreas-Duodenum-Transplantat, die Abb. 9b ein Arteriogramm eines Transplantates nach 4 Wochen. Durch die kombinierte Transplantation von Duodenum und Pankreas kann die physiologische Funktion des Pankreas mit exokrinem und endokrinem Anteil erhalten bleiben. Grundsätzlich läßt sich auch eine isolierte Pankreastransplantation durchführen, wobei hier auf die verschiedenen Verschluß- bzw. Drainagetechniken des Ductus pancreaticus nicht eingegangen werden soll.

Orthotope Lebertransplantation

Spender-OP

In Äthernarkose wird das Abdomen durch eine mediane Laparatomie, die von dem mittleren Drittel des Unterbauches nach beiden Seiten hin zum lateralen Rippenbogen erweitert wird, eröffnet. Die Bauchdeckenzipfel werden nach kranial lateral geschlagen und fixiert. Nun wird die Leber von ihrem bindegewebigen Aufhängeapparat getrennt. Nach Durchtrennung des Ligamentum falciforme hepatis erfolgt die doppelte Ligatur der V. phrenalis inferior sowie die doppelte Ligatur des Nebenastes der A. hepatica aus der proximalen Bauchaorta. Dann erfolgt die Freipräparierung der Leberpforte, d. h. der V. portae, der A. hepatica und des Ductus choledochus, wobei V. und A. gastroduodenalis (oder pylorica) ligiert und durchtrennt werden. Nach Ligatur und Absetzen der V. suprarenalis dextra können die retrohepatischen Bindegewerbsstrukturen gelöst werden. Da eine Anastomosierung der A. hepatica zur Zeit technisch noch nicht möglich ist, muß die A. coeliaca sowie ein ausreichend langes Stück der Bauchaorta freipräpariert werden, um ein geeignetes Gefäßkaliber für die Anastomosierung der arteriellen Zufuhr zu finden. Dabei ist auf sorgfältige Ligaturen sämtlicher Seitenäste zu achten, da anderweitig erhebliche Blutungen aus dem Transplantat entstehen. Da zum Zeitpunkt der Präparation durch das sukzessive Ausschalten von Kreislaufabschnitten die Tiere in einen zunehmenden Volumenmangelschock geraten, müssen größere Blutverluste unbedingt vermieden werden bzw. durch Volumengaben von Kristalloiden- oder Plasmalösungen ausgeglichen werden. Besonders auf einen ausreichenden Flow im Bereich der Mesenterialgefäße und der V. portae während der Präparation ist zu achten. Wegen der Zartheit des Truncus coeliacus sowie dessen Nebenästen, A. gastrica sinistra, A. hepatica und A. lienalis, empfiehlt sich bei der Präparation in diesem Bereich die Benutzung eines Mikroskopes, auf jeden Fall jedoch sollte eine Lupenbrille verwendet werden. Nach Fertigstellung der Gefäßpräparation wird noch der Polyäthylensplint in den Ductus choledochus eingebracht (s. Abb. 4a). Anschließend wird die Leber gleichzeitig über die Pfortader und die A. hepatica via Aorta und Truncus coeliacus mit 4° C kalter NaCl-Lösung perfundiert. Dabei ist darauf zu achten, daß es nicht zum Einschleppen kleiner Luftbläschen, vor allem im arteriellen Gebiet, kommt. Nach ausreichender Perfundierung wird die Leber herausgetrennt und in kalter NaCl-Lösung gelagert.

Empfänger-OP

Nach medianer Laparotomie in Äthernarkose erfolgt die Entfernung der Empfängerleber in gleichen Schritten wie die Transplantatentnahme, wobei nach Lösung der Leber aus den bindegewebigen Strukturen die A. hepatica doppelt ligiert und durchtrennt wird. Die übrigen Gefäße (V. cava inferior suprahepatisch und infrahepatisch sowie die V. portae) werden abgeklemmt und zum Erzielen möglichst langer Gefäßstümpfe lebernah abgesetzt. Der Ductus

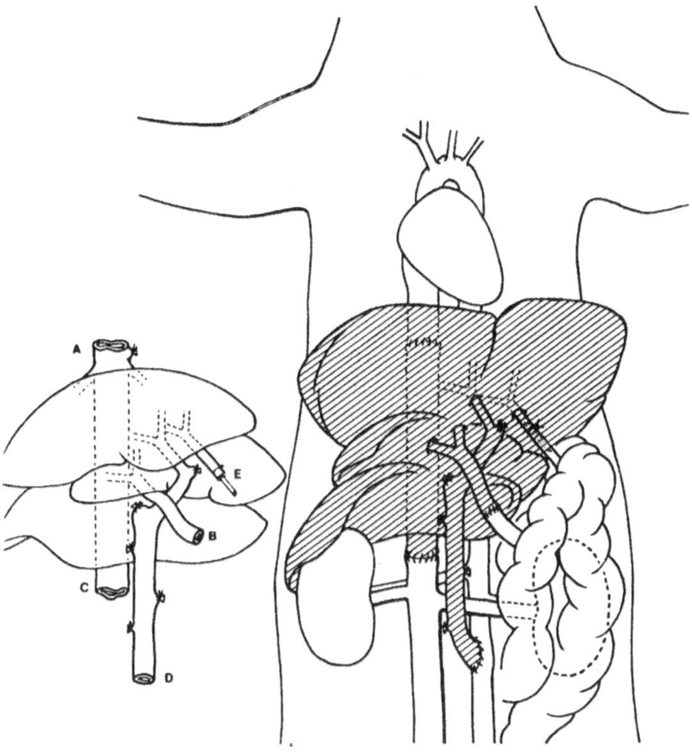

Abb. 10. Orthotope Lebertransplantation bei der Ratte mit Wiederanschluß der A. hepatica. *Inset*: Transplantat. *A* V. cava inferior suprahepatisch, *B* V. portae, *C* V. cava inferior infrahepatisch, *D* A. hepatica und Aortensegment, *E* Ductus choledochus

choledochus wird ebenfalls an der Leberpforte durchtrennt. Nach Entfernung der Leber und Freispülen der Gefäßstümpfe wird das Transplantat, welches an der Klemme der V. cava inferior infrahepatisch transportiert werden kann, mit den Empfängergefäßen in folgender Reihenfolge anastomosiert (Abb. 10): V. cava inferior suprahepatisch fortlaufend 7/0-Prolene, V. portae fortlaufend End-zu-End 9/0-Prolene, V. cava inferior infrahepatisch 8/0-Prolene End-zu-End-Anastomose, Aorta mit Truncus coeliacus und A. hepatica des Spenders mit der infrarenalen Bauchaorta des Empfängers End-zu-Seit 9/0 fortlaufend (mit Mikroskop) und letztlich die End-zu-End-Anastomose in Splinttechnik (Abb. 4) des Ductus choledochus. Die anhepatische Zeit, d. h. nach Abklemmen der Empfängergefäße vor Exzision der empfängereigenen Leber bis zur Freigabe des Pfortaderkreislaufes nach erfolgter Transplantation, sollte nicht länger als 20–25 min betragen, da es sonst zu irreversiblen Schockzuständen kommt. Die durchschnittliche anhepatische Zeit beträgt bei uns 13–15 min (Anastomose der suprahepatischen V. cava inferior und der Pfortader), die gesamte Empfängeroperation mit Arterialisation 1–1$^1/_4$ h, ohne Anschluß der A. hepatica 35–45 min. Nach sorgfältiger Überprüfung auf Bluttrockenheit können evtl. Volumenverluste – überprüfbar am Füllungszustand der V. cava inferior – ausgeglichen werden. Bei einer normal verlaufenden Operation hat die transplantierte arterialisierte Leber eine gleichmäßige homogene hellbraune Farbe und ist sofort in der Lage, die Funktion aufzunehmen (sofortige Galleproduktion, sofortige Normalisierung der evtl. entgleisten Gerinnung). Außerdem sollten die operierten Tiere nach Beendigung der letzten Hautnähte und Ausleiten der Äthernarkose sofort munter werden.

Ergebnisse zur Lebertransplantation

Der überwiegende Anteil der bisher an den Ratten erhobenen Daten zur Lebertransplantation wurde an nichtarterialisierten orthotopen Transplantaten gewonnen (Kamada et al. 1979, 1981; Zimmermann et al. 1979; Houssin 1980). In eigenen Untersuchungen (Ulrichs et al. 1981; Engemann et al. 1981b) konnten wir zeigen, daß im syngenen Modell nach Arterialisation der

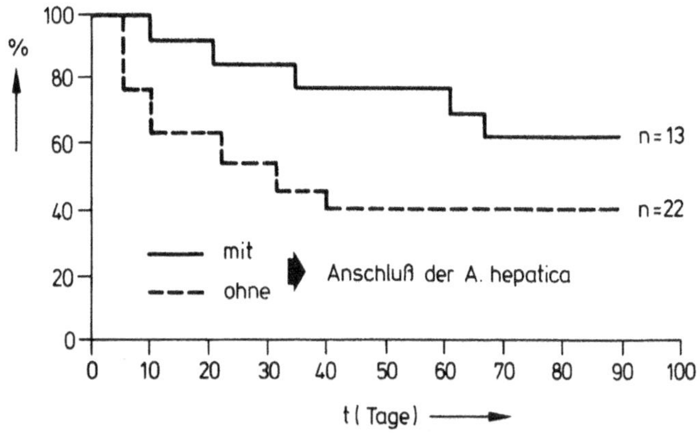

Abb. 11. Überlebensrate nach orthotoper Rattenlebertransplantation im syngenen LEW-LEW-System

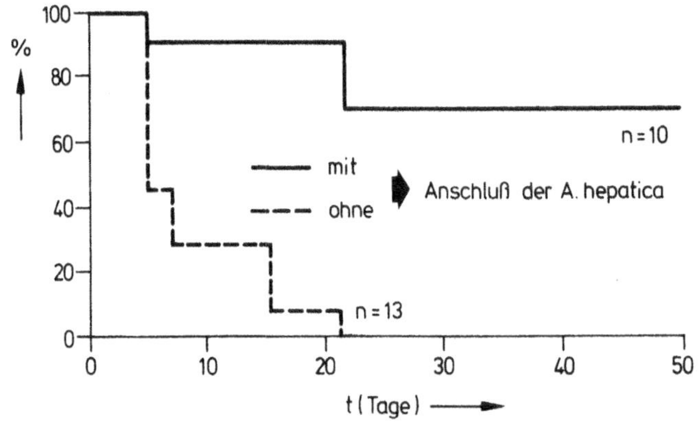

Abb. 12. Überlebensrate nach orthotoper Rattenlebertransplantation im MHC-inkompatiblen BN-LEW-System

Transplantate die Überlebenszeiten von 40 auf 80% über 100 Tage anstiegen (Abb. 11), gleichzeitig mikroskopisch von Normallebern kaum zu unterscheiden sind. Gallengangskomplikationen, die eine häufige Ursache des postoperativen Versagens der Transplantate darstellten, ließen sich mit der nun vorhandenen arteriellen Versorgung des Ductus choledochus eliminieren und unspezifische Reaktivitäten im MLC ausschalten (Ulrichs et al. 1981). In einer allogenen MHC- und auch Background-differenten BN-LEW-Kombination verstarben nichtarterialisiert alle Tiere bis zum 22. Tag mit den Zeichen der akuten Abstoßung, arterialisiert überlebten 75% länger als 90 Tage (Abb. 12), was wir auf eine bessere physiologische Ausgangssituation der Transplantate zur Überwindung der Abstoßungsreaktion zurückführten.

Unsere Ergebnisse weisen darauf hin, daß zur Beantwortung immunologischer Fragen möglichst physiologische Modelle herangezogen werden sollten, der Einfluß des zumindest temporären O_2-Mangels auf das Lebertransplantat kann zusätzliche Wirkungsmechanismen in Gang setzen (Leberinsuffizienz, Freisetzung sog. unspezifischer inhibitorischer Komplexe, Bockhorn 1981), die im einzelnen in ihren Wirkungsmechanismen noch nicht abgeklärt sind. Die orthotope Lebertransplantation bei der Ratte mit Wiederanschluß der A. hepatica stellt mit ihren insgesamt 5 mikrochirurgischen Anastomosen sicherlich das derzeit diffizilste mikrochirurgische Transplantationsmodell dar und bedarf einer permanenten intensiven mikrochirurgischen Übung.

Zusammenfassung

Folgende Grundnahttechniken der experimentellen Mikrochirurgie werden vorgestellt: die Gefäß-End-zu-End-Anastomose, die Gefäß-End-zu-Seit-Anastomose in 2 verschiedenen Techniken, die Gefäß-End-zu-End-Anastomose in der Cufftechnik. Zusätzlich wird die Mikroanastomosierung von Hohlorganen (Ductus choledochus, Ureter) mit der Splinttechnik gezeigt.

In einem 2. Abschnitt werden die mit diesen Grundnahttechniken bei uns durchgeführten Organtransplantationsmodelle Herz, Niere, Dünndarm, Pankreas/Duodenum und Leber in ihren wesentlichen Schritten beschrieben.

Summary

The following basic techniques of experimental microsurgery in the rat are demonstrated : end-to-end anastomosis of blood vessels, end-to-side anastomosis of vessels with two different techniques as well as end-to-end anastomosis using a polyethylene cuff. Microanastomosis of the ureter and bile duct using a splint technique is also described.

In the second part of the article we show organ transplantation techniques using the above-mentioned basic techniques. These organ transplantations of heart, kidney, small intestine, pancreasduodenum, and liver are routinely performed at our laboratory.

Literatur

1. Bockhorn H (1981) Die allogene Lebertransplantation. II. Immunologische Untersuchungen am Schwein. Res Exp Med 178: 177–199
2. Cobett J (1967) Small vessel anastomosis. Br J Plast Surg 20: 16–20
3. Deltz E, Ulrichs K, Thiede A, Müller-Ruchholtz W (1980) Graft-versus-host-reaction in allogeneic transplantation of small intestine – a laboratory phenomenon or a problem with clinical relevance. Eur Surg Res 12: 11
4. Deltz E, Müller-Hermelink HK, Ulrichs K, Thiede A, Müller-Ruchholtz W (1981) Development of graft-versus-host-reaction in various target organs after small intestine transplantation. Transplant Proc 13: 1215–1216
5. Deltz E, Thiede A (1983) CRC Press, Boca Raton, FL (Handbook of Microsurgery)
6. Dunn DC (1976) Orthotopic renal transplantation in the rabbit. Transplantation 22: 427–433
7. Engemann R, Körner HH, Schang T, Thiede A (1981a) Venentransplantation in RT1-differenten Stammkombinationen. Vasa 10: 211–217
8. Engemann R, Ulrichs K, Thiede A, Müller-Ruchholtz W, Hamelmann H (1981b) The value of a physiological liver transplantation model in rats: Induction of specific graft tolerance in a fully allogeneic combination.
9. Heron J (1971) A technique for accessory cervical heart transplantation in rabbits and rats. Acta Pathol Microbiol Scand [A] 79: 366–372
10. Houssin D, Gigou M, Franco D, Bismuth H (1980) Specific transplantation tolerance induced by spontaneously tolerated liver allograft in inbred strains of rats. Transplantation 29: 418–419
11. Kamada N, Calne R (1979) Orthotopic liver transplantation in the rat. Transplantation 28: 47–50
12. Kamada N, Davies HS, Roser BJ (1981) Fully allogeneic liver grafting and the induction of donor-specific unreactivity. Transplant Proc 13: 837–847
13. O'Brien B Mc C, Henderson PN, Crock GW (1970) Metallized Microsutures. Med J Austr 1: 717–719
14. Thiede A (1977) Ergebnisse der Angiologie, Bd 15. Schattauer, Stuttgart
15. Thiede A, Engemann R, Körner HH, Deltz E, Müller-Ruchholtz W (1981) A comparison of transplantation in RT1 different rat strain combinations. Ann Surg 193: 283–287
16. Timmermann W, Calne RY, White DJG, White D, Thiede A (1980) Die Wirkung von Cyclosporin A und Cytimun auf die Überlebenszeit von RT-1-allogenen Rattentransplantaten. Langenbecks Arch Chir [Suppl] Chir Forum 352: 139–143
17. Timmermann W, Thiede A (1981) Histologische und funktionelle Untersuchungen an Femoralarterientransplantaten bei Ratten. Vasa 10: 141–147
18. Ulrichs K, Engemann R, Thiede A, Müller-Ruchholtz W (1981) Allograft tolerance in rats with orthotopic liver transplants: Advantages of rearterialisation. Europ Surg Res 13: 79
19. Zimmermann F, Butcher GW, Davies HS, Brons G, Kamada N, Türel O (1979) Techniques for orthotopic liver transplantation in the rat and some studies of the immunologic responses to fully allogeneic liver grafts. Transplant Proc 11: 571–577

Resümee zu den pathophysiologischen Aspekten

M. Thermann[1]

Ein wissenschaftliches Symposium über ein im klinischen Gebrauch stehendes, jedoch relativ neu entwickeltes Nahtmaterial hat für den Kliniker wie für den experimentell Arbeitenden reizvolle Aspekte. Während der Kliniker über Brauchbarkeit bei der praktischen Anwendung und über Nebenwirkungen aus epidemiologischer Sicht berichtet, hat sich die experimentelle Forschung mit der Klärung der Phänomene und der Frage nach Beseitigung der beobachteten Nachteile auseinanderzusetzen. Sie muß sich daher mit den physikalischen Eigenschaften unter „In-vitro"- und simulierten „In-vivo"-Bedingungen beschäftigen, hat das Verhalten des Nahtmaterials im tierischen und menschlichen Organismus abzuklären und die Ursache möglicher Nebenwirkungen aufzudecken.

Die Referate der 1. Symposiumssitzung behandeln mehrere Schwerpunkte. Die für den Allgemeinchirurgen wichtigste Frage bezieht sich auf die epidemiologisch nachgewiesene Verminderung der sog. Fadenfisteln bei Verwendung von PGS-Fäden. Es bestehen experimentelle Hinweise darauf, daß bei Einbringung bakteriell kontaminierter Fäden in steriles Gewebe oder bei Verwendung steriler Fäden in mischbakteriell infizierten Geweben es zu einer geringeren Rate lokaler Infektionen im Vergleich zur Verwendung andersartiger Nahtmaterialien kommt. Dieser Frage sind 4 Referate gewidmet, von denen eines neben der experimentellen Untermauerung dieses Befundes auch den Versuch einer pathophysiologischen Erklärung vornimmt. Die These, daß die durch den Abbau des PGS-Fadens freigesetzte Glykolsäure eine lokale Bakterizidie hervorruft, ist außerordentlich interessant, sollte aber weiter abgesichert werden. Der zweite Themenkreis bezieht sich auf die Anwendung des PGS-Fadens in der Gefäßchirurgie. In der Diskussion wurde auf die Verwendbarkeit dieses Fadenmaterials bei der Versorgung von Gefäßverletzungen sowie im infizierten Anastomosenbereich hingewiesen.

Der mögliche Zusammenhang zwischen der Entstehung von Tumoren an intestinalen Anastomosen in Zusammenhang mit dem verwendeten Nahtmaterial, der in einem weiteren Referat behandelt wurde, muß behutsam abgeklärt werden. Auch in der Diskussion wurde klar herausgestellt, daß es nicht gerechtfertigt ist, aus diesen Untersuchungen den Verdacht der Karzinogenität eines bestimmten Fadenmaterials zu erheben.

---

1 Abteilung Allgemeine Chirurgie der Universität Kiel, Hospitalstr. 40, D-2300 Kiel 1

C. Experimentelle Ergebnisse der Nahtmittelforschung im Gastrointestinalbereich

Effects of Different Suture Techniques on Healing of Experimental Colonic Anastomosis

B. Zederfeldt, H. Jiborn, and P. Blomquist[1]

Introduction

Anastomotic leakage and dehiscence after gastro-intestinal surgery endanger the life of the patient. The incidence of anastomotic complications is especially high after surgery on the left colon; anastomotic leaks are reported to occur in 2%–7% of colonic anastomoses in general [1–3], and in up to 25% after anterior resections [1, 4]. Goligher et al. [5], using early postoperative contrast enemas, reported an incidence of anastomotic leakage after anterior resections of over 50%. However, most of these leaks were subclinical.

Clinical materials hardly allow close analysis of factors influencing anastomotic healing. The importance of suture technique and preoperative bowel preparation have been widely discussed in this relation, however [5–13].

The aim of the present study was to determine experimentally whether first, suture technique, and second, bowel content influence the healing of colonic anastomosis.

Material and Methods

Experiment 1

A total of 233 Sprague-Dawley male rats weighing 175–265 g were used. A standardized left colon resection, 1 cm in length (see Fig. 1), was performed through a midline incision, with the rats under general anaesthesia (chloral hydrate 250 mg/kg body weight, i.p.). The anastomosis was made using the one-layer inverting technique with 7/0 silk. In 142 rats (group 1) the anastomosis was made with a continuous suture (C.S.). In 91 rats (group 2) the anastomosis was made with 12–14 interrupted sutures (I.S.). As controls, 35 unoperated rats were used.

Body weights were registered at the time of operation and at the end of the experiment, when the rats were killed. The day of the first postoperative stool was noted.

Groups of animals were killed at 2, 4, 7, 10, 14, and 28 days after resection. The abdomen was opened and anastomotic complications were noted. The colon was dissected along the mesenteric border, and standardized biopsies were

1 Department of Surgery, Malmö General Hospital University of Lund, S-21401 Malmö

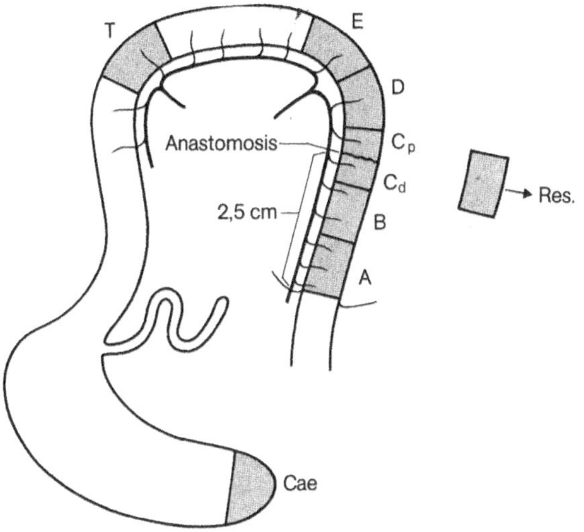

Fig. 1. Experimental model with sites of resection and segments of the colon that were studied. *A* and *B*, *D* and *E*, distal and proximal segments respectively; C_d, distal anastomotic segment; C_p, proximal anastomotic segment; *T*, colonic flexure; *Cae*, caecum; *Res.*, area resected

sampled on both sides of the anastomosis, as well as more proximal in the colon (see Fig. 1). The samples were dried to constant weight in an oven at 100° C and dry weight was recorded.

Collagen concentration in the colonic samples was determined as hydroxyproline concentration (μg hypro/mg dry weight) according to Pikkarainen [14]. Collagen synthesis was determined as specific activity of hydroxyproline (dpm hypro/μmol hypro) acording to Juva and Prockop [15] after 100 μCi ^{3}H-proline was given i.v. 24 h before killing. In figures collagen concentration and collagen synthesis in the different colonic segments are given as ratios between the values in operated animals and those in unoperated controls.

Experiment 2

Forty Sprague-Dawley male rats weighing 185–205 g were used. The same methods were employed as in the first experiment, but this time all anastomoses were made with one-layer continuous suture. Twenty rats (group 3) were fed standard laboratory diet (SL diet) as in experiment 1, and twenty (group 4) were fed low residue diet (LR diet), (Biosorbin), for 4 days prior to the operation and throughout the experimental period.

The same parameters were studied as in experiment 1. Collagen concentration was studied on days 2, 4, 7, and 14 postoperative, and collagen synthesis on day 7. All animals with complications are excluded from the results but are reported separately in certain aspects. This paper reports only part of a larger study [16–21].

Statistical Methods

In the statistical analysis of the results, the mean (M), the standard deviation (SD), and the standard error of the mean (SE) were calculated. Comparison of means was carried out using Student's *t*-test for unpaired observations. The χ^2 test was applied in the analysis of complications.

Results

Experiment 1

First Postoperative Stool

Rats with anastomoses made with interrupted sutures had the first stool passage on the 1st or 2nd postoperative day and it was usually of normal, solid appearance. Animals with continuous suture anastomoses had the first stool passage on the 3rd to 5th day; these stools were usually semifluid during the first few days.

Anastomotic Complications

In group 1 (C.S.) 21 rats (14.8%) had anastomotic leakage and abscess formation; four of them died of the complication. In group 2 (I.S.) there were three rats (3.3%) with gross anastomotic complications. The difference in the frequency of anastomotic complications is significant ($\chi^2 = 11.15$, $p < 0.001$).

Postoperative Changes in Body Weight

All animals had an immediate postoperative weight loss of 5%–10% (Fig. 2). Animals with anastomoses made with continuous suture showed delayed weight gain during the first postoperative week as compared with those with interrupted sutures. Animals with anastomotic complications suffered a greater weight loss.

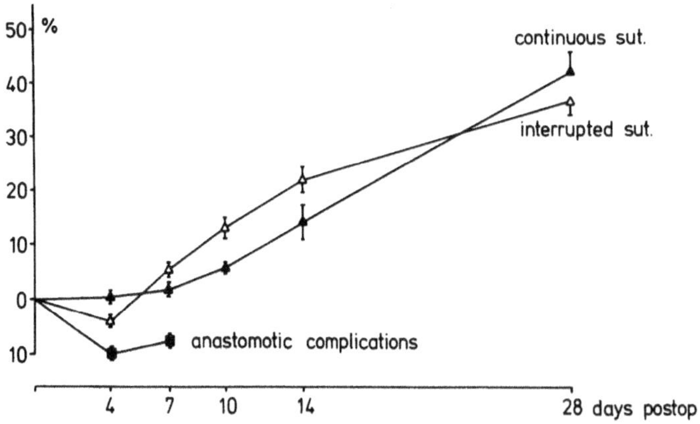

Fig. 2. Postoperative weight development after resection of the left colon in animals with anastomoses made with continuous and interrupted sutures, including animals with anastomotic complications

Collagen Concentration

On the 4th postoperative day (Fig. 3) there was a decrease in collagen concentration in the two anastomotic segments (C_p and C_d) of approximately 25% in both groups of rats. There was also a decrease in collagen concentration

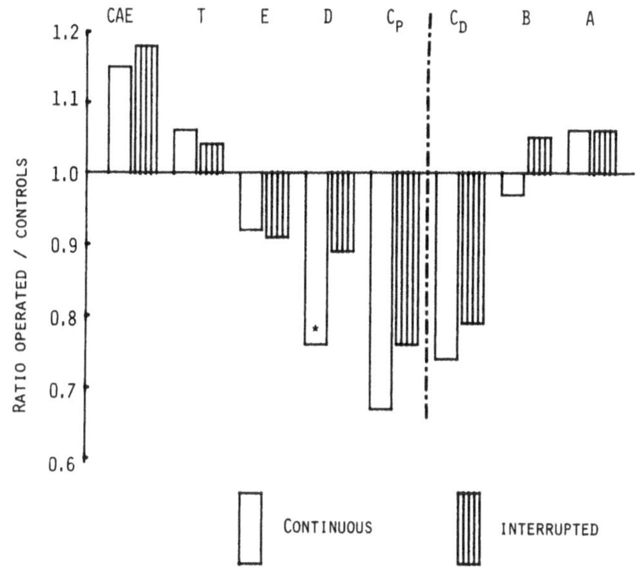

Fig. 3. Collagen concentration in segments of the colon studied 4 days after left colon resection and anastomosis. Abbreviations as in Fig. 1. The *asterisk* denotes the statistical level of probability of differences between continuous and interrupted sutures (* $p < 0.05$)

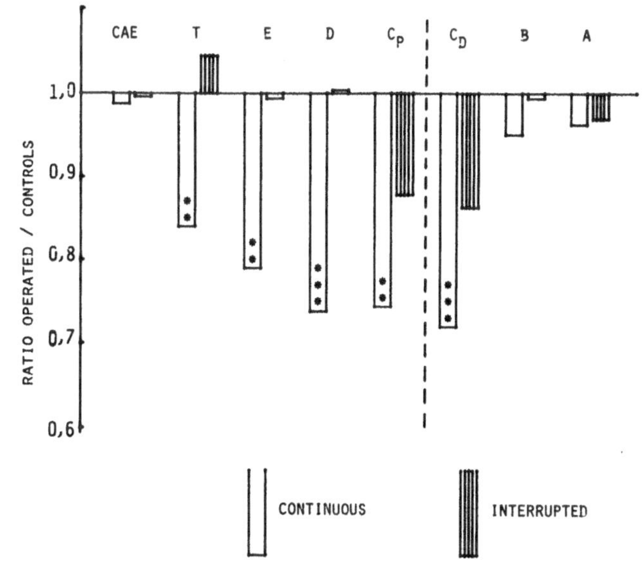

Fig. 4. Collagen concentration in segments of the colon studied 7 days after left colon resection and anastomosis. Abbreviations as in Fig. 1. The *asterisks* denote the statistical level of probability of differences between continuous and interrupted sutures (** $p < 0.01$, *** $p < 0.001$)

in the nearest proximal segment (D), which was significantly greater in rats with continuous suture than in those with interrupted sutures (24% and 11% respectively). There were no significant changes or differences between groups in the colon distal to the anastomosis.

On the 7th postoperative day (Fig. 4), in animals of group 1 (C.S.), there was still a decrease in collagen concentration of about 25% in the anastomotic segments, and at this time the decrease in collagen concentration extended proximally up to the right colonic flexure (T). In group 2 (I.S.), on the other hand, collagen concentration had reversed towards preoperative values, and a significant decrease appeared only in the two anastomotic segments. No changes in collagen concentration occurred distally in either group. From the 10th day on, both groups had normalized collagen concentrations.

Collagen Synthesis

After the operation collagen synthesis was increased in the entire colon in both groups (Fig. 5). The increase was most marked in the anastomotic segments (C_p and C_d) and proximally (D, E, T and Cae).

On the 7th postoperative day the collagen synthesis was significantly higher in the entire colon in animals of group 1 (C.S.) than in those of group 2 (I.S.). At this time the activity of collagen synthesis in the three segments proximal to the anastomosis was increased seven- to eightfold over that of unoperated controls in animals with continuous suture but only two- to fourfold in those with interrupted sutures.

Animals with Anastomotic Complications.

On day 7 there were two rats of group 1 (C.S.) which had anastomotic leakage. In these animals there was a decrease of collagen concentration of 30%–50% from below the anastomosis (B) up to the right colonic flexure (T). Collagen synthesis in these rats was increased 10- to 20-fold proximal to the anastomosis (Fig. 6).

Experiment 2

First Postoperative Stool

The first stool appeared on the 3rd to 5th day after operation in group 3 (SL diet) as it did in group 1 in experiment 1. Animals fed the LR diet, group 4, had very tiny stools and the day of onset was inconsistent. There were no gross anastomotic complications in either group.

Postoperative Weight Changes

Animals fed the LR diet, group 4, showed no significant postoperative weight loss and started to gain weight in the early postoperative period, while animals fed the SL diet suffered postoperative weight loss as seen in experiment 1 (Fig. 7).

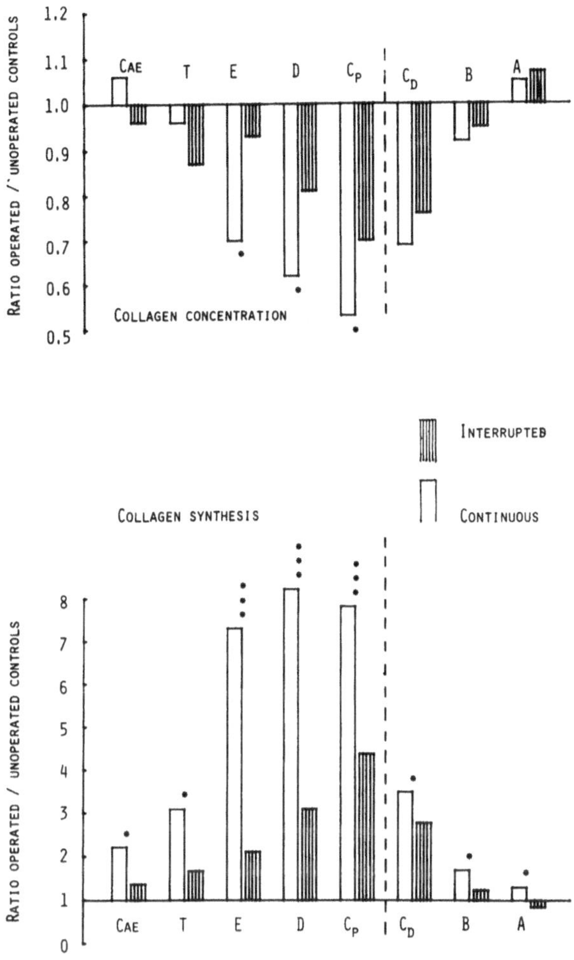

Fig. 5. Collagen metabolism in segments of the colon studied 7 days after left colon resection and anastomosis. Abbreviations as in Fig. 1. The *asterisks* denote the statistical level of probability of differences between continuous and interrupted sutures (* $p < 0.05$, *** $p < 0.001$)

Collagen Concentration

SL diet resulted in a marked reduction in collagen concentration in the two anastomotic segments (C_p and C_d) and in the colonic wall proximal to the anastomosis (D, E and T) (Figs. 8, 9). This reduction was most pronounced on the 7th postoperative day, at which point the collagen concentration was reduced approximately 40% in the two anastomotic segments. The collagen reaction was similar to that observed in group 1 in experiment 1.

In animals fed the LR diet, group 4, there was an early reduction of collagen concentration, confined to the anastomotic segments (C_p, C_d). This reduction was much smaller than that observed in the SL group, group 3 (Figs. 8, 9). No distant collagen response was observed in the LR group. On the 7th postoperative day, when the greatest changes were noted in the SL group, the collagen concentration was restored in the LR group.

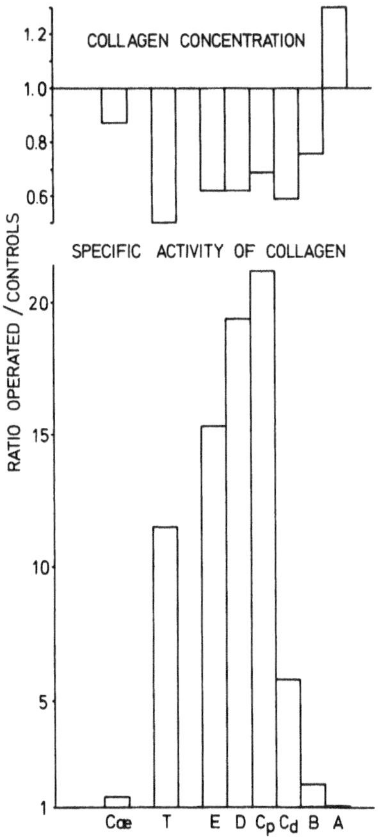

Fig. 6. Collagen concentration and collagen synthesis in segments of the colon in the two animals with anastomotic leakage, in the 7-day group with continuous suture

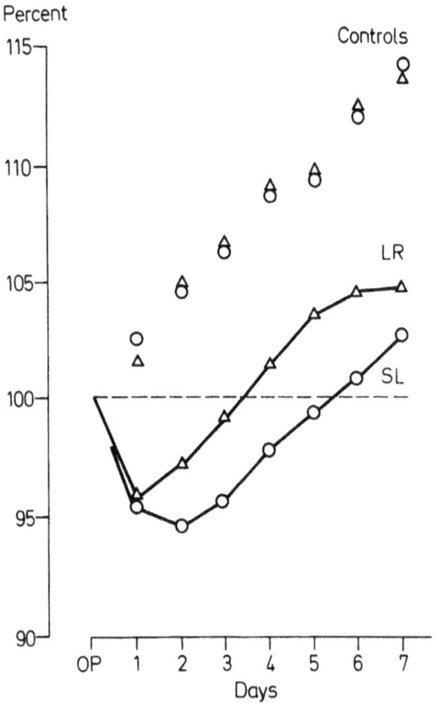

Fig. 7. Postoperative weight development after left colon resection and anastomosis in animals fed standard laboratory diet and low residue diet, *SL* and *LR* respectively

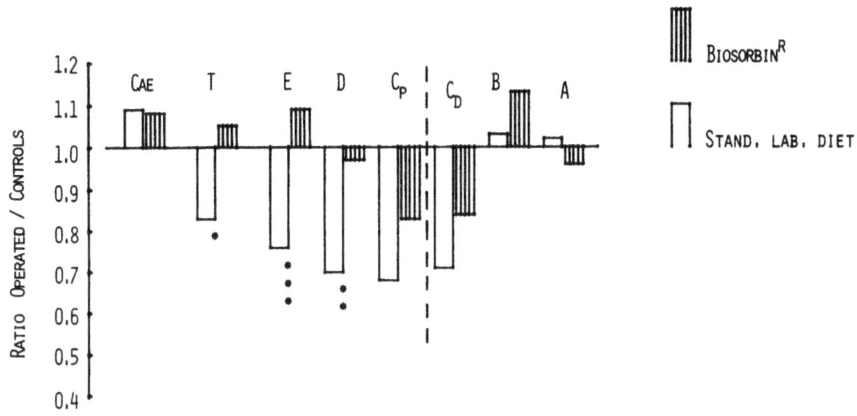

Fig. 8. Collagen concentration in segments of the colon studied 2 days after left colon resection and anastomosis. Abbreviations as in Fig. 1. The *asterisks* denote the statistical level of probability of differences between animals fed standard laboratory diet (SL) and low residue diet (LR) (* $p < 0.05$, ** $p < 0.01$, *** $p < 0.001$)

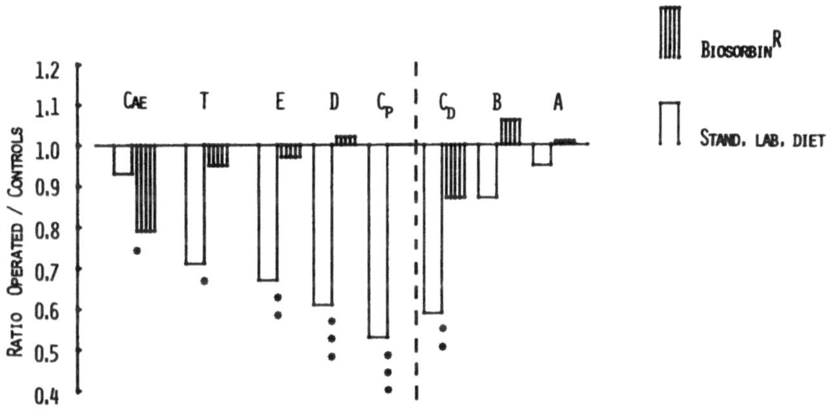

Fig. 9. Collagen concentration in segments of the colon studied 7 days after left colon resection and anastomosis. Abbreviations as in Fig. 1. The *asterisks* denote the statistical level of probability of differences between animals fed standard laboratory diet (SL) and low residue diet (LR) (* $p < 0.05$, ** $p < 0.01$, *** $p < 0.001$)

Collagen Synthesis

Figure 10 shows the results of collagen synthesis on the 7th postoperative day in groups 3 and 4. The results are given in absolute values (dpm ^{3}H-hypro/μmol hypro), since no control rats were used in this experiment.

In the anastomotic segments (C_p and C_d) the collagen synthesis was increased twice as much in animals of group 3 (SL diet) as in those of group 4 (LR diet). In the proximal segments (D, E and T) the differences were even greater.

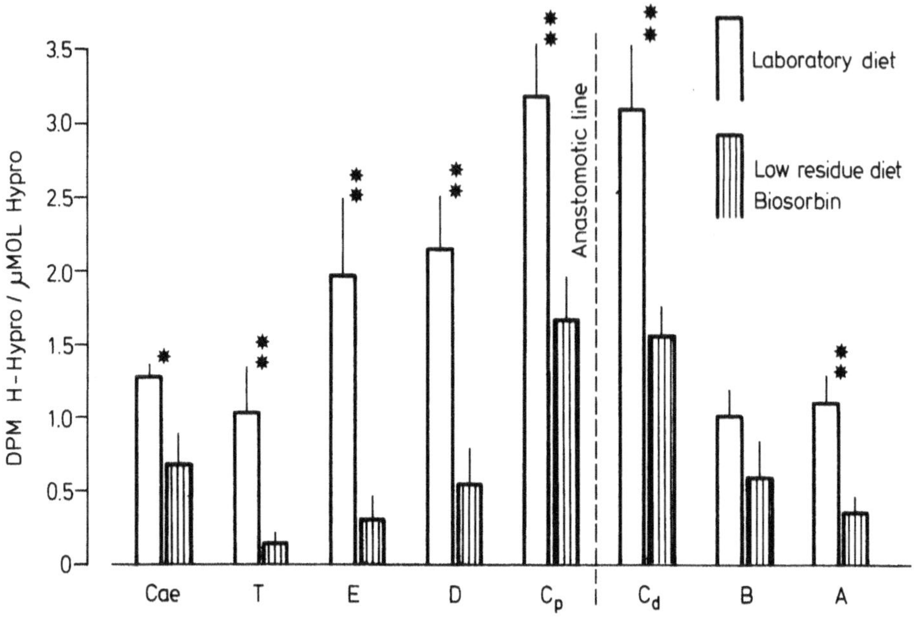

Fig. 10. Collagen synthesis in segments of the colon studied 7 days after left colon resection and anastomosis. Abbreviations as in Fig. 1. The *asterisks* denote the statistical level of probability of differences between animals fed standard laboratory diet (SL) and low residue diet (LR) (* $p < 0.05$, ** $p < 0.01$)

Discussion

Anastomotic breakdown is a life-threatening situation for the patient after gastrointestinal surgery [2, 3, 22]. It is therefore important to analyze factors causing such breakdown with the intention of diminishing its frequency. Theoretically, anastomotic dehiscence may occur if granulation tissue development is defective, if the suture breaks, unknots or dissolves too rapidly, or if the suture-holding capacity of the tissues is or becomes poor.

The suture-holding capacity of the bowel wall is mainly dependent on the connective tissue (collagen) in the submucosal layer [23]. It is therefore of interest to study changes in collagen metabolism after surgery. From earlier experimental studies [24–27] it is known that the collagen undergoes various changes following resection and anastomosis.

Among many factors, known or supposed to influence anastomotic healing, suture technique and faecal stagnation in the colon have been discussed extensively [5–13].

In the first part of this study one-layer continuous suture was compared with one-layer interrupted sutures. Resection and anastomosis in the left colon of the rat resulted in a marked decrease in collagen concentration in the anastomotic area and proximal, but not distal to the anastomosis. Concomitantly there was an increase in collagen synthesis in the entire colon, most pronounced in areas with the greatest decrease of collagen concentration. Lowered concentration of collagen despite increased synthesis must mean that lysis of collagen is very pronounced following surgery.

Animals with anastomoses made with continuous suture showed a more marked, more extensive and longer lasting reduction in collagen concentration than did those with interrupted sutures. Collagen synthesis again revealed a reciprocal relation to concentration, with more pronounced increase in animals with continuous suture anastomoses. These findings indicate that lysis of collagen is more intense when continuous suture is used than when interrupted sutures are used for the anastomosis.

The observations that animals with continuous suture had a delayed postoperative bowel function and relative faecal stagnation, taken together with the findings of asymmetrical changes in collagen metabolism, suggest that faecal stagnation may be the main cause of disturbances after continuous suture. It is known from case reports that faecal loading observed peroperatively results in increased frequency of anastomotic dehiscence [12, 13, 28].In order to investigate this problem we studied collagen metabolism in the colon, in animals fed low residue diet (Biosorbin). Low residue diet was shown in a pilot study to decrease the colonic content by more than 90% in 2–3 days. In the present study, one group of animals was fed low residue diet 4 days preoperatively and throughout the experimental period, while the control group received standard laboratory food. Continuous suture was used in both groups since this technique produced the most marked changes in collagen metabolism.

In these studies it was found that collagen concentration decreased less in animals on low residue diet than in animals with standard laboratory diet. Furthermore, the decrease was confined to the immediate anastomotic region and the reduction of collagen concentration was of short duration, returning to normal as early as a week after operation. Collagen synthesis increased much less in animals on low residue diet than in animals on standard laboratory diet. In fact, the changes in collagen metabolism in the colonic wall in animals with low residue diet and continuous suture were much the same as those changes observed with standard laboratory diet and interrupted sutures.

Some changes in collagen metabolism thus seem to be induced by the surgical trauma, irrespective of suture technique used. The more marked collagen changes after continuous suture seem to be related to functional stenosis with faecal stagnation, since they could be avoided if bowel content was eliminated. The higher complication rate observed in anastomosis made with continuous suture can probably be related to the more marked changes in collagen metabolism occurring with this technique.

Conclusions

Resection and anastomosis of the left colon in the rat resulted in a marked decrease of collagen concentration in the anastomotic area and proximally in the colonic wall. This was accompanied by a reciprocally increased synthesis of collagen. These findings suggest an increased breakdown of collagen in the colonic wall after the operation.

Continuous suture resulted in a more marked, more extensive and longer lasting disturbance in collagen metabolism, indicating an increased breakdown of collagen, as compared with interrupted sutures.

Animals with anastomosis made with continuous suture had a delayed bowel function, and thus a relative faecal stagnation, and a significantly higher frequency of anastomotic complications.

Low residue diet (Biosorbin), which led to a practically empty colon, resulted in elimination of the effects of continuous suture on the collagen metabolism.

The differences between anastomosis performed with continuous and with interrupted sutures may be due to functional stenosis caused by the continuous suture, leading to faecal stagnation and more marked changes in collagen metabolism.

References

1. Dunphy JE (1970) The cut gut. Am J Surg 119: 1–8
2. Debas HT, Thomson FB (1972) A critical review of colectomy with anastomosis. Surg Gynecol Obstet 135: 747–752
3. Wilson SM, Beahrs OH (1976) The curative treatment of carcinoma of the sigmoid, rectosigmoid and rectum. Ann Surg 183: 556–563
4. Morgenstern L, Yamakawa T, Ben-Shoshan M, Lippman H (1972) Anastomotic leakage after low colonic anastomosis. Am J Surg 123: 104–109
5. Goligher JC, Graham NG, Dombal FT de (1970) Anastomotic dehiscence after anterior resection of rectum and sigmoid. Br J Surg 57: 109–118
6. Gambee LP, Garnjobst W, Hardwick CE (1956) Ten years' experience with a single layer anastomosis in colon surgery. Am J Surg 92: 222–227
7. Bronwell AW, Rutledge R, Dalton ML jr (1967) Single-layer open gastrointestinal anastomosis. Ann Surg 165: 925–932
8. Orr NW (1969) A single-layer intestinal anastomosis. Br J Surg 56: 771–774
9. Matheson NA, Irving AD (1975) Single-layer anastomosis after rectosigmoid resection. Br J Surg 62: 239–242
10. Everett WG (1975) A comparison of one layer and two layer techniques for colorectal anastomosis. Br J Surg 62: 135–140
11. Goligher JC, Lee PWG, Simpkins KC, Lintott DJ (1977) A controlled comparison of one- and two-layer techniques of suture for high and low colorectal anastomoses. Br J Surg 64: 609–614
12. Barker K, Graham NG, Mason MC, Dombal FT de, Goligher JC (1971) The relative significance of preoperative oral antibiotics, mechanical bowel preparation and preoperative peritoneal contamination in the avoidance of sepsis after radical surgery for ulcerative colitis and Crohn's disease of the large bowel. Br J Surg 58: 270–273
13. Irvin TT, Goligher JC (1973) Aetiology of disruption of intestinal anastomoses. Br J Surg 60: 461–464
14. Pikkarainen J (1968) The molecular structures of vertebrate skin collagens. Acta Physiol Scand [Suppl] 309
15. Juva K, Prockop DJ (1966) Modified procedure for the assay of H^3- or C^{14}-labeled hydroxyproline. Analyt Biochem 14: 77–83
16. Jiborn H, Ahonen J, Zederfeldt B (1978) Healing of experimental colonic anastomoses: the effect of suture technique on collagen concentration in the colonic wall. Am J Surg 135: 333–340
17. Jiborn H, Ahonen J, Zederfeldt B (1978) Healing of experimental colonic anastomoses: Bursting strength of the colon following left colon resection and anastomosis. Am J Surg 136: 587–594

18. Jiborn H, Ahonen J, Zederfeldt B (1978) Healing of experimental colonic anastomoses: Breaking strength of the colon following left colon resection and anastomosis. Am J Surg 136: 595–599
19. Jiborn H, Ahonen J, Lindell B, Zederfeldt B (1979) Cardiac output distribution after left colon anastomosis in the rat. Eur Surg Res 11: 134–144
20. Jiborn H, Ahonen J, Zederfeldt B (1980) Healing of experimental colonic anastomoses. III. Collagen metabolism in the colon after left colon resection. Am J Surg 139: 398–405
21. Jiborn H, Ahonen J, Zederfeldt B (1980) Healing of experimental colonic anastomoses. IV. Effect of suture technique on collagen metabolism in the colonic wall. Am J Surg 139: 406–413
22. Schrock TR, Deveney CW, Dunphy JE (1973) Factors contributing to leakage of colonic anastomoses. Ann Surg 177: 513–518
23. Halsted WS (1887) Circular suture of the intestine – an experimental study. Am J Med Sci 94: 436–461
24. Cronin K, Jackson DS, Dunphy JE (1968) Changing bursting strength and collagen content of the healing colon. Surg Gynecol Obstet 126: 747–753
25. Hawley PR, Faulk WP, Hunt TK, Dunphy JE (1970) Collagenase activity in the gastro-intestinal tract. Br J Surg 57: 896–900
26. Irvin TT, Hunt TK (1974) Reappraisal of the healing process of anastomosis of the colon. Surg Gynecol Obstet 138: 741–746
27. Irvin TT (1976) Collagen metabolism in infected colonic anastomoses. Surg Gynecol Obstet 143: 220–224
28. Rosenberg IL, Graham NG, Dombal FT de, Goligher JC (1971) Preparation of the intestine in patients undergoing major largebowel surgery, mainly for neoplasms of the colon and rectum. Br J Surg 58: 266–269

Vergleichende Untersuchungen zur Wertigkeit des Nahtmaterials bei der Dickdarmanastomose

F. Nöthiger[1]

Einleitung

Wir haben uns zur Aufgabe gestellt, das Nahtmaterial für die Kolonanastomose mit handelsüblichen nichtresorbierbaren und resorbierbaren Fäden in einer allschichtig einreihigen Anastomosentechnik miteinander zu vergleichen. Vor allem sollte geprüft werden, ob die Eigenschaften von Dexon und Vicryl dazu berechtigen, Seide oder chromiertes Catgut zu ersetzen. Dazu untersuchten wir die folgenden Aspekte:

- Zugfestigkeit der Anastomose während der entscheidenden Heilungsphase;
- Histologie, insbesondere Grad der entzündlichen Reaktion;
- Fibroblastenaktivität;
- Kollagengehalt.

Material und Methode

In einer ersten prospektiv-randomisierten Versuchsgruppe mit insgesamt 64 Ratten wurde den Tieren das Kolon quer durchtrennt. Die Anastomose erfolgte mikrochirurgisch mit Seide, chromiertem Catgut, Dexon und Vicryl der Stärken USP 5/0 in der von Gambee angegebenen Allschichtnaht. Am 2., 4., 7. und 14. postoperativen Tag wurden die Kolonsegmente explantiert. Wir stanzten darauf mit einem eigens dazu hergestellten Instrument geometrisch identische Formen [5] aus der längs aufgeschnittenen Anastomose aus. Dieses Gewebsstück mit der zentral gelegenen Naht wurde dann in eine Mikrozugmaschine eingespannt. Die Reißkraft, definiert als maximale Festigkeit, bevor die Anastomose oder ein benachbarter Darmabschnitt eben zu reißen beginnt, wurde über ein Meßelement auf einen Kurvenschreiber übertragen und in pond (Grammkraft) abgelesen. Reißkraft, konstante Breite der Darmprobe und mikrometrische Messung der Wanddicke erlaubten die Berechnung der Zugfestigkeit ($Z = R/B \cdot D$). Aus dem Rest des Darmsegmentes stellten wir die histologischen Präparate her. Diese wurden mit Hämalaun und Eosin gefärbt.

In einer 2., ebenfalls randomisierten Versuchsgruppe wurden wiederum 64 Tiere analog wie in der 1. Gruppe operiert, mit dem Unterschied, daß beim Eingriff ein kleines Kolonsegment entnommen wurde, in dem die Bestimmung des Ausgangswertes für alkalische Gewebsphosphatase und Hydroxyprolin

1 Universitätsklinik für Viscerale Chirurgie, Inselspital, CH-3010 Bern

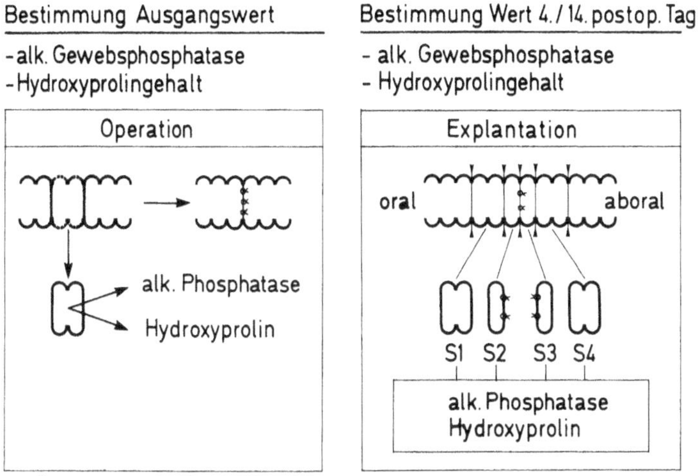

Abb. 1. Ausgangswert und Segmentexplantation für die biochemischen Untersuchungen

erfolgte. Bei der Explantation am 4. und 14. Tag wurden 4 Segmente – S_1–S_4 – aus dem Darm ausgeschnitten. Zwei lagen anastomosennah, je eines oral bzw. aboral der Anastomose. In diesen 4 Segmenten maßen wir die Aktivität der alkalischen Gewebsphosphatase und den Hydroxyprolingehalt nach der Methode von Prockop [7] (Abb. 1).

Ergebnisse

Mechanische Untersuchungen

Die Stückwerte zeigen an den postoperativen Tagen 2, 4, 7 und 14 verschiedene Zugfestigkeiten, die in einen Gesamtverlauf passen, dem alle Gruppen, je nach Nahtmaterial, mehr oder weniger gut folgen. Die höchste Reißkraft weisen am 2., 4. und 7. postoperativen Tag Seide und am 14. Tag Dexon auf. Der kleinste Anastomosenquerschnitt fand sich durchschnittlich am 2. Tag bei Seide, am 4. Tag bei Polyglykolsäure, am 7. Tag wiederum bei Seide und am 14. Tag bei Vicryl. Die wichtigsten Resultate der Zugfestigkeitsuntersuchungen sind in Abb. 2 graphisch dargestellt. Eine signifikant erhöhte Zugfestigkeit zeigte am 2. postoperativen Tag Seide gegenüber Catgut chromic und Vicryl ($p < 0,005$), am 4. postoperativen Tag Seide gegenüber Catgut chromic ($p < 0,05$), am 7. postopertiven Tag Seide gegenüber Vicryl ($p < 0,01$) und am 14. postoperativen Tag Dexon gegenüber Catgut chromic ($p < 0,05$).

Histologie

Zwei Tage postoperativ finden sich in den inneren Darmschichten viele Blutungen und je nach Nahtmaterial ein mehr oder weniger starkes Ödem und Fibrinablagerung. Die Anzahl der neutrophilen Granulozyten und anderer

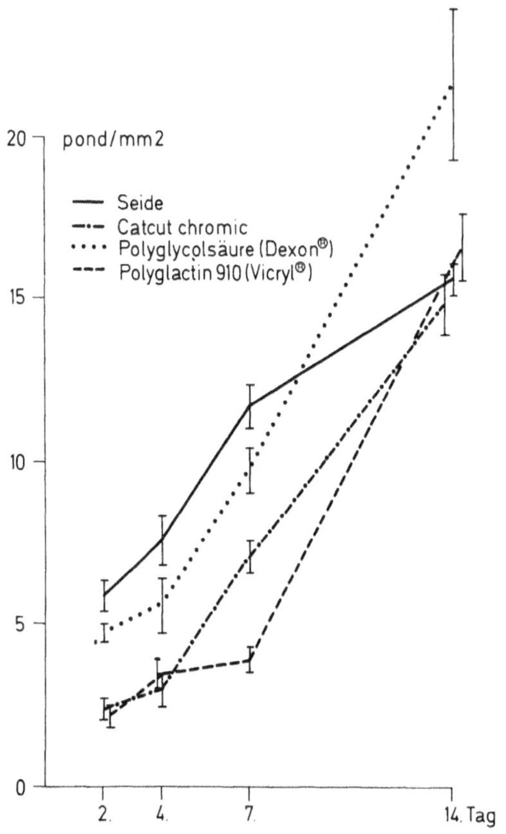

Abb. 2. Zugfestigkeit der Kolonanastomose der Ratte (Reißkraft in pond/mm^2 Querschnitt). —— Seide, – · – Catgut chromic, · · · · · Polyglykolsäure (Dexon), – – – Polyglactin 910 (Vicryl)

Exsudatzellen ist groß. Teilweise beginnt sich die Muscularis mucosae aufzulösen. Diese Veränderungen sind bei Catgut chromic, um den sich sogar Abszesse finden, am stärksten, bei Dexon am schwächsten ausgebildet. Am *4. postoperativen Tag* durchsetzt ein Granulationsgewebe mit Kapillaren, Lymphozyten, Histiozyten, Fibroblasten und wahrscheinlich auch mit Faserbildung alle Schichten der Anastomose bis an die Serosa, die mit spärlich fibrinösem Exsudat bedeckt ist. Mitosefiguren sind vor allem in den Fibroblasten zahlreich. Entzündungen und Ödem gehen bei Dexon und Vicryl zurück, sistieren jedoch bei Catgut chromic noch deutlich. Am *7. postoperativen Tag* hat sich ein zellreiches Granulationsgewebe um die Fäden entwickelt, das am deutlichsten in der Submukosa ausgebildet ist. Die provisorische Reepithelialisierung setzt mit einer einschichtigen Lage kuboider Zellen von der benachbarten Schleimhaut her ein. Die Anastomosen scheinen zum größten Teil per priman intentionem zu verheilen, wobei sich aber um Catgut chromic wiederum Fadenabszesse zu bilden beginnen. Am *14. Tage postoperativ* ist die Heilung durch eine erhebliche Vermehrung der Fibroblasten und Bildung kollagener Fasern um den Faden herum charakterisiert. Die provisorische Reepithelialisierung ist abgeschlossen, neutrophile Granulozyten in größerer Zahl sind nur noch bei Catgut chromic nachzuweisen.

Um die histologischen Reaktionen auf die verschiedenen Nahtmaterialien im Gewebe zu vergleichen, haben 2 unabhängige Untersucher die Präparate in Unkenntnis der Fadenart und des Explantationstages durchgemustert.

Folgende histologische Kriterien wurden beurteilt: Grad der Exsudation von neutrophilen Granulozyten, Ausmaß des Ödems, Fibroblastenproliferation. Je höher die Punktzahl eines Fadens liegt, desto besser ist die histologische Reaktion des Gewebes auf das Nahtmaterial. Dexon mit 27, Vicryl mit 25 Punkten sind Seide mit 22 bzw. Catgut chromic mit 18 deutlich überlegen.

Biochemische Untersuchungen

Alkalische Gewebsphosphatase

Der Gehalt an alkalischer Phosphatase in jedem Sement (S_1-S_4) war unabhängig vom Nahtmaterial.

Hydroxyprolinbestimmung

Die statistischen Berechnungen ergaben wiederum eine segmentunabhängige Verteilung des Hydroxyprolingehaltes. Die multiplen Vergleiche eines bestimmten Segmentes mit Kollektiven anderer Nahtmaterialien zeigten lediglich für das Segment S_3 bei Catgut chromic signifikante Unterschiede am 4. und 14. Explantationstag, und zwar gegen Seide, weniger gegen Vicryl. Dieser Unterschied rührt jedoch vom hohen Eigenanteil (14%) an Hydroxyprolin im Catgut chromic her, der natürlich mitgemessen wurde.

Diskussion

Obschon die mechanische Wirkung der Naht selbst vom 4. Tag an für die Eigenfestigkeit der Anastomose bedeutungslos wird [2], beeinflussen die chemischen und wahrscheinlich weniger die physikalischen Eigenschaften gewisser Nahtmaterialien die entzündliche Reaktion in der Darmwand und damit die kollagenolytische Aktivität im Gewebe. Wir konnten die Untersuchungsresultate von anderen [3, 4] bestätigen, wonach die Polyester der Glykolsäure in der ersten Heilungsphase eine deutlich schwächere entzündliche Reaktion als Catgut chromic oder Seide verursachen. Vergleicht man das Ausmaß der Entzündung mit Zugfestigkeit und Kollagengehalt, zeigt es sich, daß für die Heilung einer Anastomose eine gewisse entzündliche Reaktion zwar notwendig ist (Ausbildung von Granulationsgewebe), schwere Entzündungsformen (Abszeßbildung) aber die Produktion der Fibroblasten in der 2. Heilungsphase hemmen. Die histologischen Unterschiede zwischen den mit verschiedenen Fäden genähten Anastomosen sind bis zum 4. Tag groß, am 14. Tag jedoch nur noch gering. Da Catgut chromic und Seide vom Material her schon eine kräftige entzündliche Gewebereaktion verursachen, können sie, zumindest für die Naht im bakteriell kontaminierten Milieu des Darmes, nicht mehr empfohlen werden. In unseren Untersuchungen ist die Zugfestigkeit der mit Seide genähten Anastomosen gegenüber den mit Catgut chromic genähten signifikant höher. Am 14. Tag ist die Zugfestigkeit von Seide, Dexon und Vicryl ohne wesentliche Differenz, lediglich die Naht mit Dexon ist derjenigen mit Catgut chromic überlegen. Der direkte Vergleich zwischen Dexon und Vicryl ergibt lediglich am 7. Tag einen Trend zu einer höheren Zugfestigkeit der Dexon- gegenüber der Vicrylnaht. Es scheint, daß in einer 1. Heilungsphase bis etwa zum 5. Tag ein nicht exakt bestimmbares Maß an entzündlicher Reaktion notwendig ist, das die Kollagensyntheserate für die 2. Heilungsphase beeinflussen kann. Ist diese Synthese einmal in Gang gekommen, wird sie durch eine persistierende Entzündung wie etwa bei Catgut chromic gehemmt. Ein gegenüber den Bakterien der Darmflora und dem kontaminierten Gewebe inertes Nahtmaterial jedoch mit kleiner entzündlicher Reaktion wie Dexon oder Vicryl wirkt sich in der 2. Heilungsphase auf Reißkraft und Zugfestigkeit günstig aus. Die Diskussion der biochemischen Untersuchung muß aus Platzgründen auf das wesentlichste beschränkt werden. Mit der alkalischen Gewebsphosphatase der Wand des Kolons wird vermutlich die zelluläre Basis bzw. Aktivität des Kollagenmetabolismus erfaßt. Sie scheint unabhängig vom Nahtmaterial zu verlaufen. Das gleiche gilt auch für den Kollagengehalt in den anastomosennahen Darmsegmenten, der sich in den mit den 4 verschiedenen Fäden genähten Anastomosen nicht unterscheidet.

Zusammenfassung

Die Kolonanastomose der Ratte weist nach der Naht mit Dexon bis zum 14. postoperativen Tag, an dem sie praktisch konsolidiert ist, ebenso gute mechanische Eigenschaften auf wie mit Seide, Vicryl und Catgut chromic; am 14. Tag sind die Werte signifikant besser als mit Catgut chromic. Der direkte Vergleich zwischen Dexon und Vicryl läßt lediglich am 7. Tag einen Trend zugunsten von Dexon erkennen. Sonst bestehen keine Signifikanzen. Dagegen ist die Zugfestigkeit der mit Vicryl genähten Anastomosen am 2. und am 7. Tag signifikant schlechter als mit Seide. Histologisch zeigen Dexon und Vicryl eine signifikant geringere entzündliche Reaktion als Seide und Catgut chromic. Biochemisch finden sich am 4. und 14. Tag zwischen den 4 Fäden keine signifikanten Unterschiede über allen Anastomosensegmenten.

Für die Darmnaht sollte in der Klinik chromierter Katgut wegen seiner raschen Resorption und starken entzündlichen Reaktion nicht mehr verwendet werden. Nichtresorbierbare Fäden wie Seide sind in der 1. Phase der Anastomosenheilung ein gutes Nahtmaterial, können aber zu Spätkomplikationen wie Fadenkrankheit und Darmstenose führen. So bieten sich heute Dexon und Vicryl als bestes Nahtmaterial an, das auch im bakteriell besiedelten Darmlumen hydrolytisch abgebaut wird. Nachteile wie mangelhafte Handlichkeit, starre Sitzfestigkeit des ersten Knotens und sägende Wirkung des Fadens im Gewebe sind schon oder werden noch durch andere Bearbeitung der Fadenoberfläche reduziert. In der Chirurgie des Magen-Darm-Traktes geht der Trend zur einreihigen, allschichtigen, nichtinvertierenden Anastomose mit resorbierbaren, synthetischen Fäden der Stärken USP 3/0–5/0 und atraumatischer Armierung.

Summary

Histological, mechanical, and biochemical examinations on the second, fourth, seventh, and fourteenth postoperative days in 124 one-layer colon anastomoses of the rat have shown that the synthetic resorbable suture materials such as Dexon and Vicryl are as good as or even better than silk or catgut chromic. The most favorable histological reaction is observed with Dexon. Collagenolytic activity and collagen content are not influenced by the suture material during the first 14 postoperative days.

Literatur

1. Dawson I, Pryse-Davis J (1963) The distribution of certain enzyme systems in the normal human gastrointestinal tract. Gastroenterology 44: 745
2. Fellows NM, Burge J, Hatch CS, Prince PB (1951) Suture strength and healing strength of end to end intestinal anastomoses. Surg Forum 3: 111
3. Hastings JC, Winkle W van jr, Barker E, Hines D, Nichols W (1975) Effect of suture materials on healing wounds of the stomach and colon. Surg Gynecol Obstet 140: 701
4. Katz AR, Turner RJ (1970) Evaluation of tensile and absorption properties of polyglycolic acid sutures. Surg Gynecol Obstet 131: 701
5. Kenedi RM, Gibson T, Daly CH, Abrahams M (1960) Biochemical characteristic of human skin and costal cartilage. Fed Proc 25: 1084
6. Nöthiger F, Ziegler WJ, Finger J, Kaufmann R (1980) Nahtmaterial in der Darmanastomose. Helv Chir Acta [Suppl] 14
7. Prockop DJ, Udenfriend S (1960) A specific method for the analysis of hydroxyproline in tissues and urine. Analyt Biochem 1: 228
8. Ten Cate AR, Syrbu S (1974) A relationship between alkaline phosphatase activity and the phagocytosis and the degradation of collagen by fibroblast. J Anat 117: 351

Der Einfluß der Nahtspannung auf die Wundfestigkeit der Dickdarmanastomose

J. Waninger und C. Buchgeister[1]

Die Perfektion der Stichtechnik ist gerade bei der Stoß-auf-Stoß-Naht für die Anastomose von entscheidender Bedeutung [5]. Der Heilerfolg kann nur garantiert werden, wenn die Forderungen nach intakter Durchblutung, dichtem Verschluß und Spannungsfreiheit erfüllt werden. Der Spannungsbegriff läßt allerdings 2 verschiedene Betrachtungsweisen zu. Wenn sich die Darmenden nicht zwanglos aneinanderlegen lassen, muß der Versuch, die fehlende Strecke durch festes Anziehen der Knoten zu überbrücken, mit tödlicher Sicherheit zur Insuffizienz führen. Zwar gelingt es, das mit dem Knoten gefaßte Gewebe zu adaptieren, das zwischen den Knoten liegende Gewebe weicht aber auseinander und läßt sich nur mit zusätzlichen Nähten unter Spannung vereinigen (Abb. 1).

Aber selbst wenn sich die Darmenden gut adaptieren lassen, kann das Gewebe durch unterschiedliche Nahtspannung unter Druck gesetzt werden. Dabei wird das Gewebe im Knoten stärker gequetscht als das dazwischen liegende (Abb. 2). Zum experimentellen Vergleich unterschiedlicher Nahtspannungen ist eine größtmögliche Standardisierung der Nahttechnik wün-

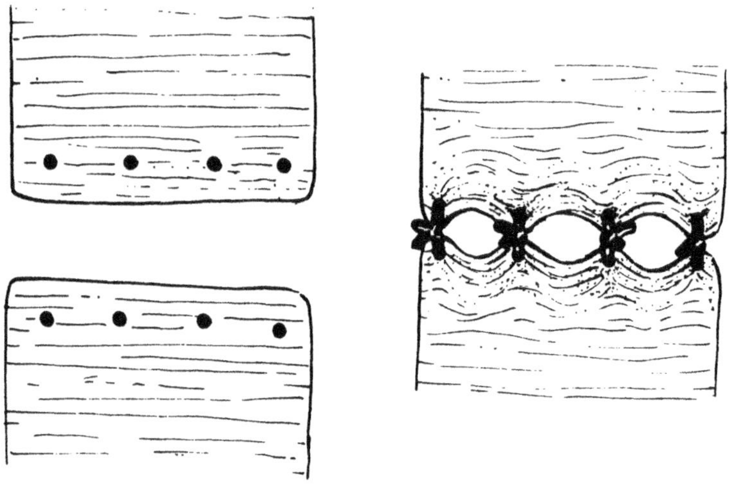

Abb. 1. Schematische Darstellung einer Anastomose unter Spannung. Durch starkes Anziehen wird das Gewebe adaptiert, während es in den Nahtzwischenräumen zu Lücken kommt, die nur durch Zusatznähte geschlossen werden können

1 Chirurgische Universitätsklinik Freiburg, Hugstetter-Str. 55, D-7800 Freiburg

schenswert. Dabei müssen neben der Nahtspannung 7 weitere Parameter berücksichtigt werden, die allein für sich die Heilung beeinflussen können (Tabelle 1). Neben der Form der Adaptation, wie invertierend oder evertierend, der Anzahl der Nahtreihen und der Stichführung müssen auch der Einstichabstand vom Wundrand und der Knotenabstand genau eingehalten werden. Nahtmaterial sowie Lage und Form des Knotens dürfen sich nicht ändern.

Durch Einlegen eines 2 cm langen Stiftes, der eine Längsmarkierung für die Wahl des Knotenabstandes und eine zirkuläre Millimetereinteilung trägt, lassen sich Einstichabstand vom Wundrand und Knotenabstand für jeden einzelnen Stich abmessen (Abb. 3).

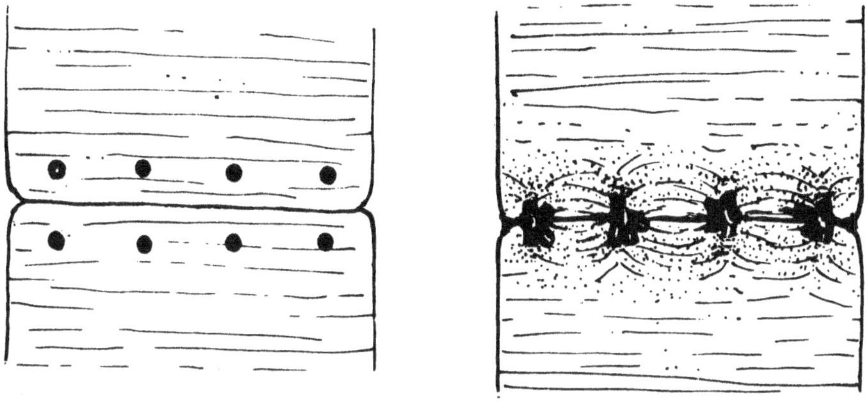

Abb. 2. Schematische Darstellung der Nahtspannung an der Anastomose. Durch erhöhte Nahtspannung wird das Gewebe zwischen den Knoten zusammengedrückt, dabei wird das Gewebe in der Knotenschlaufe selbst aber stark gequetscht

Tabelle 1. Die technische Ausführung einer Anastomosennaht läßt sich mit Hilfe von 8 Parametern charakterisieren

1. Adaption
   a) Evertierend
   b) Invertierend
   c) Auf Stoß
   d) Invagination
2. Nahtreihe
   a) Einreihig
   b) Zweireihig
   c) Dreireihig
3. Stichführung
   a) Einzelknopf
   b) Fortlaufend
4. Einstichabstand
5. Knotenabstand
6. Knotenform und -lage
   a) Innen, außen
   b) Knüpftechnik
7. Nahtspannung
8. Hilfsmittel
   a) Nadel
   b) Fadenmaterial
   c) Prothesen

Abb. 3. Stift zur Standardisierung der Anastomosentechnik am Dickdarm der Ratte. Die Längsmarkierung bestimmt den Knotenabstand, und durch die zirkuläre Millimetereinteilung läßt sich der Einstichabstand vom Wundrand abmessen

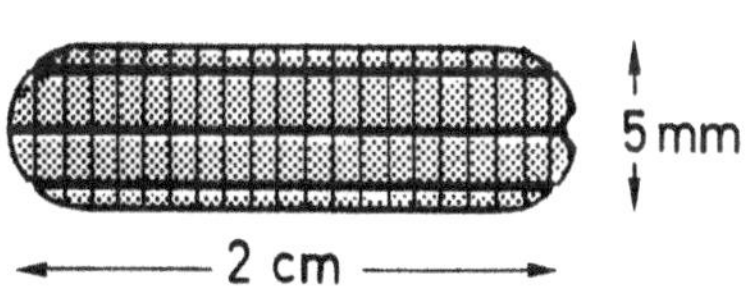

Material und Methode

108 männliche Wistar-Ratten mit einem Durchschnittsgewicht von 300 g wurden in 3 Gruppen eingeteilt. Je 6 Tiere wurden unmittelbar postoperativ sowie nach 2, 4, 7, 14 und 21 Tagen mit dem Berstungsdruckverfahren untersucht.

In jeder Gruppe wurde die Nahtspannung variiert. 10 Kontrolltiere dienten zur Bestimmung der Gewichtszunahme.

Nach intraperitonealer Gabe von Nembutal 42 mg/kg KG wurde das Abdomen über eine mediane Laparotomie eröffnet. Das Mesenterium des distalen Kolon wurde stumpf durchtrennt und ein Steg durchgeschoben, der den Darm vor den Bauchdecken hielt. Unter Schonung der Marginalgefäße wurde das Kolon durchtrennt und der Stift mit einer Markierung für 6 Nähte eingeschoben. Unter dem Operationsmikroskop (Fa. Zeiss; Vergrößerung × 6)

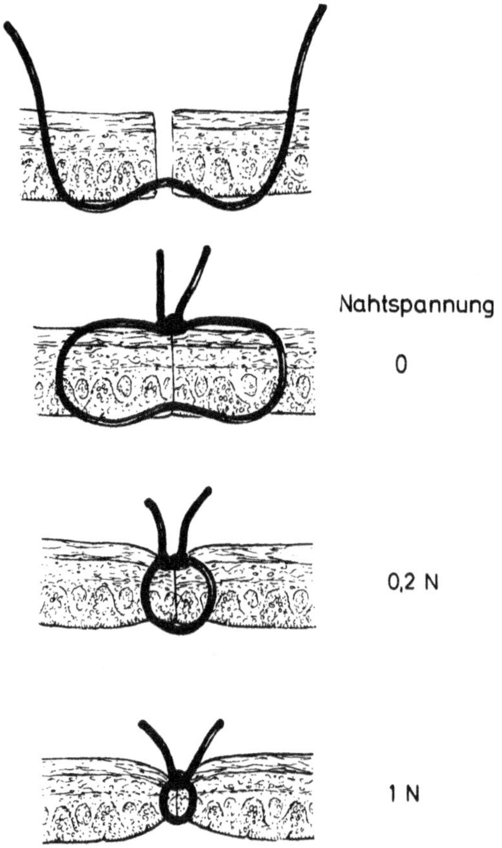

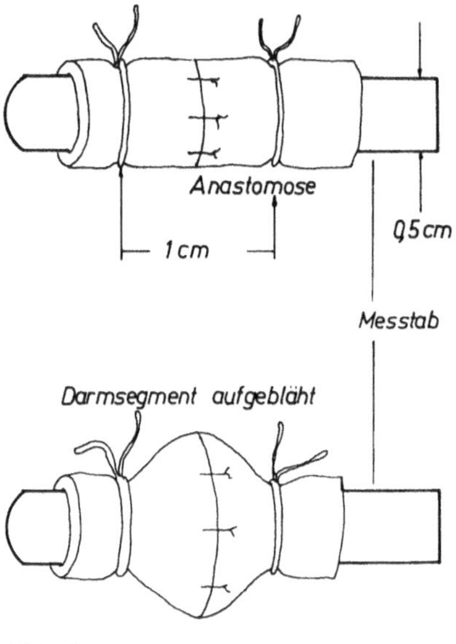

Abb. 4 **Abb. 5**

Abb. 4. Nahttechnik nach Gambee. Während bei 0 N Spannung das Gewebe nicht gequetscht wird, kommt es bei 0,2 N und 1 N Spannung zu unterschiedlich starken Gewebequetschungen

Abb. 5. Das Darmsegment wird auf einen Stab aufgebunden. Die Abbindestellen liegen 1 cm auseinander. Über eine innere Bohrung ist der Meßstab mit einer Meßkette und einem Perfusor verbunden, über den das Darmsegment mit Wasser in einer Geschwindigkeit von 2 ml/min aufgedehnt werden kann wurden die Nähte mit Polyglactin 910, 6-0-BV-1-Nadel, in der Stichführung nach Gambee mit einem Einstichabstand vom Wundrand von 2 mm gelegt. Vor dem Knüpfen der letzten 3 Fäden wurde der Stift wieder herausgezogen. Nach Legen des chirurgischen Knotens wurden 2 gegenläufige Knoten aufgesetzt. In Gruppe 1 blieb die Fadenschlaufe so weit, daß das Gewebe nicht komprimiert wurde. In Gruppe 2 wurden die Fadenenden mit Hilfe der Federwaage (Fa. Prof. Maey, Bonn) mit 0,2 N und in Gruppe 3 mit 1 N angespannt. Die 2 aufgesetzten Knoten wurden ebenfalls mit der entsprechenden Kraft angezogen (Abb. 4).

Reposition des Darmes und Verschluß des Abdomens mit fortlaufender Fasziennaht und Hauteinzelknopfnähten.

Zum Sektionszeitpunkt wurde das anastomosentragende Segment entnommen und in einem Abstand von 1 cm auf einen Stab mit 5 mm Durchmesser gebunden (Abb. 5). Dieser war über eine innere Bohrung mit einer Meß- und Registriereinheit (Fa. Hellige, Nr. AB 2360 0007) und einem Perfusor verbunden, durch den das Segment mit einer Geschwindigkeit von 2 ml/min mit Wasser aufgedehnt wurde. Das Reißen der Anastomose war durch einen raschen Druckabfall gekennzeichnet. Das proximal der Anastomose gelegene Segment wurde jeweils mitgemessen.

Die Meßdaten wurden gespeichert und statistisch durch den Paarvergleich nach Tuckey ausgewertet[1].

Ergebnisse

Von 108 Tieren verstarben postoperativ 6, die nachoperiert wurden. 2 Messungen fielen durch fehlerhafte Entnahme und falsches Aufbinden auf den Meßstab aus.

Während die Kontrolltiere kontinuierlich an Gewicht zunahmen, kam es bei den operierten Tieren zu einer Gewichtsabnahme von 5–20 g bis zum 4. bzw. 7. Tag. Diese Gewichtsabnahme wurde aber ab dem 7. Tag wieder rasch aufgeholt, so daß sie nach 3 Wochen das Gewicht der Kontrolltiere erreichten (Abb. 6). Eine Beziehung zur Nahttechnik ließ sich nicht herstellen.

Der durchschnittliche Berstungsdruck des proximalen Segmentes betrug 310 mm Hg (± 63) und zeigte keine Abhängigkeit von der Nahttechnik oder vom Sektionszeitpunkt.

76 Anastomosen rissen zwischen 2 Knoten, 14 an einem Knoten, und bei 4 Rißstellen konnte der Reißort an der Anastomose nicht exakt lokalisiert werden. 12 Segmente rissen proximal oder distal ein. 50% davon fielen auf die Gruppe 1.

Werden die Meßergebnisse an der Anastomose auf den durchschnittlichen Wert des proximalen Segmentes (310 mm Hg = 100%) bezogen, so läßt sich für alle Gruppen ein charakteristischer Verlauf aufzeichnen. Der unmittelbare postoperative Durchschnittswert von Gruppe 1 liegt unter dem von Gruppe 2 und 3 und deutet an, daß die lockere Adaptation einem geringeren Druck

---

1 Institut für Medizinische Statistik und Dokumentation, Universität Freiburg

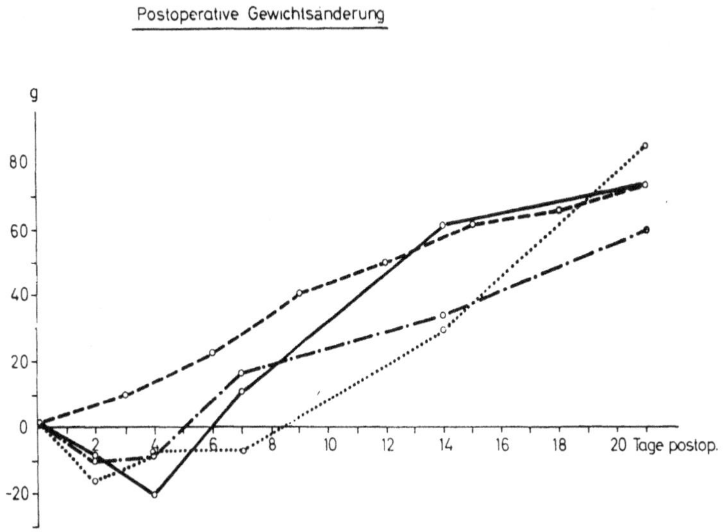

Abb. 6. Die Gewichtskurve zeigt einen Abfall bis zum 4. bzw. 7. Tag und steigt dann in allen 3 Gruppen an, um das Gewicht der Kontrolltiere zu erreichen. ——— Gruppe 1, – · · – Gruppe 2, · · · · · Gruppe 3, – – – Kontrolltiere

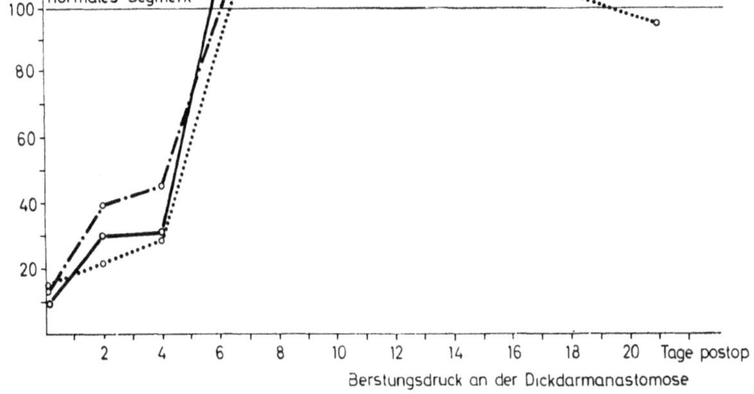

Abb. 7. Die Berstungsdruckkurve steigt in allen 3 Gruppen leicht und nach dem 4. Tag steil an. Nach dem 7. Tag liegt die Kurve der Gruppe 1 signifikant ($p = 0{,}01$) über der von Gruppe 2 und 3, die zur 3. Woche hin wieder abfallen. ——— Gruppe 1, 0 N Spannung, – · · – Gruppe 2, 0,2 N Spannung, · · · · · Gruppe 3, 1 N Spannung

standhält. Bis zum 4. Tag kommt es zu einer leichten Druckzunahme, die danach zum 7. Tag hin sprunghaft ansteigt und in Gruppe 1 mit 50% über dem Normalwert bis hin zur 3. Woche liegt. Dieser Verlauf ist gegenüber der Gruppe 2 und 3 signifikant ($p = 0{,}01$). Während die Werte in Gruppe 2 und 3 nach dem 7. Tag abfallen, steigen sie in Gruppe 1 eher noch an (Abb. 7).

Diskussion

Der Kurvenverlauf von Gruppe 2 und 3 ähnelt sehr der von Herrmann 1964 publizierten Berstungsdruckkurve. Es wird dort ein Druckabfall am 4. Tag registriert, der in der vorliegenden Kurve nicht auftritt. Er registriert dann auch einen Druckabfall, der sich nach dem 7. Tag den Werten des normalen Darmes zuneigt. Hier rissen die Segmente aber immer außerhalb der Anastomose ein.

Als entscheidende Einflußfaktoren für die Wundheilung hat Block (1963) den Druck, mit dem die Gewebe adaptiert sind, und die Spannung, unter der die Wunde steht, hervorgehoben. Jede chirurgische Naht führt zu einer Drosselung der Durchblutung [7], die mit vermehrter Nahtspannung zunimmt. Poth (1968) geht allerdings davon aus, daß bei maximal geknüpften Nähten an der Anastomose des Gastrointestinaltraktes Gefäße und Kapillaren durchschnitten werden und lediglich Bindegewebe in der Nahtschlaufe liegt, was paradoxerweise die Durchblutung nicht beeinträchtigen soll. Fellows (1952) und Priesching (1965) konnten an der Dickdarmanastomose des Hundes bzw. an der Enterotomie der Katze zwischen Normalnaht- und maximaler Nahtspannung keinen signifikanten Unterschied bei Berstungsdruckversuchen feststellen.

Im Vergleich von locker oder normal geknüpften Faszien mit maximal angezogenen Fäden ließen sich durch eine Reihe von Autoren [2, 8–10] eine Erhöhung der Reißfestigkeit zugunsten der niederen Nahtspannung finden. Eine höhere Reißfestigkeit fand Forrester (1970) zwischen mit Pflaster adaptierten und normal genähten Hautwunden.

Die bisher greifbaren Ergebnisse weisen darauf hin, daß eine Naht ohne Spannung die Wundfestigkeit nach dem 4. Tag verbessern kann. Zweifellos erfüllt die lockere Adaptation an der Darmanastomose das Gefühl für die Sicherheit nach einem wasserdichten Darmverschluß nicht, dies könnte jedoch durch eine Verminderung des Knotenabstandes ausgeglichen werden.

Zusammenfassung

Mit Hilfe einer standardisierten Nahttechnik wurden Dickdarmanastomosen der Ratte mit 3 verschiedenen Nahtspannungen genäht und mit dem Berstungsdruckverfahren verglichen. Die Knoten wurden einmal ohne Spannung geknüpft oder mit Hilfe von Federwaagen mit einer Kraft von 0,2 N bzw. 1 N angezogen. Bei allen 3 Techniken stieg der Druck leicht und nach dem 4. Tag steil an. Nach dem 7. Tag lagen die Werte der spannungslosen Nähte jedoch signifikant über den beiden anderen Techniken.

Summary

Colonic anastomoses were performed in three groups of rats, using a different suture tension in each group. The suture tensions in the three groups were: no tension, 0.2 N, and 1 N, the latter two being checked with a spring balance. The strength of the anastomosis was found by measuring the bursting pressure. There was a slight rise in bursting pressure by the 4th day, but a rapid gain in strength between the 4th and 7th days. The anastomoses sutured without tension resisted a significantly higher pressure from the 7th day to the 3rd week than those in the two groups sutured with tension.

Literatur

1. Block W (1963) Zur Pathophysiologie der chirurgischen Naht. Klinische Medizin (Wien) 18: 10
2. Borgström S, Sandblom P (1956) Suture technic and wound healing. An investigation based on animal experiments. Ann Surg 144: 982
3. Fellows NM, Burge J, Hatch CSt, Price PB (1951) Suture strenght and healing strength of end to end intestinal anastomoses. Surg Fortum 3: 111
4. Forrester JC, Zederfeldt BH, Hayes TL, Hunt TK (1970) Tape closed and sutured wounds. A comparison by tensiometry and scanning electron microscopy. Br J Surg 57: 729
5. Geisbe H (1977) Nahttechnik und Nahtmaterial am Dünn- und Dickdarm. In: Koslowski L (Hrsg) Wundheilung, Nahttechnik und Nahtmaterial. Bd 1/1977. B. Braun-Dexon GmbH, Melsungen
6. Herrmann JB, Woodward SC, Pulaski EJ (1964) Healing of colonic anastomosis in the rat. Surg Gyn Obst 119: 269
7. Mitterauer C, Prenner K (1964) Die Gewebsdurchblutung bei chirurgischer Naht. Chirurg 35: 385
8. Nelson CA, Dennis C (1951) Technical factors in the gain of strength in sutured abdominal wall wounds in rabbits. Surg Gyn Obst 93: 461
9. Preston DJ (1940) The effects of sutures on the strength of healing wounds. Am J Surg 49: 56
10. Tauber R, Seidel W, Gössel K, Michel KJ (1972) Thermographische Studien über den Heilverlauf bei unterschiedlich fest verknoteten Fasziennähten. Bruns Beitr Klin Chir 219: 667

Ist die alleinige Naht der Submukosa eine Alternative zu den bisherigen Nahttechniken?

P. Kerscher[1], H. P. Wünsch[3], L. Lehmann[2] und J. Eich[2]

Einleitung

Vor einiger Zeit hatten wir anhand tierexperimenteller Untersuchungen versucht, die Bedeutung der Submukosa für die Darmanastomose herauszustellen. Die damals gewonnenen Erkenntnisse bewogen uns dazu, weitere Untersuchungen anzustellen.

Material und Methode

Bei 20 Bastardhunden wurden pro Versuchstier folgende 3 verschiedene Nahttechniken am Dickdarm angewandt, und zwar (Abb. 1):

einreihig allschichtig und extramukös auf Stoß,
zweireihig submukös und seromuskulär auf Stoß
und einreihig submukös.

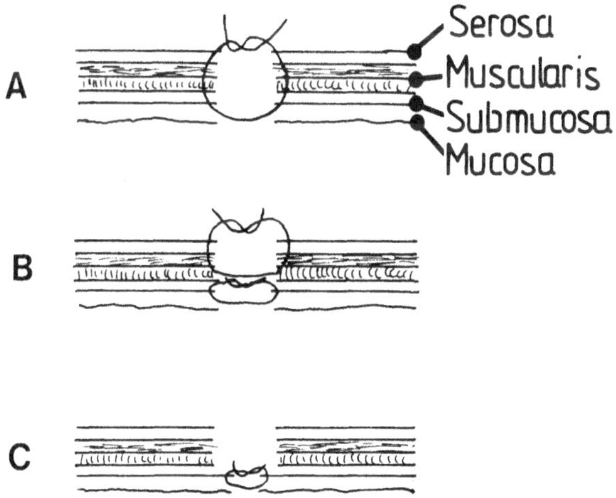

Abb. 1. Schematische Darstellung der drei Anastomosentechniken. *Anastomose A:* einreihig, allschichtig, extramukös; *Anastomose B:* zweireihig, submukös und seromuskulär; *Anastomose C:* einreihig, submukös

1 Krankenhaus Rothenburg, Chirurgische Abteilung, D-8803 Rothenburg
2 Chirurgische Universitätsklinik Würzburg, Joseph-Schneider-Straße 2, D-8700 Würzburg
3 Pathologisches Institut der Universität Würzburg, D-8700 Würzburg

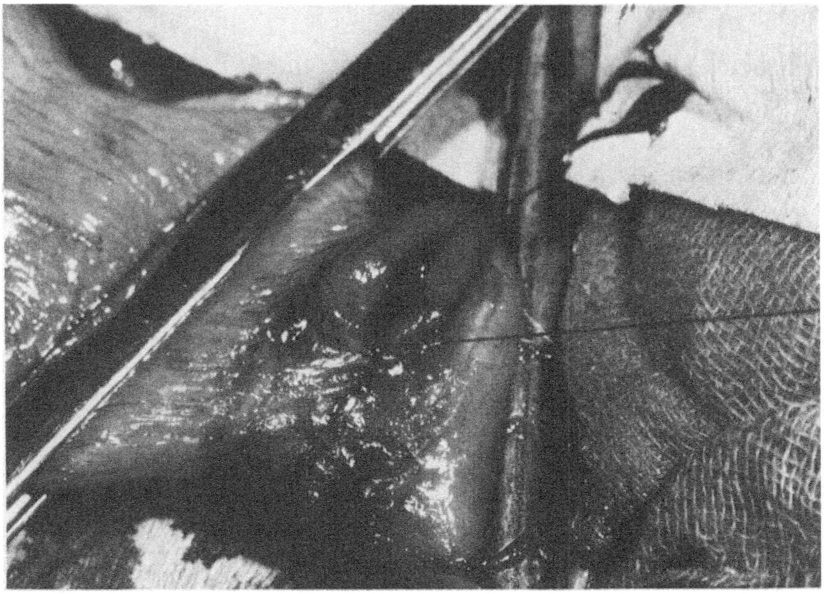

Abb. 2. Einreihige submuköse Naht, teils noch offenes Darmlumen, weit klaffende Ränder der Seromuskularis

Tabelle 1. Zur Anastomosierung verwendetes Nahtmaterial und Nahtmaterialstärken. 2/0: Polyglycolsäure (3 metric); 4/0: Polyglactin 910 (1,5 metric); 6/0: Polyglactin 910 (0,7 metric)

Je 5 Versuchstiere	Anastomose A: Einreihig, allschichtig, extramukös	Anastomose B: Zweireihig, submukös und seromuskulär	Anastomose C: Einreihig, submukös
Gruppe I: 5. post-operativer Tag	2/0 Einzelknopf	Submukös: 6/0 fortlaufend Seromuskulär: 2/0 Einzelknopf	6/0 fortlaufend
Gruppe II: 21. post-operativer Tag	2/0 Einzelknopf	Submukös: 6/0 fortlaufend Seromuskulär: 2/0 Einzelknopf	6/0 fortlaufend
Gruppe III: 5. post-operativer Tag	4/0 Einzelknopf	Submukös: 6/0 fortlaufend Seromuskulär: 4/0 Einzelknopf	6/0 fortlaufend
Gruppe IV: 21. post-operativer Tag	4/0 Einzelknopf	Submukös: 6/0 fortlaufend Seromuskulär: 4/0 Einzelknopf	6/0 fortlaufend

Abb. 2 zeigt die einreihige submuköse Naht bei ihrer Herstellung in situ mit teils noch offenem Darmlumen und den weit klaffenden Rändern der Seromuskularis.

Als Nahtmaterial verwendeten wir ausschließlich resorbierbare synthetische Fäden, über deren Anwendung Tabelle 1 Auskunft gibt. Die submusköse Nahtreihe wurde mit Hilfe einer 3fach vergrößernden Lupenbrille hergestellt.

Am 5. und 21. postoperativen Tag erfolgte eine morphologische und mikroangiographische Untersuchung der Darmabschnitte. Die Versuchstiere wurden in 4 Gruppen zu 5 Hunden unterteilt. Von allen anastomosierten Darmabschnitten wurden histologische Schnitte hergestellt und mit Hämatoxylin-Eosin und Elastica-Gieson aufgearbeitet. Bei den Gruppen 3 und 4 wurden vor der Tötung der Tiere die Gefäße mit gefilterter Tusche aufgefüllt für die nachfolgende mikroangiographische Untersuchung.

Ergebnisse

Bei den 60 angefertigten Anastomosen traten insgesamt 2 Anastomoseninsuffizienzen auf, und zwar je eine an der einreihigen Allschichtnaht und der zweireihigen submukösen und seromuskulären Anastomosentechnik, bei ersterer verursacht durch eine gedeckte Nahtdehiszenz von 1 cm und bei letzterer durch eine Minderdurchblutung der Anastomose infolge einer intraoperativen Gefäßverletzung.

Wie Tabelle 2 zeigt, sind trotz des großen Serosadefektes bei der submukösen Nahttechnik die Verwachsungen mit der Umgebung insgesamt geringer als bei den anderen Anastomosentechniken.

In Abb. 3 wird nochmals die einreihige submuköse Naht und in Abb. 4 dieselbe Anastomose desselben Versuchstieres am 5. postoperativen Tag gezeigt. Die Anastomose ist reizlos und ohne Verklebungen abgeheilt. Bereits makroskopisch ist hier die vollständige Serosierung zu erkennen.

Ähnliche Verhältnisse finden sich auch bei der gleichen Anastomosentechnik am 21. postoperativen Tag. Die Anastomose ist wiederum reizlos verheilt und lückenlos serosiert. Lediglich eine kleine Verklebung besteht mit einem Netzzipfel (Abb. 5). Die Abb. 6 zeigt dieselbe Anastomose nach Eröffnung des Darmlumens. Auch die Schleimhautränder sind eng aneinander adaptiert und ohne entzündliche Reaktionen.

Abbildung 7 zeigt die einreihige Allschichtnaht am 5. postoperativen Tag. Histologisch findet sich besonders subserös ein relativ faserreiches Granulationsgewebe und eine fast vollständige reepithelialisierte Schleimhaut. Im Vergleich dazu findet sich in Abb. 8 bei der einreihigen submukösen Nahttechnik ebenfalls am 5. postoperativen Tag eine klaffende Muskularis, deren Lücke durch kräftiges faserreiches Granulationsgewebe überbrückt ist. Die Schleimhaut ist vollständig reepithelialisiert, und subserös besteht nur eine mäßige bindegewebige Reaktion.

Die Abb. 9 und 10 zeigen die Anastomosen A und C am 21. postoperativen Tag. Die Defektregionen der Anastomosen sind voll mit Granulationsgewebe überbrückt, und die Mukosa ist bei A im Randbereich zwar noch gewulstet, aber voll ausgebildet. Bei A findet sich ein besonders kräftig überschießendes, knotiges Granulationsgewebe, das vor allem subserös ausgebildet ist. Bei C hat die Mukosa wieder ihre volle Höhe erreicht.

Hier in Abb. 11 sehen Sie die Gefäßdarstellung der Anastomose C am 21. postoperativen Tag. Es finden sich bereits große Gefäße, die die ehemalige Defektzone durchziehen. Die Schleimhautgefäße kommen voll zur Darstellung. Auch die stärkere Vergrößerung des Mukosa- und Submukosabezirkes in Abb. 12 zeigt den vollständigen Wiederaufbau der Schleimhautgefäße.

Tabelle 2. Ausdehnung der Verwachsungen an den Anastomosen in Beziehung zur Anastomosenzirkumferenz

Versuchsgruppe I und III am 5. postoperativen Tag

Anastomosentechnik	Versuchstier				
	H_1	H_2	H_3	H_4	H_5
A	1/3	2/3	1/3	2/3	1/3
B	1/3	1/3	–	2/3	2/3
C	–	–	–	punktförmig	punktförmig

Anastomosentechnik	Versuchstier				
	H_{11}	H_{12}	H_{13}	H_{14}	H_{15}
A	2/3	Insuffizienz	1/3	1/3	1/3
B	1/3	1/3	1/3	Insuffizienz	1/3
C	1/3	1/3	1/3	1/3	1/3

Versuchsgruppe II und IV am 21. postoperativen Tag

Anastomosentechnik	Versuchstier				
	H_6	H_7	H_8	H_9	H_{10}
A	2/3	1/3	–	2/3	1/3
B	2/3	1/3	–	1/3	–
C	1/3	1/3	punktförmig	–	1/3

Anastomosentechnik	Versuchstier				
	H_{16}	H_{17}	H_{18}	H_{19}	H_{20}
A	1/3	2/3	2/3	1/3	2/3
B	1/3	1/3	1/3	1/3	punktförmig
C	2/3	1/3	–	1/3	–

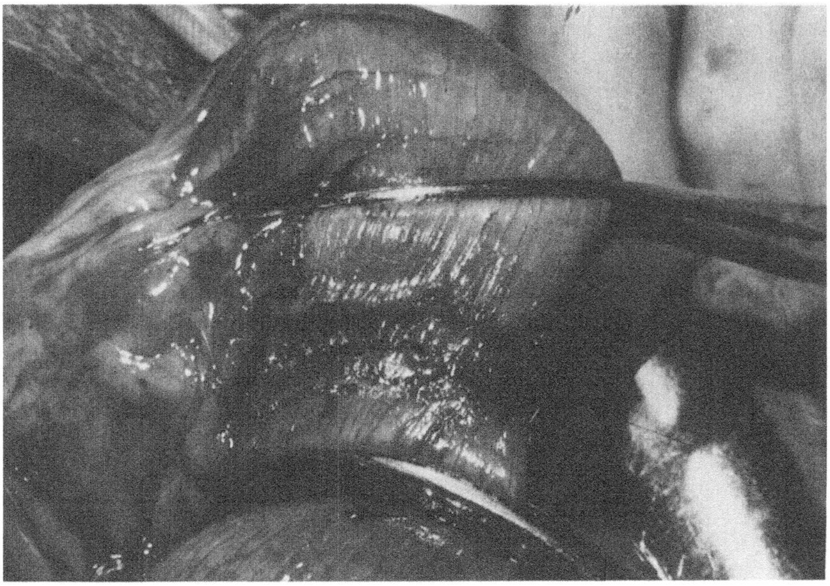

Abb. 3. Einreihige submuköse Naht bei ihrer Herstellung

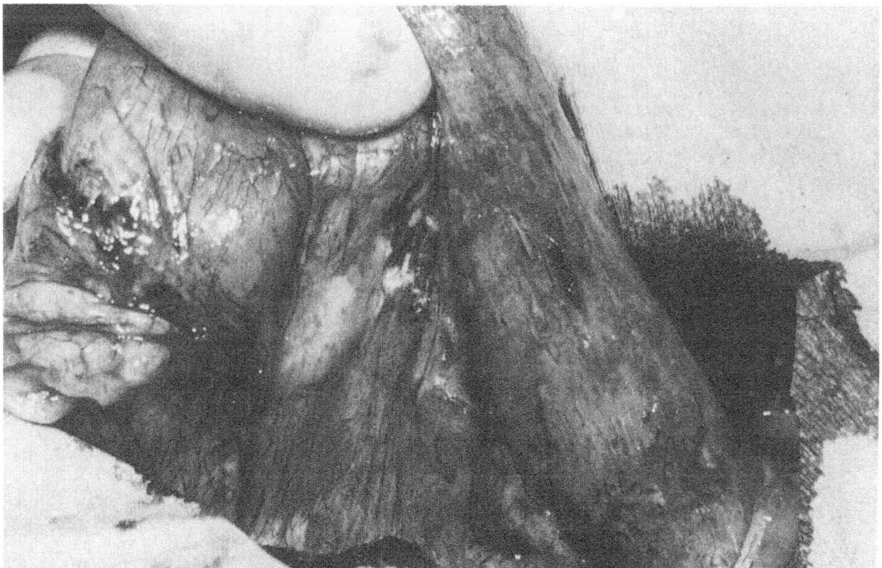

Abb. 4. Dieselbe Anastomose wie in Abb. 3, jedoch am 5. postoperativen Tag. Keine peritonealen Verwachsungen

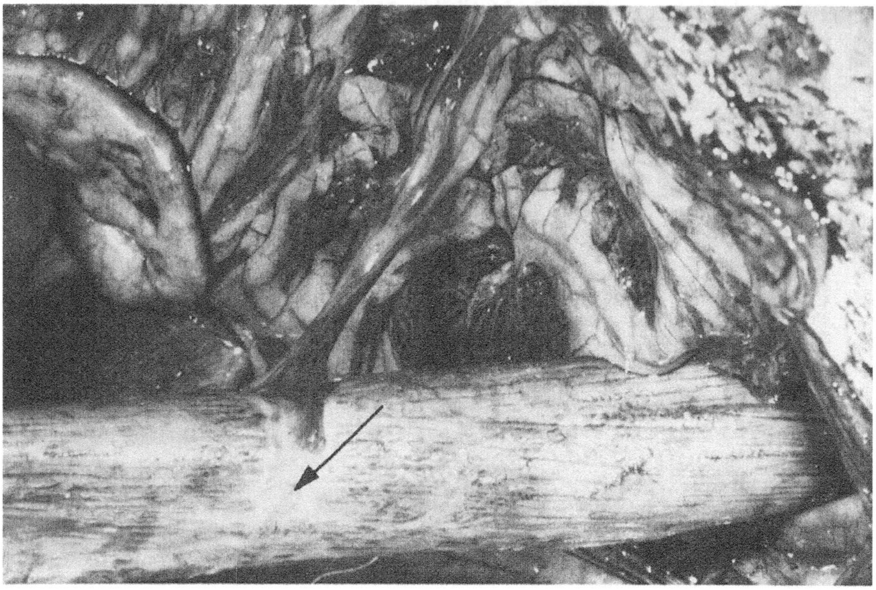

Abb. 5. Einreihige submuköse Naht am 21. postoperativen Tag. Reizlose Wundheilung der Anastomose, Verwachsung mit einem kleinen Netzzipfel

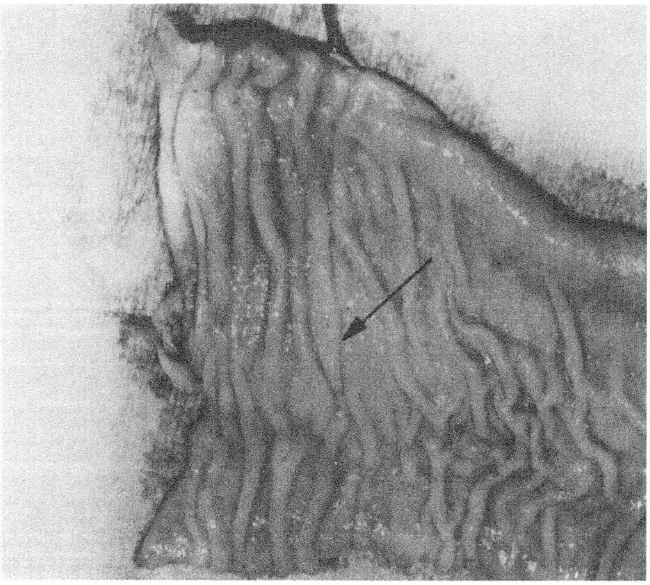

Abb. 6. Gleiche Anastomose wie in Abb. 5 nach Eröffnung des Darmlumens. Auch die Schleimhautränder sind lückenlos und reizlos adaptiert

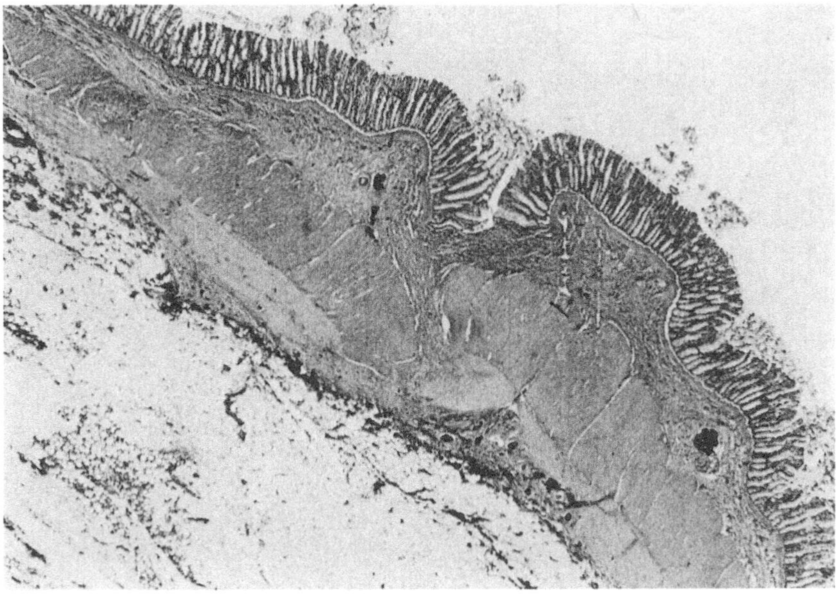

Abb. 7. Einreihige, extramuköse Allschichtnaht am 5. postoperativen Tag, besonders subserös relativ faserreiches Granulationsgewebe und fast vollständig reepithelialisierte Schleimhaut. HE, Vergr. 1,25 : 1

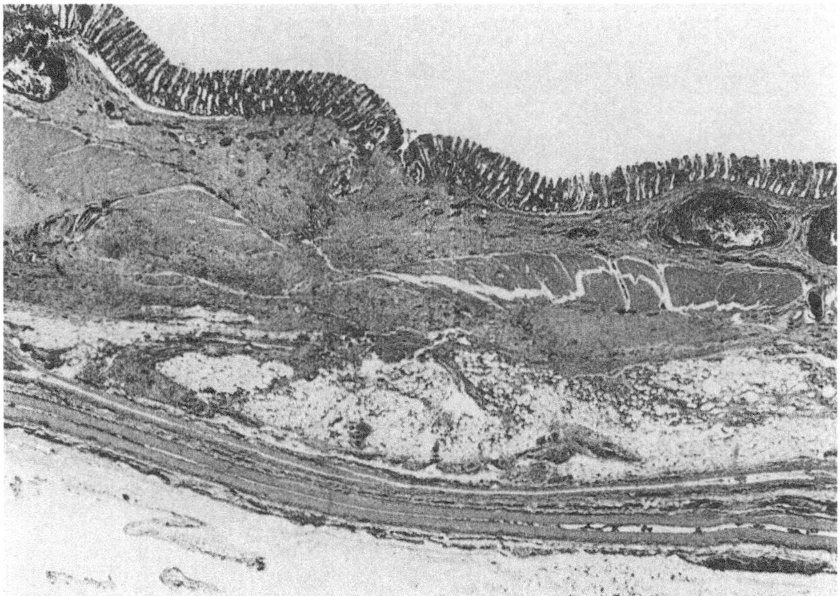

Abb. 8. Einreihige submuköse Naht am 5. postoperativen Tag. Ein faserreiches Granulationsgewebe überbrückt die Lücke der Muskularis. Die Schleimhaut ist vollständig reepithelialisiert. Subserös nur geringe Bindegewebsreaktion. HE, Vergr. 1,25 : 1

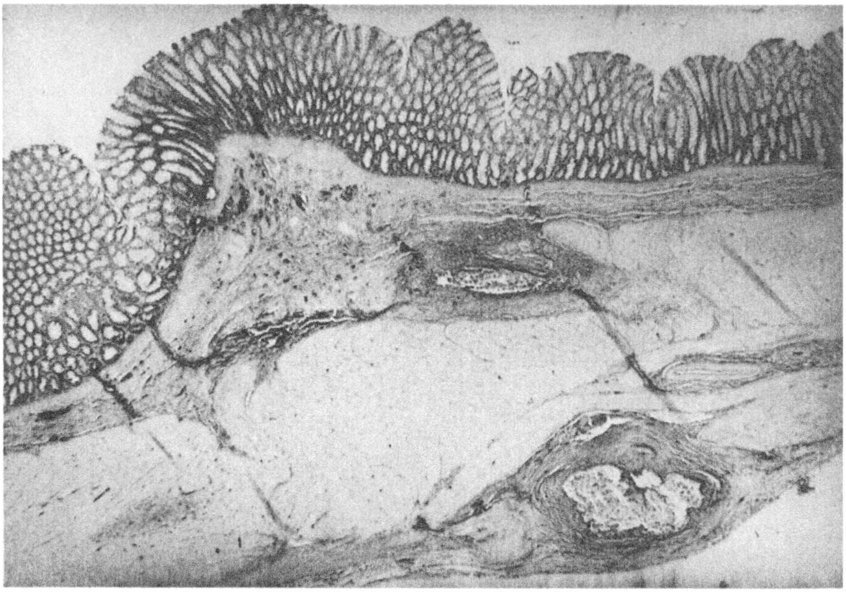

Abb. 9. Einreihige extramuköse Allschichtnaht am 21. postoperativen Tag, Anastomose mit Granulationsgewebe vollständig überbrückt. Mukosa im Randbereich noch gewulstet, aber voll ausgebildet. Subserös knotig überschießendes Granulationsgewebe. HE, Vergr. 1,5 : 1

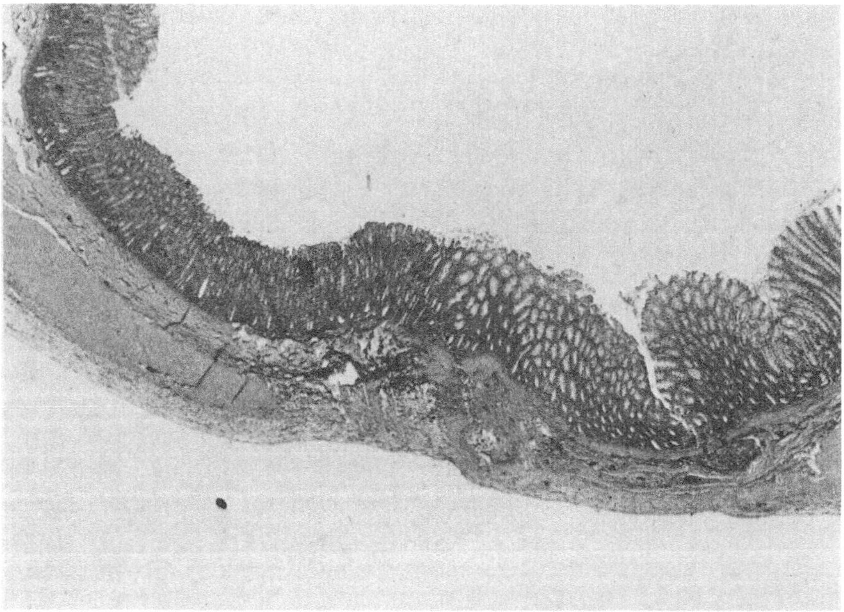

Abb. 10. Einreihige submuköse Naht am 21. postoperativen Tag. Defektregion der Anastomose bindegewebig vollständig durchgebaut. Die Mukosa hat im Anastomosenbereich ihre volle Höhe wieder erreicht. Fast keine subseröse Bindegewebsreaktion. HE, Vergr. 1,5 : 1

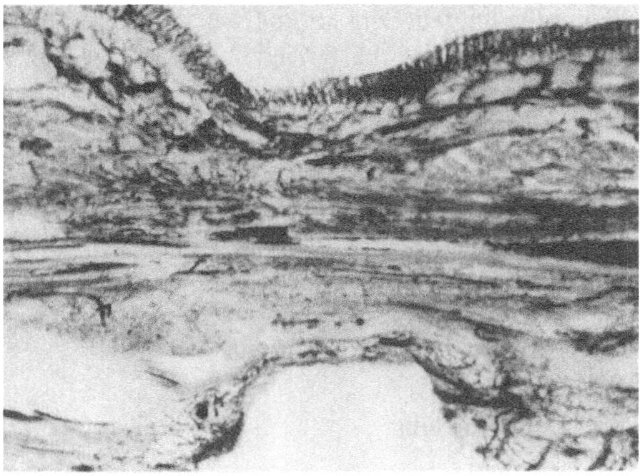

Abb. 11. Einreihige submuköse Naht am 21. postoperativen Tag. Gefäßdarstellung durch gefilterte Tusche. Die Anastomose ist mit Gefäßen vollständig durchwachsen. Vergr. 4 : 1

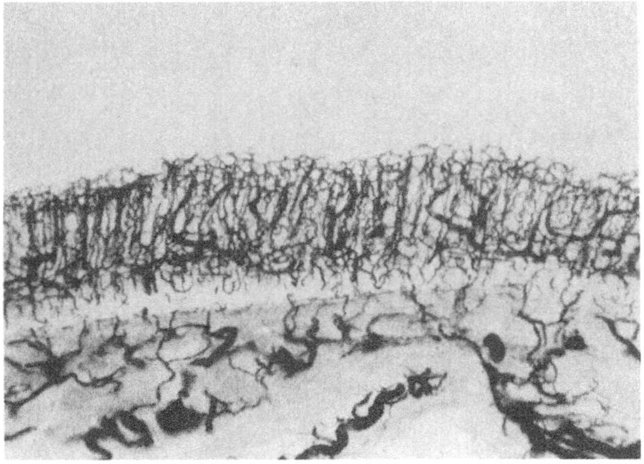

Abb. 12. Gleiche Anastomose wie bei Abb. 11, jedoch stärkere Vergrößerung der Mukosa- und Submukosaregion. Das komplette Gefäßmuster beweist die vollständige Überbrückung des Anastomosendefektes. Vergr. 10 : 1

Diskussion

Die hier in Kürze dargestellten Ergebnisse berechtigen zu der Feststellung, daß durch die alleinige Naht der Submukosa eine suffiziente Anastomosierung möglich ist. Die Submukosa besteht weitgehend aus Kollagengewebe und ist somit sehr haltbar. Halsted hatte deshalb bereits 1887 gefordert, daß sie bei der Anastomosierung mit einbezogen werden sollte. Weiterhin kann festgestellt werden, daß die fehlende Serosierung sich nicht nachteilig auf die Wundheilung auswirkt. Bereits nach kurzer Zeit ist der Defekt durch die Serosa überzogen. Die weitgehend geringere Verwachsungstendenz mit dem umgebenden Gewebe bei der einreihigen Submukosanaht beweist, daß die alte chirurgische Forderung der unbedingten Serosierung bei Anastomosen nicht mehr aufrecht erhalten werden kann. Dies bestätigen auch die Versuche von Healey et al. (1964) sowie jüngst von Barry u. Stein (1980). Die bei der einreihigen Allschichtnaht festgestellte vermehrte Granulationsgewebebildung führen wir auf das vermehrt eingebrachte Nahtmaterial zurück. Ebenso dürften die vermehrt beobachteten Verwachsungen mit Einschränkung weitgehend durch den Fremdkörperreiz des Nahtmaterials verursacht sein. Die bei der Submukosanaht geringere Narbenbildung, jedoch mit voller Epithelialisierung, spricht für eine primäre Wundheilung des Darmes.

Zusammenfassung

An 20 Versuchstieren wurden jeweils 3 verschiedene Anastomosentechniken angewendet. Die am 5. und 21. postoperativen Tag durchgeführten histologischen und mikroangiographischen Untersuchungen ergaben für die alleinige Naht der Submukosa eine ebenbürtige, wenn nicht bessere Wundheilung. Somit kann die eingangs gestellte Frage so beantwortet werden, daß die alleinige Naht der Submukosa sehr wohl eine Alternative zu den bisherigen Nahttechniken darstellt.

Summary

Three different types of colonic anastomoses were constructed in each of 20 mongrel dogs. Microangiograms and histological specimens were obtained on the 5th and 21st postoperative days. Healing of the submucosa anastomosis was equal if not superior to that observed with other anastomosis techniques. We conclude that anastomoses using only the submucosa layer are a definite alternative to previously used techniques.

Literatur

1. Barry BA, Stein E (1980) Tierexperimentelle Untersuchungen zur Heilung von Dickdarmanastomosen ohne Serosaüberzug. Eine Simulation extraperitonealer kolorektaler Anastomosen. Colo-Proctol 6: 358–362
2. Halsted WS (1887) Circular suture of the intestines. An experimental study. Am J Med Sci 94: 436–461
3. Healey JE, Manson C, McBride CM, Gallagher HS (1964) Is serosa-to-serosa approximation necessary in intestinal anastomosis? Surg Forum 15: 297–299
4. Kerscher P, Wünsch PH, Steidl H (1979) Naht der Submukosa bei der Dickdarmanastomose. Chirurg 50: 770–774

Mechanische Belastbarkeit von Dünndarmanastomosen mit und ohne Fäden

K. Jönsson, H. Jiborn und B. Zederfeldt[1]

Der Prozeß der Wundheilung ist in der Haut und in der Faszie ausgiebig untersucht worden [1]. Die Befunde dieser Untersuchungen sind im großen und ganzen auch für den Heilungsprozeß für andere, weniger homogener Gewebe, wie zum Beispiel die des Darmes, als gültig angenommen worden.

Neuere Untersuchungen des Heilungsvorganges am Dickdarm [2–11] zeigen jedoch, daß die Wundheilung am Darm sich in verschiedener Weise von der Heilung der Haut und der Faszie unterscheidet.

Experimentell ist das Geschehen am Dünndarm nach dem Anlegen der Anastomose wenig untersucht worden.

Klinisch sind diese Anastomosen mit weniger Komplikationen verbunden als die am Dickdarm.

Das Ziel dieser Untersuchung war, zu verschiedenen Zeitpunkten die Höchstkraft bei Belastung (Breaking strength) einer Anastomose im Bereich des Dünndarmes festzustellen, um die Bedeutung der Fäden für die mechanische Belastbarkeit auszuwerten.

Material und Methode

In dieser Untersuchung wurden 208 Ratten mit einem Durchschnittsgewicht von 264 ± 32 g operiert. 15 Kontrolltiere wurden nicht operiert. Ein Zentimeter Darm wurde entfernt und eine Anastomose mit 14–16 Einzelknopfnähten ausgeführt. Als Nahtmaterial wurde 7/0 Polypropylen (Surgilene TE 10) verwendet.

Als Anästhesiemittel benutzten wir Chloralhydrat (36 mg pro 100 g Tiergewicht) intraperitonal. Die Anastomose wurde unter einer Lupe genäht.

Es wurden keine prä- oder postoperativen Maßnahmen getroffen.

Die Höchstkraft bei Belastung der Anastomosen (Breaking strength) wurde mit einem speziell angefertigten Tensiometer gemessen.

Die Anastomosenbreite wurde unter gleichwertigen Bedingungen mit einer Schublehre gemessen. Der Durchschnittswert für Ileum war 6,8 ± 0,8 mm. Der Durchschnittswert für Jejunum war 6,3 ± 0,6 mm.

Erweiterte Anastomosen wurden leicht entdeckt und vom Test ausgeschlossen (breiter als 8,7 mm).

1 Department of Surgery, University of Lund, S-21401 Malmö

Die Anastomose am Jejunum wurde 5–8 cm vom Pylorus angelegt. Die Anastomose am Ileum wurde 5–8 cm von der Valvula Bauhini angelegt.

In einem Teil der Ileumanastomosen wurden die Fäden am 7. und 14. Tag entfernt, bevor man den Test durchführte. Zum Entfernen der Fäden wurde ein Operationsmikroskop verwendet, um Schäden am Darm zu vermeiden.

Statistische Signifikanzberechnungen erfolgten mit dem Student-*t*-Test.

Ergebnisse

Die gemessene Höchstkraft bei Belastung am nichtoperierten Darm war am Ileum und Jejunum verschieden. Die Durchschnittswerte für das Jejunum waren 1,5 ± 0,3 N und für das Ileum 1,9 ± 0,3 N. Die Werte bei Ileum sind 28% höher als beim Jejunum. Dieser Unterschied ist signifikant ($p < 0{,}01$).

Die Werte der gemessenen Reißfestigkeit sind aus Tabelle 1 und 2 zu entnehmen.

Tabelle 1. Reißfestigkeit des Jejunums

Tag nach der Operation	Anzahl der durchgeführten Tests	Höchstkraft in Newton Durchschnittszahl ± Standardabweichung
Mit Fäden		
Nicht operiert	15	1,49 ± 0,31
0	8	1,00 ± 0,25
1	10	0,33 ± 0,15
2	8	0,20 ± 0,07
3	11	0,15 ± 0,02
4	9	0,49 ± 0,18
7	9	1,17 ± 0,26
14	9	1,72 ± 0,32
28	8	1,46 ± 0,42

Tabelle 2. Reißfestigkeit des Ileums

Tag nach der Operation	Anzahl der durchgeführten Tests	Höchstkraft in Newton Durchschnittszahl ± Standardabweichung
Mit Fäden		
Nicht operiert	14	1,90 ± 0,27
0	8	1,20 ± 0,23
1	9	0,65 ± 0,22
2	10	0,30 ± 0,08
3	10	0,13 ± 0,04
4	8	0,48 ± 0,13
7	8	1,34 ± 0,33
14	7	1,42 ± 0,49
28	9	1,73 ± 0,64
Ohne Fäden		
7	9	0,75 ± 0,16
14	12	1,27 ± 0,08

Wie aus dem Stapeldiagramm zu entnehmen ist, finden wir eine sehr starke Abnahme der Reißfestigkeit der Anastomose vom Zeitpunkt der Operation bis zum 3. postoperativen Tag (Abb. 1 u. 2). Die Festigkeit der Anastomose beträgt nur etwa 15% vom postoperativen Ausgangswert. Das gleiche Muster gilt sowohl für das Jejunum als auch für das Ileum.

Vom 4. bis zum 7. Tag nimmt die Reißfestigkeit schnell zu, wenn die Untersuchungen mit Fäden gemacht werden.

Am Jejunum sind die Testwerte am 14. und 28. Tag von denen des nichtoperierten Darmes nicht signifikant zu unterscheiden. In etwa $^1/_4$ der Fälle zerreißt der Darm außerhalb der Anastomose an diesen beiden Testtagen.

Am Ileum geschieht das gleiche erst am 28. Tag.

Die Anastomosen am Ileum wurden am 7. und 14. Tag auch ohne Fäden getestet.

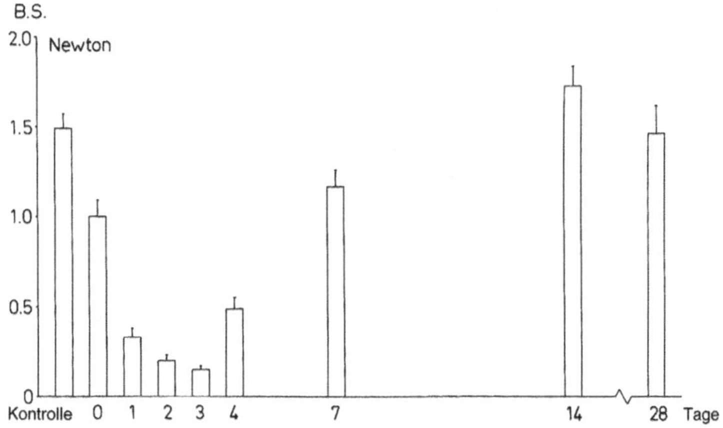

Abb. 1. Im Zugversuch gemessene Höchstkraft (Breaking strength, *B.S.*) in Newton beim Jejunum der Ratte. Mit Fäden

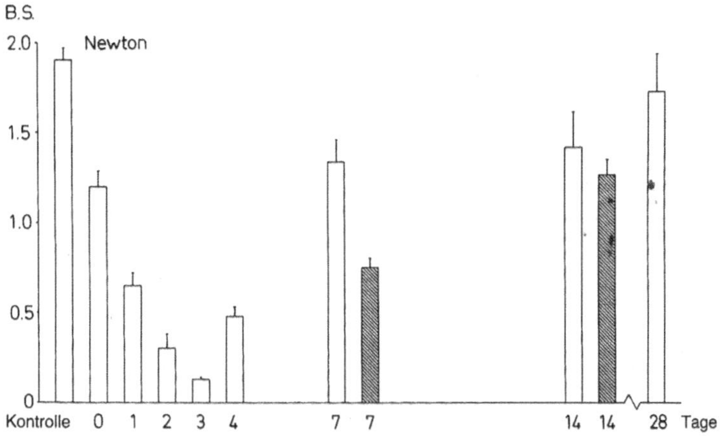

Abb. 2. Im Zugversuch gemessene Höchstkraft (Breaking strength, *B.S.*) in Newton beim Ileum der Ratte. *Ungefüllte Säule:* mit Fäden. *Schraffierte Säule:* ohne Fäden

Am 7. Tag betrug die Festigkeit der Anastomose ohne Fäden nur 56% der Festigkeit der Anastomose mit Fäden.

Am 14. Tag ergaben sich hier keine signifikanten Unterschiede.

Diskussion

Um die Bedeutung der Fäden für eine Darmanastomose zu bestimmen, haben wir uns für die Messung der Reißfestigkeit an einer mit der gleichen Anzahl von Fäden genähten Anastomose entschieden.

Bestimmungen der Druckfestigkeit sind nicht geeignet für diesen Zweck, denn solche Bestimmungen erlauben Auswertungen nur in den ersten Tagen nach der Operation [8, 12]. Es ist auch nicht möglich, Streifen zu bewerten, denn Manipulationen verursachen Schäden an der Anastomose in der frühen postoperativen Phase [15].

Studien über die Reißfestigkeit unter Verwendung der ganzen Anastomose wurden von Jiborn 1978 empfohlen. Das ist aber nur möglich, wenn eine sehr einheitliche Operationstechnik verwendet wird. Die Zahl der Fäden pro Anastomose sollte, wenn möglich, die gleiche sein. In dieser Studie bemühte man sich sehr, die gleiche Anzahl von Fäden pro Anastomose zu erreichen, denn die Reißfestigkeit in den ersten Tagen ist erstens abhängig von der Zahl der Fäden, zweitens von der Richtung, in welcher diese gezogen werden, und drittens von dem Gewebe der Darmwand [13].

Sowohl am Jejunum als auch am Ileum wurden Studien an Anastomosen durchgeführt. Obwohl die Festigkeit der nichtoperierten Därme verschieden war (höher im Ileum), waren die Veränderungen nach der Operation im Prinzip die gleichen.

Während der ersten 3 Tage nach der Operation verloren beide Anastomosen am Jejunum und Ileum sehr schnell an Reißfestigkeit. Am 3. Tag nach der Operation war die Stärke um etwa 85% reduziert und betrug also nur 15% der Belastbarkeit, die sofort nach der Operation gemessen wurde.

Dieser Festigkeitsverlust ist auf die Verringerung der Fähigkeit der genähten Darmwand, Zugkräften zu widerstehen, zurückzuführen. Die Ursache dieser Verschlechterung ist bisher nicht geklärt. Da aber die Festigkeit der Darmwand im großen und ganzen von dem Gehalt und der Struktur des Kollagens abhängig ist [14], kann man daraus schließen, daß Veränderungen im kollagenen Gerüst eingetreten sein müssen.

Vom 4. bis zum 7. Tag gab es einen schnellen Wiedergewinn an Festigkeit, wenn die Tests mit Fäden ausgeführt wurden. Während dieser Phase wird neues Kollagen in der Wundspalte gebildet und niedergelegt. Dieses neue Kollagen trägt unzweifelhaft zur Erhöhung der Festigkeit bei, aber erklärt nicht alles. Wenn man die Belastbarkeit mit und ohne Fäden am 7. Tag vergleicht, sieht man, daß 56% der Festigkeit auf eigener Heilung, 44% aber zu dieser Zeit auf der Reißfestigkeit der Gewebe beruht.

Das heißt also, daß zwischen dem 4. und dem 7. Tag sich nicht nur neues Kollagen gebildet hat, sondern daß auch die Reißfestigkeit des Gewebes gestiegen ist. Nach 14 Tagen war die Bedeutung der Fäden sehr klein, wenn

überhaupt vorhanden, da keine signifikanten Unterschiede zwischen Anastomosen mit und ohne Fäden gefunden wurden.

Schlußfolgerung

Diese Beobachtungen deuten darauf hin, daß Fäden am Dünndarm von geringer oder keiner Bedeutung 2 Wochen nach dem Eingriff sind. Das bedeutet, daß synthetisches resorbierbares Nahtmaterial ohne Verlust an Sicherheit verwendet werden kann.

Ferner haben die Anastomosen die geringste Festigkeit am 3. postoperativen Tag. Wenn man diese Beobachtung mit der klinischen Erfahrung in Verbindung setzt, daß die Anastomoseninsuffizienz am häufigsten am 4.–5. postoperativen Tag zu beobachten ist, könnte es sein, daß das Einschneiden der Fäden in das Gewebe von größerer Bedeutung ist als ein defekter Heilungsprozeß für die Komplikationen der Anastomosenheilung.

Summary

The breaking strength of standardized small bowel anastomosis in the rat was studied. The anastomotic strength with remaining sutures successively decreased during the first 3 days to approximately 15% of the immediate postoperative value. This indicates a rapid decrease of the suture-holding capacity of the gut wall in the early postoperative course.

From the 4th day on rapidly increasing strength was recorded. This could be due not only to deposition of collagen in the granulation tissue bridging the anastomosis but also to regained strength of the gut wall. After 14 days the strength of the anastomosis was due mainly to granulation tissue, and the relative contribution from the sutures was negligible.

The observations made indicate that suture support is of little or no importance to the strength of small intestinal anastomoses 2 weeks after surgery. This indicates that synthetic resorbable suture material can be safely used for such anastomoses. Further more the anastomosis is weakest 3 days after surgery. When this observation is related to the clinical experience that anastomotic dehiscence is most often observed clinically 4–5 days after surgery it may well be that cutting of sutures is more important than a defect in the healing process for anastomotic complications.

Literatur

1. Peacock EE jr, Winkle W van jr (1976) Wound repair, 2nd edn. Saunders, Philadelphia London Toronto, p 145–203
2. Hawley PR, Hunt TK, Dunphy JE (1970) Etiology of colonic anastomotic leaks. Proc R Soc Med 63:28–30
3. Hawley PR, Faulk WP, Hunt TK, Dunphy JE (1970) Collagenase activity in the gastrointestinal tract. Br J Surg 57:896–900

4. Hawley PR (1973) Causes and prevention of colonic anastomotic breakdown. Dis Colon Rectum 16: 272–277
5. Irwin TT, Hunt TK (1974) Reappraisal of the healing process of anastomosis of the colon. Surg Gynecol Obstet 138: 741–746
6. Irwin TT, Hunt TK (1974) The effect of trauma on colonic healing. Br J Surg 61: 430–436
7. Irwin TT (1976) Collagen metabolism in infected colonic anastomoses. Surg Gynecol Obstet 143: 220–224
8. Jiborn H, Ahonen J, Zederfeldt B (1978) Healing of experimental colonic anastomoses I. Bursting strength of the colon after left colon resection and anastomosis. Am J Surg 136: 587–594
9. Jiborn H, Ahonen J, Zederfeldt B (1978) Healing of experimental colonic anastomoses II. Breaking strength of the colon after left colon resection and anastomosis. Am J Surg 136: 595–599
10. Jiborn H, Ahonen J, Zederfeldt B (1980) Healing of experimental colonic anastomoses III. Collagen metabolism in the colon after left colon resection. Am J Surg 139: 398–405
11. Jiborn H, Ahonen J, Zederfeldt B (1980) Healing of experimental colonic anastomoses IV. Effects of suture technique on collagen metabolism in the colonic wall. Am J Surg 139: 406–413
12. Nelson TS, Anders CJ (1966) Dynamic aspects of small intestinal rupture with special consideration of anastomotic strength. Arch Surg 93: 309–314
13. Howes EL (1940) Immediate strength of sutured wound. Surgery 7: 24
14. Halstedt WS (1887) Circular suture of the intestine – an experimental study. Am J Med Sci 94: 436–461
15. Herrmann JB, Woodward SC, Pulaski EJ (1964) Healing of colonic anastomoses in the rat. Surg Gynecol Obstet 119: 269–275

Auflösbare und nichtauflösbare Nahtmaterialien – Tierexperimentelle Langzeitstudie

B. Stegemann[1], P. Langhans, K. D. Richter und B. Hunkemöller[2]

Auch an Nichtschleimhäuten konnten in den vergangenen Jahren klinisch immer wieder unterschiedliche Reaktionen der verschiedensten Gewebe auf nichtauflösbare und auflösbare Nahtmaterialien beobachtet werden [1–7]. Es wurde sogar über allergische Reaktionen auf nichtauflösbare Nahtmaterialien berichtet.

Material und Methode

Zur vergleichenden Untersuchung moderner auflösbarer und nichtauflösbarer Nahtmaterialien an Nichtschleimhäuten wurden in einer tierexperimentellen Langzeitstudie an 200 weiblichen Wistar-Ratten der Versuchsanstalt Hannover Nahtmaterialien aus Polyglykolsäure und Polyglactin 910 sowie aus Polybutylat-ummantelten Polyesterfäden [1] der Stärke 5/0 zum Verschluß von Laparotomiewunden verwendet. Der Verschluß erfolgte zweischichtig, wobei Peritoneum, Muskulatur und Faszie durchgreifend mit Einzelknopfnähten erfaßt wurden. Zum Schutz gegen frühzeitiges Nagen wurde die nichtuntersuchte oberste Hautnahtreihe jeweils mit flüssigem Sprühpflaster benetzt. Die Sektion der Tiere und Aufarbeitung der Bauchnahtreihen erfolgte nach 13 Monaten.

Ergebnisse

Die makroskopischen Befunde wurden entsprechend Tabelle 1 nach ihrer Größe in 3 Grade eingeteilt. Bei der Verwendung von Polyesterfäden fielen besonders zu 5% teilweise multiple auftretende, bis zu 1 cm im Durchmesser große Knoten der subkutanen Nahtreihe auf, bei denen es sich ausnahmslos um Granulome um nichtauflösbares Fadenmaterial handelte (Abb. 1).

Kleinere, multiple Granulome bis zu einer Größe von 5 mm im Durchmesser entsprechend Grad II traten zu 12% und bis zu 2 mm im Durchmesser entsprechend Grad I zu 20% ebenfalls nur bei Verwendung von nichtauflösbarem Nahtmaterial auf. Laparotomiewunden, die mit auflösbarem Fadenmaterial verschlossen wurden, wiesen keine derartigen Veränderungen auf.

---

1 Chirurgische Universitätsklinik Münster, Jungeblodtplatz 1, D-4400 Münster
2 Allg. Krankenhaus f. d. Stadt Hagen, Buscheystr. 15a, D-5800 Hagen

Tabelle 1. Makroskopische Veränderungen der subkutanen Nahtreihen. Op-Tag + 13 Monate, $n = 200$

Nahtmaterial	Grad 0	Grad I (bis 2 mm)	Grad II (bis 5 mm)	Grad III (bis 10 mm)
Polyglykolsäure Polyglactin 910	100	/	/	/
Polyester	63	20	12	5

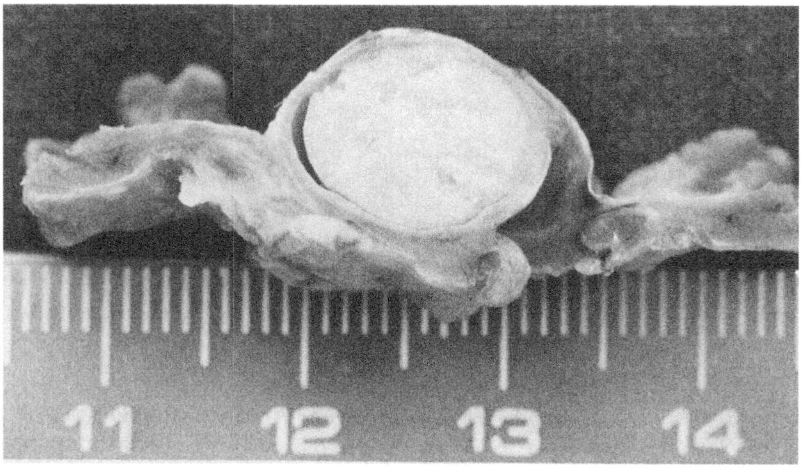

Abb. 1. Größeres Fadengranulom mit nichtauflösbarem Fadenmaterial (Polyester)

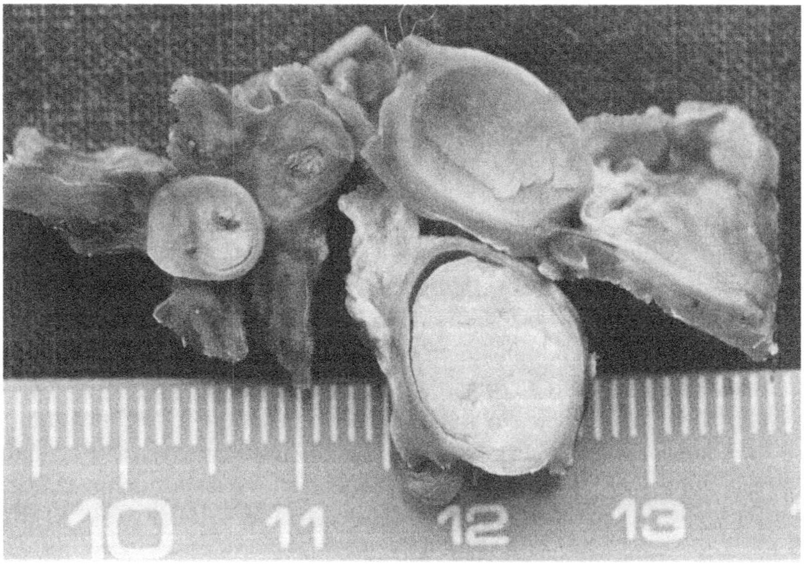

Abb. 2. Fadengranulome verschiedener Größe mit deutlicher umgebender bindegewebiger Kapsel und typischem zentralliegendem nichtauflösbarem Fadenmaterial (Polyester)

Abbildung 2 zeigt ein größeres, fixiertes, aufgeschnittenes Granulom mit nichtauflösbaren Fadenanteilen und einer derben bindegewebigen Kapsel.

Daneben fanden sich auch kleinere Granulome, die zumeist in typischer Weise das zentralliegende, nichtauflösbare Fadenmaterial enthielten.

Die histologische Untersuchung aller Nahtreihen erfolgte in Serienschnitten mittels HE- und Goldner-Färbung. In Abb. 3 ist ein größeres Fadengranulom mit der bindegewebigen Kapsel wiedergegeben, wobei das nichtauflösbare Fadenmaterial bei der Fixation zum Teil herausgelöst wurde. Ein Ausschnitt aus dem Granulom (Abb. 4) zeigt, daß die körpereigene Abwehr auch nach 13 Monaten noch keineswegs zur Ruhe gekommen ist. Vor allem Monozyten und sich daraus differenzierende Makrophagen sowie Fibrozyten und Fibroblasten bestimmen das histologische Bild. Daneben fallen die zur Fremdkörperabschirmung gebildeten zahlreichen Fremdkörperriesenzellen besonders bei 9 und 1 Uhr auf. Der Faden selbst ist aufgelockert durch Zell- und Gewebsinfiltration. Auch im Längsschnitt entsprechend Abb. 5 kommen die gleichen histologischen Kriterien zur Darstellung, wobei noch einmal die Auseinanderdrängung der Fadenfilamente durch das einsprossende Gewebe deutlich wird.

Neben den beobachteten Fadengranulomen traten entsprechend Abb. 6 auch mehr oder weniger stark ausgeprägte Abszedierungen wie bei 2 und 5 Uhr auf. Der Faden selber ist wiederum von einer chronischen, proliferierenden Entzündungsreaktion umgeben und teilweise bei der Fixation herausgelöst. Hierbei ist sicher auch die Frage einer bakteriellen Besiedlung und Keimverschleppung bei der Naht zu diskutieren. Daß solche Veränderungen multipel in den Nahtreihen auftraten, zeigt die Übersichtsaufnahme der Abb. 7.

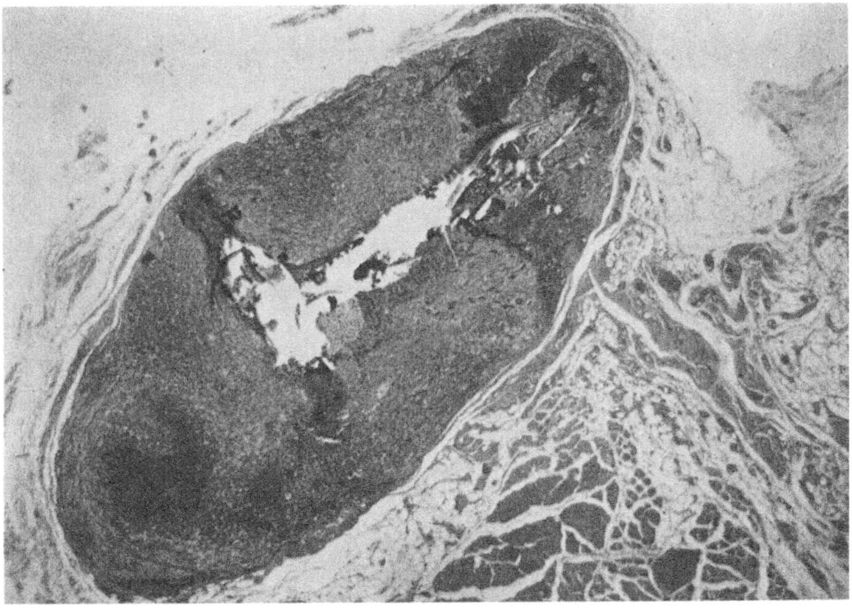

Abb. 3. Histologische Übersichtsaufnahme eines Fadengranulomes mit umgebender bindegewebiger Kapsel und bei der Fixation teilweise herausgelöstem, nichtauflösbarem Nahtmaterial. HE, Vergr. 46 : 1

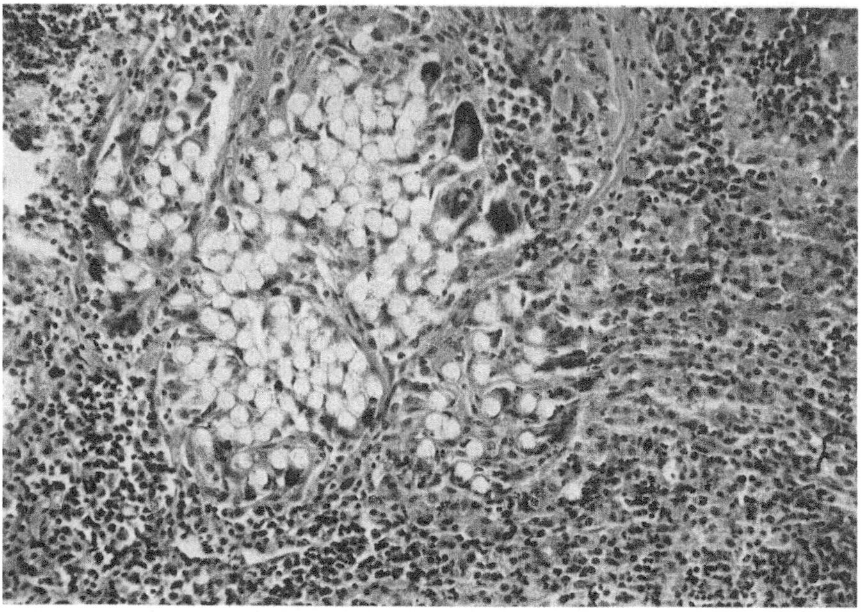

Abb. 4. Ausschnitt: Vergrößerung aus einem Fadengranulom mit Monozyten, Makrophagen, Fibrozyten und Fibroblasten sowie Fremdkörperriesenzellen bei 9 und 1 Uhr. Auflockerung der Fadenfilamente durch Zell- und Gewebsinfiltration. HE, Vergr. 160 : 1

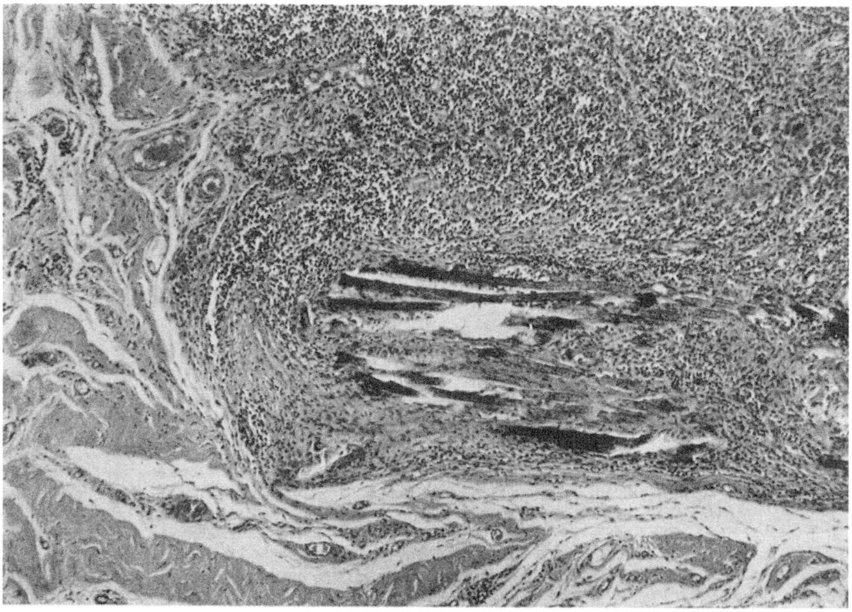

Abb. 5. Längsschnitt durch ein Fadengranulom mit Gewebsreaktion wie in Abb. 4. Besonders deutliches Auseinanderweichen der Fadenfilamente durch Gewebseinsprossung. HE, Vergr. 100 : 1

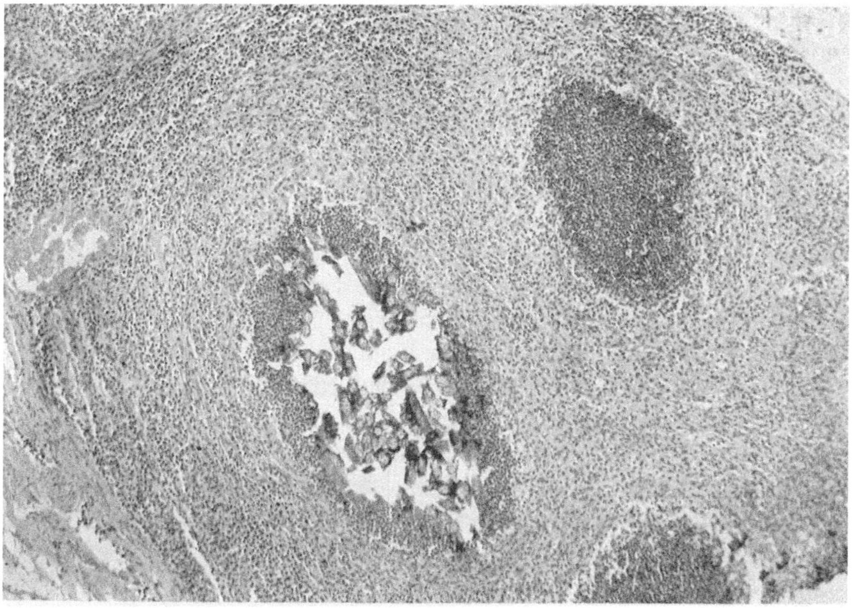

Abb. 6. Fadengranulom und Abszedierungen bei 2 und 5 Uhr. HE, Vergr. 100 : 1

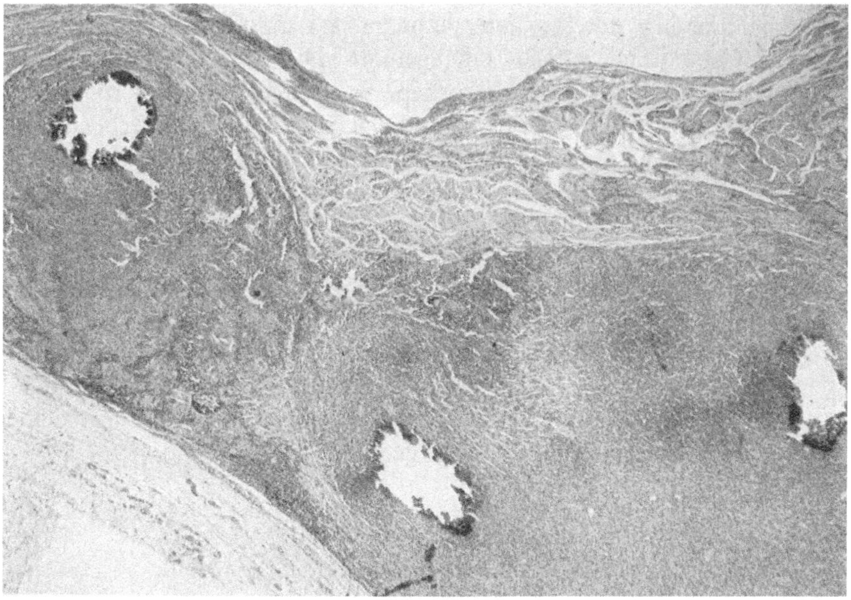

Abb. 7. Multiple Fadengranulome und Abszedierungen in der Laparotomienahtreihe. HE, Vergr. 64 : 1

Diskussion

Die gezeigten Gewebsreaktionen in der Muskulatur und dem Bindegewebe der Bauchdecken bei Verwendung von nichtauflösbarem Fadenmaterial (Polyester) überraschte besonders hinsichtlich der Anzahl der Befunde. Besonderes Interesse galt den morphologischen Langzeitergebnissen. Geht man einmal davon aus, daß 13 Monate bei der Ratte etwa 20 bis 30 Jahren beim Menschen entsprechen, so zeigt das Experiment zumindest, daß bei einem bestimmten Prozentsatz von Individuen das Gewebe um die gezeigten, nichtauflösbaren Nahtmaterialien auch an Nichtschleimhäuten nicht so bald zur Ruhe kommt [6], wie das zum Beispiel für die stark belasteten Fasziennähte nach Laparotomien erforderlich ist. Das Experiment bestätigte unsere klinischen Feststellungen.

Bei von Patienten angegebenen Beschwerden im Bereich von Laparotomienarben oder auch Narbenbrüchen, oft auch aus unserem klinischen Einzugsgebiet, konnten wir in den vergangenen Jahren immer wieder multiple Granulome und abgekapselte, häufig sterile Abszedierungen um dieses Fadenmaterial, besonders an der Fasziennahtreihe, nachweisen. Narbenhernien waren häufig die Folge.

Seit der routinemäßigen Verwendung von Polyglykolsäure- und Polyglactinnahtmaterialien beim Verschluß von Peritoneum und Faszie traten diese Komplikationen nicht mehr auf.

Zusammenfassung

Zur vergleichenden Untersuchung moderner auflösbarer und nichtauflösbarer Nahtmaterialien wurde eine tierexperimentelle Langzeitstudie an Wistar-Ratten an 200 Laparotomiewunden durchgeführt. Die nach 13 Monaten erfolgte Auswertung ergab zu 37% makroskopische Befunde in Form von Fadengranulomen um nichtauflösbares Nahtmaterial, die zu 5% entsprechend Grad III als schwerwiegend zu bezeichnen waren. Die histologische Untersuchung wies neben einer auch nach 13 Monaten noch nicht zur Ruhe gekommenen massiven Fremdkörperreaktion zahlreiche mehr oder weniger stark ausgeprägte Abszedierungen im Bereich dieses Nahtmaterials auf. Bei Verwendung der auflösbaren Nahtmaterialien wurden die beschriebenen makroskopischen und mikroskopischen Veränderungen nach 13 Monaten nicht mehr beobachtet. Da die tierexperimentellen Ergebnisse hinsichtlich der Polyesterfäden mit den klinischen Erfahrungen der vergangenen Jahre übereinstimmen, sollte überlegt werden, ob den auflösbaren Nahtmaterialien nicht der Vorzug auch beim Verschluß von Laparotomiewunden gegeben werden sollte.

Summary

Modern absorbable and nonabsorbable suture materials were used in a long-term study in 200 Wistar-rats, and both materials were used for closing the laparotomy wound. The results after 13 months showed granuloma to a variable degree in 37% when nonabsorbable material was used. In 5% of the animals large granulomas, described as grade III, were found. Histological findings often showed still active foreign body reactions with a large number of giant cells and even abscess cavities after this long time. No such reactions were found in animals treated with absorbable sutures. From these similar clinical results, we suggest using absorbable sutures only when closing the peritoneum and fascia in a laparotomy wound.

Literatur

1. Conn J, Beal JM (1977) A study of polybutilate lubricated polyestersuturs. Surg Gynecol Obstet 144: 707–709
2. Deveney KE, Way LW (1977) Effect of different absorbable sutures on healing of gastro-intestinal anastomoses. Am J Surg 133: 86–94
3. Eichfuß HP, Eckhard P (1978) Nahttechnik und chirurgisches Nahtmaterial. Aktuel Chir 13: 73–84
4. Hellwing E, Heymann H, Schmolke M, Wenzel R, Schüle D (1974) Nahtmaterial aus Kunststoff als eine mögliche Ursache von Anastomosenulzera nach Magenresektion. Med Klin 69: 1895–1898
5. Nöthiger F (1978) Tierexperimentelle Studie mit verschiedenen Nahtmaterialien an der Colonanastomose der Ratte. Helv Chir Acta 45: 171–173
6. Thiede A, Lünstedt B (1979) In-vivo-Untersuchungen bei Nahtreaktionen an sterilen und infizierten absorbierbaren und nicht absorbierbaren chirurgischen Nahtmaterialien. Zentralbl Chir 104: 568–581
7. Thiede A, Lünstedt B, Sonntag HG (1980) Untersuchungen in-vivo zum linearen Reißfestigkeitsverlust von absorbierbaren voll synthetischen Fäden. Chirurg 52: 768–773

Resümee der experimentellen Ergebnisse

E. Bauer und E. Deltz[1]

Im Mittelpunkt des chirurgischen Interesses bei der Betrachtung des Komplexes der Naht im Gastrointestinaltrakt steht die Anastomoseninsuffizienz. Sie stellt nach wie vor eine lebensbedrohliche Situation dar. Daraus ergibt sich die Verpflichtung, die Mechanismen der Anastomosenheilung im Experiment zu erkennen, um daraus folgernd Konsequenzen für die klinische Anwendung zu ziehen.

Die Nahtfestigkeit der Darmwand resultiert hauptsächlich aus dem Kollagengehalt der Submukosa. Experimente mit Einzelknopf- und fortlaufenden Nähten am Rattendickdarm zeigen, daß die fortlaufende Naht eine stärkere Alteration des Kollagenstoffwechsels als die Einzelknopfnaht hervorruft. Bei der fortlaufenden Naht wird der Kollagenmetabolismus zunächst mehr im Sinne der Lyse gestört, so daß eine verlangsamte Regeneration und Heilung der Anastomose resultiert. Darüber hinaus zeigen die Untersuchungen von Zederfeld, daß nach fortlaufender Kolonnaht bei der Ratte eine längere Beeinträchtigung der Darmfunktion resultiert. Die lokalen Alterationen im Bereich der Naht wirken sich also nicht nur im Segment der Anastomose selbst aus, sondern beeinflussen darüber hinaus die Motilität und das Verhalten des gesamten Kolons. Welche Faktoren für diese über die eigentliche Anastomosenregion hinausgehende Beeinflussung der Darmfunktion verantwortlich sind, ist z. Z. nicht bekannt. Diskutiert werden neurale Faktoren oder die Alteration der Durchblutung. Diese Fragen bedürfen noch der weiteren experimentellen Klärung, deren Lösung für die Klinik relevante Ergebnisse erbringen dürfte.

Neben der Nahttechnik ist für die Heilung der Dickdarmanastomose auch das Nahtmaterial von entscheidender Bedeutung. Die Untersuchungen von Nöthiger liefern einen experimentellen Vergleich resorbierbarer und nichtresorbierbarer Fäden. Bis zum 14. Tage sind die mechanischen Eigenschaften aller Anastomosen, die mit den gebräuchlichen resorbierbaren und nichtresorbierbaren Fäden genäht worden sind, ähnlich und vergleichbar. Vicryl und Dexon zeigen jedoch eine signifikant geringere entzündliche Reaktion als Seide oder Chromcatgut, was sich auf die Heilungstendenz der Anastomose auswirkt. Deshalb sind heute PGS (Dexon) oder Polyglactin 910 (Vicryl) als die Nahtmaterialien anzusehen, die für die Darmanastomose am besten geeignet sind, da sie auch im bakteriell besiedelten Darmlumen hydrolytisch abgebaut werden. Bei der Darmanastomose sollte eine einreihige, allschichtige, nichtinvertierende Anastomose bevorzugt werden. Die Rate der Anastomoseninsuf-

1 Abteilung Allgemeine Chirurgie der Universität Kiel, Hospitalstr. 40, D-2300 Kiel 1

fizienzen, die jedoch auch von der Nachweismethode abhängig ist, wird nicht in erster Linie vom Nahtmaterial bestimmt, sondern ist auch das Resultat einer Operationstechnik, die neben gewebeschonender Behandlung der Organe eine exakte Blutstillung und eine gute Adaptation der Darmlumina beinhalten muß.

Der Einfluß, den die Nahtspannung bei der Anastomosenheilung hat, wird aus den Untersuchungen von Waninger deutlich, wenn im Experiment mit unterschiedlicher Spannung geknüpft wird. Hierbei zeigt sich, daß die locker geknüpfte Naht zu einer schnelleren Konsolidierung der Anastomose führt. Demgegenüber steht aber das Bedürfnis der Chirurgen nach einer wasserdichten Anastomose. Dabei dürfen die tierexperimentell gewonnenen Befunde nur mit großer Vorsicht auf den Menschen übertragen werden, denn die Empfindlichkeit des Menschen gegen eine Infektion der Peritonealhöhle ist wesentlich größer als die vieler Versuchstiere. Wie Kerscher et al. zeigten, läßt sich durch eine alleinige Naht der Submukosa eine suffiziente Anastomosierung erzielen. Die Haltbarkeit der Darmnaht ist – wie schon Halstedt 1887 zeigte – im wesentlichen durch die Festigkeit der Submukosa bedingt. Der Submukosa kommt eine entscheidende Bedeutung als lastaufnehmende Schicht zu. Fraglich ist jedoch dabei, ob man deshalb auf die Vereinigung der Seromuskularis und der Mukosa verzichten sollte, da bei guter Technik zumindest keine Beeinträchtigung der Anastomosenheilung, sondern eine zusätzliche Sicherung zu erwarten ist. Ein Vorteil der alleinigen Submukosanaht ist jedoch die geringere Menge an eingebrachtem Nahtmaterial und die damit verminderte Granulationsgewebsbildung und die daraus resultierende verminderte Adhäsionsneigung von Darmschlingen untereinander und mit den Bauchdecken.

Die experimentellen Untersuchungen der Dünndarmanastomose von Jönsson et al. zeigen, daß die Belastbarkeit bis zum 3. Tag postoperativ ab- und dann im Jejunum und Ileum schnell wieder zunimmt. Die Reißfestigkeit ist dann vom 14. Tag postoperativ an nicht different vom nichtoperierten Darm. Das heißt, die Heilung ist nach 14 Tagen abgeschlossen und die Festigkeit der Anastomose nicht mehr vom Faden abhängig, was die Verwendung von resorbierbaren Materialien favorisiert. Die experimentell beobachtete geringe Festigkeit der Anastomose am 3. Tag postoperativ stimmt mit dem im klinischen Bereich beobachteten Häufigkeitsmaximum der Anastomoseninsuffizienz um den 4. bis 5. Tag nicht überein und ist daher eher auf ein Einschneiden der Fäden, als auf einen defekten Heilungsprozeß zurückzuführen (Jönsson et al.).

Während für die Darmanastomose im Hinblick auf das Auftreten von Insuffizienzen das kurzfristige Verhalten der Fäden und die Reaktion des Körpers wichtig ist, hat für die Naht der Bauchdecken, im Hinblick auf eine Granulombildung oder die Bildung von Narbenhernien, das Verhalten der Nähte und die Körperreaktion, die Langzeitbeobachtung eine große Bedeutung. Hier zeigen die Untersuchungen von Stegemann et al. die große Überlegenheit der resorbierbaren Fäden, die gegenüber den nichtresorbierbaren Fäden eine entscheidend geringere Granulombildung aufwiesen. Diese experimentellen Erfahrungen bestätigen die in der Klinik beobachtete geringe Inzidenz von Fadengranulomen beim Bauchdeckenverschluß bei Verwendung absorbierbarer Fäden.

D. Nahtmaterialien bei klinischer Anwendung

Der Wert absorbierbarer Nahtmaterialien bei urologischen Eingriffen

H. R. Osterhage[1] und H. P. Wünsch[2]

Die Auswirkungen von Harnröhrenstenosen auf den fetalen Harntrakt. Vergleichende Untersuchungen verschiedener Nahtmaterialien am Schaffeten

Die Operationen am Schaffetus erfolgten zwischen dem 50. und 122. Tag der Trächtigkeit des Muttertieres zu einem Zeitpunkt hoher fetaler Urinproduktion. In Intubationsnarkose wurde der gravide Uterus von einem rechtsseitigen Paramedianschnitt aus eventriert und geöffnet. Nach der teilweisen Herausnahme des Fetus erfolgte die Ligatur des Urachus mit Seide. Die Freipräparation des Blasenfundus wurde von einem Paramedianschnitt aus durchgeführt. Zur experimentellen Erzeugung einer partiellen Harnröhrenstenose wurde um die freipräparierte Harnröhre zirkulär ein Faden geschlungen und eine Kanüle graduierten Durchmessers in die Ligatur miteingeknotet und nachträglich herausgezogen. Entsprechend der Versuchsanordnung erfolgte die Einengung der Harnröhre entweder mit einem resorbierbaren Nahtmaterial wie Chromcatgut und Dexon oder mit einem nichtresorbierbaren Nahtmaterial wie Mersilene oder Seide. Nach Beendigung des Eingriffes wurde der Fetus in den Uterus zurückverlagert und derselbe verschlossen. Der schichtweise Wundverschluß des Muttertieres erfolgte mit Dexon. Das Muttertier konnte am 1. postoperativen Tag wieder zur Herde gelassen werden, die Hautfäden wurden nicht entfernt. Nach Geburt des Lammes, meist um den 150. Tag der Trächtigkeitsdauer des Mutterschafes, erfolgten die Nachuntersuchungen wie Ausscheidungsurographie, Miktionszystourethrographie, Refluxprüfung und pathologisch-anatomische sowie histologische Untersuchungen.

Bei insgesamt 23 intrauterinen Operationen fanden sich 2 Serien, die mit resorbierbarem Nahtmaterial durchgeführt wurden und direkt verglichen werden konnten.

An 2 weiblichen und 2 männlichen Schaffeten zwischen dem 81. und 94. fetalen Tag erfolgte nach der Urachusunterbindung mit Seide die Harnröhreneinengung durch Einknoten einer 1er Kanüle (0,9 mm) mit Dexon 3/0.

Bei 6 weiteren Feten, 2 männlichen und 4 weiblichen zwischen dem 81. und 124. fetalen Tag, wurde die Harnröhreneinengung durch Einknoten einer 1er Kanüle (0,9 mm) mittels Chromcatgut 3/0 durchgeführt.

Die Auswirkungen auf den oberen Harntrakt waren bei Dexon deutlich geringer als bei Chromcatgut.

---

1 Urologische Universitätsklinik Würzburg, Luitpold-Krankenhaus, Joseph-Schneider-Str. 2, D-8700 Würzburg

2 Pathologisches Institut der Universität Würzburg, D-8700 Würzburg

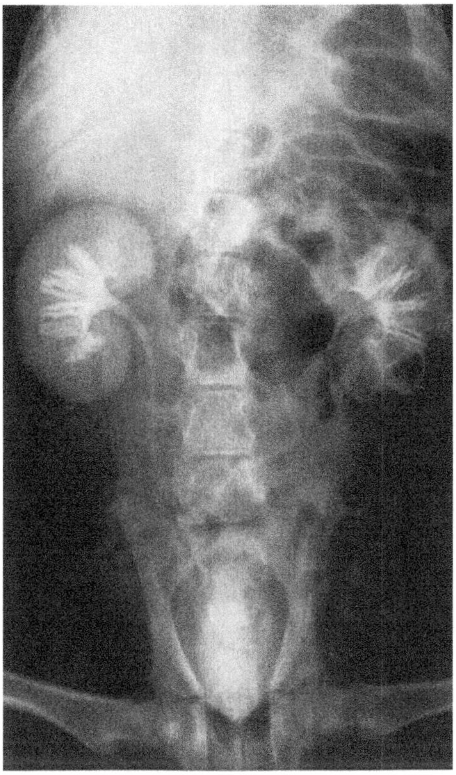

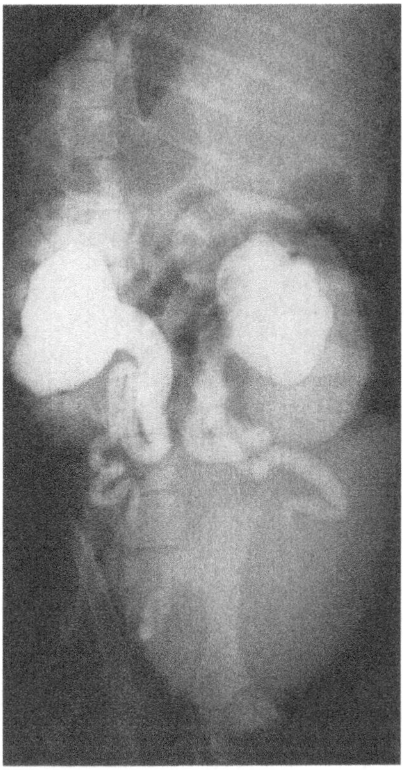

Abb. 1 **Abb. 2**

Abb. 1. Ausscheidungsurogramm eines gesunden neugeborenen Lammes (Normalbefund)

Abb. 2. Ausscheidungsurogramm 73 Tage nach Urachusligatur und Harnröhreneinengung mit Chromcatgut am 81. fetalen Tag. Beidseitige Hydronephrose und hochgradige Harnleiterschlängelung

Zum Verständnis der Ergebnisse wird ein normales Ausscheidungsurogramm eines gesunden Vergleichstieres dargestellt (Abb. 1).

In Abb. 2 ist das Ausscheidungsurogramm 73 Tage nach Urachusligatur mit Seide und Harnröhreneinengung mit *Chromcatgut* 3/0 über einer 1er Kanüle am 81. fetalen Tag abgebildet. Man erkennt die beidseitige Hydronephrose und die hochgradige Harnleiterschlängelung. Abb. 3 zeigt die 2-h-Spätaufnahme mit Darstellung der Megazystis.

Demgegenüber traf man als Folge der Harnröhreneinengung mit *Dexon* bei weiblichen Tieren auf keine röntgenologischen Veränderungen. Die am 61. und 62. Tag nach der Operation geborenen Lämmer zeigten auch makroskopisch keine Veränderungen an Niere und Harnleiter. Lediglich die Harnblase wies eine Wandhypertrophie auf.

Bei den beiden männlichen Feten fand man als Folge der Harnröhreneinengung mit Dexon eine temporäre mittelgradige Nierenbeckenkelchektasie (Abb. 4).

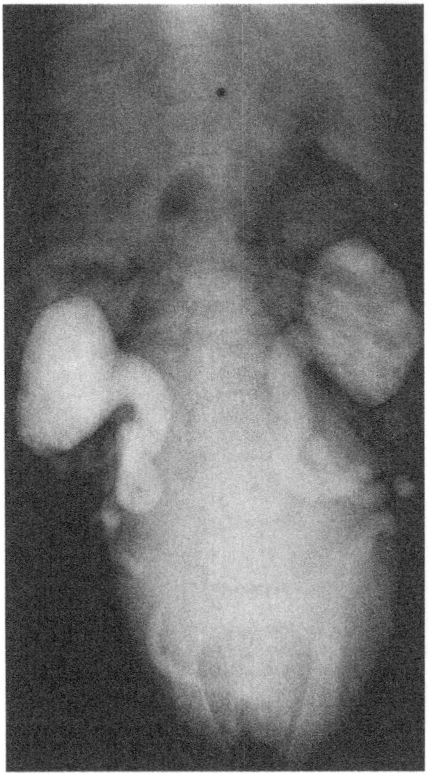

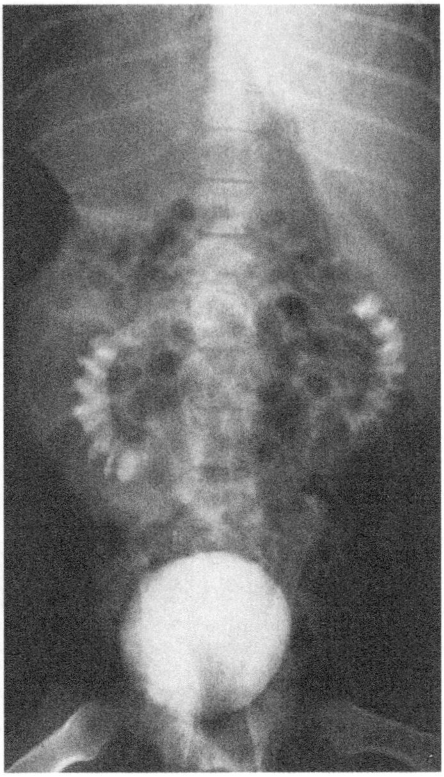

Abb. 3 **Abb. 4**

Abb. 3. Ausscheidungsurogramm (2-h-Spätaufnahme) 73 Tage nach Urachusligatur und Harnröhreneinengung mit Chromcatgut am 81. fetalen Tag. Beidseitige Hydronephrose, Harnleiterschlängelung, Megazystis

Abb. 4. Ausscheidungsurogramm 57 Tage nach Urachusligatur mit Seide und Harnröhreneinengung durch Dexon am 94. fetalen Tag. Mittelgradige temporäre Nierenbeckenkelchektasie

Wir fassen zusammen: Die Auswirkungen von Harnröhrenstenosen auf den fetalen Harntrakt wurden untersucht, da Abflußstörungen während der Fetalzeit bei der Genese des Megaureters diskutiert werden. Als Folge der Harnabflußbehinderung kam es in verschieden starkem Ausmaß, abhängig vom Grad der Stenose und der Dauer des Experiments, zur Ektasie der Harnwege. Die Dilatation der Harnwege begann im Bereich des Nierenbeckens und nachfolgend im oberen Harnleiterdrittel. Am Harnleiter war ein vermehrtes Wachstum und eine Schlängelung zu beobachten, die Dilatation schritt blasenwärts fort.

Ausgeprägte Harnröhrenstenosen führten zur Hydronephrose, geringere Einengungen führten lediglich zu einer mäßigen Nierenbeckenkelchektasie, die auch vorübergehend sein konnte. Die geringsten Auswirkungen auf den fetalen Harntrakt fanden sich bei der Harnröhreneinengung mit Dexon.

Vergleichende Untersuchungen zur einschichtigen und zweischichtigen Naht der Harnblase

Ausgehend von der mittlerweile in der Darmchirurgie aufgrund guter klinischer Ergebnisse breit angewendeten einreihigen Allschichtnaht führten wir vergleichende tierexperimentelle Untersuchungen bei ein- und zweischichtigem Verschluß der Harnblase durch.

An 5 weiblichen Schafen wurde die Blase jeweils an der Ventralseite und Dorsalseite 3 cm lang eröffnet. Die Blasenvorderwand wurde zweischichtig verschlossen. Zuerst erfolgte eine fortlaufende Schleimhautnaht und danach der Verschluß der Muskulatur durch Einzelknopfnähte, jeweils mit Dexon 4/0. Die Blasenhinterwand wurde durch einreihige Allschichtnaht in der Einzelknopftechnik verschlossen. Als Nahtmaterial verwendeten wir ebenfalls Dexon in der Stärke 4/0. Ein 12-Charr.-Katheter wurde jeweils für 7 Tage in die Blase eingelegt und transurethral herausgeleitet.

Die 2 verschiedenen Nahttechniken, die am selben Versuchstier direkt verglichen werden konnten, wurden am 7., 14. und 21. postoperativen Tag makroskopisch nachuntersucht und nach Fixation in Formalin und Einbettung mit Paraffin nach HE- und van Gieson-Methode aufgearbeitet.

Sämtliche Nähte waren sowohl am 7., 14. als auch am 21. postoperativen Tag suffizient. Bei der makroskopischen Betrachtung bestand keine wesentliche Differenz, allerdings erschien die Blasenschleimhaut bei der fortlaufenden Naht mehr gefältelt und insgesamt verdickt.

Dies ließ sich auch histologisch bestätigen. Die Schleimhautränder waren bei allen Nähten gut adaptiert, histologisch zeigte die fortlaufende bzw. zweischichtige Naht jedoch eine deutliche Wulstung der Blasenschleimhaut.

Die Abb. 5 und 6 lassen im histologischen Bild bei der Übersicht (HE, Vergr. 2,9 : 1) die Unterschiede erkennen.

Auf Abb. 5 kommt die Blasenwand 14 Tage nach zweischichtiger Nahttechnik zur Darstellung, auf Abb. 6 die Blasenwand nach einschichtiger Naht mit Dexon. Beide Aufnahmen haben den gleichen Vergrößerungsfaktor.

Man erkennt bei der zweischichtigen Naht die deutliche Wulstung der Schleimhaut. In den Wandstrukturen imponieren eine kräftigere zelluläre Reaktion, Nekrosen sowie eine deutlichere Granulationsgewebsreaktion. Im Vergleich zur Abb. 6 erkennt man ferner ein deutliches submuköses Ödem sowie ein reaktiv entzündlich verändertes Urothel.

In den nächsten beiden Abbildungen (Abb. 7 u. 8) kommen die eben beschriebenen Veränderungen noch deutlicher zur Darstellung. In beiden Fällen handelt es sich um Ausschnitte der zuvor gezeigten Blasenwand 14 Tage nach zweischichtiger Naht. Abb. 7 zeigt die Nekrose und die entzündlichen Veränderungen, auch um das Nahtmaterial, sowie das reaktiv entzündlich veränderte Urothel. In Abb. 8 kommen die polypösen Schleimhautaufwerfungen zur Darstellung.

Die von Bartone beobachteten epithelialen Zysten bei der Naht mit Polyglactin 910 konnten nicht beobachtet werden, wenngleich auch der Beobachtungsraum hierzu vielleicht zu kurz war. Wir sahen lediglich die

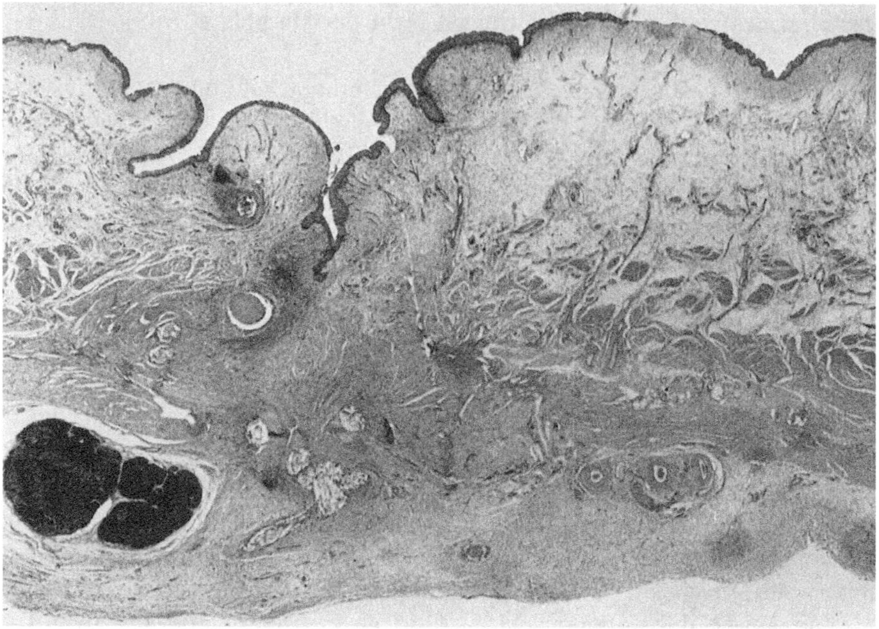

Abb. 5. Übersicht der Blasenwand 14 Tage nach zweischichtigem Verschluß mit Dexon. HE, Vergr. 2,9 : 1

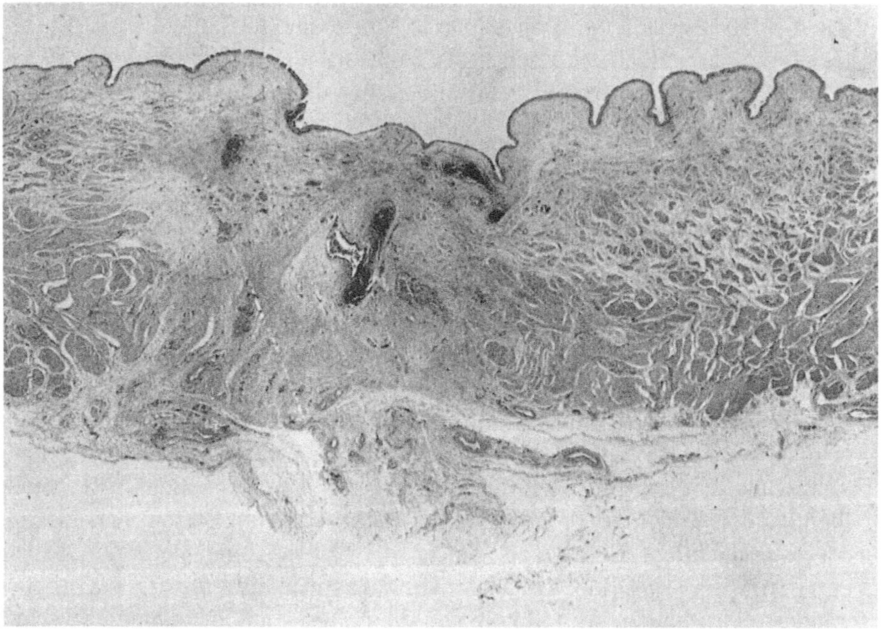

Abb. 6. Übersicht der Blasenwand 14 Tage nach einschichtigem Verschluß mit Dexon. HE, Vergr. 2,9 : 1

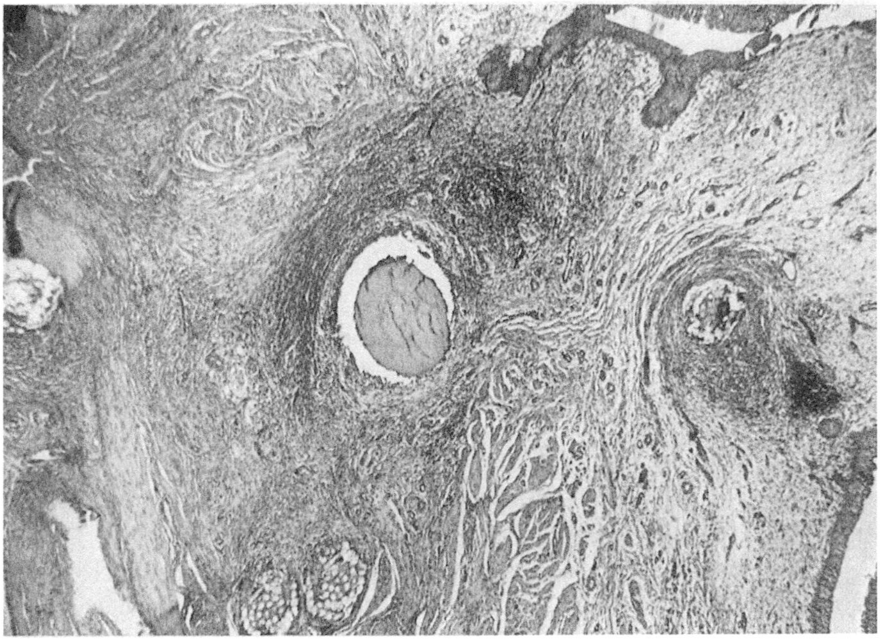

Abb. 7. Histologisches Bild 14 Tage nach zweischichtiger Naht der Blase mit Dexon. HE, Vergr. 37,5 : 1

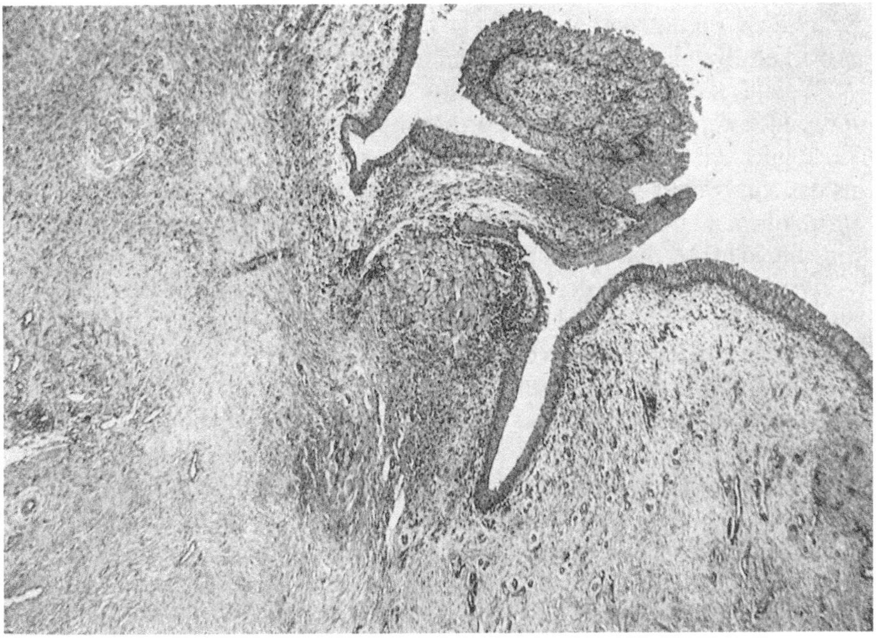

Abb. 8. Polypöse Schleimhautaufwerfung bei zweischichtigem Verschluß der Blase. HE, Vergr. 37,5 : 1

bekannten pseudozystischen Veränderungen, wie sie auch von Case et al. (1976) bei der Verwendung von Chromcatgut in der Blasenwand beschrieben wurden.

Zusammenfassend kann gesagt werden, daß die einschichtige Naht der Harnblase beim Schaf nach 7 Tagen einen suffizienten Verschluß ergibt. Gegenüber der meist klinisch üblichen zweischichtigen Nahttechnik zeigt die einschichtige Naht geringere entzündliche Veränderungen und eine geringere Narbenbildung, so daß die einschichtige Naht der Harnblase auch für die Klinik empfohlen werden kann.

Klinische Erfahrungen mit Dexon bei plastisch-urologischen Eingriffen

Bereits 1973 berichtete Miller aufgrund operativer Erfahrungen an 83 Patienten, daß es eigentlich keinen Grund gäbe, das Nahtmaterial Polyglykolsäure am Harntrakt nicht zu verwenden. Ebenfalls im Jahre 1973 publizierten Brannan et al. eine Arbeit über die Verwendung von Dexon bei 139 urochirurgischen Eingriffen, gleichfalls mit guten Ergebnissen.

Vergleichende Untersuchungen von Milroy (1976) zwischen Chromcatgut und Polyglykolsäure ergaben auch keine Zunahme der Steinbildungen. 1973 wiesen Baur u. Seuter darauf hin, daß die Steinbildung eine deutliche Abhängigkeit von der Nahttechnik und nicht vom Nahtmaterial hat. Erfolgte die Nahttechnik dergestalt, daß das Nahtmaterial nicht als Fremdkörper in das Lumen der Blase hineinragte, fand sich kein Unterschied zwischen verschiedenen Nahtmaterialien. Auch die diskutierte vorzeitige Auflösung von Polyglykolsäure im infizierten Urin (11/16) kann sich im Grunde nur günstig auswirken, da eine Kalzifizierung somit kaum zu erwarten ist.

Wenn Dexon oder Vicryl auch heute bei urologischen Eingriffen noch wenig verwendet werden, muß man dafür eigentlich andere Gründe als die klinische Verträglichkeit annehmen. Ein Nachteil ist sicher, daß der Faden rauher läuft als das sonst meist verwendete Catgut oder Chromcatgut. Bei der Naht einer entzündlichen Uretero- oder Pyelotomie wird es dadurch leichter zum Einschneiden des Fadens kommen.

Wir verwenden in der Klinik ohne starres Schema die resorbierbaren synthetischen Nahtmaterialien bei Nierenbeckenplastiken, Pyelotomien, Ureterotomien sowie bei supravesikalen Harnableitungen.

Histologische Untersuchungen sind dabei naturgemäß nicht durchgeführt worden, auch können keine exakten Zahlenangaben genannt werden, da das Nahtmaterial, wie gesagt, ohne starres Schema von verschiedenen Operateuren fast routinemäßig verwendet wird. Eine Komplikation aufgrund des Nahtmaterials wurde nicht beobachtet. Auffallend gut sind die reizlosen Wundverhältnisse der Harnableitungen, z. B. bei Ureterokutaneostomie oder nach Anlegen eines Conduit.

Besonders bewährt haben sich die synthetischen resorbierbaren Nahtmaterialien bei plastisch-rekonstruktiven Eingriffen an der Harnröhre.

Während früher die Operationen angeborener Anomalien des männlichen Genitale zu alraunenartigen Gebilden führten, kann heute meist ein gutes

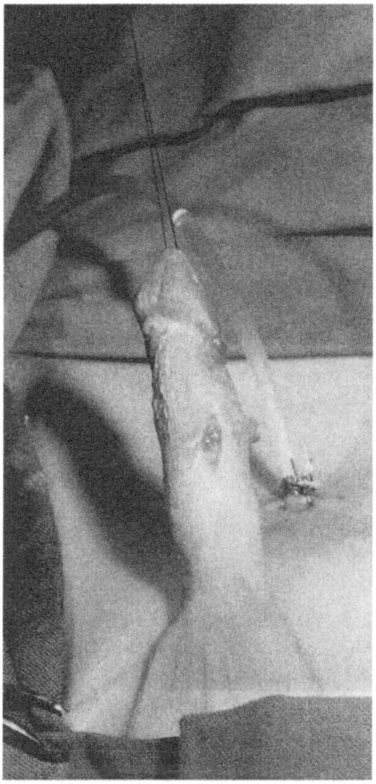

Abb. 9

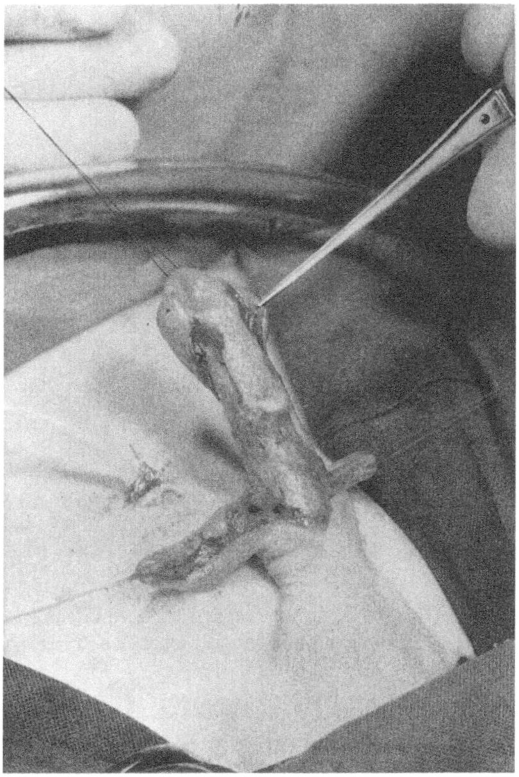

Abb. 10

Abb. 9. Hypospadia penis, Zustand nach Aufrichtungsoperation. Eingelegte suprapubische Blasenfistel (Cystofix)

Abb. 10. Darstellung des ausgeschnittenen Epithelstreifens mit Exzision von 2 dreieckigen Epithelbezirken an der Glans. Aus diesem Epithelstreifen bildet sich eine vollständige Harnröhre. Prinzip der Technik von Denis Browne

funktionelles und kosmetisches Ergebnis erreicht werden. So wurden bei der Harnröhrenrekonstruktion nach Denis Browne Doppelstoppnähte aus Draht verwendet, deren Fixation mit Glasperlen und Plomben erfolgte. Seit 1973 nehmen wir hierzu einen synthetischen resorbierbaren Faden.

Abhängig von der Länge der neuzubildenden Urethra führen wir die Harnröhrenrekonstruktion nach Ombrédanne (1911) oder nach Denis Browne in der Modifikation nach Marberger u. Decristofero (1975) durch.

Wir bevorzugen eine intrakutane U-Naht, die so dicht aufeinanderfolgend als möglich gestochen wird. Als Material wird Dexon in der Stärke 4/0 verwendet. Die Intrakutannaht hat den Vorteil, daß die Kutis nicht durchstochen wird, und es scheint, daß dadurch die Gefahr einer Fistelbildung geringer ist. Die Verwendung eines resorbierbaren Fadens hat ferner den Vorteil, daß derselbe nicht gezogen werden muß, was für die meist kleinen Patienten ausgesprochen angenehm ist.

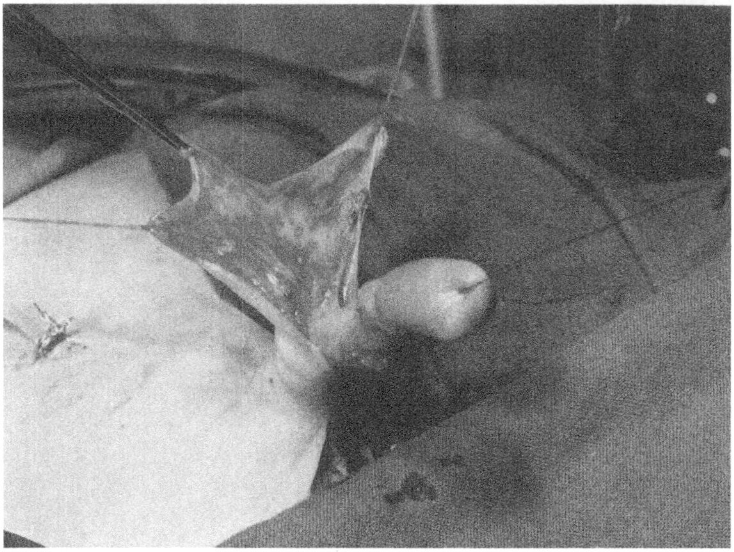

Abb. 11. Nach Ausschneiden des Epithelstreifens erfolgt die Zircumzision und Mobilisierung der Penishaut. Die Penishaut wird asymmetrisch inzidiert, so daß 2 verschieden große Rotationslappen resultieren

Die Harnröhrenrekonstruktion nach Denis Browne eignet sich für alle die Fälle, bei denen kein überschüssiges Hautdepot im Bereich der Vorhautschürze zur primären Bildung einer Harnröhre vorhanden ist, insbesondere auch nach vorausgegangenen Aufrichtungsoperationen. Der Eingriff beginnt mit dem Anlegen einer suprapubischen Blasenfistel (Abb. 9). Das Prinzip der 1949 angegebenen Technik besteht in der Harnröhrenbildung durch einen versenkten Hautstreifen. Aus diesem Epithelstreifen bildet sich in gewöhnlich 9–12 Tagen durch Epithelialisierung eine vollständige Harnröhre, deren Umfang erfahrungsgemäß größer ist als die ursprüngliche Breite des versenkten Hautstreifens. Unter Schonung der Corpora cavernosa wird der Epithelstreifen ausgeschnitten (Abb. 10).

Der versenkte Epithelstreifen wird mit den von Marberger u. Decristofero (1975) beschriebenen asymmetrischen Rotationslappen gedeckt. Nach Zirkumzision im Bereich des Sulcus coronarius wird unter Belassung eines dorsalen Dreiecks die Penishaut mobilisiert und je nach Gefäßversorgung asymmetrisch inzidiert (Abb. 11).

Der asymmetrische Rotationslappen wird an den angefrischten Stellen der Glans zur Bildung des Meatus externus urethrae fixiert, und die Hautlappen werden mit Dexon adaptiert (Abb. 12).

Der suprapubisch eingelegte Cystofix-Katheter wird beim Ombrédanne (1911) meist am 7. Tag, beim Denis Browne nach 12 Tagen abgeklemmt und entfernt, wenn man sich davon überzeugt hat, daß die Miktion über die neue Harnröhre einwandfrei funktioniert (Abb. 13).

Bei bisher 30 Harnröhrenrekonstruktionen nach der vorbeschriebenen Methode traten 3 Urinfisteln auf, was deutlich geringer ist, als der sonst in der

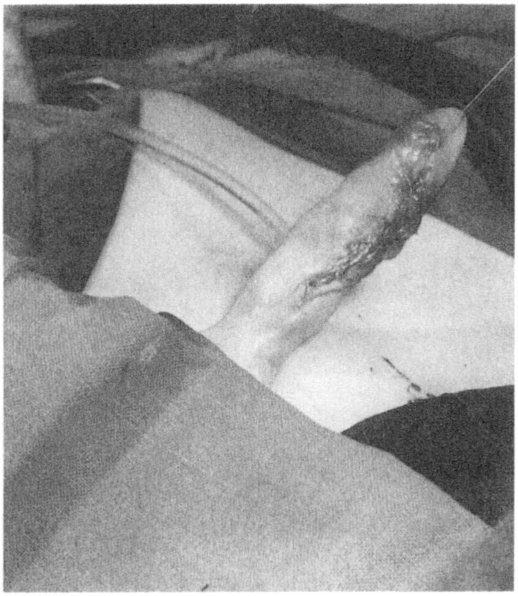

Abb. 12. Der Epithelstreifen wurde „versenkt". Die Rotationslappen sind an den angefrischten Stellen der Glans zur Bildung des Orificium externum urethrae fixiert. Der versenkte Epithelstreifen ist spannungslos gedeckt. Die Nahtreihe liegt außerhalb der Mittellinie

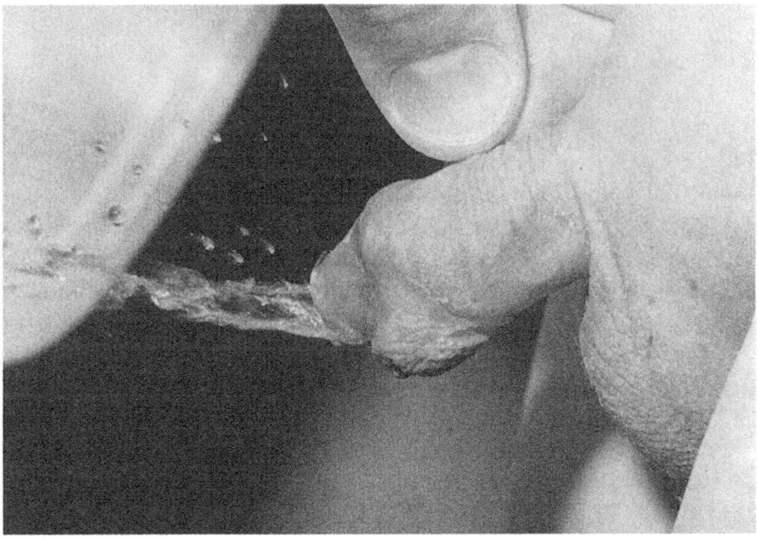

Abb. 13. Nach Abklemmen des suprapubischen Katheters kann man sich davon überzeugen, daß die Miktion über die neue Harnröhre funktioniert

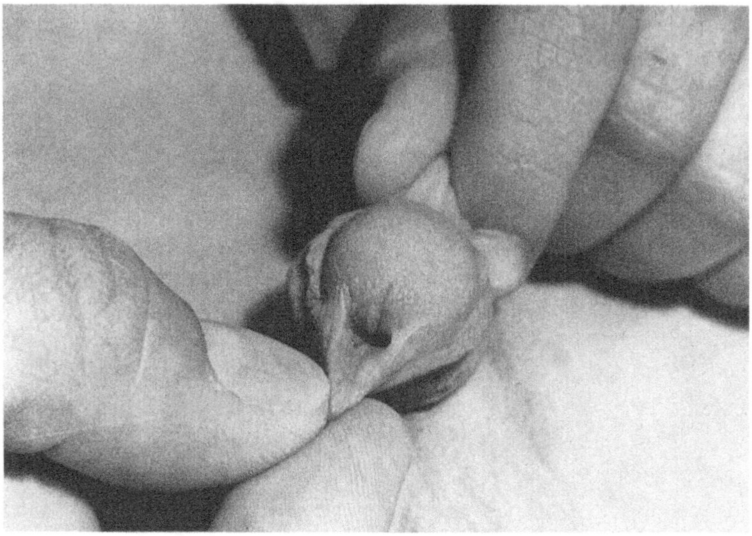

Abb. 14. Kosmetisches Ergebnis nach Harnröhrenkonstruktion. Das Orificium externus urethrae liegt an der Glansspitze und ist ausreichend weit

Literatur angegebene Prozentsatz (7). Der Meatus externus läßt sich bis zur Glansspitze verlagern, das kosmetische Ergebnis ist gut (Abb. 14).

Zusammenfassend kann gesagt werden, daß die modernen resorbierbaren synthetischen Nahtmaterialien mittlerweile aufgrund ihrer bekannten guten lokalen Verträglichkeit und längeren Haltbarkeit gegenüber Catgut und Chromcatgut ihren festen Platz im urochirurgischen Krankengut haben, insbesondere bei plastisch-rekonstruktiven Eingriffen am äußeren Genitale.

Zusammenfassung

Vergleichende Untersuchungen verschiedener Nahtmaterialien am Schaffetus zeigten bei der Harnröhreneinengung mit Dexon die geringsten Auswirkungen auf den oberen Harntrakt.

Vergleichende Untersuchungen zur ein- und zweischichtigen Naht der Harnblase mit Polyglykolsäure ergaben bei einschichtiger Naht geringere entzündliche Veränderungen und eine geringere Narbenbildung.

Bei klinisch-urologischen Eingriffen haben sich die synthetischen absorbierbaren Nahtmaterialien insbesondere für plastisch-rekonstruktive Operationen an der Harnröhre bewährt.

Summary

When the urethra in fetal sheep was narrowed by various suture materials, there was only minimal reaction (dilatation of the upper urinary tract) when polyglycolic acid was utilized.

A comparative study of a one- and two-layer closure of the bladder with polyglycolic acid showed a remarkable lack of inflammatory reaction with the one-layer closure.

The present study has demonstrated that polyglycolic acid can be particularly recommended in plastic procedures involving the urethra.

Literatur

1. Bartone FF, Gardner PJ, Hutson JC (1977) Polyglactin 910 suture in urinary tract. Urology IX: 521–525
2. Baur HH, Seuter F (1973) Tierexperimentelle Untersuchungen über den Einfluß von Nahtmaterial und Nahttechnik auf die Harnsteinbildung nach Operationen an den ableitenden Harnwegen. Urologe A 12: 210–212
3. Brannan W, Ochsner MG, Pond HS, Fuselier HA jr, Scharfenberg JC (1973) Laboratory and clinical experience with polyglycolic acid suture in urogenital surgery. J Urol 110: 571–573
4. Case GD, Glenn JF, Postlethwait RW (1976) Comparison of absorbable sutures in urinary bladder. Urology VII: 165–168
5. Browne D (1949) An operation for hypospadias. Proc R Soc Med 42: 466–468
6. Hovendal CP, Schwartz W (1979) Polyglycolic acid (Dexon) sutures in escherichia coli infected urine. Scand J Urol 13: 105–107
7. Kelalis PP (pers. Mitt.) Club d'Urologie pédiatrique. 74 Congrés Francais d'Urologie 1980, Paris
8. Kerscher P, Wünsch PH, Steidl H (1979) Naht der Submucosa bei der Dickdarmanastomose. Chirurg 50: 770–774
9. Marberger H, Decristofero A (1975) Indikation, Technik und Ergebnisse der Hypospadiekorrektur-Operation nach unserer Modifikation der Denis-Browneschen Technik. Urologe A 14: 117–120
10. Miller HC (1973) Reaction of polyglycolic acid sutures in the urinary tract. Urology II: 47–49
11. Milroy E (1976) An experimental study of the calcification and absorption of polyglycolic acid and catgut sutures within the urinary tract. J Urol 14: 141–142
12. Morrow FA, Kogan SJ, Freed SZ, Laufman H (1974) In vivo comparison of polyglycolic acid, chromic catgut and silk in tissue of the genitourinary tract: An experimental study of tissue retrieval and calculogenesis. J Urol 112: 655–658
13. Ombrédanne M (1911) Hypospadia pénien chez l'enfant. La Presse medicale 84: 843–844
14. Osterhage HR, Moormann JG, Eggers HD (1976) Urodynamic effects of urethral obstruction. Animal experiments of fetal lambs. Urol Res 4: 178
15. Osterhage HR (1981) Über die Auswirkungen von Harnröhrenstenosen auf den oberen Harntrakt. Schattauer, Stuttgart New York
16. Sebeseri O, Spreng P, Tscholl R (1973) Dexon als Nahtmaterial in der Urologie. Aktuel Urol 4: 275–277
17. Smith MW, Bartone FF, Gardner PJ, Tan EC, Mohamadi Y (1980) Amer Urol Assocc San Francisco, Abstr. Nr. 561

Schnittführung und Nahttechnik sowie Nahtunterstützung zur Protektion von Wundruptur und Narbenbruch

E. Bauer[1]

Die Häufigkeit von Wundrupturen wird in der Literatur mit etwa 1–3% angegeben. Diese Komplikation ist als schwerwiegend anzusehen, da mit einer Letalität von 20–30% gerechnet werden muß. Mit dem Auftreten einer Wundruptur ist vorwiegend am 6.–8. postoperativen Tag zu rechnen. Sie treten gehäuft im 1. Lebensjahr und in der Altersgruppe über 45 auf, Männer sind dabei statistisch signifikant häufiger betroffen.

Der Wundheilungsvorgang kann durch eine große Anzahl vermeidbarer und unvermeidbarer Störfaktoren unterbrochen werden.

Neben den sog. allgemeinen Ursachen, die in der Gesamtsituation des Patienten ihren Ursprung haben, sind für den Chirurgen jene Störungen leichter zu fassen, die durch den operativen Vorgang selbst hervorgerufen werden. Dazu zählen vor allen Dingen:

1. Nahttechnische Fehler,
2. Ungünstige Schnittführung,
3. Hämatome und Serome,
4. Infektionen,
5. Nahtmaterialreaktionen.

Die ersten beiden Punkte, nämlich die *nahttechnischen Probleme* und die *Schnittführung,* sollen hier von der mechanischen Seite der Wundheilung ausgehend erörtert werden.

Die Schnittführung spielt nicht nur für einen guten Zugang zum Operationsgebiet, sondern auch für die postoperative Wundheilung eine große Rolle. Wichtig ist dabei die mechanische Belastung der Wunde. Sie kann je nach gewähltem Zugang sehr verschieden groß sein. Die an der genähten Wunde ansetzende Zugkraft wird durch den intraabdominellen Druck und den einwirkenden Muskelzug bewirkt. Von entscheidender Bedeutung ist dabei der Muskelzug, da er durch verschiedene Schnittführungen beeinflußt werden kann. Alle Längsschnitte sind dem vollen Zug der lateralen Bauchwandmuskulatur ausgesetzt. Da die Faserrichtung dieser Muskeln nicht mehr als 30° von der Horizontalen abweicht, werden Querschnitte wesentlich geringer belastet.

Die Wirkung des Musculus rectus abdominis ist wesentlich schwächer, da er in der Rektusscheide verschieblich ist und nur über die Intersertiones tendineae einen geringgradigen Effekt auf die quer durchtrennten Faserblätter ausüben kann.

Tauber (1977) konnte mit seinen Festigkeitsmessungen im Experiment an den vorderen und hinteren Blättern der Rektusscheide nachweisen, daß die

---

1 Abteilung Allgemeine Chirurgie der Universität Kiel, Hospitalstr. 40, D-2300 Kiel 1

Zugfestigkeit quer 4mal so hoch war wie längs. Unabhängig von der Bauchdeckenstruktur sind nur durch die anatomische Anordnung der Muskulatur Längsschnitte bei gleichem intraabdominellen Druck wesentlich mehr belastet. Deshalb sollte – wenn von der operativen Planung her möglich – immer der Querschnitt bevorzugt werden.

Auch durch sorgfältige Nahttechnik kann viel dazu beigetragen werden, eine ungestörte Wundheilung zu erreichen. Jede zu fest geknüpfte Einzelnaht verursacht eine Durchblutungsstörung mit nachfolgender Nekrose. Nur dem ungewöhnlich hohen Kollagengehalt der Faszie ist es zu verdanken, daß die oftmals viel zu fest geknoteten Fäden nicht innerhalb kurzer Zeit durchschneiden. Deshalb sollte die an der Haut übliche zarte Knüpftechnik auch an der Faszie Verwendung finden. Der Faden sollte das zu vereinigende Gewebe nicht zusammenpressen. Eine Wundheilung kann nicht durch Preßdruck erfolgen, sondern ist ein aktiver biologischer Vorgang, der eine einwandfreie Durchblutung voraussetzt. Um diese Voraussetzung zu schaffen, empfehlen wir den Gebrauch einer von uns modifizierten *Platten-* oder *Unterstützungsnaht* (Abb. 1).

Sie entlastet die Wunde weitgehend von Zugspannungen, und die einzelnen Fasziennähte können locker geknüpft werden. Die physikalisch bei allen Zugübertragungen zwangsweise auftretenden Druckstellen werden dabei auf so große Flächen übertragen, daß keine Ischämienekrosen zu befürchten sind; denn entscheidend für die Ischämie ist der lokal ausgeübte Druck. Dieser ist als Kraft pro Fläche definiert. Da die an der Wunde angreifende Kraft als Konstante vorgegeben ist, kann man den Druck, der am Gewebe wirksam frei wird, fast beliebig durch Vergrößerung der Angriffsfläche verringern. Ein weiterer Vorteil dieser *Unterstützungsnaht* liegt darin, daß die Zugspannung – die sonst im Wesentlichen fast ausschließlich von der Faszie getragen wird – jetzt auf die gesamte Bauchdecke übertragen wird. Es ist ein großer Unterschied, ob z. B. bei einer Fasziennaht mit 10 Einzelknopfnähten, bei einer angenommenen Belastung von 50 kp durch einen Hustenstoß, jeder einzelne Faden mit 5 kp belastet wird oder ob diese Zugspannung auf eine Fläche von insgesamt 50 cm^2 übertragen wird, die noch von der eigentlichen Wundheilungszone weit entfernt ist. An den so entlasteten Faszienrändern kann eine ungestörte Wundheilung ablaufen. Die *Unterstützungsnaht* besteht aus einem

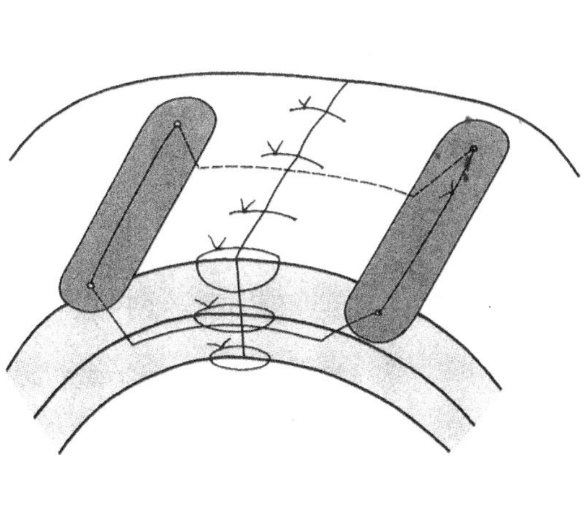

Abb. 1. Schematische Darstellung einer Platten- oder Entlastungsnaht. Weit entfernt von den Faszienrändern werden alle Bauchdeckenschichten ohne das Peritonaeum gefaßt

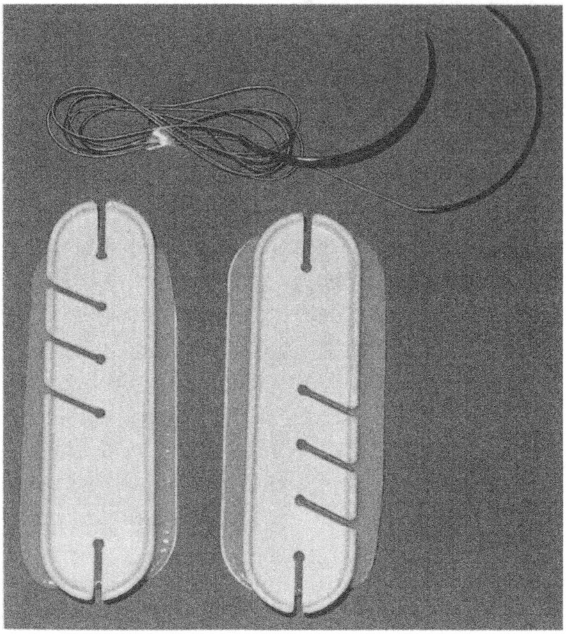

Abb. 2. Die Naht besteht aus einem 90 cm langen, mit Silikon beschichteten polyfilen Stahldraht, der mit einer großen Nadel armiert ist, und aus 2 cm 25 cm^2 großen Kunststoffplatten, die mit Karaya-Harz unterlegt werden

mit großer Nadel armierten, 90 cm langen, mit Silikon beschichteten polyfilen Stahldraht, der über 2 je 25 cm^2 große Kunststoffplatten geknüpft wird. Um Druckstellen auf der Haut zu vermeiden, wird unter diese Kunststoffplatten Karaya-Harz gelegt, welches sich in der Anus-praeter-Versorgung als besonders hautverträglich erwiesen hat (Abb. 2). Diese Platten sollen soweit wie möglich von der Wunde entfernt angebracht werden. Vor dem Bauchdeckenverschluß muß deshalb rechtzeitig die Lage von Drainagen oder die Anlage eines Stomas berücksichtigt werden. Infizierte bzw. septische Wunden können frühzeitig eröffnet werden. Auch wenn Fasziendehiszenzen – meist im Rahmen von sog. septischen Bäuchen – auftreten, kommt es nicht zur kompletten Platzbauchbildung mit Vorfall von Intestinalorganen. Die Verletzungsgefahr, meist von Dünndarmschlingen, ist durch die Silikonbeschichtung deutlich reduziert. Im Bedarfsfall werden zusätzlich halbierte Silikondrainagen unter die Nähte gelegt (Abb. 3 u. 4).

Wir benutzen diese von uns modifizierten *Plattennähte* bei allen Patienten, bei denen die Wundheilung aus allgemeinen Ursachen gefährdet ist, außerdem bei allen septischen Operationen, im Ileus sowie bei allen Reoperationen. Seit Einsatz dieser Nähte haben wir keinen kompletten Platzbauch mehr erlebt. Komplikationen oder andere Nachteile sind uns nicht bekannt.

Zusammenfassend soll noch einmal darauf hingewiesen werden, daß unabhängig von den allgemeinen Voraussetzungen besonders auf folgende Punkte zur Vermeidung von Wundruptur und Narbenbruch geachtet werden soll:

1. Soweit von der Operationsplanung her möglich, sollte der Querschnitt bevorzugt werden.

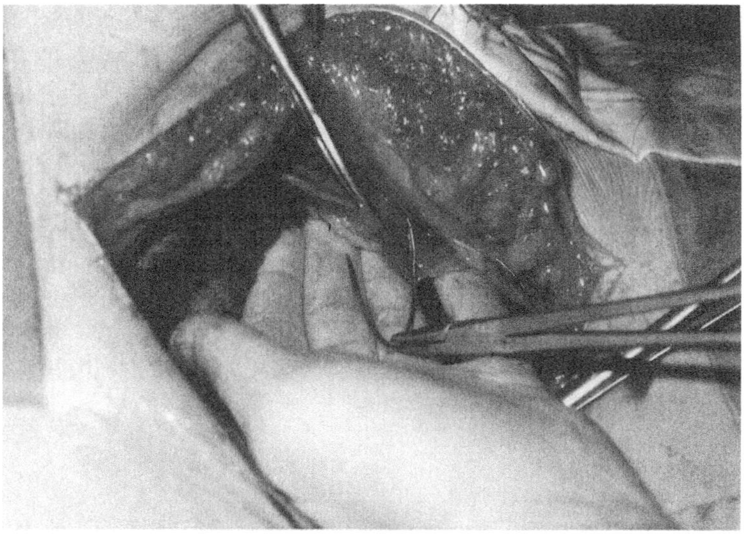

Abb. 3. Alle Wandschichten werden extraperitoneal erfaßt

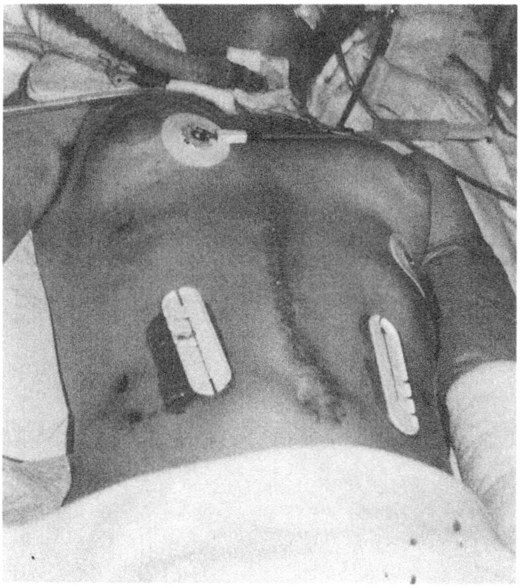

Abb. 4. Entlastungsnaht 14 Tage postoperativ nach medianer Oberbauchlaparotomie bei einer polytraumatisierten Patientin

2. Fasziennähte sollen nur soweit angezogen werden, daß die Ränder gerade adaptiert sind.
3. Als Voraussetzung dafür sollte bei jedem problematischen Bauchdeckenverschluß von einer Entlastungsnaht Gebrauch gemacht werden.

Summary

Two factors are of importance in the primary healing of the abdominal wound closure. Whenever possible the laparotomy should be performed by horizontal abdominal incision. Thus the muscular traction on the wound is significantly reduced. The fascia must be sutured so that local ischemia will not occur. For that purpose traction-relieving sutures were developed, which are applied subfascially away from the incision and relieve the power of the abdominal muscular traction from the wound closure to larger peripheral areas of the abdominal wall. In 4 years of using these traction-relieving sutures we have observed only few abdominal bursts. The sutures are indicated for septical operations, ileus, relaparotomies, adipositas, cachexia, high age, etc.

Literatur

1. Bauer E (1979) Die Bedeutung von Schnittführung und Nahttechnik für die Platzbauch- und Narbenbruchentstehung. Kongreßbericht 20. Tg. Österr. Ges. f. Chir. 1979
2. Becker WH (1967) Partielle und komplette Wunddehiszenzen nach Laparotomien. Zentralbl Chir 92: 730–734
3. Hahnloser P, Lindner E (1975) Zur Genese und Prophylaxe des Platzbauches. Helv Chir Acta 42: 805
4. Hamelmann H, Werner HH (1978) Vermeidung von Wundheilungsstörungen. Sympos. Gelsenkirchen 1978. Braun-Dexon Bd 7: 35–39
5. Seidel W (1967) Die postoperative Bauchdeckendehiszenz. Chirurg 38: 377–381
6. Schmidtler F, Schildberg FW, Schramm W, Gleisner C (1977) Zur Pathogenese der postoperativen Bauchwandruptur. MMW 20: 685–689
7. Tauber R (1977) Wundheilung und Wundfestigkeit. Symposium Bad Dürrheim 1977. Braun-Dexon – Melsungen: 19–30

Polyglykolsäure-(Dexon-) oder Polyesterfäden, eine Alternative beim Faszienverschluß medianer Laparotomien?

F. Ullrich[1], B. Henningsen[2] und W. Böttcher[2]

Einleitung

Beim Faszienverschluß nach Laparotomien sind Infektion, Narbenhernie, Wunddehiszenz und Fadenfisteln die häufigsten Komplikationen. In den letzten Jahren scheint die zunehmende Verwendung des synthetischen, vollresorbierbaren Polyglykolsäurefadens (PGS) für eine bessere Lösung dieser Probleme zu sprechen. Retrospektive, vergleichende Untersuchungen gegenüber anderen Fadenmaterialien beim Faszienverschluß des Abdomens geben Hinweise darauf [1, 2, 5]. Jedoch zeigt die Vielfalt der noch verwendeten Nahtmaterialien, daß die Unsicherheit auch heute noch nicht vollständig ausgeräumt ist. Eine prospektive, randomisierte Untersuchung bei identischer Schnittführung stand bisher aus.

In einer Studie wurde daher der Heilungsverlauf bei 78 medianen Laparotomien vergleichend, prospektiv, randomisiert untersucht, um über die Häufigkeit von Wundheilungsstörungen, Narbenhernien und Fadenfisteln Aufschluß zu gewinnen.

Material und Methoden

In der prospektiv angelegten Untersuchung wurde bei insgesamt 78 Patienten mit medianer Laparotomie der Faszienverschluß entweder mit PGS-O oder Polyester-O durchgeführt. Die Zuteilung erfolgte randomisiert mit Zufallszahlen durch Öffnen vorbereiteter Umschläge am Anfang der Operation. Eine Fluchtklausel bestand nicht. Der Peritonealverschluß erfolgte einheitlich mit Catgut fortlaufend, Subkutannähte einheitlich mit PGS und Hautnähte mit Polyamideinzelknopfnähten.

Frühe und späte Wundheilungsstörungen wurden durch 2 Nachuntersuchungen erfaßt. Bei der 1. Nachuntersuchung im Mittel am 8. Tag wurden Rötung, Serom, Hämatom, Abszeß und Dehiszenz dokumentiert. Die 2. Nachuntersuchung erfolgte im Mittel 6 Monate postoperativ zur Feststellung von Narbenhernien und Fadenfisteln bzw. Fadengranulomen. Um den Einfluß

---

1 Städtisches Krankenhaus Ludwigsburg, D-7140 Ludwigsburg
2 Chirurgisches Zentrum der Universität Heidelberg, Abteilung Allgemeinchirurgie, Kirschnerstr. 1, D-6900 Heidelberg

Tabelle 1. Verteilung des Fadenmaterials in 4 Infektionsklassen

	PGS	Polyester	Summe
Klasse I: Streng aseptisch	6	8	14
Klasse II: Bedingt aseptisch	18	26	44
Klasse III: Kontaminiert	3	5	8
Klasse IV: Septisch	5	7	12
Insgesamt	32	46	78

Tabelle 2. Gründe unvollständiger Erhebung

	PGS	Polyester	Summe
2. Nachuntersuchung durchgeführt	25	30	55
Tod vor 1. Nachuntersuchung	5	5	10
Tod vor 2. Nachuntersuchung	2	8	10
Relaparotomie			
vor 1. Nachuntersuchung	0	1	1
vor 2. Nachuntersuchung	0	1	1
Verschollen	0	1	1
Insgesamt	32	46	78

einer primären Kontamination zu berücksichtigen, wurden die Operationen in 4 Infektionsklassen eingeteilt (Tabelle 1):

I. Streng aseptisch: Gefäße, Milz, Staging-Operation;
II. Bedingt aseptisch: Magen, Galle, oberer Dünndarm;
III. Kontaminiert: unterer Dünndarm, Kolon;
IV. Septisch: Peritonitis, Perforation.

Die 1. Nachuntersuchung erfolgte in der Klinik, die 2. Nachuntersuchung durch den Hausarzt auf Grund vorbereiteter Fragebögen. Das Geschlechtsverhältnis war männlich : weiblich = 3 : 2. Das mittlere Alter betrug 50,9 Jahre (Minimum 17 Jahre, Maximum 85 Jahre). Der 2. Nachuntersuchung unterzogen sich 55 Patienten, 25 der PGS-Gruppe und 30 Patienten der Polyestergruppe. Gründe unvollständiger Erhebung ergeben sich aus Tabelle 2.

Ergebnisse

Bei der 1. Nachuntersuchung, die die frühen Wundheilungsstörungen erfaßte, fand sich im Mittel bei 11,9% der Patienten eine Rötung der Wunde. In 2 Fällen (5%) fanden wir in der Polyestergruppe ein Serom, während Hämatom, Abszeß und Dehiszenz keine Unterschiede ergaben (Tabelle 3). Die beiden Serome und eine Rötung der Wunde wurden in der Infektionsklasse I beobachtet, während alle anderen Infektionen außerhalb dieser Gruppe gefunden wurden (Tabelle 4). Bei der 2. Nachuntersuchung fand sich in der PGS-Gruppe eine Narbenhernie. Dieser Laparotomie war 4 Tage zuvor ein Ersteingriff durch die

Tabelle 3. Häufigkeit von Wundheilungsstörungen in Abhängigkeit vom verwendeten Nahtmaterial

	Rötung		Serom		Hämatom		Abszeß		Dehiszenz		Summe	
	n	%	*n*	%	*n*	%	*n*	%	*n*	%	*n*	%
PGS (*n* = 27)	3	11,1	0	0	0	0	2	7,4	0	0	5	18,5
Polyester (*n* = 40)	5	12,5	2	5	0	0	2	5,0	0	0	9	22,5
Gesamt-kollektiv (*n* = 60)	8	11,9	2	3	–	–	4	6,0	–	–	14	20,9

Tabelle 4. Häufigkeit von Wundheilungsstörungen in Abhängigkeit von vorbestehender Kontamination

Infektionsklassen	Rötung (*n*)	Serom (*n*)	Hämatom (*n*)	Abszeß (*n*)	Dehiszenz (*n*)	Summe (*n*)
I (streng aseptisch)	1	2	–	–	–	3
II (bedingt aseptisch)	6	–	–	4	–	10
III (kontaminiert)	1	–	–	–	–	1
IV (septisch)	–	–	–	–	–	–
Insgesamt	8	2	–	4	–	14

gleiche Inzision vorausgegangen, auch fand sich bei der 1. Nachuntersuchung eine Wundrötung. In der Polyestergruppe trat ebenfalls eine Narbenhernie auf. Nach Verwendung von Polyester zum Faszienverschluß entstanden in 3 Fällen Fadenfisteln bzw. Fadengranulome; bei Verwendung von PGS fanden wir zwar auch eine Fadenfistel, es war jedoch vor 6 Wochen eine Laparotomie vorausgegangen und bei diesem Ersteingriff die Faszie mit Polyester verschlossen worden. Es ist somit wahrscheinlich, daß vom 1. Eingriff belassenes Fadenmaterial für die Fistelbildung verantwortlich war.

Diskussion

Die Erfahrung zahlreicher Kliniken zeigt neben mehreren publizierten klinischen Studien die Vorteile des Faszienverschlusses mit PGS-Nahtmaterial. Dabei handelt es sich jedoch mit einer Ausnahme [6] um Beobachtungen, die nicht randomisiert und in bezug auf die Schnittführung an einem inhomogenen Patientengut gemacht wurden. Der Heilungsverlauf bei einer queren Inzision zur Eröffnung des Abdomens kann mit dem bei einer medianen Laparotomie nicht verglichen werden. Durch die unterschiedliche Gefäßversorgung, unterschiedlichen Faserverlauf der Faszie und der darunterliegenden Muskulatur ist eine wesentliche Beeinflussung des Heilungsverlaufes zu erwarten [3]. Bei der einzigen uns bekannten randomisierten Untersuchung [6] wurde PGS mit Seide verglichen. Nach der Entwicklung synthetischer, gewebefreundlicher Fadenmaterialien ist dies jedoch heute nicht mehr die entscheidende Fragestellung, vielmehr muß der Vergleich mit einem gewebefreundlichen, synthetischen Material angestrebt werden. Gleichwohl ergibt sich bei unseren Untersuchungen eine gute Übereinstimmung mit diesen Ergebnissen. Die Wundrötung mit 11,1% bei PGS bzw. 12,5% bei Polyester ist praktisch identisch. Die schwerste, meist infektbedingte frühe Wundheilungsstörung, die Wunddehiszenz, trat in unserem Krankengut in keiner Gruppe auf. Der Literaturvergleich (Tabelle 5) bei Verwendung verschiedener Nahtmaterialien zeigt, daß hier keines der verwendeten modernen Nahtmaterialien unterlegen ist. Beim Auftreten von Narbenhernien fand sich bei uns in den beiden Gruppen kein signifikanter Unterschied mit 3,2% in der Polyestergruppe und 2,1% in der PGS-Gruppe. Mit je 0% Narbenhernien findet Jensen [4] für beide Fadenmaterialien ausgezeichnete Ergebnisse, jedoch dürfte die auf beiden Seiten erhöhte Rate der Narbenhernien in unserer Untersuchung auf die unterschiedliche Schnittführung, bei uns eine mediane, bei Jensen eine paramediane Inzision, zurückzuführen sein. Im Gegensatz dazu fand jedoch Gallitano u. Kondi [1] in einer vergleichenden Untersuchung zwischen PGS und Dacron, einem ebenfalls nichtresorbierbaren synthetischen Fadenmaterial, eine 10fach höhere Inzidenz von Hernien bei der Verwendung von Dacron (Tabelle 6). Wird bei nichtresorbierbarem Material die Naht primär durch Granulationsgewebe umwallt, wird bei Verwendung von PGS Faden und Knoten von Bindegewebszügen durchwachsen. Dieses Verhalten im Bindegewebe ist von besonderer Bedeutung, weil für die Erreichung der Festigkeitszunahme des Gewebes selbst auch die Wiederherstellung der normalen Textur des Gewebes von besonderer Bedeutung ist. Für die Gewinnung einer stabilen Bauchaponeurose ist es somit wohl von Bedeutung, daß das implantierte Nahtmaterial nicht als Fremdkörper zwischen der Textur der sich ausrichtenden Fibroblasten verbleibt, sondern das Nahtmaterial vom Bindegewebe durchwachsen wird und schließlich nach hydrolytischer Spaltung die PGS-Fragmente der Resorption anheimfallen [3]. Die Überlegenheit des Polyglykolsäurefadens ergibt sich in der Gewebeverträglichkeit, dargestellt am Auftreten von Fadengranulomen und Fadenfisteln. In Übereinstimmung mit der Literatur (Tabelle 7) konnten wir bei Polyester in einem hohen Prozentsatz, nämlich 10%, eine Fadenfistel bzw. ein Fadengranulom nachweisen, während wie in allen anderen aufgeführten Untersuchungen bei alleiniger Verwendung von PGS keine Granulome auftraten. Somit kann festgestellt werden, daß auch bei prospektiv randomisierter Untersuchung die Haltbarkeit von Fasziennähten mit Polyglykolsäure derjenigen bei Anwendung nichtresorbierbaren synthetischen Fadenmaterials entspricht. Eine Erhöhung der Infektionsrate kann nicht beobachtet werden. Wegen der Vermeidung von Fadenfisteln und Fadengranulomen bei Verwendung von PGS sollte diesem Material unter Berücksichtigung der in der Einleitung angesprochenen Kriterien (Infektion, Narbenhernie, Wunddehiszenz, Fadenfistel) beim Faszienverschluß einer Laparotomiewunde gegenüber anderen Materialien der Vorzug gegeben werden.

Tabelle 5. Wunddehiszenz in Abhängigkeit vom verwendeten Nahtmaterial (%), Literaturübersicht

	Polyester	Dacron	PGS
Gallitano et al. (1973)		0	0,6
Kjaergaard et al. (1976)	0,65		0
Grace (1976)			0
Jensen (1976)	0		0
Eigene Ergebnisse	0		0

Tabelle 6. Narbenhernien in Abhängigkeit vom verwendeten Nahtmaterial (%), Literaturübersicht

	Polyester	Dacron	PGS
Gallitano et al. (1973)		7,0	0,6
Kjaergaard et al. (1976)	1,9		0,4
Grace (1976)			0
Jensen (1976)	0		0
Eigene Ergebnisse	3,2		2,1

Tabelle 7. Fadengranulome und Fadenfisteln in Abhängigkeit vom verwendeten Nahtmaterial (%), Literaturübersicht

	Polyester	Seide	PGS
Kjaergaard et al. (1976)	9,0		0
Grace (1976)			0
Jensen (1976)	17,8		0
Kronburg (1976)		4,3	0
Eigene Ergebnisse	10,0		0

Zusammenfassung

Polyglykolsäurefäden und Polyesterfäden werden in einer prospektiven, randomisierten Studie beim Faszienverschluß medianer Laparotomien miteinander verglichen. Infektion, Narbenhernie, Wunddehiszenz und Fadenfistel dienen als Parameter der auftretenden Komplikationen.

In bezug auf Infektion, Narbenhernie und Wunddehiszenz finden sich keine Unterschiede. In bezug auf die Gewebeverträglichkeit (Vermeidung von Fadenfisteln) zeigt sich PGS den Polyesterfäden überlegen.

Summary

In a prospective randomized study polyglycolic acid sutures (PGA) and polyester sutures for closure of median abdominal fascial incisions are compared. Occurrence of infection, incisional hernia, wound dehiscence, and suture fistulas is evaluated, and no significant differences could be detected between these complications. PGA is advantageous in showing less tissue reaction (avoiding fistulas).

Literatur

1. Gallitano AL, Kondi ES (1973) The superiority of polyglycolic acid sutures for closure of abdominal incisions. Surg Gynecol Obstet 137:794
2. Grace DM (1976) Dexon: An excellent suture for midline incisions. Can J Surg 19:54
3. Henningsen B (1977) Die Heilung der Aponeurosenwunde. Habilitationsschrift, Universität Heidelberg
4. Jensen J (1976) A comparison of Mersilene and polyglycolic acid sutures in pararectal abdominal wounds after appendectomy. Acta Chir Scand 142:551
5. Kjaergaard J, Laursen NP, Madsen CM, Tilma A, Zimmermann-Nielsen C (1976) Comparison of Dexon and Mersilene sutures in the closure of primary laparotomy incisions. Acta Chir Scand 142:315
6. Kronburg O (1976) Polyglycolic acid (Dexon) versus silk for fascial closure of abdominal incisions. Acta Chir Scand 142:9

Beeinflussung der Wundheilung nach Laparotomie durch nichtresorbierbares und absorbierbares Nahtmaterial – NC-Seide und Polyglykolsäure

A. Schneider und L. Braun[1]

Jeder Chirurg ist bestrebt, die Komplikationsrate der Wundheilungen möglichst klein zu halten. Sie verlängern den Krankenhausaufenthalt und verschlechtern das kosmetische Ergebnis der Narbe.

Großen Einfluß auf die Wundheilung hat das verwendete Nahtmaterial. Für den Organismus stellt jeder Faden gleichermaßen einen Fremdkörper dar.

In einer randomisierten, kontrollierten klinischen Studie untersuchten wir den Einfluß des Nahtmaterials, NC-Seide und Polyglykolsäurefäden (PGS = Dexon) auf die Wundheilung nach primären Laparotomien.

NC-Seide ist ein geflochtener, speziell ausgerüsteter Naturseidenfaden, der vom Körper nicht resorbiert werden kann. Er zeichnet sich durch eine sehr gute Flexibilität und Knüpfeigenschaft aus. Die Knotenreißkraft beträgt etwa 60% der von Polyesterfäden.

PGS-Fäden (Dexon) sind präzisionsgeflochtene absorbierbare Synthetikfäden. Im menschlichen Körper erfolgt durch Hydrolyse der Abbau der Polyglykolsäure zu Glykolsäure. Die Abbauprodukte H_2O und CO_2 werden aus dem Körper ausgeschieden. Enzyme beeinflussen den Abbau nicht. PGS-Fäden besitzen keine antigenen Eigenschaften und zeichnen sich durch eine hohe Reißfestigkeit aus, die im Gewebe implantiert linear nur unter geringer Abweichung abnimmt. Die Knotenreißkraft liegt über der von Catgut und Seide.

Material und Methode

Vom September 1978 bis März 1979 wurden alle Wunden nach primären Laparotomien bei Operationen an Appendix, Gallenwegen, Magen und Darm entweder mit NC-Seide oder Polyglykolsäurefäden (Dexon) verschlossen. An ungeraden Tagen wurden NC-Seide und an geraden Tagen PGS-Fäden (Tabelle 1) verwendet.

Beurteilungen der Narben erfolgten nach Entfernen der Fäden am 8. postoperativen Tag sowie durch die Patienten nach 3 bzw. 30 Monaten.

Der Wundverschluß erfolgte schichtweise. Peritonaeum und Faszie wurden mittels Einzelknopfnähten der Stärke 0 USP (3,5 metric) verschlossen. Die Subkutis wurde immer mit Catgut der Stärke 3/0 USP (3,0 metric) in Form von Einzelknopfnähten readaptiert. Der Hautverschluß erfolgte in allen Fällen mittels Seide-Einzelknopfnähte der Stärke 3/0 USP (2,0 metric) (Tabelle 2). Der

1 Chirurgische Klinik Detmold, Röntgenstr. 18, D-4930 Detmold

Tabelle 1. Ablauf der Nahtmaterialstudie (Chirurgische Klinik Detmold)

Zeitraum: 1. 9. 1978 bis 31. 3. 1979	
An ungeraden Tagen	NC-Seide
An geraden Tagen	Polyglykolsäure (PGS)
Beurteilungen:	
1. Nach 3 Monaten	
2. Nach 30 Monaten	

Tabelle 2. Stärke des verwendeten Nahtmaterials

	NC-Seide		PGS-Faden	
	USP	Metric	USP	Metric
Peritonaeum	0	3,5	0	3,5
Faszie	0	3,5	0	3,5
Subkutis		Catgut 3/0		
Haut	3/0	2	–	–

Operation: . . . . Datum: . . . . SD

Meine Operationswunde ist verheilt ☐ ja ☐ nein

hat geeitert ☐ ja ☐ nein

Aus der Operationswunde haben sich Fäden abgestoßen ☐ ja ☐ nein

Ich bin mit meiner Operationswunde
zufrieden ☐
nicht zufrieden ☐

Im Bereich meiner Operationswunde besteht eine Wölbung (Bruch) ☐ ja ☐ nein

Abb. 1. Fragebogen an die Patienten 3 Monate und 30 Monate nach Operation

Abstand der Nähte schwankte zwischen 0,5 und 1 cm. Alle Nähte wurden 3mal geknüpft.

In der Regel wurden die Fäden am 8. postoperativen Tag entfernt.

Die Wunden wurden während der stationären Behandlung sowie 3 und 30 Monate nach der Operation beurteilt. Die Beurteilungen erfolgten schriftlich durch den Patienten selbst nach einem Fragebogen (Abb. 1).

Bei Vorliegen von Wundkomplikationen erfolgte eine Nachuntersuchung in unserer Klinik.

In die Studie aufgenommen wurden nur diejenigen Patienten, die beide Beurteilungen abgegeben hatten. Herausgenommen wurden auch die Patienten,

Tabelle 3. Altersverteilung ($n = 260$)

	NC-Seide	PGS-Faden
0–10	5	8
11–20	16	20
21–30	13	10
31–40	14	11
41–50	21	15
51–60	19	23
61–70	34	21
71–80	15	8
81–90	3	4
Insgesamt	140	120

Tabelle 4. Verteilung der verschiedenen Operationen. Bauchdeckenverschluß ($n = 260$)

Operationen	NC-Seide	PGS-Faden
Appendix	40	48
Galle	56	36
Darm	17	15
Magen	25	17
Sonstige	2	4
Insgesamt	140	120

die im Laufe der Studie verstorben waren. 270 Patienten wurden in die Studie aufgenommen und zum klinischen Vergleich herangezogen. Bei 140 Patienten erfolgte der Wundverschluß mit NC-Seide, bei 120 Patienten mit PGS-Fäden (Dexon). Die Alters- und Geschlechtsverteilung war gleichmäßig (Tabelle 3).

Antibiotika kamen nur bei Vorliegen einer Peritonitis zur Anwendung.

Die Operationen verteilten sich auf die Organe Appendix, Gallenwege, Darm, Magen. Die Operationen wurden von 13 verschiedenen Operateuren durchgeführt (Tabelle 4).

Ergebnisse

Nach 3 Monaten waren bei 0,7% der Patienten die Wunden noch nicht verheilt, deren Wunden mit Seide, und bei 2,5% der Patienten, deren Wunden mit PGS-Fäden verschlossen worden waren. Nach 30 Monaten waren alle Wunden abgeheilt. Zu Wundinfektionen kam es in den ersten 3 Monaten bei 5% der Patienten mit Seidennahtverschluß und bei 4,2% mit PGS-Fäden. Spätinfektionen, d. h. nach dem 3. postoperativen Monat, traten nach Seidennaht in 2,1% und nach PGS-Fadennaht in 1,7% der Fälle auf.

Tabelle 5. Ergebnis nach 3 Monaten (%)

	NC-Seide (n = 140)	PGS-Faden (n = 120)
Wunde nicht verheilt	0,7	2,5
Wunde hat geeitert	5,0	4,2
Fäden abgestoßen	2,1	4,2
Mit Wunde unzufrieden	5,0	3,3
Vorwölbung, Narbenbruch	1,4	2,5

Tabelle 6. Ergebnis nach 30 Monaten (%)

	NC-Seide (n = 140)	PGS-Faden (n = 120)
Wunde nicht verheilt	0,0	0.0
Wunde hat geeitert	2,1	1,7
Fäden abgestoßen	2,9	0,0
Mit Wunde unzufrieden	4,3	2,5
Vorwölbung, Narbenbruch	7,1	3,3
Keloidbildung	2,1	1,7
Wundrevision	1,4	0,0

Auffällig dabei ist, daß sich die höchste Rate bei den Patienten nach Darmoperationen befindet. Es ist also die Infektionsrate eindeutig abhängig von dem Grad der Keimkontamination der Wunde während der Operation.

Fäden stießen sich in den ersten 3 Monaten sowohl bei Seide mit 2,1% als auch bei PGS-Fäden mit sogar 4,2% ab. Nach dem 3. Monat kam es jedoch nur noch zu Fadenfisteln bei den Patienten mit der Seidennaht (2,9%).

Mit der Narbe unzufrieden waren nach 3 und nach 30 Monaten etwa gleich viele Patienten. Bemerkenswert ist, daß es sich fast ausschließlich um Patienten nach Appendektomie handelte. Vorwölbungen im Bereich der Narbe bzw. Narbenbrüche sind nach 30 Monaten bei den Patienten nach Seidennaht in 7,1% und bei den Patienten mit PGS-Fadennaht in 3,3% der Fälle aufgetreten. Eine klinische Untersuchung zeigte jedoch nur in 0,8% der Fälle einen echten Narbenbruch. In allen anderen Fällen handelte es sich um eine Verdickung geringer Intensität im Narbenbereich. Zu Keloidbildungen kam es in 2,1 bzw. 1,7% aller Fälle. Bei 1,4% aller Patienten erfolgte wegen einer persistierenden Fadenfistel eine operative Wundrevision. Es handelte sich ausschließlich um Patienten mit Seidennahtverschluß. Bei den Patienten mit PGS-Fadennahtverschluß ist bisher keine Wundrevision erforderlich geworden (Tabellen 5 u. 6).

Platzbäuche sind im Zeitraum der Nahtmaterialstudie nicht aufgetreten.

Diskussion

Im Prinzip reagiert der Organismus auf jeden Faden als Fremdkörper gleich.

Tabelle 7. Vor- und Nachteile von NC-Seidennähten

Vorteil	Nachteil
Gute Handhabung	Starke Gewebsreaktion
Gute Knüpfbarkeit	Infektionsneigung
Kostengünstig	Fadenfisteln
	Dochtwirkung

Tabelle 8. Vor- und Nachteile von Polyglykolsäure-(PGS-)Fäden

Vorteil	Nachteil
Geringe Gewebsreaktion	Schlechte Handhabung
Hohe Reißfestigkeit	Schlechte Knüpfbarkeit
Kaum Dochtwirkung	Rauhe Oberfläche
Weniger Fadenfisteln	Hohe Kosten

Bei der Gegenüberstellung der Eigenschaften beider Nahtmaterialien, NC-Seide und Polyglykolsäurefäden, zeichnet sich NC-Seide durch eine sehr gute Handhabung aus. Die Flexibilität bedingt eine gute Knüpfeigenschaft.

Seidenfäden zeigen eine sehr starke Gewebsreaktion. Sie neigen häufiger zu Infektionen.

Trotz ihrer Imprägnierung weisen sie eine nicht zu vernachlässigende Dochtwirkung auf. Durch den geflochtenen Faden wandern viele Zellen und dringen in das Fadeninnere ein. Im Fadenzentrum sammelt sich Gewebsflüssigkeit an. Durch ihre kapillare Dochtwirkung neigen Seidenfäden zu Infektionen im Fadeninnern, die spontan nur sehr schwer ausheilen können. Der Organismus kann eine solche Infektion mit körpereigenen Abwehrmechanismen an der Fadenoberfläche bekämpfen. Im günstigsten Fall kann es zur Ausheilung kommen. Häufig jedoch wird die Infektion durch virulente Bakterien im Fadeninnern unterhalten und führt unter Umständen noch nach Jahren zu erneut aufbrechenden Fadenabszessen oder -fisteln. Erst nach vollständiger Entfernung aller Seidenfäden kommt es zur Ausheilung (Tabelle 7).

In unserer Studie war bei 1,4% der Patienten nach Seidennahtverschluß eine Wundrevision wegen rezidivierender Fadenfisteln notwendig geworden.

Das Verhalten von PGS-Fäden ist grundsätzlich anders (Tabelle 8). PGS-Fäden erzeugen zu Beginn der Implantation eine geringere Gewebsreaktion und Narbenbildung als NC-Seide. Nach 90 Tagen ist die Reaktion kaum mehr nachweisbar. Gewebsinfektionen und Entzündungen haben keinen nachteiligen Einfluß auf die Absorption und den Reißfestigkeitsverlust von PGS-Fäden. Eine aufgetretene Entzündung im Fadenbereich ist nach 60 Tagen abgeklungen. Im Zentrum des Fadens sind keine Bakterien mehr nachweisbar. Polyglykolsäurefäden sind auch geflochten. So kann es auch bei diesen Fäden zu Infektionen im Fadeninnern kommen. Da jedoch die Fäden unabhängig von den entzündlichen Gewebsveränderungen hydrolytisch linear absorbiert werden, heilt der im Fadeninnern bestehende Infekt spontan aus. Eine Fadenfistel kann daher bei Polyglykolsäurefäden nur in den ersten $2^1/_2$–3 Monaten entstehen, da danach das Fadenmaterial absorbiert ist. Wir haben diese Beobachtung in 4,2% unserer Fälle mit PGS-Nahtverschluß machen können.

Als Nachteil empfanden wir die schlechte Handhabung und Knüpfbarkeit der PGS-Fäden. Beim Durchziehen durch das Gewebe kommt es wegen der rauhen Oberfläche zu einer Sägewirkung und damit starken Traumatisierung des Gewebes.

Verbesserungen in der Verarbeitung der Fadenoberfläche könnten dieses Problem lindern oder beseitigen.

Vergleicht man die Kosten der beiden Nahtmaterialien, so liegen die Kosten bei der Verwendung von Polyglykolsäurefäden um mehr als das Doppelte über denen von Seidenfäden. Es kostet z. B. der Wundverschluß einer medianen Oberbauchlaparotomie bei einer Magenoperation mit Seide gegenwärtig rund 16,– DM, während der Wundverschluß mit PGS-Fäden (Dexon) rund 35,– DM kostet. Dies ist ein Gesichtspunkt, der gerade im Augenblick bei der Diskussion der Kostenexplosion nicht außer acht gelassen werden kann.

Unsere Untersuchungen zeigen, daß die Komplikationen in der Wundheilungsphase nach Verwendung des Nahtmaterials NC-Seide und PGS (Dexon) in den ersten 3 Monaten gleich hoch sind. Auch bei Verwendung von PGS gibt es Fadenfisteln. Die Langzeitergebnisse sprechen jedoch eindeutig für die Verwendung von PGS-Fäden zum Verschluß von primären Laparotomiewunden, insbesondere dann, wenn eine Keimkontamination der Wunde vorliegt, wie etwa bei Darmoperationen. Die Furcht vor vermehrt auftretenden Narbenhernien oder sogar Platzbäuchen nach der Verwendung von PGS-Fäden ist nach unseren Ergebnissen unbegründet.

Es kann daher unbedenklich empfohlen werden, den Nahtverschluß nach primären Laparotomien mit Polyglykolsäurefäden durchzuführen.

Zusammenfassung

Es wird über die Ergebnisse einer klinischen Nahtmaterialstudie berichtet, die in der Zeit vom 1. 9. 1978 bis zum 31. 3. 1979 in unserer Klinik durchgeführt worden ist.

Untersucht wurde der Einfluß des absorbierbaren Nahtmaterials Polyglykolsäure (Dexon) und des nichtresorbierbaren Nahtmaterials NC-Seide auf den Heilungsprozeß der Laparotomiewunde nach Operationen an Appendix, Gallenwege, Darm und Magen. In die Studie aufgenommen wurden 260 Patienten. Bei 140 Patienten erfolgte der schichtweise Wundverschluß (Peritonaeum, Faszie) mit NC-Seide und bei 120 Patienten mit Polyglykolsäurefäden (Dexon). Die Auswahl des Nahtmaterials erfolgte nach geraden und ungeraden Tagen.

8 Tage sowie 3 Monate und 30 Monate nach dem Eingriff erfolgte eine Nachuntersuchung mit Beurteilung der Wundheilung.

Zusammenfassend zeigen unsere Untersuchungsergebnisse, daß in den ersten 3 Monaten die Komplikationen der Wundheilung bei beiden Nahtmaterialien gleich hoch sind. Die Spätresultate ergaben jedoch eine deutliche Überlegenheit des absorbierbaren Nahtmaterials Polyglykolsäure (Dexon). Echte Narbenbrüche entstanden nur bei 0,8% der Patienten. Der Anteil der Patienten mit PGS-Nahtverschluß war nicht höher.

Summary

The study is a comparison of polyglycolic acid (Dexon) and silk (NC-Seide) sutures used in the primary closure of the peritoneum and aponeurotic layer in primary laparotomy incisions. The study took place between September 1978 and March 1979 in our clinic. The material comprised 260 closures of abdominal wound after laparotomy incisions. One hundred and forty wounds were closed with silk and 120 with polyglycolic acid sutures so that the patients acted as their own controls. Eight days, 3 months and 30 months after the operation a clinical control was made.

Occurrence of infection, incisional hernia, wound dehiscence, and suture fistulas is evaluated, and no significant differences could be detected between these complications the first 3 months. Polyglycolic acid is advantageous in showing less tissue reaction (avoiding fistulas), and its late results are better.

Literatur

1. Henningsen B (1963) Gewebereaktionen um Nahtmaterial. Melsungen Med Mitt 47: 59–71
2. Jensen J (1976) A comparison of Mersilene[R] and polyglykolic acid sutures in pararectal abdominal wounds after appendectomy. Acta Chir Scand 142: 551–553
3. Kjaergaard J, Laursen NP, Madsen CM, Tilma A, Zimmermann-Nielsen C (1976) Comparison of Dexon[R] and Mersilene[R] sutures in the closure of primary laparotomy incisions. Acta Chir Scand 142: 315–318
4. Kronborg O (1976) Polyglycolic acid (Dexon) versus silk for fascial closure of abdominal incisions. Acta Chir Scand 142: 9–12
5. Nockemann PF (1980) Die Chirurgische Naht, 3. Aufl. Thieme, Stuttgart
6. Thiede A (1978) Nahtmaterialien in der Chirurgie. Fortschr Med 96: 883–886, 1010–1012
7. Thiede A, Jostarndt L, Lünstedt B, Sonntag HG (1980) Kontrollierte experimentelle, histologische und mikrobiologische Untersuchungen zur Hemmwirkung von Polyglycolsäurefäden bei Infektionen. Chirurg 51: 35–38
8. Thiede A, Lünstedt B (1979) In vivo-Untersuchungen bei Nahtreaktionen an sterilen und infizierten, absorbierbaren und nicht absorbierbaren chirurgischen Nahtmaterialien. Zentralbl Chir 104: 568–578

Die Naht der primären subkutanen Achillessehnenruptur

D. Maroske[1] und W. Priesack[2]

Einleitung

Die subkutane Achillessehnenruptur (ASR) wird in der Regel als komplette Ruptur beobachtet, nur selten ist sie inkomplett. Bei der klinischen Untersuchung täuscht dabei die meist intakte Plantarissehne eine Teilruptur vor. Nach der Lokalisation unterscheiden wir die proximale ASR – Ausriß der Sehne am Muskelansatz –, die distale ASR – 2–5 cm proximal des Knochenansatzes –, die Ausrißfraktur – eine Knochenlamelle ist mit dem Sehnenansatz vom Calcaneus abgerissen – und den Sehnenausriß am Calcaneus ohne Knochenverletzung.

Die Ruptur der Achillessehne wird zunehmend beobachtet, vermehrte sportliche Aktivitäten werden als Ursache diskutiert. Andererseits wird den degenerativen Veränderungen der Sehne eine Bedeutung in der Entstehung zugesprochen, eine Reihe allgemeiner und lokaler Erkrankungen werden mitverantwortlich gemacht:

1. Begünstigende Allgemeinerkrankungen:
   Lues, Gonorrhö, Rheuma, Gicht, pyogene Infekte, Arteriosklerose, Diabetes mellitus, Typhus, Malaria, endokrine Erkrankungen, Arthrosis deformans, Systemerkrankungen der Gefäße.
2. Begünstigende Lokalerkrankungen:
   Lokale Entzündungen (Achillodynie), Xantome, Tendolipoidosen, Tendoatheromatosen, Tendosklerose, Sehnenverkalkungen.

Die Achillessehne wird überwiegend kurzzeitig, d. h. dynamisch belastet, und in sehr viel geringerem Ausmaß ist eine statische Belastung zu verzeichnen. So ist es verständlich, daß auch gesunde Sehnen bei plötzlicher großer Kraftanstrengung – Spurt – reißen können. Häufige Mikrotraumen können andererseits über eine narbige Ausheilung zu einem Locus minoris resistentiae führen und dann die Ruptur bei geringer Beanspruchung der Sehne ermöglichen.

Die Achillessehnenruptur wird beidseitig beobachtet, dabei überwiegt die linke Seite mit ca. 60%. Eine Erklärung findet sich in der Tatsache, daß 58% der Menschen ihr Sprungbein links lokalisieren. Selten sind beide Seiten gleichzeitig oder in zeitlichem Abstand betroffen. Der Altersgipfel wird im 4. Lebensjahrzehnt beobachtet, am häufigsten sind Menschen im Alter zwischen 20 und 50 Jahren betroffen. Bei Kindern und Greisen wird die Achillessehnenruptur praktisch nicht beobachtet. Männer sind dabei häufiger betroffen als Frauen,

1 Chirurgische Klinik der Universität Marburg, Robert-Koch-Str. 8, D-3550 Marburg
2 Abteilung Allgemeine Chirurgie der Universität Kiel, Hospitalstr. 40, D-2300 Kiel 1

eine Literaturzusammenstellung ergibt dabei ein Verhältnis von Männern zu Frauen von 3 : 1 (628 Männer, 212 Frauen).

Die Diagnose wird klinisch gestellt. Anamnestisch wird ein plötzlich aufgetretener heftiger Schmerz, z. T. stechenden Charakters, in der Ferse, der Achillessehnenregion oder der Wade mitgeteilt, und häufig wird selbst oder von der Umgebung ein lauter Knall gehört. Die sichtbare und noch besser palpable Delle in der Achillessehne ist typisch und bei erhaltener Plantarissehne und größerem Hämatom etwas schwieriger auszumachen. Der Achillessehnenreflex ist erloschen. Entscheidend sind jedoch die kraftlose Plantarbeugung und die Unmöglichkeit zum Zehenballenstand und Zehengang. Die Röntgenuntersuchung des oberen Sprunggelenkes in 2 Ebenen ist obligat.

Eine Spontanheilung ist möglich, beide Sehnenstümpfe werden durch Narbengewebe überbrückt. Dabei wird die Funktionseinheit Muskel–Sehne verlängert, es resultiert ein dauerndes Unvermögen, den Zehenballengang durchzuführen. Weitere Folgen sind die vermehrte Dorsalbeugung des Fußes und eine Muskelatrophie der Wade.

Material und Methodik

Im Zeitraum 1970–1980 wurden 85 Patienten (9 Frauen und 76 Männer) mit einer subkutanen Ruptur der Achillessehne operativ versorgt. Der Altersmedian unserer Patienten betrug 35 (10–66) Jahre. Die rechte Seite war 41mal, die linke Seite 44mal betroffen.

40 Patienten des Zeitraumes 1970–1975 wurden durch eine primäre Naht mit Chromcatgut versorgt. Bei 45 Patienten des Zeitraumes 1976–1980 erfolgte die Naht mit Dexon.

Von einem leicht bogenförmigen Hautschnitt medial der Ferse wurde die Achillessehne freigelegt. V. saphena parva und N. suralis lateral der Achillessehne konnten so sicher geschont werden. Nach Durchtrennung von Haut und Subkutangewebe wurden die Lamina superficialis der Fascia cruris und das Peritendineum über der Achillessehne gespalten. Aus der Rupturstelle der Achillessehne und einem intakten Sehnenbereich wurden Probebiopsien zur mikroskopischen Untersuchung und Klärung der Genese entnommen. Die Adaptation der Sehnenstümpfe erfolgte durch Spitzfußstellung in 120–130°. Mit einem kräftigen Faden (jetzt Dexon USP 2) wurden die Stümpfe im Sinne einer Schnürsenkelnaht vereinigt. Der Faden wurde dabei wegen seiner schlechten Gleitfähigkeit kontinuierlich straff geführt. Die überlappenden Sehnenenden wurden mit feinen Nähten (jetzt Dexon USP 2/0) adaptiert. Peritendineum und Faszie wurden über der genähten Achillessehne mit feinen Nähten spannungslos geschlossen. Der Hautverschluß erfolgte durch Rückstichnähte mit monofilem Nahtmaterial.

Postoperativ wurde ein gut gepolsterter Unterschenkelliegegips in einer Spitzfußstellung von 120° für 4 Wochen angelegt. Es folgte eine 4wöchige Gehgipsbehandlung in einer korrigierten Spitzfußstellung bei einem Winkel von ca. 100°. 8 Wochen nach der Sehnennaht wurde die volle Belastung des Beines gestattet und zur Entlastung der Achillessehne eine Absatzerhöhung von

1,5–2,0 cm über einen Zeitraum von 4 Monaten getragen. Zur Vermeidung einer ödematösen Anschwellung des Fußes und Unterschenkels wurde ein Stützstrumpf nach Maß bis zum Abklingen der Schwellneigung getragen. Eine krankengymnastische Übungsbehandlung mit aktiven und passiven Bewegungen sowie Gehübungen wurde der Gipsbehandlung angeschlossen und solange durchgeführt, bis ein freier Gang und eine weitgehend freie Funktion für das obere und untere Sprunggelenk zu verzeichnen waren. Eine volle Belastung und aktiver Sport wurden 6 Monate nach der operativen Versorgung der Achillessehnenruptur gestattet.

Im Zeitraum 1976–1981 wurden alle Patienten ambulant einer Nachuntersuchung unterzogen. Neben der exakten Erfassung vorliegender Beschwerden erfolgte die Untersuchung der unteren Extremitäten mit Messung der Beinumfänge sowie Messung der Gelenkfunktionen. Insbesondere wurde die Fähigkeit zum Zehenballengang und Fersengang überprüft. Von beiden oberen Sprunggelenken wurden Röntgenbilder angefertigt und diese mit den vorliegenden Röntgenbildern zum Zeitpunkt der frischen Ruptur verglichen.

Ergebnisse

Alle 85 Patienten konnten einer Nachuntersuchung unterzogen werden; dabei wurden 5 Patienten auswärts durch Chirurgen in freier Praxis untersucht und uns die Befunde zugeschickt. 72 der 85 Patienten konnten mindestens 2 Jahre nach der Achillessehnennaht nachuntersucht werden, bei den übrigen 13 Patienten war der Zweijahreszeitraum zum Zeitpunkt der Nachuntersuchung noch nicht voll beendet.

Die stationäre Behandlung dauerte im Median 5 (3–8) Tage an. Die ambulante Behandlung wurde in der Regel nach 10–12 Wochen abgeschlossen, bei 21 Patienten jedoch bis zu 8 Monaten mit einer krankengymnastischen Übungsbehandlung fortgeführt. Eine weitgehende Beschwerdefreiheit unserer Patienten war nach 6 Monaten erreicht, Funktionsverbesserungen und ein weiteres Abklingen von Restbeschwerden wurden jedoch noch bis zum Ende des 2. Unfalljahres angegeben.

Wundheilungsstörungen oder spätere Fistelbildungen wurden bei keinem dieser 85 Patienten beobachtet. Unter der vorübergehenden Ruhigstellung durch Unterschenkelliegegips oder anschließenden Unterschenkelgehgips wurde 3mal eine Beinvenenthrombose beobachtet, diese machte eine konservative Liquemintherapie erforderlich. Während die Beinvenenthrombose bei 2 dieser Patienten praktisch folgenlos ausheilte und keine Beschwerden mehr vorliegen, entwickelte sich bei einem 52jährigen Mann ein typisches postthrombotisches Syndrom mit andauernder Schwellneigung. 3 unserer Patienten klagten nach der Freigabe des oberen Sprunggelenkes und Beginn einer normalen Belastung des betroffenen Beines über anhaltende Bewegungs- und Belastungsschmerzen. Röntgenologisch zeigten alle 3 Patienten eine hochgradige Osteoporose im Sinne eines Sudeck-Syndroms. Auffallend war, daß alle 3 Patienten bei typischen Beschwerden und einem typischen Röntgenbefund für die Sudeck-Dystrophie keine livide Verfärbung und keine Atrophie der Haut aufwiesen. Die krankengymnastische Behandlung dieser 3 Patienten wurde bis zu 8 Monaten intensiv fortgeführt und ließ schließlich Beschwerdefreiheit eintreten. Alle 3 Patienten hatten 2 Jahre nach der operativen Versorgung keine Funktionsbeeinträchtigung des oberen und unteren Sprunggelenkes, Zehen- und Fersengang waren seitengleich frei. Ein Rezidiv trat bei keinem unserer 85 Patienten auf.

Über anhaltende Schmerzen des betroffenen Beines klagten 2 unserer Patienten. Sie hatten jedoch ausgeprägte arthrotische Veränderungen beider Sprunggelenke, die auch schon zum Zeitpunkt des Behandlungsbeginns vorhanden waren. Witterungsbedingte Schmerzen wurden bei 5 unserer Patienten und belastungsbedingte Schmerzen bei 6 unserer Patienten angegeben. Auffallend waren arthrotische Veränderungen des oberen Sprunggelenkes, die wir bei 64 unserer 85 Patienten feststellen mußten. Dabei zeigten nur 5 dieser 64 Patienten eine deutliche Zunahme ihrer Sprunggelenksarthrose gegenüber dem Zeitpunkt der Achillessehnenverletzung. Das Zeitintervall zwischen Achillessehnenruptur und Nachuntersuchung dieser Patienten betrug 4–7 Jahre. Eine geringgradige Arthrose des unteren Sprunggelenkes wurde bei 5 unserer Patienten röntgenologisch festgestellt, die gleichen Veränderungen fanden sich jedoch zum Zeitpunkt der Achillessehnenruptur. Sehnenverkalkungen ließen sich röntgenologisch bei keinem unserer Patienten feststellen (Tabelle 1).

Tabelle 1. Beschwerden und Röntgenbefunde zum Zeitpunkt der Nachuntersuchung von 85 Patienten nach primärer Naht einer subkutanen Achillessehnenruptur

	n		*n*
Anhaltende Schmerzen	2	Arthrose des OSG	64
Witterungsbedingte Schmerzen	5	Arthrose des USG	5
Belastungsschmerzen	6	Sehnenverkalkungen	0

Tabelle 2. Funktionsergebnisse von 85 Patienten nach primärer Naht einer subkutanen Achillessehnenruptur zum Zeitpunkt der Nachuntersuchung

Funktion – OSG		Seitendifferenz	*n*
Dorsalflexion		5°	15
Dorsalflexion		> 5°	2
Plantarflexion		5°	6
Plantarflexion		> 5°	0
Zehenstand:	Fersen-Bodenabstand	> 1,0 cm	2
Fersenstand:	Zehen-Bodenabstand	> 1,0 cm	3

Die Funktionsuntersuchungen der unteren Extremitäten ließen keine wesentlichen bleibenden Folgen zum Zeitpunkt der Nachuntersuchung erkennen (Tabelle 2). Stärkere Einschränkungen in der Beweglichkeit des oberen Sprunggelenkes bestanden nur bei 2 dieser Patienten. Sie konnten den Fuß jedoch bis zur Nullebene anheben. Eine wesentliche Einschränkung im kraftvollen Zehen- oder Fersenstand war bei keinem unserer Patienten zu beobachten.

Alle 85 Patienten waren mit dem Funktionszustand sehr zufrieden und voll arbeitsfähig, eine Einschränkung ihrer sportlichen Aktivitäten wurde nicht mitgeteilt.

Die Auswertung der mikroskopischen Untersuchungen von Probebiopsien aus der rupturierten Achillessehne ließ nur bei 15 unserer 85 Patienten normales, frisch rupturiertes Sehnengewebe erkennen. 70 dieser Patienten wiesen z. T. erhebliche degenerative und narbige Veränderungen der Achillessehne auf, so daß auf vorausgegangene Mikroschäden oder degenerative Veränderungen geschlossen werden muß.

Diskussion

In Übereinstimmung mit den Angaben in der Literatur beobachteten wir die subkutane Achillessehnenruptur vorwiegend bei sportlich aktiven jüngeren Menschen, wobei in unserem Krankengut das männliche Geschlecht häufiger betroffen war, als es in größeren Sammelstatistiken zu beobachten ist. Eine nur selten zu beobachtende beidseitige Ruptur zum gleichen Zeitpunkt oder nachfolgend konnte von uns nicht festgestellt werden.

Einen Unterschied im Wundheilungsverlauf und im funktionellen Ergebnis zwischen den Patienten, deren Achillessehne noch mit Chromcatgut genäht wurde, und den Patienten, deren Achillessehne im 2. Beobachtungszeitraum mit Dexon genäht wurde, konnte nicht festgestellt werden. Die einfache Sehnennaht war in allen 85 Fällen ausreichend, um eine gute Adaptation der Achillessehnenstümpfe in einer ausreichenden Festigkeit zu erzielen. Aufwendigere operative Maßnahmen waren nicht erforderlich. So konnte auf die aufwendigeren Maßnahmen mit zusätzlicher Plantarisplastik, einer zusätzlichen Umklappplastik und auf die Transplantation von Corium oder Kutis, Fascia lata oder lyophilisierter Dura verzichtet werden.

Im postoperativen Verlauf war durch die Ruhigstellung im Unterschenkelliegegips eine bessere Mobilisierung möglich als bei Anlegen eines Oberschenkelliegegipses, wie er von manchen Autoren auch heute noch empfohlen wird. Nachteile haben wir durch einen Verzicht in der Ruhigstellung des Kniegelenkes zur Entlastung der Wadenmuskulatur nicht beobachtet. Der Verzicht auf einen Oberschenkelliegegips gestattet darüber hinaus eine wesentlich bessere Mobilisierung und hilft möglicherweise, das Risiko einer Thrombose durch Ruhigstellung der Extremität zu mindern.

Die primäre Röntgenuntersuchung des oberen Sprunggelenkes halten wir in Übereinstimmung mit den meisten Autoren aus diagnostischen Gründen für wichtig, um zusätzliche knöcherne Verletzungen auszuschließen. Andererseits hat sich in unserer Nachuntersuchung gezeigt, daß ein hoher Prozentsatz der Patienten (64 von 85) bereits zum Zeitpunkt der Achillessehnenruptur arthrotische Veränderungen des oberen Sprunggelenkes aufweist. Diese arthrotischen Veränderungen dürften Folge einer übermäßigen vorausgegangenen Belastung und Traumatisierung der Sprunggelenksregion sein. Auffallend ist, daß allein 56 der 64 Patienten mit arthrotischen Veränderungen des oberen Sprunggelenkes zum Zeitpunkt der Achillessehnenruptur noch aktiv Fußball spielten oder in einer früheren Phase aktiv Fußball gespielt haben.

Zusammenfassung

Im Zeitraum 1970–1980 wurden 9 Frauen und 76 Männer mit einer subkutanen Ruptur der Achillessehne operativ versorgt. Der Altersmedian unserer Patienten betrug 35 Jahre. Die rechte Seite war 41mal, die linke Seite 44mal betroffen. 40 Patienten des Zeitraumes 1970–1975 wurden durch primäre Naht mit Chromcatgut versorgt, bei 45 Patienten des Zeitraumes 1976–1980 erfolgte die Naht mit Dexon. Auf zusätzliche operative Maßnahmen konnte bei der einfachen Schnürsenkelnaht mit kräftigem Nahtmaterial in allen Fällen verzichtet werden. Mit dieser Technik, einer postoperativen Ruhigstellung im Unterschenkelliegegips bei Spitzfußstellung über 4 Wochen und anschließender Unterschenkelgehgipsbehandlung über 4 Wochen, konnte ein gutes funktionelles und voll belastungsfähiges Endresultat bei der Nachuntersuchung bewiesen werden. Wundheilungsstörungen, Fistelbildungen und Rerupturen traten nicht auf. Verknöcherungen der Achillessehne wurden nicht beobachtet. 64 der 85 Patienten wiesen zum Zeitpunkt der Nachuntersuchung deutliche arthrotische Veränderungen des oberen Sprunggelenkes auf, diese bestanden jedoch schon zum Zeitpunkt der Achillessehnenverletzung. Der große Vorteil in der Verwendung resorbierbaren Nahtmaterials liegt in der guten Gewebeverträglichkeit und der Vermeidung lang andauernder Fistelungen bei Eintritt einer Infektion, die im eigenen Krankengut nicht beobachtet wurde.

Summary

Between 1970 and 1980 nine female and 76 male patients with subcutaneous ruptures of the Achilles tendon were treated operatively. Average age was 35 years. The right side was affected 41 times, the left side 44 times. Between 1970 and 1975 40 patients were supplied with "chromium catgut" through a primary suture, and in 45 patients between 1976 and 1980 the suture was made with Dexon. In all cases we were able to forgo additional surgical steps because of the simple "lace-like suture" made with strong suture material. By means of this technique, and a postoperative fixation of the lower leg in a molded plaster with the foot in stretched position for 4 weeks, and a following treatment of the lower leg with a walking plaster for another 4 weeks, we were able to achieve a good final result, which meant a full load capacity and good function in the foot. There were no reruptures, fistulas, or disturbances of healing. We observed no ossifications of the Achilles tendon. At the time of the follow-up examination 64 out of 85 patients had obvious arthrotic changes of the ankle joint; these, however, had already been present at the moment of the injury of the Achilles tendon. The great advantages of using absorbable suture material are the good tolerance in the tissue and the avoidance of long-lasting fistulas at the beginning of an infection, which we did not observe in our cases.

Literatur

1. Amann E, Ott W, Salem G (1974) Zur Behandlung des Achillessehneneinrisses. Monatsschr Unfallheilkd 77: 550–555
2. Brade A (1977) Verletzungen der Achillessehne und operative Therapie: Plantarisdurchflechtung oder Adaptationsnaht. Unfallheilkunde 80: 73–76
3. Brunner C (1971) Abrißfraktur der Achillessehne am Calcaneus. Z Unfallmed Berufskr 64: 101–102
4. Eboe M (1977) Die bewegungsstabile Tenosynthese der totalen Achillessehnenruptur durch Coriumplastik. Chirurgie 48: 764–766
5. Gauer EF, Düring M, Müller W (1976) Die proximale Ruptur im Triceps surae – eine typische, aber oft verkannte Verletzung. Chirurg 47: 236–240
6. Gotzen L (1974) Bilateral rupture of the achilles tendon during corticosteroid therapy. Chir Prax 18: 671–677
7. Heim U, Heim C (1977) Die subkutane Achillessehnenruptur. Ergebnisse bei 99 operativ behandelten frischen Verletzungen. Helv Chir Acta 44: 581–590
8. Holz U (1980) Achillessehnenruptur und Achillodynie. Zur Bedeutung der Gewebsregeneration. Fortschr Med 98: 1517–1520
9. Inglis AE, Scott WN, Sculco TP, Patterson AH (1976) Ruptures of the tendo achillis. J Bone Joint Surg 58 A: 990–993
10. Livingston VG, Stockey LR, Lepow GM, Reese HW (1975) Rupture of the tendo achillis. J Am Pediat Ass 65: 19–33
11. Meyer P, Ledermann M, Kocher H, Campana L (1981) Achillessehnennaht mit autologem Korium. Helv Chir Acta 48: 29–33
12. Mueller K (1974) Incidence and genesis of subcutaneous rupture and of degeneration of the achilles tendon: Results of operative management. Beitr Orthop Traumatol 21: 685–693
13. Pérez Teuffer A (1974) Traumatic rupture of the achilles tendon. Reconstruction by transplant and graft using the lateral peroneus brevis. Orthop Clin North Am 5: 89–93
14. Riede D (1966) Ätiologie, Diagnose und Therapie der subkutanen Achillessehnenrisse. Beitr Orthop Traumatol 13: 96–105
15. Rupp G, Stemberger A (1978) Versorgung frischer Achillessehnenrupturen mit resorbierbarem Nahtmaterial und Fibrinkleber. Med Welt 29: 796–798
16. Sjöstöm M, Wählby L, Fugl-Meyer A (1979) Achilles tendon injury; 3. Structure of rabbit soleus muscles after immobilization at different positions. Acta Chir Scand 145: 509–521
17. Wilhelm K (1975) Neue Untersuchungsergebnisse zur Genese der traumatischen Achillessehnenruptur. Langenbecks Arch Chir [Suppl] Chir Forum: 365–368
18. Wilhelm K (1977) Neue Aspekte zur Genese der Achillessehnenruptur. Zentralbl Chir 102: 796–801

Die Bedeutung der Nahttechnik in der Dickdarmchirurgie

S. Athanasiadis, J. Girona, D. Gandji und T. Lutfi[1]

Einleitung

Infolge der biologischen Besonderheiten des Dickdarmes (geringer Kollagengehalt, hohe Kollagenaseaktivität, geringere Kollateralisierung und fehlender Serosaüberzug am extraperitonealen Rektum) im Vergleich zum übrigen gastrointestinalen Trakt ist die Dickdarmanastomose mit erhöhten Komplikationen verbunden, so daß die Qualität der Anastomose die wichtigste Voraussetzung für die postoperative Heilung ist [9, 13, 24].

Die Anastomoseninsuffizienz, die nach Dickdarmresektionen in 50–70% der Fälle auftritt, wird in 30–50% für die Letalität verantwortlich gemacht [10, 12, 17, 22].

Um die Anastomoseninsuffizienzrate möglichst auf ein Minimum zu reduzieren, sind zahlreiche Modifikationen in der Anastomosentechnik entwickelt und klinisch erprobt worden (einreihige bzw. mehrreihige Technik, ein- bzw. mehrzeitige Resektion, offene versus geschlossene Anastomosierungstechnik, Deviationskolostomie und schließlich maschinelle Anastomosentechnik [2, 7, 8, 15, 23]).

Die vorliegende Darstellung soll anhand 10jähriger Erfahrung die einreihige, allschichtige Anastomose „auf Stoß" in der Kolonchirurgie analysieren.

Definition

Als tiefe anteriore Resektion definieren wir die Resektion, bei der eine Mobilisierung des Rektums aus seinem sakralen Bettbereich erfolgte, die Eröffnung des Beckenperitoneums vorgenommen wurde und die distale Resektionsebene im extraperitonealem Rektum verlief, eine Anastomose also zwischen Kolon und tiefem Rektumstumpf.

Bei der hohen Resektion erfolgte keine Mobilisation des Rektumstumpfes. Die Anastomose geschah zwischen Kolon und oberem Teil des Rektums.

Patienten

In der Proktologischen Klinik des Prosper-Hospitals Recklinghausen wird seit 1972 für die Dünn- und Dickdarmanastomosierung die einreihige, allschichtige

---

1 Proktologische Klinik Prosper-Hospital Recklinghausen, Mühlenstr. 27, D-4350 Recklinghausen

Tabelle 1. Patienten[a] (1. 1. 1976–30. 6. 1981)

Dickdarmeingriffe ingesamt	1 557
Dickdarmresektionen	1 187
Tiefe anteriore Resektionen	595
Hohe anteriore Resektionen	332
Hemikolektomien / subtotale Kolektomien	260
Männer : Frauen	541 : 646
Alter der Patienten	26 – 89 Jahre (∅ 63,8 Jahre)

[a] Ausgenommen entzündliche Darmerkrankungen sowie transanal durchgeführte Polypektomien

Tabelle 2. Nahttechnik bei den Dickdarmresektionen (1. 1. 1976–30. 6. 1981) (n = 1187)

	Manuell „Naht auf Stoß"	Maschinell EEA und SPTU
Tiefe anteriore Resektion	286	315
Hohe anteriore Resektion	195	131
Hemikolektomie / subtotale Kolektomien	260	–
Total	741	446

„Naht auf Stoß" nach Gambee (1956) in der Modifizierung nach Allgöwer (intraluminale Rückstichnaht) angewandt. In einer retrospektiven Analyse wurden diejenigen Patienten erfaßt, bei welchen zwischen dem 1. 1. 1976 und 30. 8. 1978 eine Dickdarmresektion in der oben erwähnten Technik vorgenommen wurde (Tabelle 1).

Im September 1978 führten wir bei den anterioren Resektionen die maschinelle Anastomosentechnik ein (SPTU und EEA). Die Auswertung der maschinellen Dickdarmanastomosen erfolgt in einer prospektiven Studie.

In der Zeit vom 1. 1. 1976 bis zum 30. 6. 1981 wurden 1187 Dickdarmresektionen durchgeführt, davon 741 per Hand und 446 maschinell (Tabelle 2).

Es handelt sich insgesamt um 541 Männer und 646 Frauen. Der jüngste Patient war 26 Jahre alt, der älteste 89. Das Durchschnittsalter betrug 63,8 Jahre. Ca. 28% der Patienten waren älter als 70 Jahre.

Operationstechnisches Vorgehen

1. Es handelte sich um einzeitige Resektionsverfahren, die seit 1972 in unserer Klinik praktiziert werden. Nur bei ca. 3% wurde primär eine gleichzeitige Entlastungskolostomie im Colon transversum angelegt.

2. Die Patienten erhielten zur Operationsvorbereitung 2–3 Tage lang 2–3 × 15 g Bittersalz in Kombination mit Astronautenkost (Meritene). Selten wurde eine orthograde Darmspülung durchgeführt. Postoperativ werden 4–5

Tabelle 3. Taktisches und technisches Vorgehen bei Dickdarmanastomosen

1. Optimale Darmreinigung
2. Einzeitiges Vorgehen
3. Offene Anastomosentechnik
4. End-zu-End-Anastomosierung
5. Naht auf Stoß (allschichtig, einreihig, Einzelknopfnähte)
6. Atraumatisches Nahtmaterial (2/0-Polyglykolsäure)

Tage lang prophylaktisch Antibiotika verabreicht (Gentamycin + Cefazedon).

3. Unabhängig von der Höhe der Tumoren wird bei der anterioren Resektion stets die A. mesenterica inf. direkt nach ihrem Abgang aus der Aorta abdominalis ligiert. Die paraaortalen Lymphknoten wurden, soweit möglich, entfernt.

4. Anschließend wird regelmäßig die linke Kolonflexur mobilisiert.

5. Nach Abklemmen des tumortragenden Darmteiles erfolgt die Spülung des verbleibenden Rektumstumpfes mit 0,5% Sublimatlösung. Nach einer offenen Anastomosierung werden die Darmenden End-zu-End vereinigt.

6. Anastomosentechnik: Einreihige, allschichtige Naht auf Stoß in der Modifikation nach Allgöwer (intraluminale Rückstichnaht sowohl für die vordere als auch für die hintere Darmwand). Dabei wurde das atraumatische Nahtmaterial Polyglykolsäure (Dexon 2/0) verwendet (Tabelle 3).

7. Bei den maschinellen Anastomosentechniken wird das Gerät jeweils transanal eingeführt. Dabei wird nach dem Anlegen der Anastomose deren sorgfältige Inspektion und die Kontrolle der Stanzzylinder auf Vollständigkeit vorgenommen. Der distale Zylinder wird zusätzlich zur mikroskopischen Untersuchung mitgeschickt. Eine Insuffizienzprüfung durch Flüssigkeitsinstillation wird nur bei unübersichtlichen Anastomosenverhältnissen durchgeführt.

8. Eine Protektion der Anastomose durch eine Entlastungskolostomie wird von uns in der Regel nicht angelegt.

9. Bei den tiefen Resektionen werden routinemäßig zwei Saugdrainagen Gr. 12–14 in der Kreuzbeinhöhle, die extraperitoneal zu liegen kommen und retroperitoneal im linken Hypogastrium abgeleitet werden, plaziert. Bei den hohen vorderen Resektionen wird gewöhnlich nur eine Drainage angelegt, die in ähnlicher Weise abgeleitet wird.

10. Intraoperativ wird über der Anastomose ein Darmrohr[1] angelegt, das bis zum 4. postoperativen Tag den evtl. Darminhalt ableitet. Die routinemäßige röntgenologische Anastomosendarstellung in 2 Ebenen mit Peritrast erfolgt am 12. postoperativen Tag.

11. Routinemäßige intraoperative Koloskopie.

12. Follow-up in der Tumornachsorgesprechstunde mit kolonoskopischen Untersuchungen in 3- bis 4monatigen Abständen.

1 Rectal Katheter Ch 30 40 cm (B. Braun, Melsungen)

Ergebnisse

Indikation zur Resektion

Die Indikation zur Dickdarmresektion war in ca. 70% der Fälle wegen eines Tumors gegeben. In der Reihenfolge der Häufigkeit folgten Divertikulose, chronische Obstipation mit Dolichokolon, nichtfamiliäre Polyposis und schließlich radiogene Dickdarmschäden (Tabelle 4).

Die dabei ermittelte Anastomoseninsuffizienzrate in Abhängigkeit von der Grundkrankheit betrug bei den Tumoren 16,3% und bei der Divertikulitis 10,8%.

Besonders erwähnenswert erscheint dabei, daß die Insuffizienzquote bei Palliativeingriffen deutlich größer war als bei radikalen Operationen (18,5 gegenüber 8,9) und daß bei über 70jährigen Patienten eine ca. $2^1/_2$mal höhere Insuffizienzrate auftrat als bei dem Gesamtkollektiv der unter 70jährigen.

Anastomoseninsuffizienz

Bei 481 Resektionen, bei denen die Anastomose *per Hand* angelegt wurde, ergab die am 12. postoperativen Tag routinemäßig durchgeführte röntgenologische Kontrolluntersuchung eine Gesamtinsuffizienzrate von ca. 12% ($n = 57$).

Davon gingen 4,2% mit klinischen Erscheinungen einher, die die Anlage einer Entlastungskolostomie notwendig machten.

Die röntgenologisch nachweisbare Insuffizienzrate bei den tiefen vorderen Resektionen war mit 16,4% ca. 3mal höher als bei den hohen (Tabelle 5).

Die 446 *maschinell* angelegten Aastomosen zeigten in 10,1% eine Anastomoseninsuffizienz, aber nur in 3,3% der Fälle ($n = 15$) war sie klinisch relevant (Tabelle 6).

Die Insuffizienzrate bei den tiefen vorderen Resektionen war hier 4mal höher als bei den hohen vorderen (3% gegenüber 13%).

Postoperative Komplikationen und Letalität

Von den postoperativen Komplikationen dominieren die Harnwegsinfekte, die teilweise mit Blasenentleerungsstörungen einhergingen.

Weitere behandlungsbedürftige Komplikationen waren Herzrhythmusstörungen, Herzinfarkt, Lungenembolie, Pneumonie, Pankreatitis und Streßulzera. Insgesamt verstarben 43 Patienten, das entspricht einer Gesamtletalität von 3,6% (Tabelle 7).

Spätkomplikationen

In einem Beobachtungszeitraum von $5^1/_2$ Jahren beobachteten wir insgesamt 7 postoperative Stenosen, die mit Funktionsstörungen verbunden waren. Davon

Tabelle 4. Indikation zur Dickdarmresektion (1. 1. 1976–30. 6. 1981) (n = 1187)

Tumoren	841
Divertikulose	176
Polyposis coli (nichtfamiliär)	64
Chronische Obstipation / Dolichokolon	73
Radiogenen Dickdarmschäden	33
Total	1187

Tabelle 5. Nahtinsuffizienz bei Dickdarmresektionen (manuelle Anastomosentechnik) (n = 481)

Resektionsverfahren	n	Anastomoseninsuffizienz				
		Klinisch/röntgenologisch			Gesamt	
		n	%	n	n	%
Tiefe anteriore Resektion	286	12	4,2	47	47	16,4
Hohe anteriore Resektion	195	8	4,1	10	10	5,1
Total	481	20	ca. 4,2	57	57	ca. 12

Tabelle 6. Nahtinsuffizienz bei Dickdarmresektionen (maschinelle Anastomosentechnik) (n = 446)

Resektionsverfahren	n	Anastomoseninsuffizienz				
		Klinisch/radiologisch			Gesamt	
		n	%	n	n	%
Tiefe anteriore Resektion	315	12	3,8	41	41	13
Hohe anteriore Resektion	131	3	2,3	4	4	3
Total	446	15	3,3	45	45	10,1

Tabelle 7. Postoperative Komplikationen und Letalität

	Manuell (n = 481/158)	Maschinell n = 446/82)
Herz-Kreislauf-System	28	18
Lungenkomplikationen	25	16
Harnwegsinfekte und Blasenentleerungsstörungen	38	17
Gastrointestinale Komplikationen	44	14
Sonstige Komplikationen	23	17
Total	158 ca. 33%	82 ca. 19%
Exitus	18 (3,7%)	14 (3,1%)

trat nur 1 nach manueller Technik, jedoch 6 nach maschinell angelegter Anastomose auf. Von den letzteren konnten 3 nachreseziert werden, die übrigen 4 wurden durch mehrmalige Bougierung erweitert.

Diskussion

Die hohe Komplikationsgefährdung der Dickdarmanastomosen aufgrund der organspezifischen Besonderheiten erfordert eine subtile Nahttechnik.

Allgemeine anastomosentechnische Grundprinzipien, wie Reihigkeit und Schichtigkeit der Nähte, evertierende bzw. invertierende Anastomosen und Naht-auf-Stoß-Techniken, resorbierbares oder nichtresorbierbares Nahtmaterial, geschlossene und offene Anastomosentechnik und schließlich Seit-zu-Seit- oder End-zu-End-Anastomosierungen werden in ihrer Wertigkeit unterschiedlich beurteilt [1, 3, 6, 16, 17].

Dagegen werden eine atraumatische Präparation der anastomosierenden Darmenden mit einer guten Durchblutung der Anastomosenränder sowie eine spannungsfreie Naht und atraumatisches Nahtmaterial als nahttechnische Prinzipien für eine Kolonanastomose allgemein anerkannt [1].

Die Diskussion offene versus geschlossene Anastomosentechnik ist heute zugunsten der offenen entschieden. Bei offener Technik können beide Darmteile unter direkter Sicht exakt End-zu-End adaptiert werden, außerdem kann eine Reinigung von oralem und aboralem Stumpf (verschleppte Tumorreste, Darminhalt) erfolgen.

Eine Verschmutzung der Bauchhöhle kann durch das Anlegen weicher Darmklemmen vermieden werden. Die offene Darmanastomose ermöglicht ferner eine Spülung beider Darmteile mit zytotoxischen oder bakteriziden Substanzen. Dagegen schließt die geschlossene Methode septische Komplikationen nicht aus, da gerade bei Dickdarmeingriffen die Ausbreitung der Keime hämatogen und lymphogen erfolgt [5]. Nur die End-zu-End-Darmvereinigung, die am physiologischsten ist, kann mit Sicherheit eine Blindsackbildung vermeiden. Wir führen diese Art der Anastomose deshalb bei allen Dickdarmresektionen durch, auch bei der Ileotransversostomose.

Vergleichende experimentelle Untersuchungen hinsichtlich der mechanischen Belastbarkeit, der Funktionen sowie der Vaskularisation in der postoperativen Phase zeigten eindeutig die Vorteile der schichtgerechten Naht auf Stoß [11, 14, 18, 21].

Positive Ergebnisse dieser Technik finden sich entsprechend auch in klinischen Berichten zahlreicher Autoren [3, 4, 6, 19, 20] (Tabelle 8).

Bezüglich der Insuffizienzrate werden in der Literatur widersprüchliche Angaben gemacht.

So beträgt die Gesamtinsuffizienz bei den hohen vorderen Resektionen zwischen 5,4 und 37% gegenüber 7 und 58% bei den tiefen Resektionen bei einreihiger Nahttechnik (Tabelle 9).

Die entsprechenden Zahlen bei der zweireihigen Nahttechnik sind 12–40% bei den hohen und 13–69% bei den tiefen Anastomosen [3, 4, 6, 16, 19].

Tabelle 8. Vorteile der einreihigen allschichtigen „Naht auf Stoß“ [nach 4, 11, 14, 21]

1. Rasche Vaskularisation
2. Bessere Zugfestigkeit
3. Stärkere mechanische Belastbarkeit
4. Einfachheit der Technik, auch unter schwierigen Bedingungen
5. Geringere Stenosierungsgefahr
6. Geeignet bei der Vereinigung von ungleichen Darmlumina

Tabelle 9. Häufigkeit der Anastomoseninsuffizienz bei einreihiger Anastomosentechnik (Literaturübersicht)

Autor	Jahr	*n*	Resektionsverfahren	Anastomoseninsuffizienz %		
				Klinisch/	radiologisch	Gesamt
1. Gambee et al. [4]	1956	153	Hohe vordere Resektion	4,5		7,2
2. Everett [3]	1975	29	Hohe vordere Resektion	1.8	15,4	17.2
		11	Tiefe vordere Resektion		9,1	9,1
3. Matheson [19]	1975	37	Hohe vordere Resektion	2,7	2,7	5,4
		15	Tiefe vordere Resektion	0	7	7
4. Goligher [6]	1977	43	Hohe vordere Resektion	2,3	35	37,3
		26	Tiefe vordere Resektion	16	42	58
5. Killinback [16]	1979	48	Tiefe vordere Resektion			10,4
6. Eigene Literatur [2a]	1981	195	Hohe vordere Resektion	4,1		5,1
		286	Tiefe vordere Resektion	4,2		16,4

Sicherlich hängt die breite Streuung der Insuffizienzrate von ihrer Nachweismethode ab, und eine exakte Dokumentation ist nur durch eine röntgenologische Darstellung der Anastomose mindestens in 2 Ebenen möglich.

Die klinisch-relevante Insuffizienzrate beträgt nach der Literatur bei den Kolonanastomosen allgemein zwischen 2,3 und 16% und ist häufiger bei den tiefen Anastomosen zu finden.

In unserem Kollektiv haben wir bei 481 per Hand angelegten Anastomosen (195 hohe, 286 tiefe) die Naht-auf-Stoß-Technik angewandt. Sie wurden, abgesehen von denen in der rechten Kolonhälfte, alle röntgenologisch dargestellt, und in 12% wurde eine Anastomosendehiszenz nachgewiesen.

Nur 4,2% der Fälle boten eine klinische Symptomatik mit lokaler Peritonitis, so daß eine Entlastungskolostomie im Colon transversum notwendig wurde.

Diese bereits ziemlich niedrige Dehiszenzhäufigkeit wurde durch die Einführung der Klammernahtgeräte unwesentlich verbessert. Bei 446 Anastomosen, die bei uns mit dem SPTU- und EEA-Klammernahtgerät angelegt wurden, belief sich die klinisch-relevante Insuffizienzrate auf 3,3%. Die röntgenologische Insuffizienzrate betrug 10,1% (gegenüber 12% bei den manuell angelegten).

Auch das Verhältnis der Anastomosenundichtigkeit bei hohen und tiefen Resektionen war ähnlich, nämlich 13% zu 16,4% bei den tiefen vorderen und 3% zu 5,1% bei den hohen vorderen.

Anzumerken ist, daß die frühen postoperativen Komplikationen eher zugunsten der Klammernahtgeräte sprechen, die Spätkomplikationen eher für die manuelle Technik. Es traten bei Anwendung der Stapler nämlich überhaupt nur in ca. 19% der Fälle unmittelbare postoperative Komplikationen auf, die von der 33%igen bei manuell durchgeführten Resektionen weit übertroffen wurden.

Die günstigen Zahlen sind durch eine erhebliche Reduktion der Harnwegsinfekte zu erklären, die bei den manuellen Resektionen schon allein in 25% der Fälle beobachtet wurden. Ferner ist einer Verkürzung der Operationszeit von 40–70 min durch die Anwendung der Klammernahtgeräte möglich geworden.

Die typische Spätkomplikation ist die Stenose, sie überwiegt in unserem Krankengut mit 6 : 1 Fällen bei der maschinellen Anastomosentechnik.

Ein weiterer Vorzug der Klammernahtgeräte besteht in der Handlichkeit, die eine „tiefere" Anastomosierung möglich macht. Die sphinktererhaltende Resektionsquote stieg in unserem Patientengut von 78 auf 88% seit Anwendung der Stapler.

Die vorliegenden Ergebnisse zeigen, daß im Hinblick auf Anastomoseninsuffizienz und postoperativer Letalität zwar keine signifikanten Unterschiede zwischen den beiden Verfahren nachgewiesen werden konnten, die allgemeine Komplikationsrate bei der manuellen Nahttechnik aber deutlich überwog.

Nach unseren Erfahrungen ist mit beiden Techniken eine sichere und funktionsfähige Anastomose zu erzielen.

Zusammenfassung

Zwischen dem 1. 1. 1976 und 30. 6. 1981 wurden in der Proktologischen Klinik des Prosper-Hospitals Recklinghausen 1187 einzeitige Dickdarmresektionen durchgeführt.

Für die Dickdarmanastomosierung wurde die einreihige, allschichtige „Naht auf Stoß" nach Gambee (in der Modifizierung nach Allgöwer) bei 741 Patienten angewandt.

Bei 446 Anastomosen haben wir die maschinelle Anastomosentechnik (EEA und SPTU) angewandt. Die postoperativ routinemäßig durchgeführte röntgenologische Anastomosendarstellung ergab in 12% der Fälle (16,4% bei den tiefen anterioren Resektionen und 5,1% bei den hohen anterioren Resektionen) eine Anastomoseninsuffizienz.

Die Insuffizienzrate bei den maschinell angelegten Anastomosen betrug 10,1% (13% bei den tiefen und 3% bei den hohen Resektionen).

Die allgemeine Komplikationsrate überwog deutlich (33% gegenüber 19%) bei der manuellen Nahttechnik.

Die postoperative Letalität betrug 3,4%.

Summary

From 1 January 1976 to 30 June 1981 the Department of Colonic and Rectal Surgery of the Prosper Hospital Recklinghausen carried out 1187 colon resections with a one-stage procedure. All patients were prepared for operation in the same way. For the anastomosis the one-layer anastomosis after Gambee (modification after Allgöwer) was used in 741 patients.

The end-to-end anastomosis after Gambee consists of an interrupted, inverting suturing of the bowel wall. EEA and SPTU staplers were used in 446 patients undergoing anterior resection.

The incidence of dehiscence of the anastomosis after anterior resection of the sigmoid colon and rectum was studied by radiological examination after a Gastrografin enema about 2 weeks after operation. Suture dehiscence was roentgenologically detected in 12% (low anterior resection 16.4%, high anterior resection 5.1%) in which the anastomosis was sutured by hand. The dehiscence rate of the stapled anastomosis was 10.1% (low anterior resection 13%, high anterior resection 3%). Postoperative complications clearly occurred less frequently in the second group than in the first (19% vs 33%). The postoperative mortality was 3.7% in the first group and 3.1% in the second group.

Literatur

1. Allgöwer M (1973) Fortschritt der Technik in der Colonchirurgie. Langenbeck's Arch Chir 334: 87–93
2. Athanasiadis S, Barry BA, Girona J (im Druck) Vergleich der Behandlungsergebnisse bei Dickdarmanastomosen mit den Klammernahtgeräten EEA und SPTU in einem Kollektiv von 260 Patienten. Langenbeck's Arch Chir

2a. Athanasiadis S (1981) Langenbeck's Arch Chir 354: 111–116

3. Everett WG (1975) A comparison of one-layer and two-layer techniques for colorectal anastomosis. Br J Surg 62: 135–140
4. Gambee LP, Garnjobst W, Hardwick CE (1956) Ten years experience with a single layer anastomosis in colonic surgery. Am J Surg 92: 222–225
5. Gierhake FW (1970) Postoperative Wundheilungsstörungen. Springer, Berlin Heidelberg New York
6. Goligher IC, Graham NG, Dombal FT de (1970) Anastomotic dehiscence after anterior resection of rectum and sigmoid. Br J Surg 57: 109–118
7. Goligher IC, Lee PW, Macfie I, Simpkins KC, Lintott DI (1979) Experience with the Russian modell 249 suture gun for anastomosis of the rectum. Surg Gynecol Obstet 148: 517–524
8. Hallenbeck GH, Judd ES, David C (1963) An instrument for colorectal anastomosis without sutures. Dis Colon Rectum 6: 98–101
9. Hawley PR (1973) Causes and prevention of colonic anastomotic breakdown. Dis Colon Rectum 16: 272–277
10. Hell K, Allgöwer M (1976) Die Colonresektion. Springer, Berlin Heidelberg New York
11. Herzog B (1974) Die Darmnaht. Huber, Bern Stuttgart Wien
12. Hughes ESR (1959) Fatal complications following colectomy. Aust NZ J Surg 28: 202
13. Hunt TK, Hawley PR, Dunphy IE (1970) Aetiology of colonic anastomotic leaks. Proc R Soc Med [Suppl] 28: 63
14. Husemann B, Scheele J, Klüpfel P, Pesch HJ (1976) Vergleichende Untersuchungen verschiedener Anastomosentechniken am Verdauungstrakt des Hundes. Langenbeck's Arch Chir 342: 600

15. Irvin TT, Goligher IC, Johnston D (1973) A randomized prospective clinical trial of single-layer and two-layer inverting intestinal anastomoses. Br J Surg 60: 457–460
16. Kilinback M (1979) Low anterior resection. Aust NZ J Surg 49: 52–61
17. Kummer D, Bustamente I, Grosse B (1980) Wundheilungsstörungen und Letalität bei ein- und mehrzeitiger Sigma- und Rectumresektion. Chirurg 51: 110–114
18. Langer St, Pesendorfer H, Breining H, Cen M (1974) Klinische und tierexperimentelle Studien zur Anastomosentechnik in der Darmchirurgie. Langenbeck's Arch Chir 335: 309–320
19. Matheson NA, Valerio D, Farquharson A, Thomson H (1980) Singlelayer anastomosis in the large bowel: Ten years' experience. JR Soc Med 74: 44–48
20. Maunsell HW (1892): A new method of intestinal surgery. Am J Med Sci 103: 245–257
21. Nöthiger F, Ziegler WI, Finger I, Kaufmann R (1980) Nahtmaterial in der Darmanastomose. Helv Chir Acta [Suppl] 14
22. Schrok TR, Deveney CW, Dunphy IE (1973) Factors contributing to leakage of colonic anastomoses. Ann Surg 177: 513–518
23. Thiede A, Jostarndt L, Troidl H, Poser HL, Bertz U, Hamelmann H (1981) Der Wert der zirkulären maschinellen Colon- und Rectumanastomose (EEA). Eine prospektive Studie an 91 Patienten. Chirurg 52: 30–35
24. Wise L, McAlister W, Stein T (1975) Studies on the healing of anastomoses of small and large intestines. Surg Gynecol Obstet 141: 190–194

Nahttechnik am Rektum – Maschinelle oder manuelle Naht

G. Otten, H. Heymann, H. J. Menne, U. Birkenfeld, H. von der Lieth, W. Kaiser und W. Düben[1]

Die Diskussion um die sicherste Anastomosentechnik in der Abdominalchirurgie ist auch heute noch nicht abgeschlossen [2, 3, 5, 7, 12, 13, 16]. Die Anastomoseninsuffizienz, besonders in der Rektumchirurgie, erfordert häufig ein für den Patienten belastendes therapeutisches Vorgehen. Trotzdem ist eine Resektionsbehandlung des Rektumkarzinoms anzustreben, die möglichst einzeitig ohne Schutz der Anastomose durch eine Kolostomie oder einen Anus praeter transversalis durchzuführen ist.

Zahlreiche Möglichkeiten sind bekannt, eine Anastomose zu nähen [4, 20]. Eine von uns angewandte Variante, die das Prinzip der Gambee-Naht [6] aufgreift, ist eine weitgestochene Allschichtennaht, bei der ein dicker resorbierbarer Faden der Stärke Nr. 0 verwendet und vergleichsweise viel Gewebe gefaßt wird [14].

Nahttechnik

Unsere weitgestochene Allschichtennahttechnik möchten wir am Beispiel der Rektumchirurgie demonstrieren (Abb. 1). Der Faden wird am Kolonschenkel 1,5–2 cm vom Rand entfernt eingestochen und submukös zurückgestochen. Dabei werden der Mesenterialansatz und die Appendices epiploicae nach Möglichkeit unterstochen. Die Schleimhaut wird ca. 2 mm am Schnittrand mitgefaßt. Am Rektumstumpf, der keinen serösen Überzug hat, fassen wir nach Möglichkeit bis zu 3 cm vom Schnittrand. Ideal ist es, den Faden auch hier submukös zu führen. Ist dies aus operationstechnischen Gründen nicht möglich, kann der Faden auch intraluminär geführt werden. In beiden Fällen wird der Schleimhautrand mitgefaßt. Bei dieser groben Nahttechnik wird ein Abstand von 1 cm zwischen zwei benachbarten Einzelknopfnähten nicht unterschritten.

Ein Schnitt durch ein derartiges Präparat (Abb. 2a), gewonnen am Hausschwein, zeigt, wie mit dieser Nahttechnik eine schichtgerechte Anastomosierung auf Stoß unter erheblicher Aufstauchung der Darmwand gelingt. Das Gewebe wird dabei zu einem abdichtenden Polster zusammengeschoben. Im Gegensatz dazu führt die Klammernaht mit der Nahtpistole EEA zu einer Inversion der Schnittränder mit einem breiten schleimhautfreien Saum, der beispielsweise nach 3 Tagen mit dicken Nekrosen belegt ist (Abb. 2b).

---

1 Klinik für Allgemeinchirurgie der MHH, Krankenhaus Ost, Podbielskistr. 380, D-3000 Hannover 51

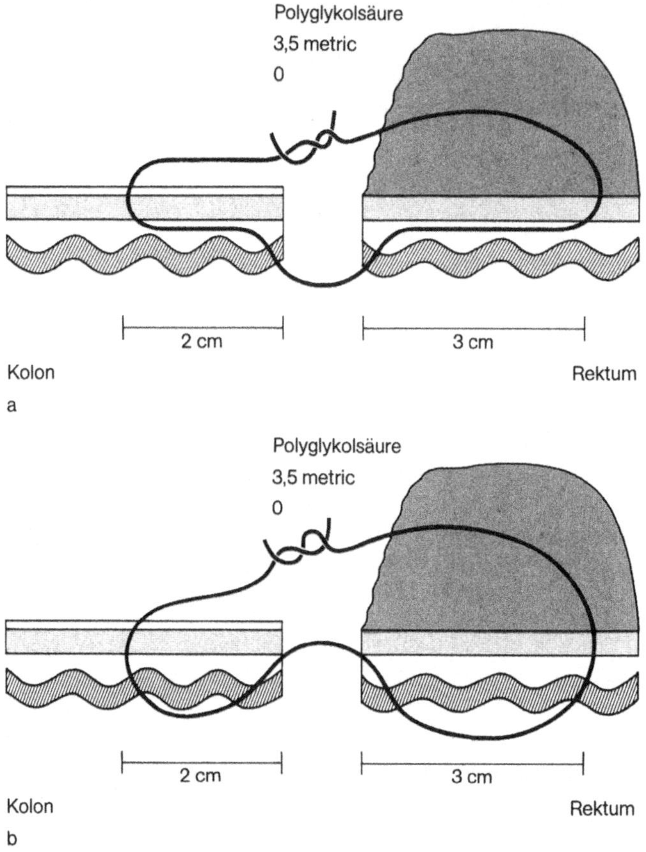

Abb. 1a, b. Fadenführung bei der weitgreifenden Allschichtennaht (nach MHH Allgemeinchirurgie 1981)

Experimentelle Untersuchungen

In der Absicht, in unseren Untersuchungen Verhältnisse zu wählen, die mit Einschränkung eine Übertragung auf den Menschen gestatten, wurden alle Experimente am Rektum von ca. 60 kg schweren Hausschweinen durchgeführt.

Gefäßdarstellung

Zur Abklärung der Durchblutungsverhältnisse haben wir zunächst die Lagebeziehung der Gefäße zur Naht bei manueller und maschineller Nahttechnik am mikroanatomischen Injektionspräparat dargestellt [8]. Die mit einer tuschegeschwärzten Kautschukmasse gefüllten arteriellen Gefäße kommen durch Präparation unter dem Stereomikroskop am fixierten Präparat unter schicht-

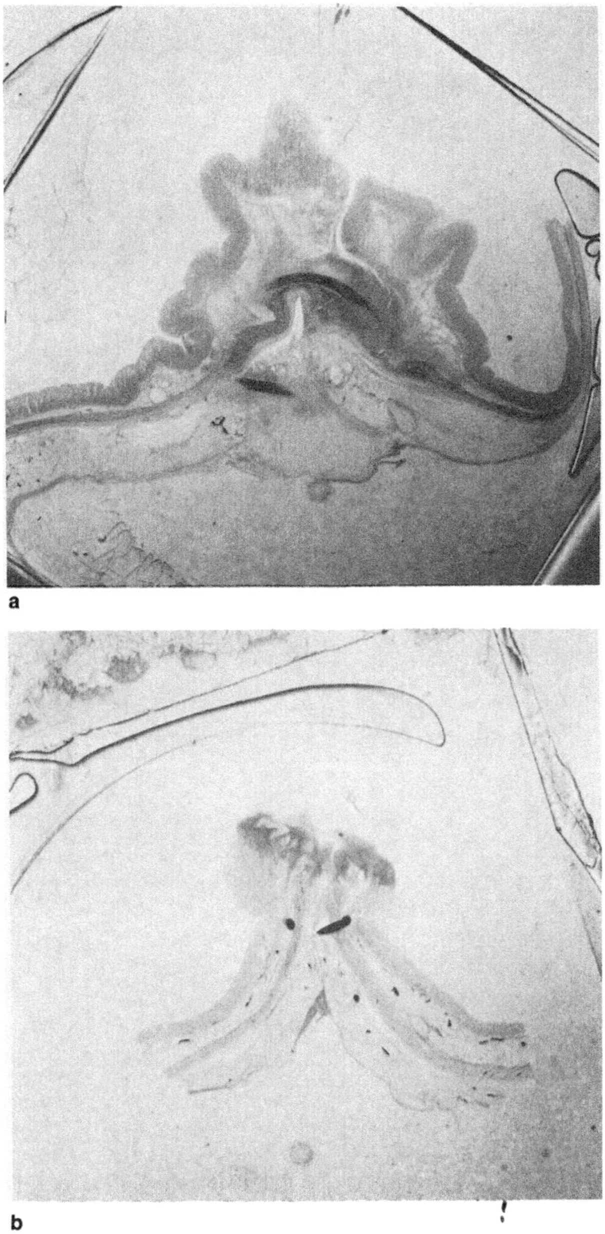

Abb. 2a, b. Acrylatschliffe durch eine Rektumanastomose 3 Tage post op. **a** Weitgreifende Allschichtennaht, **b** Klammernaht

weiser Entfernung von Serosa und eines Teiles der Tunica muscularis zur Darstellung. Die dunkelgefärbten Gefäße im mikroanatomischen Präparat zeigen bei der Allschichtennaht keine Unterbrechung. Es werden viele funktionsfähige Gefäße an den Ort der Wundheilung herangebracht (Abb. 3a).

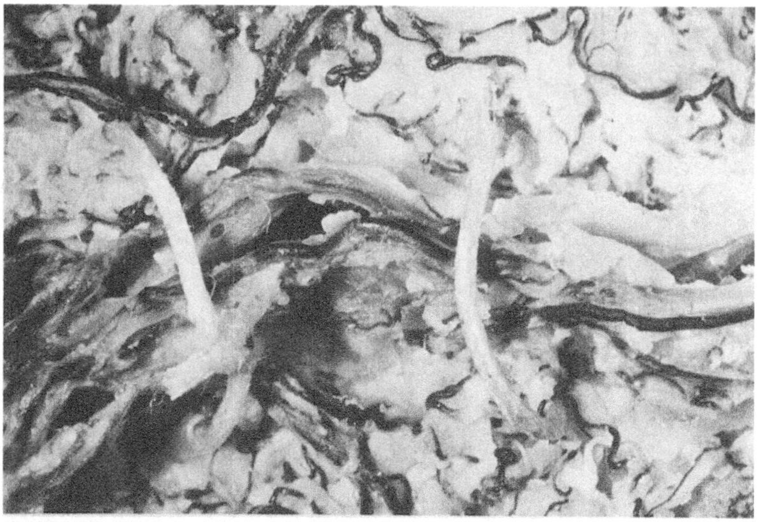

a

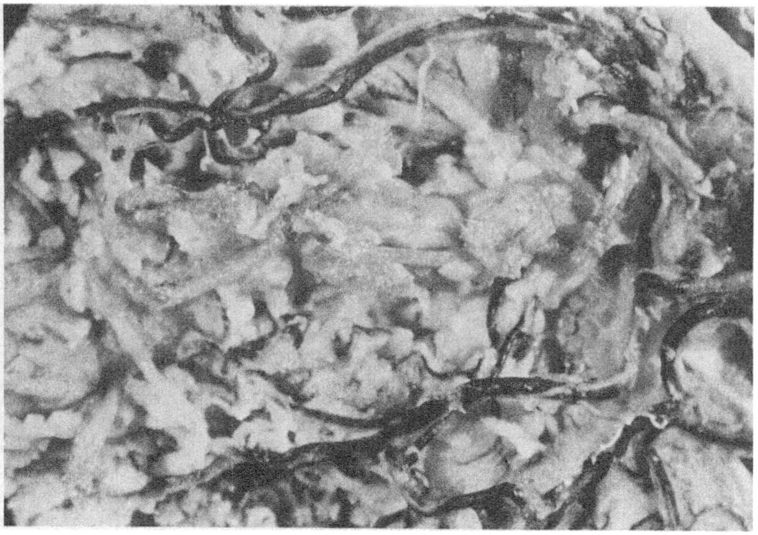

b

Abb. 3a–c. Mikroanatomische Präparation der Gefäße im Anastomosenbereich. **a** Weitgreifende Allschichtennaht, **b** Klammernaht, **c** seromuskuläre Naht

Bei der enggestochenen seromuskulären Naht lassen sich unter der Naht keine durchziehenden Gefäße mehr nachweisen (Abb. 3b). Anders hingegen lassen sich in den Klammern der maschinellen Naht durchgängige Gefäße präparieren (Abb. 3c). Es fehlt aber das für die weitgreifende Naht typische Zusammenschieben der Gefäße.

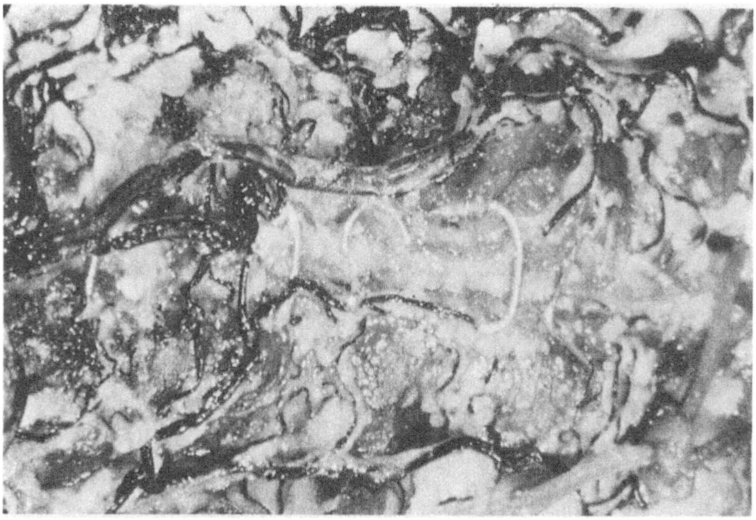

Abb. 3c

Mikroangiogramm

Im Mikroangiogramm [9, 17] mit einer Gefäßfüllung aus Ringerlaktat mit 10% Bariumsulfatbeimischung und aufgenommen mit einer Röntgenfeinfokusröhre stellt sich die weitgestochene Anastomose (Abb. 4a) in der Übersicht als ein röntgendichter Bereich dar. Er ist durch das Aufstauchen des Gewebes bedingt. In diesem Bereich liegen zahlreiche erhaltene Gefäße, die auch unter den Einzelknopfnähten ohne Einengung hindurchziehen (Abb. 4b). Bei der Klammernaht (Abb. 4c), die der besseren Übersicht wegen am aufgeschnittenen Präparat aufgenommen wurde, demonstriert eine Ausschnittvergrößerung zahlreiche durchgängige Gefäße. Extravasate belegen jedoch gleichzeitig das Risiko einer Nachblutung aus größeren Gefäßen, die bei dieser Technik nicht ligiert werden [19].

Szintigraphie

Durch Embolisation eines Teiles der Endstrombahn mit radioaktiv markierten Mikrosphären läßt sich über der weitgreifenden Allschichtennaht und der Klammernaht eine hohe Aktivität als Maß für die Anflutung von Mikrosphären und somit für die Gewebsdurchblutung feststellen [1, 15, 22]. Die in Abb. 5 stärkere Markierung über der weitgestochenen Anastomose ist Folge der starken Gewebsraffung.

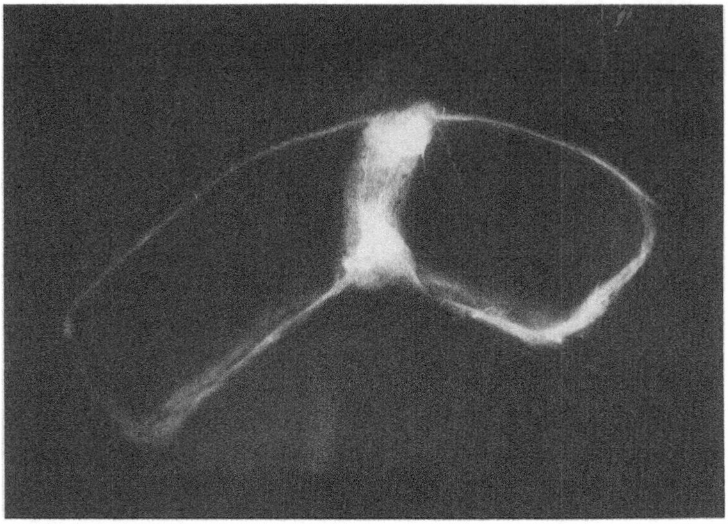

a

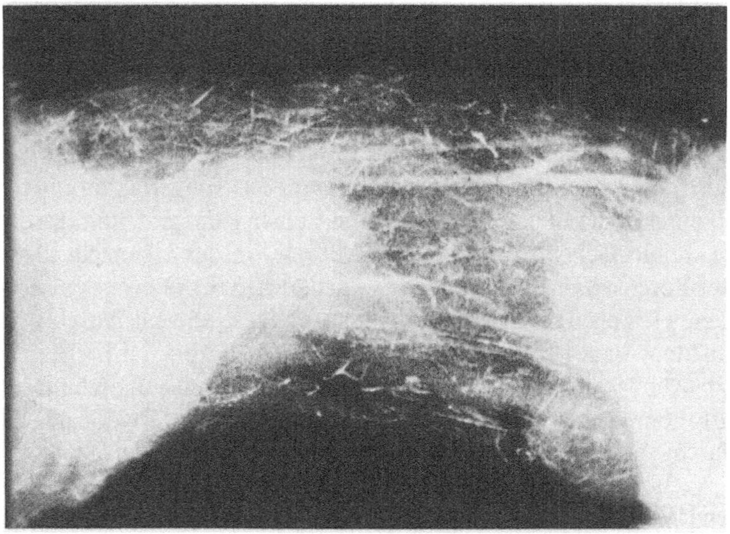

b

Abb. 4a–c. Mikroangiogramme. **a** Weitgreifende Allschichtennaht (Übersicht), **b** weitgreifende Allschichtennaht (Ausschnitt), **c** Klammernaht (Ausschnitt)

Telethermographie

Die durch Telethermographie [21] in situ gewonnenen Ergebnisse decken sich sinngemäß mit unseren übrigen Ergebnissen (Abb. 6). Die verschiedenen Anastomosen sind mit kalten Pinzetten – im Telethermographiebild weiß – markiert. Schwarz bedeutet in diesem invertierten Bild die stärkste Wärmeabstrahlung. In Bildmitte liegt die weitgestochene Naht, rechts die Klammer-

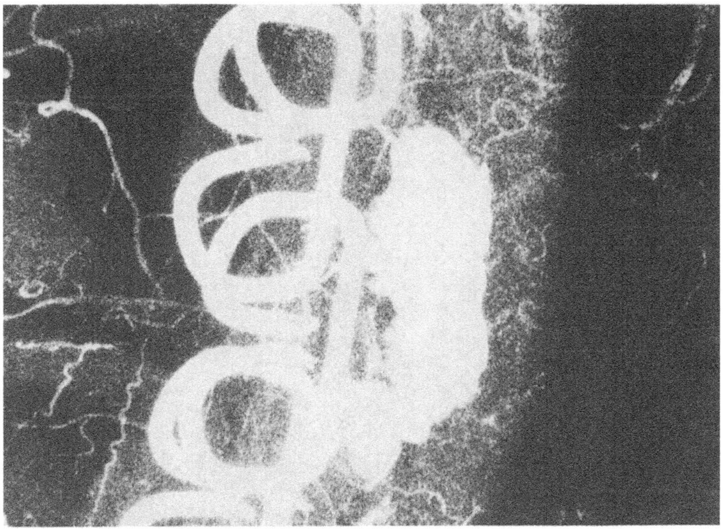

Abb. 4c

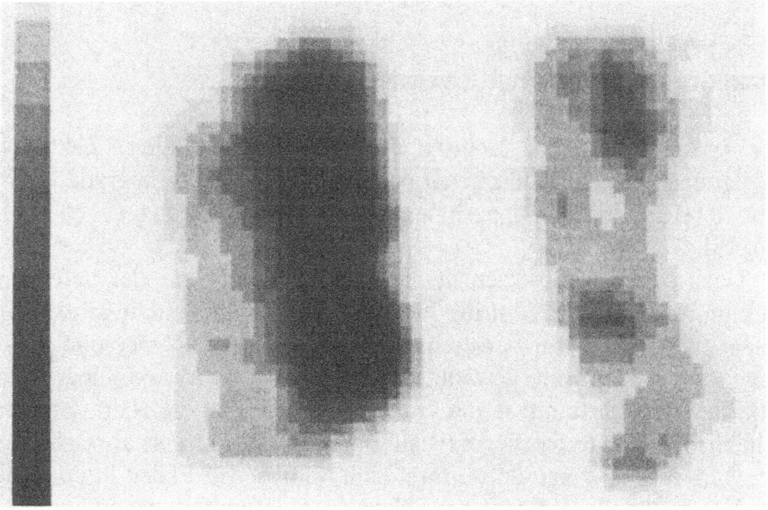

Abb. 5. Szintigraphie mit ^{99}Tc-Mikrosphären: Allschichtennaht *(links)*, Klammernaht *(rechts)*

naht und links die weitgreifende seromuskuläre Naht. Die höchste Wärmeabstrahlung – entsprechend den zusammengeschobenen durchgängigen Gefäßen – findet sich über der weitgreifenden Naht.

Diese bis zu 14 Tagen nach Anastomosierung zu verschiedenen Zeitpunkten gewonnenen Ergebnisse haben uns veranlaßt, die weitgreifende Allschichtennahttechnik seit 3 Jahren ausschließlich in der Rektumchirurgie anzuwenden.

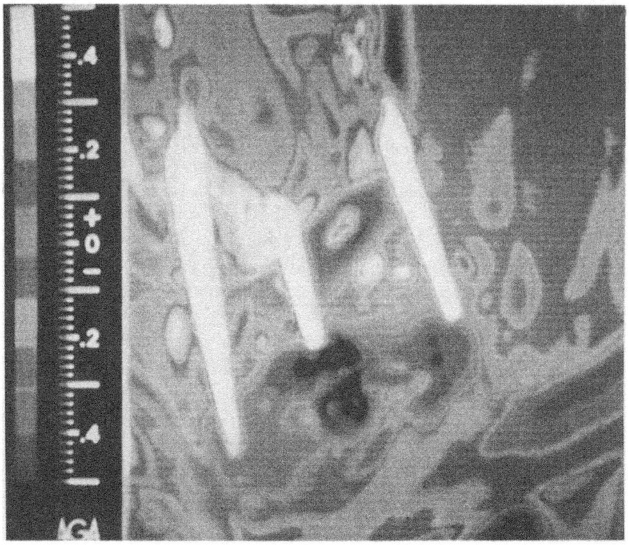

Abb. 6. Telethermographiebild der Rektumanastomosen in situ (invertiertes Bild). Kalte Pinzetten *(weiß)* markieren die Anastomosen. Seromuskuläre Naht *(links)*, Allschichtennaht *(Mitte)*, Klammernaht *(rechts)*

Operatives Vorgehen und Ergebnisse

Die präoperative Vorbereitung bei nichtstenosierendem Rektumkarzinom erfolgt nach 3tägiger schlackenarmer Kost durch eine orthograde Darmspülung mit 10 l Ringerlösung innerhalb von 2–3 h am Abend vor der Operation [10, 18].

Nach offenem Absetzen des Präparates werden bei der tiefen anterioren Rektumresektion zunächst die Fäden in die Vorderwand des Rektumstumpfes gelegt (Abb. 7a). Der besseren Darstellung wegen ist hier eine relativ hohe Resektion in 8 cm Höhe gewählt. An den in die Vorderwand gelegten Fäden läßt sich der Rektumstumpf in die Höhe ziehen, so daß die Naht der Hinterwand erheblich erleichtert bzw. bei sehr tiefer Resektion erst ermöglicht wird.

Die Abb. 7b zeigt die weitgreifend gestochenen Fäden in der Hinterwand des Kolonschenkels, die jetzt zur Naht der Rektumhinterwand benutzt werden. Die Fäden werden so gestochen, daß die Knoten in das Darmlumen zu liegen kommen (Abb. 7c). Dieses Vorgehen erlaubt so eine genaue Kontrolle auf Dichtigkeit und Blutstillung im Bereich der Anastomosenhinterwand zu jeder Phase der Anastomosennaht. Abschließend werden die in der Vorderwand des Rektums liegenden Fäden zur Anastomosierung in der Kolonvorderwand benutzt. An der fertigen Anastomose (Abb. 7d) ist deutlich zu sehen, daß nicht nur viel Gewebe gefaßt ist, sondern daß auch der Abstand der kräftigen Einzelknopfnähte zueinander ca. 1 cm nicht unterschreitet. Diese Technik läßt sich problemlos nur mit einem dicken resorbierbaren Faden und großer Nadel – wir verwenden die Nadel HRT 37 – durchführen.

Zu Beginn der Operation beginnen wir mit einer systematischen Antibiotikumprophylaxe für mindestens 3 Tage und unterstützen diese vor Verschluß des Operationssitus mit einer ausgiebigen Spülung mit Polyvidon-Jod [11].

Mit dieser Nahttechnik haben wir in Serie bei 120 Patienten im Alter zwischen 34 und 84 Jahren eine einzeitige anteriore Rektumresektion durchgeführt, d. h. ohne Schutz durch Kolostomie oder Anus praeter. 8 postoperative Komplikationen waren unter den ersten 18 Fällen zu verzeichnen, wobei in 2 Fällen passager ein Anus praeter transversalis angelegt werden mußte. Danach haben wir in mehr als 90 Fällen in ununterbrochener Folge klinisch keine Komplikationen bei der einzeitigen anterioren Rektumresektion beobachtet. Eine 9. postoperative Komplikation trat erst kurz vor Ende dieser Untersuchungsserie auf. Hier kam es zu einer Anastomoseninsuffizienz, die vorübergehend über die Zieldrainage abgeleitet wurde. Diese bedurfte aber keiner chirurgischen Reintervention.

Diskussion

Mit dem von uns durchgeführten operativen Verfahren läßt sich eine kontinenzerhaltende Resektion bis zu einer Resektionslinie 4 cm oberhalb der Anokutanlinie ausführen. Bei sehr tiefliegender Anastomose können die weitgreifenden Nähte auch durch Anteile des Muskulus puborectalis gelegt werden. Die dadurch ausgelöste Teilinkontinenz war in den von uns beobachteten Fällen innerhalb von Tagen bis wenigen Wochen zurückgebildet.

Diese manuelle Nahttechnik ermöglicht eine genaue Kontrolle jeder Phase der Anastomosierung auch bei sehr tiefer Rektumresektion, was bei der Naht dieser Problemanastomosen mit der Nahtpistole EEA nicht möglich ist. Hier ist nach Fertigstellung der tiefen Anastomose die Hinterwand dem prüfenden Auge entzogen.

Unsere Ergebnisse führen wir im wesentlichen auf unsere Nahttechnik zurück. Wie die experimentellen Untersuchungen zeigen, kommt es bei dieser Technik zu keiner Gefäßschnürung in dem reichlich gefaßten Gewebe unter der Naht, da durch das weite Fassen des Gewebes in Verbindung mit dem dicken Faden nur ein geringer spezifischer Gewebedruck unter der Naht wirksam wird. Dies bedeutet ungestörte Durchblutungsverhältnisse am Ort der Wundheilung.

Die Verwendung des schnell resorbierbaren Nahtmaterials erbringt u. E. den Vorteil, daß Heilungsstörungen durch Reaktion auf den Fremdkörper im Anastomosenbereich nur unwesentlich zum Tragen kommen. Die Reißfestigkeit des Fadens ist ohnehin für die Anastomosenheilung nur in den ersten Tagen notwendig.

Wertet man unsere Nahttechnik im Hinblick auf die maschinelle Naht, so sehen wir aufgrund unserer experimentellen und klinischen Ergebnisse in der Anwendung der Nahtpistole keinen Vorteil im Vergleich zur weitgreifenden manuellen Allschichtennaht mit resorbierbarem Faden. Diese grobe Nahttechnik ist darüber hinaus in ihrer einfachen Handhabung schnell durchzuführen, so daß die für die maschinelle Nahttechnik häufig ins Feld geführte Zeitersparnis im Vergleich zu unserer Nahttechnik keinen großen Unterschied erbringt.

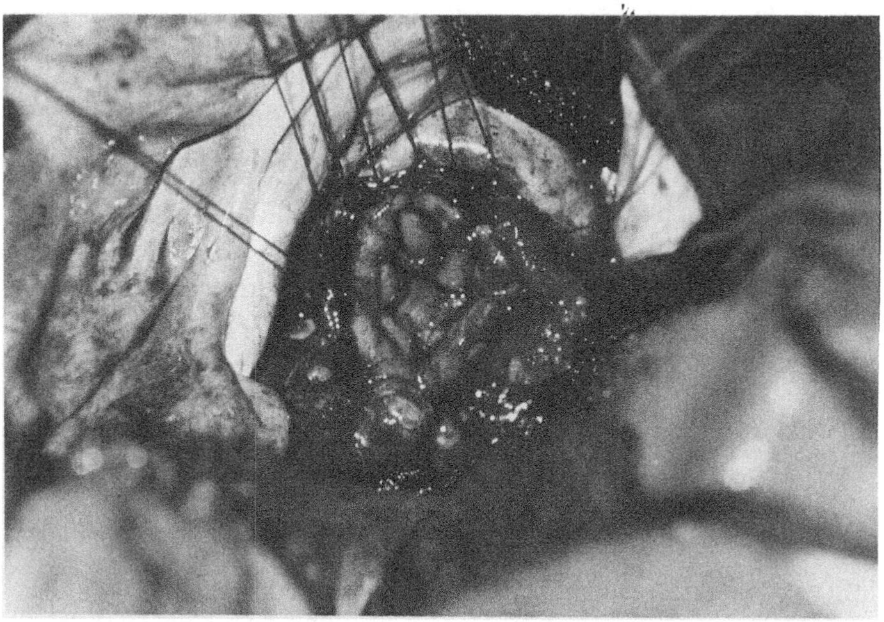

a

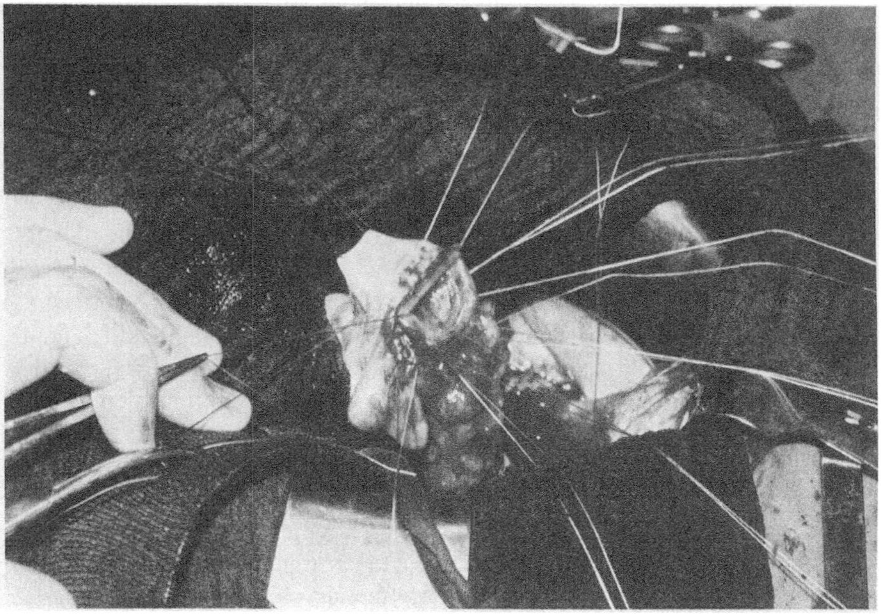

b

Abb. 7a–d. Operationssitus bei anteriorer Rektumresektion. **a** Rektumstumpf, die Fäden sind in die Vorderwand gelegt; **b** Rektumstumpf mit Fäden in der Vorder- und Hinterwand; **c** Kolonstumpf, die Fäden sind in die Hinterwand gelegt; **d** fertige Anastomose, Blick auf die Vorderwand

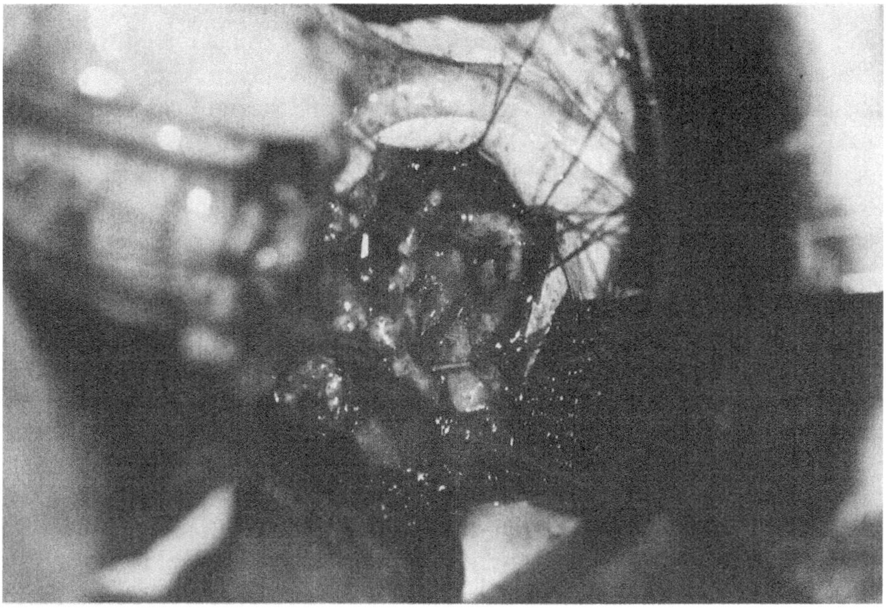

Abb. 7c

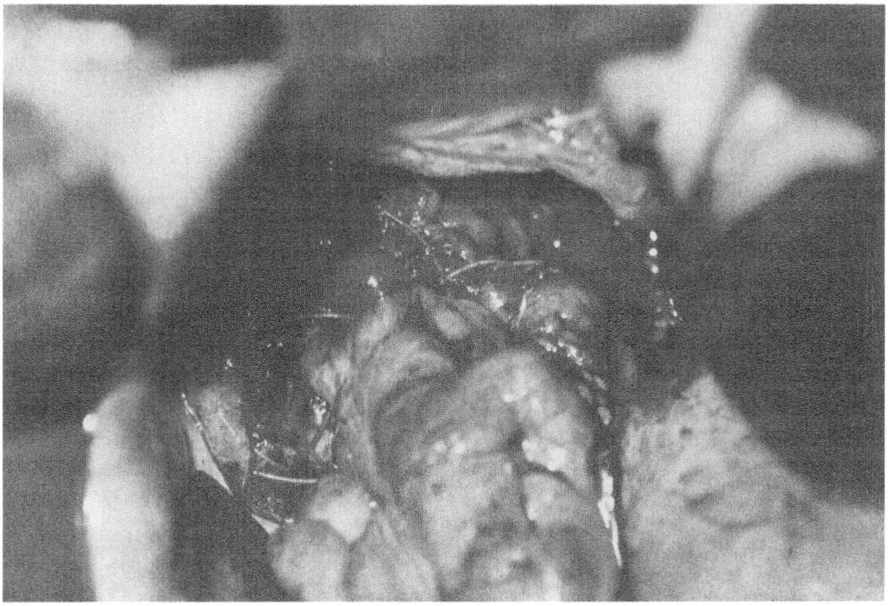

Abb. 7d

Zusammenfassung

Die weitgreifende Allschichtennaht ermöglicht eine genaue Kontrolle jeder Phase der Anastomosierung auch bei sehr tiefer Rektumresektion.

Die unterste Resektionsgrenze mit dieser Technik liegt für uns 4 cm oral der Anokutanlinie. In diesen Fällen sehr tiefer Anastomosierung nehmen wir Teile des Kontinenzorgans mit in die Anastomose. Vereinzelt beobachteten wir dabei eine kurzfristige Beeinträchtigung der Kontinenz. Aufgrund unserer experimentellen und klinischen Ergebnisse sehen wir in der Anwendung der Nahtpistole EEA keine Vorteile im Vergleich zur weitgreifenden manuellen Naht mit resorbierbarem Faden.

Summary

Performance of the far stitched one-layer suture technique, even in deep resection of rectum, permits exact control in any phase of anastomosing. The limit of resection is about 4 cm oral of the linea anocutanea. In these cases of very deep anastomoses parts of the sphincter ani are included. Transient loss of continence was observed in very few cases. Based on our experimental and clinical results, we prefer the far stitched one-layer suture technique to the autosuture stapler technique.

Literatur

1. Becker A (1973) Die Radioisotopenangiographie. Schweiz Med Wochenschr 103: 1392
2. Becker H, Probst M, Ungeheuer E (1979) Erhöht die einzeitige Colon- oder Rectum-Resektion ohne protektive Colostomie die postoperative Komplikationsrate? Chirurg 50: 244
3. Becker H, Probst M, Ungeheuer E (1980) Die maschinelle Anastomose nach anteriorer Rectumresektion. Chirurg 51: 341
4. Berthold E, Alexander-Williams J, Hänni K, Eckmann L (1980) Erste Erfahrungen mit einem automatischen Klammergerät für enterale Anastomosen. Chirurg 51: 671
5. Gall P, Hermanek P (1980) Therapie des Rektumcarcinoms. Dtsch Aerztebl 15: 939
6. Gambee LP (1951) A single-layer open intestinal anastomosis applicable to the small as well as the large intestine. West J Surg 59: 1
7. Goligher JC (1980) Surgery of the anus, rectum and colon. Baillière Tindall, London
8. Hansen HH, Stelzner F (1975) Zur chirurgischen Anatomie der Arterienversorgung der Dickdarmwand. Langenbecks Arch Chir 340: 63
9. Herzog B (1971) Mikroangiographische Studien am Rattendarm zur Prüfung verschiedener Anastomosenarten. Helv Chir Acta 38: 179
10. Huk J, Starlinger M, Schiessel R, Wewalka G, Rotter M (1980) Orthograde Darmspülung zur präoperativen Darmvorbereitung. Chirurg 51: 106
11. Jostarndt L, Thiede A, Sonntag HG, Hamelmann H (1981) Die systematische Antibioticum-prophylaxe in der elektiven Colonchirurgie. Chirurg 52: 398
12. Kummer D, Bustamante J, Grosse B (1980) Wundheilungsstörungen und Letalität bei ein- und mehrzeitiger Sigma- und Rectumresektion. Chirurg 51: 110
13. Littmann J (1969) Bauchchirurgie. Schattauer, Stuttgart
14. Otten G, Birkenfeld U, Menne H, Hoyer H, Luska G, Heymann H (1981) Fortschritte in der Therapie des Rektumkarzinoms. Fortschr Med 99: 207

15. Piaszek L (1975) Funktions- und Lokalisationsuntersuchungen mit Technetium 99 m. Medizinstudent 1: 21
16. Pichlmayr R, Grotelüschen B (1978) Chirurgische Therapie. Springer, Berlin Heidelberg New York
17. Robertson G (1973) Angiography of the lung in infancy and childhood. Proprius, Stockholm
18. Stock W, Hirt HJ, Schaal KP, Pichlmaier H (1977) Die präoperative Darmkeimverminderung durch orthograde Darmspülung. Chirurg 48: 161
19. Thiede A, Troidl H, Poser H, Jostarndt L, Hamelmann H (1980) Prospektive Studie zum Auto-Suture-Klammernahtgerät für Kolon- und Rektumanastomosen. Zentralbl Chir 105: 825
20. Thiede A, Jostarndt L, Troidl H, Poser HL, Bertz U, Hamelmann H (1981) Der Wert der zirkulären maschinellen Colon- und Rectumanastomose (EEA). Eine postoperative Studie an 91 Patienten. Chirurg 52: 1
21. A Journal devoted to Medical, Biological and Technical Application of Thermography 1, 2. Pistolesi, Verona (1976)
22. Zeitler E (1973) Diagnostik mit Isotopen bei arteriellen und venösen Durchblutungsstörungen der Extremitäten. Huber, Bern Stuttgart Wien

Resümee zur klinischen Anwendung

E. Deltz und E. Bauer[1]

Bei Anwendung der experimentell gefundenen Daten in der klinischen Praxis zeigt sich, daß die Eigenschaften absorbierbarer Fäden sowohl bei der Naht von Hohlorganen verschiedener Organsysteme als auch beim Verschluß der Bauchdecken einen Fortschritt darstellen. Beim Verschluß der Harnblase kann die einreihige Allschichtnaht mit Polyglykolsäurefäden auf Grund experimenteller Daten nach den Untersuchungen von Osterhage empfohlen werden, da sie weniger zu entzündlichen Veränderungen und zu einer geringen Narbenbildung prädestiniert. Wegen der schnellen Auflösbarkeit der Fäden ist die Wahrscheinlichkeit, als Kristallisationspunkte für Nieren- oder Blasensteine zu wirken, gering.

Die absorbierbaren Materialien erscheinen besonders geeignet für plastisch-rekonstruktive Eingriffe an der Harnröhre. Auf Grund der guten lokalen Verträglichkeit und ihrer längeren Haltbarkeit gegenüber Catgut und Chromcatgut haben sie sich ihren festen Platz in der plastischen urologischen Chirurgie erobert. Für die Naht der ableitenden Harnwege ist jedoch die Frage der eventuell zu schnellen Absorption von Polyglykolsäurefäden gegenüber Catgut besonders im infizierten Urin noch strittig. Hier sind weitere experimentelle In-vivo-Untersuchungen von Nöten.

Das in der praktischen Chirurgie wichtige Problem des Bauchdeckenverschlusses verlangt insbesondere bei septischen Eingriffen und wiederholter Eröffnung derselben Wunde eine besondere Betrachtung der Nahttechnik und der Nahtmaterialien. Die aus bradytrophem Gewebe bestehende Faszie sollte bei der Naht nicht aneinandergepreßt werden (Bauer), sondern nur adaptiert werden, damit die ohnehin nur mäßige Fasziendurchblutung nicht noch weiter gedrosselt wird. Sind dennoch große Zugkräfte, zum Beispiel bei postoperativem Meteorismus, aufzunehmen, so sind weit vom Wundrand gestochene flächig auf der Bauchdecke aufliegende Unterstützungsnähte zu empfehlen, um dadurch die eigentliche Fasziennaht zu entlasten. Daß die Faszienheilung durch absorbierbares synthetisches Nahtmaterial weniger durch auftretende Granulome gestört wird als bei der Verwendung von nichtresorbierbarem Material, konnte durch eine prospektive randomisierte Studie von Ullrichs et al. gezeigt werden. In bezug auf Infektionen und Wundfestigkeit, die sich in der Inzidenz von Wunddehiszenz und Narbenhernien ausdrückten, zeigt sich, daß das absorbierbare Nahtmaterial dem nichtresorbierbarem ebenbürtig ist.

Daß dem absorbierbaren Material beim Bauchdeckenverschluß der Vorzug vor nichtabsorbierbarem Material zu geben ist, zeigen insbesondere Langzeit-

1 Abteilung Allgemeine Chirurgie der Universität Kiel, Hospitalstr. 40, D-2300 Kiel 1

studien von Schneider et al., die eine erheblich geringere Inzidenz von Fadenfisteln nach Naht mit Polyglykolsäurefäden feststellten. Im speziellen Indikationsbereich der Achillessehnennaht ergibt sich ebenfalls – wie Maroske anführte – ein Vorteil des absorbierbaren synthetischen Nahtmaterials auf Grund seiner guten Gewebeverträglichkeit und der dadurch bedingten Vermeidung langandauernder Fistelungen.

Für die Naht in verschiedenen Abschnitten des Gastrointestinaltraktes haben die absorbierbaren synthetischen Fäden, wie das Experiment und die klinische Erfahrung sowie erste prospektive Studien zeigen, ihre Überlegenheit über den klassischen resorbierbaren und nichtresorbierbaren Faden bewiesen. Dies gilt auch für die Naht der Bauchdecke, wobei sich insbesondere im Bereich der die Zugkräfte aufnehmenden Faszie die synthetischen absorbierbaren Fäden als vorteilhaft erwiesen haben.

Vorteile, die die Verwendung eines modernen gewebefreundlichen Nahtmaterials mit sich bringen, kommen jedoch nur dann zur Geltung, wenn die Anastomose in einer subtilen Nahttechnik erstellt wird. Neben der heute allgemein durchgeführten präoperativen Darmreinigung durch orthograde Spülung und Antibiotikaprophylaxe, die die Komplikationen nach Dickdarmresektion deutlich senken konnten, kann heute die einreihige allschichtige Naht auf Stoß als die „physiologischste" Naht angesehen und für die klinische Praxis empfohlen werden (Athanasiadis et al.). Nach Otten et al. kann eine optimale Durchblutung und Adaptation der Wundränder dadurch erzielt werden, daß man eine sehr weit in Längsrichtung des Darmverlaufes durchgreifende Naht und weite Abschnitte der Einzelstiche wählt. Alternativ zur manuellen Naht im Dickdarmbereich gewinnt die maschinelle Naht, insbesondere bei der tiefen Rektumanastomose, an Bedeutung. Ob sie generell die manuelle Anastomose abzulösen hat oder nur für die mit der Hand nicht mehr praktizierbare tiefe Anastomose vorbehalten bleibt, ist durch prospektive randomisierte Studien zu klären.

Die modernen synthetischen absorbierbaren Nahtmaterialien haben, wie experimentelle Untersuchungen und ihre Anwendung in der klinischen Chirurgie zeigen, im Gastrointestinaltrakt, im urologischen Bereich und beim Verschluß der Laparatomiewunde ihre exzellenten Eigenschaften bewiesen. Damit ist dem Chirurgen eine entscheidende Verbesserung bei Eingriffen in die Hand gegeben, die mit großen Konsequenzen für die Patienten verbunden sind.

E. Allgemeine Gesichtspunkte zur Wundheilung, zur Wahl der Nahtmittel und zu den Nahtreaktionen

Wundheilung und Fremdkörperreaktion

L.-D. Leder[1]

Ein wichtiger Lehrgegenstand der allgemeinen Chirurgie und der allgemeinen Pathologie ist die Wundheilung, welche dementsprechend in jedem Lehrbuch berücksichtigt ist. Fälschlicherweise wird dabei nicht genügend herausgestellt, daß die Wundheilung nichts anderes als der Ablauf einer Entzündung ist. Die Wundheilung wäre daher unter dem Oberbegriff der Entzündung abzuhandeln, ihr kommt keine Sonderstellung neben der Entzündung zu.

Man mag einwenden, daß bei der Wundheilung beispielsweise die Epithelregeneration eine Rolle spielt, welche bei der allgemeinen Entzündungslehre nicht berücksichtigt ist. Dies ist aber insofern nicht zutreffend, als nach Gewebsschäden jeglicher Art immer auch ein regenerativer Prozeß abläuft. Auch in diesem Punkt bietet die Wundheilung keinen Unterschied gegenüber anderen Entzündungsprozessen.

Will man also die Wundheilung besprechen, so genügt eine Darstellung des Ablaufes einer Entzündung. Eine Heilung per secundam stellt lediglich eine Variante des Entzündungsablaufes dar, nämlich insofern, als hier – abweichend von einer unkomplizierten sterilen Entzündung – bestimmte Phasen das Bild längere Zeit beherrschen.

Als Entzündungsreiz bei einer Wunde fungieren alle Substanzen, die normalerweise im interzellulären Raum nicht vorkommen, z. B. Blutbestandteile, die alsbald zerfallen, und alle Substanzen, die durch Zellzerstörung in den Interzellulärraum gelangen, wie z. B. Neutralfett und zelluläre Proteine.

Sehr schnell nach Freisetzen solcher Substanzen beginnt der Entzündungsprozeß. Durch allerlei Mediatoren wird insbesondere im Venolenbereich die Permeabilität erhöht, so daß Plasmabestandteile einschließlich des Fibrinogens passiv austreten (Madden 1977).

Ebenfalls außerordentlich rasch setzt die Emigration von weißen Blutzellen ein. Bereits nach 30 min sind schon massenhaft neutrophile Granulozyten ausgetreten (Leder u. Crespin 1964).

Nach 2 h ist das gesamte Wundgebiet von neutrophilen Granulozyten durchsetzt. Es ist daher falsch, wenn angegeben wird, daß die Emigration von Blutzellen erst nach 8 h begönne (z. B. Zollinger 1981): Sie beginnt im Grunde augenblicklich nach der Traumatisierung.

Die Neutrophilen wandern durch plasmatische Pseudopodien aktiv durch das Endothel. Hauptauswanderungsort sind die *Venolen* (Leder u. Crespin 1964), nicht die Kapillaren, wie man zuweilen fälschlicherweise lesen kann (z. B. Rodeck 1969).

---

1 Pathologisches Institut des Universitätsklinikums, Hufelandstr. 55, D-4300 Essen 1

Zur gleichen Zeit beginnt die Emigration von Blutmonozyten. Ihre Menge ist zunächst klein, weil ihr prozentualer Anteil im Blut sehr viel geringer ist als derjenige der Neutrophilen. Man kann die Emigration von Blutmonozyten zytochemisch spezifisch darstellen (Leder 1967).

Nach 2 h liegen bereits viele Monozyten in der Gefäßwand und auch im Gewebe.

Wenige Stunden nach Entzündungsbeginn ist die Menge an neutrophilen Granulozyten noch weiter gestiegen. Danach aber steigt vor allem die Menge von ausgewanderten Monozyten, die man jetzt definitionsgemäß als Makrophagen bezeichnen muß.

Makrophagen entwickeln sich also aus Blutmonozyten (Leder 1967), nicht aus ortsständigen Zellen, jedenfalls sind alle entsprechenden Versuche, eine Beteiligung der ortsständigen Zellen an der Makrophagenentstehung nachzuweisen, um so stärker fehlgeschlagen, je bessere Methoden zur Verfügung standen. So können wir heute sagen, daß, wenn überhaupt den ortsständigen Zellen irgendeine Bedeutung für die Makrophagengenese zukommt, diese als minimal zu betrachten ist und damit vernachlässigt werden kann.

Nach etwa 24 h findet man Mitosen (Allgöwer 1956): Es proliferieren die emigrierten Monozyten, also die Makrophagen. Nunmehr nimmt die Anzahl der Granulozyten schnell ab, weil sie eine äußerst kurze Lebenszeit von 12–24 h haben, während monozytogene Makrophagen mindestens 150 Tage leben (Lit. bei Leder 1967).

Nach etwa 48 h entstehen Fibroblasten, die teils von Makrophagen (Allgöwer u. Hulliger 1960), teils von Fibrozyten abgeleitet werden (Ross u. Lillywhite 1965). Diese produzieren Präkollagen, welches sich extrazellulär zu Kollagen polymerisiert. Gleichzeitig entstehen Gefäße, und es treten einige Lymphozyten und Plasmazellen auf. Es hat sich also ein Granulationsgewebe entwickelt.

Manche glauben, daß etwa erst nach 5 Tagen eine Kollagenbildung einsetzt. Sie findet aber viel früher statt: Schließlich kann man nach einer Appendektomie ohne weiteres nach 6 Tagen die Fäden ziehen, weil innerhalb dieser 6 Tage der Defekt durch kollagene Fasern ausreichend überbrückt ist.

Im weiteren Verlauf nimmt dann die Zellularität immer mehr ab, und es resultiert schließlich ein kollagenfaserreiches und zellarmes Narbengewebe. Dieses Narbengewebe schrumpft langsam und stetig, und zwar sehr lange Zeit. Auf diesen Umstand ist ganz besonders hinzuweisen, weil die immer eintretende Narbenschrumpfung mitunter zu unerwünschten Beeinträchtigungen führen kann.

Häufig kann man lesen, daß das Resultat einer unkomplizierten Wundheilung eine Restitutio ad integrum ist. Dies ist absolut falsch. Vielmehr ist das Ergebnis einer Wundheilung immer ein Defekt, denn schließlich ist eine Narbe vor der Wundsetzung nicht vorhanden.

Voraussetzung für eine normale Wundheilung ist eine regelrechte Gefäßversorgung und eine regelrechte zelluläre Blutzusammensetzung, andernfalls kommt es zu Störungen der Wundheilung. Die Ursachen können lokal oder allgemein sein. Lokale Ursachen sind z. B. eine mangelhafte Gefäßversorgung in Bestrahlungsgebieten oder bei örtlichen Kreislaufstörungen im Bereich von arteriosklerotischen Extremitäten. Allgemeine Ursachen sind Affektionen der Blutbildung. Ich erinnere hier nur an Wundheilungsstörungen bei Knochenmarksdepressionen, bei Leukämien oder bei funktionellen Störungen der weißen Blutkörperchen durch Kortikoide.

Manchmal sind im Wundheilungsgebiet Fremdkörper vorhanden, z. B. Fadenreste oder Talkumpartikel. Solche Gebilde lösen eine Fremdkörperreaktion aus. Eine Fremdkörperreaktion ist definiert als eine speziell bei Fremdkörperpräsenz beobachtete entzündliche Reaktion, die sich insbesondere durch das Auftreten mehrkerniger Fremdkörperriesenzellen auszeichnet.

Fremdkörperriesenzellen sind Sonderformen von Makrophagen und entstehen, wie die Makrophagen selbst auch, aus Monozyten. Über ihren Entstehungsmodus ist man sich bisher nicht vollkommen einig geworden. Wenige – wie ich – nehmen eine amitotische Entstehung an, die meisten glauben, daß die Riesenzellen durch Konfluenz von Einzelzellen zustandekommen (Lit. bei Leder 1967; Kraus 1980).

Wenn man nach einer allgemeinen Ursache der Entstehung von Fremdkörperriesenzellen fragt, so kann man cum grano salis antworten, daß Fremdkörperriesenzellen im allgemeinen dann entstehen, wenn schwer- oder nichtverdauliches Fremdmaterial vorliegt, wie z. B. Holzsplitter, Fadenreste etc. Wir wissen aber nicht, welche Einzelfaktoren nun tatsächlich die Bildung von Fremdkörperriesenzellen hervorrufen. Immerhin gibt es Fremdkörper, die nicht konstant zu einer Bildung von Fremdkörperriesenzellen führen, wie z. B. Kohlestaubpartikel oder Asbestkörperchen.

Zusammenfassend läßt sich also sagen, daß die unkomplizierte Wundheilung nichts anderes ist als eine ganz normale, banale, sterile Entzündung mit einer exsudativen, einer proliferativen und einer narbigen Phase, daß es nicht zu einer Restitutio ad integrum kommt, sondern immer zu einer Defektheilung und daß im Falle von Fremdkörpern reaktive Riesenzellen gebildet werden, deren Herkunft aus Monozyten geklärt ist, deren formale Genese aber noch offen ist.

Literatur

1. Allgöwer M (1956) The cellular basis of wound healing. Thomas, Springfield Ill.
2. Allgöwer M, Hulliger L (1960) Origin of fibroblasts from mononuclear blood cells: A study on in vitro formation of the collagen precursor, hydroxyproline, in buffy coat cultures. Surgery 47: 603–610
3. Kraus B (1980) Mehrkernige Riesenzellen in Granulomen. Verh Dtsch Ges Pathol 64: 103–125
4. Leder LD (1967) Der Blutmonocyt. Springer, Berlin Heidelberg New York
5. Leder LD, Crespin S (1964) Fermenthistochemische Untersuchungen zur Genese der Hautfenstermakrophagen. Frankf Z Pathol 73: 611–628
6. Madden JW (1977) Woundhealing: Biologic and clinical features. In: (eds) Textbook of surgery. Saunders, Philadelphia London Toronto, pp 271–294
7. Rodeck G (1969) Wundheilung. In: (Hrsg) Kurzes Lehrbuch der allgemeinen Chirurgie. Thieme, Stuttgart, S 391–396
8. Ross R, Lillywhite JW (1965) The fate of buffy coat cells grown in subcutaneous implanted diffusion chambers. A light and electron microscopic study. Lab Invest 14: 1568–1585
9. Zollinger HU (1981) Pathologische Anatomie, Bd I: Allgemeine Pathologie. Thieme, Stuttgart New York

Übersicht der Nahtmaterialien: Grundsubstanz, Aufbau und physikalische Nahtparameter

P. F. Nockemann[1]

Alle Nahtmaterialien lassen sich hinsichtlich ihrer *Rohstoffe* in 3 Gruppen einteilen: Nahtmittel aus anorganischen und organischen Rohstoffen sowie die synthetischen Fäden. Nur der Vollständigkeit wegen sind im Schema (Tabelle 1) auch die organischen Fibrinkleber und die synthetischen Acrylkleber aufgeführt. Sie sind jedoch im eigentlichen Sinne Nahthilfsmittel und sollen deshalb hier nicht weiter besprochen werden.

Vorausschicken möchte ich zunächst einige Hinweise zum *Fadenaufbau* (Abb. 1). Waren ursprünglich die Nahtmittel monofil, so entstanden durch Zusammendrehen, d. h. Verzwirnen oder durch Verflechten mehrerer dünner Fäden, die multifilen Nahtstoffe. In jüngster Zeit liefert die Industrie zunehmend multifile Fäden, die zusätzlich mit einer Hülle überzogen oder in eine Gleitmasse eingebettet sind. So entstehen die pseudomonofilen Fäden.

Ziel der *zusätzlichen Bearbeitung der Fadenoberfläche* ist überwiegend eine *verbesserte Gleitfähigkeit.* Dabei nutzt die Industrie die unterschiedlichsten Verfahren, wie sie im Schema (Tabelle 2) zusammengestellt sind. Nur die früher angewandte sog. Mantelchromierung erfolgte, um die Resorption des Catgutplain zu verzögern.

Die verbesserte Gleitfähigkeit besitzt jedoch eine Grenze in der *Knotensicherheit* [8]. Ist nämlich die Oberfläche zu glatt, so kann sich die gelegte Fadenschlinge im Knoten lösen und die Nahtspannung geht verloren.

Die Besprechung der einzelnen Nahtmittel beginne ich mit den *organischen Nahtstoffen,* die gleichzeitig die älteste, ursprüngliche Fadengruppe darstellen und früher am meisten verwendet wurden (Tabelle 3). Hierzu gehört das einfache *Catgut,* das mit Chromsalzen gegerbte *Chromcatgut* sowie das *Kollagenband.*

Rohstoffquelle für diese Fäden waren ursprünglich die Kollagenfasern der Submukosa des Schafsdarms. Heute werden die Einzellamellen für das Catgut zunehmend aus der Serosa des Rinderdarmes gewonnen. Das Kollagenband dagegen entsteht aus einer Dispersion von Rindersehnen.

Beim gezwirnten, multifilen Catgut geht durch Schleifen und Polieren der Oberfläche die Grundstruktur zum Teil verloren, zum Teil wird Catgut heute außerdem noch mit Silikon zu pseudomonofilen Fäden beschichtet. Wesentliches Merkmal aller Kollagenfäden ist ihre enzymatische Resorption.

Die *Seide* (Tabelle 4) besteht aus dem Fibroin der Rohseidenfaser, dem die Kittsubstanz Sericin entzogen wurde. Alle Seidenfäden sind geflochten, d. h.

1 Katholisches Krankenhaus Duisburg Zentrum, Klinik Papendelle, Chirurgische Abteilung, D-4100 Duisburg

Tabelle 1. Zusammenstellung der Fadensorten nach Rohstoffen und ihrer Festigkeitsdauer

Rohstoff Unauflösbar	Resorbierbar	Absorbierbar	Primär unauflösbar, auflösbar, sekundär zerfallend	Unauflösbar
I. Anorganisch				Metall (Stahl, Tantal)
II. Organisch	Kollagen (Catgut plain, Chromcatgut, Kollagenband) Fibrinkleber		Seide, Zwirn (Leinen, Baumwolle)	
III. Synthetisch		Polyglykol- säure [Dexon] Polyglactin 910 [Vicryl]	Polyamide (Nylon, Perlon) [Demalon, Ethilon, Nurolon, Supraamid, Sutron, Suturamid] Alky-2-cyano- akrylate	Polyester [Dacrofil, Ethibond, Mersilene, Mirafil, Miralene, Silky Polydek, Sterilene, Synthofil, Tevdek] Polyolefine (Äthylen, Propylen) [Polyethylene, Prolene]

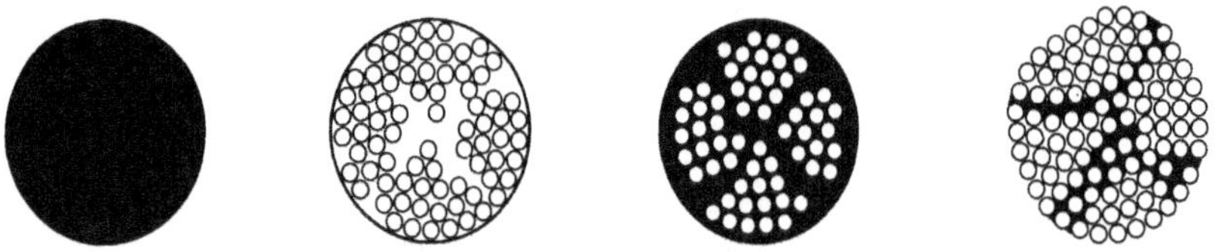

monofil — ummantelter Faden = pseudomonofil — beschichtet — polyfil

Abb. 1. Schema der verschiedenen Formen des Fadenaufbaus

Tabelle 2. Möglichkeiten der Oberflächenbearbeitung von Fäden

1. Schleifen und Polieren
2. Gerben (Chromsalze)
3. Mantel aus gleichem Rohstoff (z. B. Superamid)
4. Andersartige Beschichtung (Wachs, Teflon, Silikon, Polyolefine)

Tabelle 3. Fäden aus organischen Rohstoffen

Bezeichnungen:	Catgut plain, Chromcatgut, Kollagenband
Rohstoffe:	Submukosa des Schafdarmes, Serosa des Rinderdarmes, Rindersehnen
Fadenaufbau:	Gezwirnt, multifil bzw. pseudomonofil
Oberfläche:	Geschliffen, z. T. chromiert und poliert, beschichtet (Silikon)
Verhalten im Gewebe:	Resorption

Tabelle 4. Fäden aus organischen Rohstoffen

Bezeichnung:	Seide
Rohstoff:	Fibroin der Rohseidenfaser
Fadenaufbau:	Geflochten, multifil bzw. pseudomonofil
Oberfläche:	Imprägniert mit Silikon, Bienenwachs
Verhalten im Gewebe:	Zerfällt

Tabelle 5. Fäden aus organischen Rohstoffen

Bezeichnung:	Zwirn
Rohstoff:	Cellulose der Flachsfaser oder Baumwolle
Fadenaufbau:	Gezwirnt, multifil
Oberfläche:	Rauh
Verhalten im Gewebe:	?

multifil. Zusätzliches Imprägnieren mit Silikon oder Bienenwachs schafft dagegen auch hier einen pseudomonofilen Faden.

Da Seide nach etwa $1^1/_2$–2 Jahren zerfällt, gilt sie heute nicht mehr als unauflösbar. Meines Erachtens trifft das gleiche auch für *Zwirn* zu (Tabelle 5). Denn wann findet man bei einer Relaparotomie nach einigen Jahren schon einmal Zwirnfäden in einer Anastomose oder im Mesenterium?

Die Zwirnfäden werden in Europa aus der Flachsfaser hergestellt. In Amerika dient hierzu die Cellulose der Baumwolle. Der Fadenaufbau ist generell multifil. Eine zusätzliche Oberflächenbearbeitung erfolgt nicht.

Folgen wir der geschichtlichen Entwicklung weiter, so sind als nächstes aus der *Gruppe der synthetischen Fäden* die *Polyamide* zu nennen (Tabelle 6). Rohstoffquelle ist entweder das Polyamid 6/6, bekannt als Nylon, oder das unter dem Namen Perlon vertriebene Polyamid 6.

Die Polyamide liegen sowohl als monofile wie auch als multifile, geflochtene Fäden vor. Vielfach ist die Oberfläche mit Bienenwachs imprägniert oder der multifile Fadenkern mit einem Polyamid ummantelt, wie z. B. beim pseudomonofilen Supramid.

Im Gewebe zerfallen die Polyamide etwa nach 1–2 Jahren. Sie gelten somit heute gleichfalls nicht mehr als unauflösbar [7].

Nachdem wir vor etwa 4 Jahren eine größere Zahl von echten Fadenunverträglichkeiten beobachteten, deren chemische Ursache wir jedoch nicht identifizieren konnten, sollten Supramidfäden nur noch zur Hautnaht benutzt und nicht mehr ins Gewebe versenkt werden.

Die vielfältigsten Nahtmittel liefert heute eine andere Kunststoffgruppe, die *Polyester* (Tabelle 7). Dabei handelt es sich überwiegend um Polyäthylenterephthalat, Ihnen besser bekannt als Dacron.

Tabelle 6. Fäden aus synthetischen Rohstoffen

Bezeichnung:	Polyamide
Rohstoffe:	Polyamid 6/6 (Hexamethylendiamin und Adipinsäure: Nylon) Polyamid 6 (Aminocapronsäure: Perlon) Superamid (Polyamid 6 + Beschichtung)
Fadenaufbau:	Monofil, geflochten, multifil, pseudomonofil
Oberfläche:	Beschichtet mit Polyamid 6, imprägniert mit Bienenwachs
Verhalten im Gewebe:	Zerfällt

Tabelle 7. Fäden aus synthetischen Rohstoffen

Bezeichnung:	Polyester
Rohstoffe:	Polyäthylenterephthalat (Dacron), Polybutylenterephthalat
Fadenaufbau:	Monofil, multifil, geflochten, pseudomonofil
Oberfläche:	Beschichtet mit Polytetrafluoräthylen (Teflon) Polytetramethylenadipat Silikonkautschuk Äthylcellulose Wachs Polyolefine
Verhalten im Gewebe:	Unauflösbar

Tabelle 8. Fäden aus synthetischen Rohstoffen

Bezeichnung:	Polyolefine
Rohstoff:	Polypropylen (Polyäthylen)
Fadenaufbau:	Monofil
Oberfläche:	Unbehandelt
Verhalten im Gewebe:	Unauflösbar

Polyesterfäden gibt es monofil, pseudomonofil sowie geflochten multifil. Die Oberfläche glättet man im allgemeinen mit anderen Kunststoffen wie Polytetrafluoräthylen, Ihnen allen bekannt als Teflon, Polytetramethylenadipat oder Silikonkautschuk.

Polyesterfäden sind unauflösliche Nahtmittel, zu denen außerdem noch die *Polyolefine* zählen (Tabelle 8). Diese Fäden werden heute aus Polypropylen hergestellt, sie sind monofil und besitzen von Natur aus eine so glatte Oberfläche, daß sich eine zusätzliche Beschichtung erübrigt.

Die *absorbierbaren Kunststoffe* liefern die *Polyglykolsäure* bzw. das *Polyglactin 910* (Tabelle 9 u. 10). Wie vielfältig sich ein Faden unter gleicher Bezeichnung wandeln kann, zeigen die Nahtmittel dieser Gruppe, die

Tabelle 9. Fäden aus synthetischen Rohstoffen

Glykolsäurepolymere	
Bezeichnung:	Dexon
Rohstoff:	Polyglykolsäure (PGS)
Fadenaufbau:	1. Generation: Filamente 20 μm 2. Generation: Filamente 12 μm 3. Generation: Filamente 12 μm + Beschichtung mit Polyol, geflochten, pseudomonofil – sehr dünne Stärken monofil
Oberfläche:	Beschichtet
Verhalten im Gewebe:	Absorption

Tabelle 10. Fäden aus synthetischen Rohstoffen

Bezeichnung:	Vicryl
Rohstoff:	Polyglactin 910 (Glykolid und Lactid)
Fadenaufbau:	1. Generation: Filamente 25 μm 2. Generation: Filamente 16 μm + Beschichtung mit Polyglactin 370 + Calciumstearat, geflochten, pseudomonofil – sehr dünne Stärken monofil
Oberfläche:	Beschichtet
Verhalten im Gewebe:	Absorption

Tabelle 11. Nahtmittel aus anorganischen Stoffen

Bezeichung:	Metallfäden, Klammern
Rohstoffe:	Stahllegierungen, Tantal, Silber
Fadenaufbau:	Monofil, multifil, gedreht
Oberfläche:	Unbehandelt
Verhalten im Gewebe:	Unauflösbar, Korrosion, Metallose

ursprünglich alle mit einer sehr rauhen Oberfläche behaftet waren. Durch Verkleinerung der Filamente, etwa um die Hälfte, versuchte man hier zunächst einmal Abhilfe zu schaffen. Heute sind diese Fäden zusätzlich noch beschichtet, und zwar Dexon mit Polyol, Vicryl mit Polyglactin 370 und Calciumstearat. War der Fadenaufbau ursprünglich somit geflochten multifil, so sind die PGS-Fäden heute pseudomonofil, nur sehr kleine Stärken noch monofil. Im Körper unterliegen diese Nahtmittel einer Absorption [3, 18].

Neu hinzugekommen ist inzwischen ein weiterer absorbierbarer Kunststofffaden aus *Polydioxanon.* Dieser monofile Faden besitzt gegenüber Vicryl einen um die Hälfte verzögerten Reißkraftverlust und eine um das $2^1/_2$fache verlängerte Auflösungszeit.

Tabelle 12. Stärkenbezeichnung für medizinisches Nahtmaterial

Resorbierbar	Metric	Unresorbierbar Absorbierbar	Fadendurchmesser in mm
	0,01	12/0	0,001 – 0,009
	0,1	11/0	0,01 – 0,019
	0,2	10/0	0,02 – 0,029
	0,3	9/0	0,03 – 0,039
	0,4	8/0	0,04 – 0,049
8/0	0,5	7/0	0,05 – 0,069
7/0	0,7	6/0	0,07 – 0,099
6/0	1	5/0	0,1 – 0,149
5/0	1,5	4/0	0,15 – 0,199
4/0	2	3/0	0,2 – 0,249
(3/0)	(2,5)	(2/0)	(0,25 – 0,299)
3/0	3	2/0	0,3 – 0,349
2/0	3,5	0	0,35 – 0,399
0	4	1	0,4 – 0,499
1	5	1	0,5 – 0,599
2	6	3 + 4	0,6 – 0,699
3	7	5	0,7 – 0,799
4	8	6	0,8 – 0,899
5	9	7	0,9 – 0,999

Bleiben als letzte Stoffgruppe noch zu besprechen die Nahtmittel aus *Metallen* (Tabelle 11). Verschiedene Stahllegierungen, Tantal sowie vereinzelt auch Silber, sind die Rohstoffe, aus denen diese monofilen oder zu multifilen Fäden gedrehten Nahtmittel hergestellt werden. In einer ganz anderen Form, nämlich der *Klammer,* werden diese Rohstoffe heute zunehmend verwendet [1, 2, 5, 6, 9, 12–15, 19]. Die Klammernaht stellt in einigen Bereichen eine echte Alternative zum Faden dar.

Alle metallenen Nahtmittel gelten als unauflösbar. Allerdings kann die *Korrosion* gelegentlich doch einmal zu einer teilweisen, wenn auch geringen Auflösung der Metalle im Körper führen.

Der rasche und anhaltende *Wandel der bekannten Nahtmittel* bedingt zwangsläufig auch *geänderte physikalische Parameter,* obgleich diese Tatsache dem Operateur häufig nicht bekannt wird. So veränderte sich die Reißfestigkeit und Absorptionsfähigkeit der verschiedenen Generationen der absorbierbaren Kunststoffäden in den letzten Jahren beachtlich [18]. Der Verlust an Reißfestigkeit am 7. Tag betrug beispielsweise ursprünglich 20%, in der jüngsten PGS-Generation dagegen 50%. Der Zeitraum bis zur völligen Fadenauflösung verkürzte sich bei PGS-Fäden um 20–30 Tage [17].

Das kaum noch verständliche Durcheinander der verschiedenen *Stärkeneinteilungen* der einzelnen Fadensorten zuzüglich der nationalen Unterschiede wurde 1976 durch das metrische Stärkensystem der Europäischen Pharmakopöe ersetzt (Tabelle 12). Damit besitzen wir für diesen weiteren wichtigen physikalischen Parameter erstmals ein international einheitliches Maß. Leider finden diese Maßangaben jedoch nur sehr langsam Eingang in den operativen

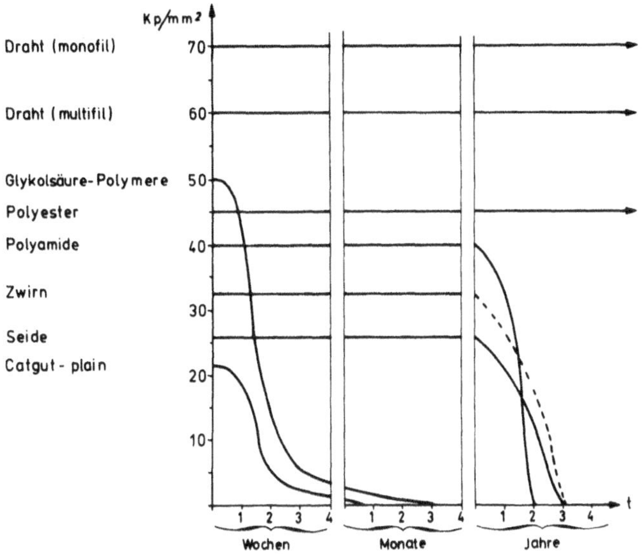

Abb. 2. Größe und Dauer der Knotenreißkraft verschiedener Nahtmittel im Vergleich

Alltag. Dabei würde es im allgemeinen genügen, sich die Stärken metric 1,5–3,5 zu merken. Größere Stärken verwenden meines Wissens nur noch Urologen und Gynäkologen. In dem Maße, wie Catgut durch Fäden aus Glykolsäurederivaten ersetzt wird, entfällt außerdem der Unterschied um einen Stellenwert zwischen resorbierbaren und unauflösbaren Nahtstoffen.

Ein weiterer wichtiger physikalischer Parameter ist die *Fadenfestigkeit.* Sie wird ursprünglich bestimmt als *lineare Reißkraft des Fadens* [10]. Wichtiger ist jedoch die *Reißkraft im Knoten,* die im allgemeinen etwa um 50% niedriger liegt [16]. Vergleicht man die verschiedenen Nahtmittel nach diesem Parameter, so sieht man, daß Metallfäden etwa um das 3fache fester sind als Catgut, während die Kunststoffäden eine Mittelstellung einnehmen (Abb. 2). Ferner ist zu beachten, daß die Knotenreißkraft bei den meisten Nahtmittel keine gleichbleibende Konstante ist, sondern durch die Fadenauflösung mehr oder weniger gemindert wird [11].

Machen wir abschließend eine *Bestandsaufnahme,* so können wir feststellen, daß zur Zeit die organischen Nahtstoffe zunehmend ersetzt werden durch absorbierbare und unauflösbare synthetische Nahtmittel. Daneben gewinnt die Metallklammer als Nahtmittel zunehmend an Bedeutung. Vorteilhaft ist, daß wir gegenüber früher heute vermehrt Nahtmittel mit eindeutigen, konstanten physikalischen Parametern anwenden. In naher Zukunft können wir mit neuen Kunststoffäden rechnen, die unter anderem gekennzeichnet sind durch andere Absorptionszeiten. Das Nahtmittelangebot wird sich somit weiter wandeln.

Andererseits aber steht fest: *Ein ideales Nahtmittel* besitzen wir bisher nicht und werden wir auch in Zukunft nicht erhalten [4]. Denn Erfahrung, Wissen und Können des Operateurs einerseits sowie die stets unterschiedliche Wundsituation andererseits entscheiden neben der zweckmäßigen Nahttechnik auch über die Wahl des jeweils besten Nahtmittels.

Zusammenfassung

Zuerst werden alle Nahtmittel hinsichtlich ihrer Rohstoffquelle und ihrer wesentlichen physikalischen Parameter besprochen, als da sind Auflösbarkeit, Oberflächenbeschaffenheit, Fadenaufbau, Stärkeneinteilung und Fadenfestigkeit. Nach diesem Überblick kann man feststellen, daß in den letzten Jahren die organischen Nahtmittel zunehmend ersetzt werden durch auflösbare und nichtauflösbare synthetische Fäden. Daneben gewinnen Metallklammern bei der chirurgischen Naht zunehmend an Bedeutung.

Summary

All suture materials are firstly reviewed with reference to their raw materials and their most important physical parameters, such as absorption, surface condition, thread structure, classification of diameters, and tensile strength. From this complete survey it can be seen that in recent years organic material sutures are being increasingly substituted by absorbable ad nonabsorbable synthetic sutures. Wire staples are also becoming more and more widely used as surgical sutures.

Literatur

1. Buchberger R, Staffen A, Strahberger E (1974) Vorläufige Erfahrungen mit Nahtgeräten der United States Surgical Cooperation – New York. Bruns' Beitr Klin Chir 221: 8
2. Chassin JL, Rifkind KM, Sussamn B, Kassel B, Fingaret A, Drager S, Chassin SP (1978) The stapled gastrointestinal tract anastomosis: incidence of postoperative complications compared with the sutured anastomosis. A Surg 188: 689
3. Craig PH, Willians JA, Davis KW, Magoun AD, Lery AJ, Bogdansky S, Jones JP (1975) A biologic comparison of Polyglactin 910 and Polyglycolic acid synthetic absorbable sutures. Surg Gynecol Obstet 141: 1–10
4. Dunphy JE, Jackson DS (1962) Practical applications of experimental studies in the primarily closed wound. Am J Surg 104: 273
5. Fasching W, Moritz E (1980) Zirkuläre Klammeranastomosen im Magen-Darm-Trakt mit den Klammergeräten SPTU und EEA. Chirurg 51: 644–650
6. Gschnitzer F (1975) Nahtmaterial in der Thoraxchirurgie. Chirurg 46: 444
7. Hornauer H (1960) Zur Frage der Resorption von synthetischem chirurgischem Nahtmaterial. Dtsch Apoth Z 100: 91
8. Magilligan DJ jr, DeWeese JA (1974) Knot security and synthetic suture materials. Am J Surg 127: 355
9. Nance FC (1979) New techniques of gastrointestinal anastomoses with the EEA stapler. Ann Surg 189: 587–598
10. Nockemann PF (1980) Die chirurgische Naht, 3. Aufl. Thieme, Stuttgart
11. Postlethwait RW (1970) Long-term comparative study of nonabsorbable sutures. Ann Surg 171: 892
12. Ravitch MM, Steichen FM (1979) A stapling instrument for end-to-end inverting anastomoses in the gastrointestinal tract. Ann Surg 189: 791
13. Reiling RB (1980) Staples in gastrointestinal surgery. Surg Clin North Am 60: 381
14. Rinecker H (1975) Operative Erfahrungen mit 100 maschinellen Nahtverschlüssen und Anastomosen am Duodenum. Chirurg 46: 416

15. Rinecker H (1977) Indikationsbereiche maschineller Nahtmethoden am Gastrointestinaltrakt. Chirurg 48: 241
16. Tera H, Åberg C (1976) Tensile strengths of twelve types of knot employed in surgery, using different suture materials. Acta Chir Scand 142: 1
17. Thiede A, Lünstedt B, Lange C (1981) Die zweite Generation der Polyglykolsäurefäden. In: (Hrsg) Der Wundverschluß im Op. 4. Aufl. B. Braun-Dexon, Melsungen
18. Thiede A, Lünstedt B, Sonntag HG (1980) Untersuchungen in vivo zum linearen Reißfestigkeitsverlust von absorbierbaren vollsynthetischen Fäden. Chirurg 52: 768–773
19. Thiede A, Jostarndt L, Troidl H, Poser HL, Bertz U, Hamelmann H (1981) Der Wert der zirkulären maschinellen Colon- und Rektumanastomose (EEA). Chirurg 52: 30–35

Biologische Wertigkeit der Nahtmaterialien

A. Thiede[1]

Generelle Gesichtspunkte

Der biologische Wert eines Nahtmaterials wird von seinem Verhalten im Gewebe bestimmt und ist abhängig

1. von nahtunabhängigen Gewebefaktoren wie genereller Reaktionslage des Organismus, Anwendungsbereich, d. h. Lokalisation, und der Sterilität bzw. Kontamination, und
2. von Nahtfaktoren wie Nahtgrundsubstanz, Nahtaufbau und Sterilität bzw. Kontamination des Nahtmaterials.

Als gebräuchliche Grundsubstanz sind derzeit bei den resorbierbaren bzw. absorbierbaren Fäden Catgut und Polyglykolsäure bzw. Polyglactin 910 zu nennen, während für nichtresorbierbare Nähte Seide, Polyester, Polyamid, Polypropylen sowie Stahl anzugeben sind (Thiede et al. 1981) (Tabelle 1). Der Nahtaufbau, monofil, geflochten oder gezwirnt bzw. gedreht, ummantelt bzw. pseudomonofil oder beschichtet (Thiede et al. 1979) (Abb. 1), hat Einfluß auf die Gewebereaktion sowohl bei steriler wie kontaminierter Implantation. Nichtabsorbierbare polyfile Fäden ermöglichen bei vorhandener Kapillarität einen interfilamentären Bakterientransport (Abb. 2) (Blomstedt et al. 1977) und fördern damit Spätabszeßbildungen und Fadenfisteln. Von der Oberfläche eines

Tabelle 1. Nahtmaterialien

	Herkunft	Grundsubstanz
Resorbierbar	Säugetierdärme	Catgut { Jod, Chrom, plain }
Absorbierbar	Vollsynthetisch	Polyglykolsäure Polyglactin 910
Nichtresorbierbar	Pflanzen	Baumwolle Zwirn
	Kokon der Seidenspinnerraupe	Seide
	Vollsynthetisch	Polyster Polyamid Polypropylen
	Mineralien	Stahl

1 Abteilung Allgemeine Chirurgie der Universität Kiel, Hospitalstr. 40, D-2300 Kiel 1

Abb. 1. Die 4 Grundprinzipien des Fadenaufbaus

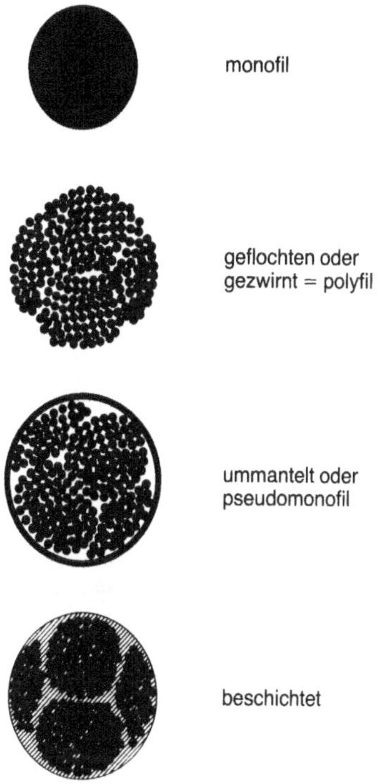

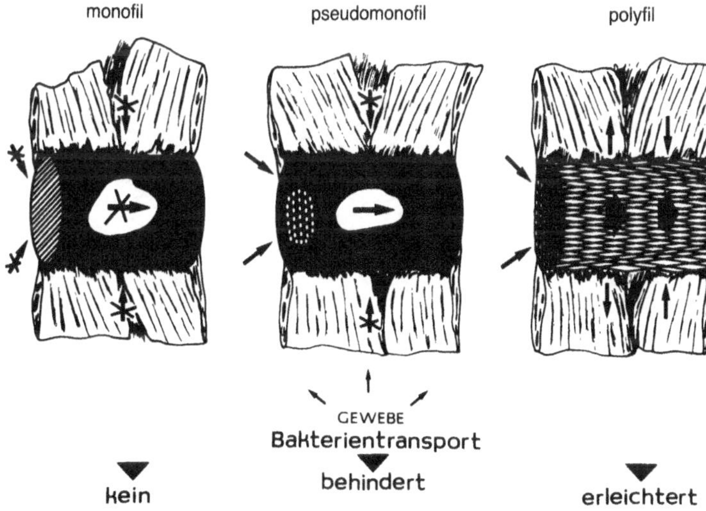

Abb. 2. Abhängigkeit des interfilamentären Bakterientransportes vom Fadenaufbau

Fadens ist die Quantität der Fremdkörperreaktion abhängig. Je glatter die Oberfläche ist – z. B. Vergleich monofiler Polyesterfaden und polyfiler Polyesterfaden – desto geringer ist die Anzahl an Bindegewebs- und Fremdkörperriesenzellen, die sich in und um den Faden nach Implantation ansammeln (Abb. 3a u. b). Der Organismus reagiert grundsätzlich auf

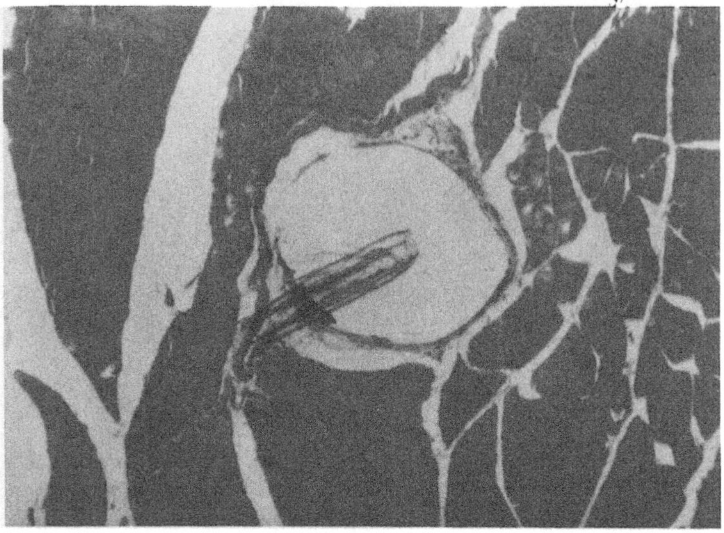

a

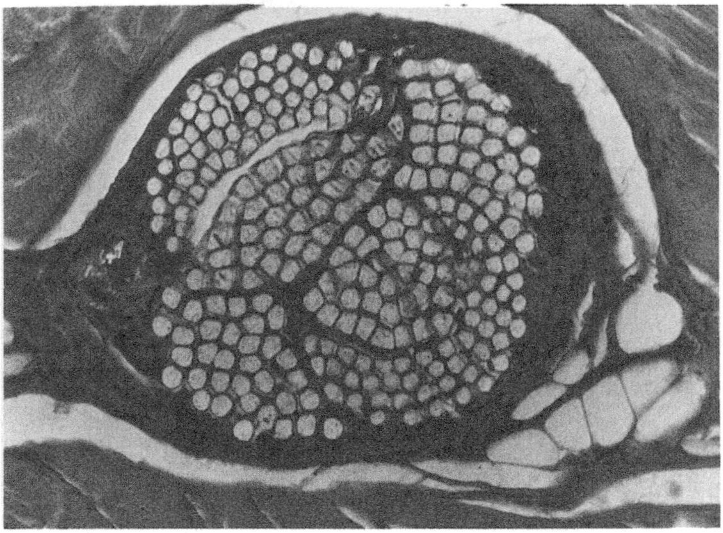

b

Abb. 3. Abhängigkeit der Nahtreaktionsstärke von der Verarbeitungsform des Fadens. **a** Monofiler Polyesterfaden (3/0 USP) 120 Tage im Muskelgewebe, geringgradige Nahtreaktion an der Fadenoberfläche. **b** Geflochtener Polyesterfaden (3/0 SP) 120 Tage im Muskelgewebe, erhebliche Nahtreaktion

Nahtmaterialien qualitativ fast gleich. Monozytogene Makrophagen, Fibroblasten bzw. Fibrozyten und Fremdkörperriesenzellen sind für Phagozytose, Bindegewebsbildung und Fremdkörperabschirmung als zelluläre Elemente zuständig und histologisch leicht darstellbar (Tabelle 2, Abb. 4). Humorale Mechanismen treten erst bei Kontamination der Nähte oder Wunde bei Nahtreaktionen auf, sind also nicht primär nahtabhängig.

Tabelle 2. Zytogenese und Funktion der an der Fadenreaktion beteiligten Monozytenderivate

	Zytogenese	Funktion
Monozyt	Makrophag	Phagozytose
	Fibroblast/Fibrozyt	Faserbildung
	Fremdkörperriesenzelle	Fremdkörperabschirmung

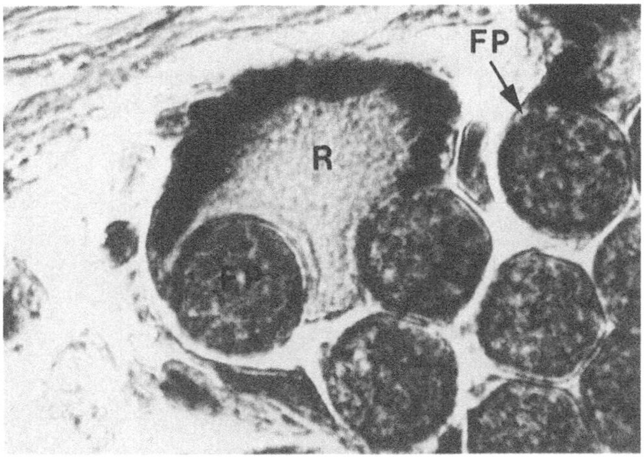

Abb. 4. Riesenzellen (*R*) in unmittelbarer Umgebung der Fadenfilamente (*FP*)

Nahtreaktionen der gebräuchlichsten Nahtmittel

Nichtresorbierbare Nahtmaterialien

Seide

Seide (Tabelle 3) stellt das älteste bekannte Nahtmaterial dar, das wegen seiner ausgezeichneten Handhabungseigenschaft auch heute noch weitverbreitet ist (Nockemann 1980). Den hervorragenden Knüpfeigenschaften, der hohen Geschmeidigkeit und dem ausgezeichneten Handling stehen aber einige gravierende Nachteile gegenüber. Seide weist eine hohe Kapillarität mit einem interfilamentären Bakterientransport auf, der Abszesse und Fisteln begünstigt. Aus heutiger Sicht sind auch Fadenzugfestigkeit und Knotenbruchsicherheit als geringer anzusehen als bei den nichtabsorbierbaren vollsynthetischen Fäden. Zusätzlich induziert Seide gehäuft Nahtgranulome. Durch eine besondere Bearbeitung der Seide durch Imprägnation mit Bienenwachs oder Kunststoffen wurde die Kapillarität vermindert, aber nicht aufgehoben, wie Abb. 5 zeigt.

Polyamide (Nylon), Polypropylen (Tabelle 4)

Polyamidfäden sind heute noch in zwei Verarbeitungsformen gebräuchlich. Es gibt sie als monofile Fäden in besonders geringen Stärken und als pseudomo-

Tabelle 3. Seide

I.	Grunsdsubstanz:	Kokon der Seidenspinnerraupe
II.	Verarbeitungsform:	Präzisionsgeflochten, oberflächenbeschichtet (imprägniert)
III.	Vorteile:	Hohe Geschmeidigkeit Hervorragendes Knüpfverhalten Keine Sägewirkung Guter Knotensitz
IV.	Nachteile: Interfilamentärer Bakterientransport → Fisteln, Abszesse	Kapillarität Mäßige Knotenbruchsicherheit und Fadenzugfestigkeit Deutliche Gewebereaktion → Nahtgranulome

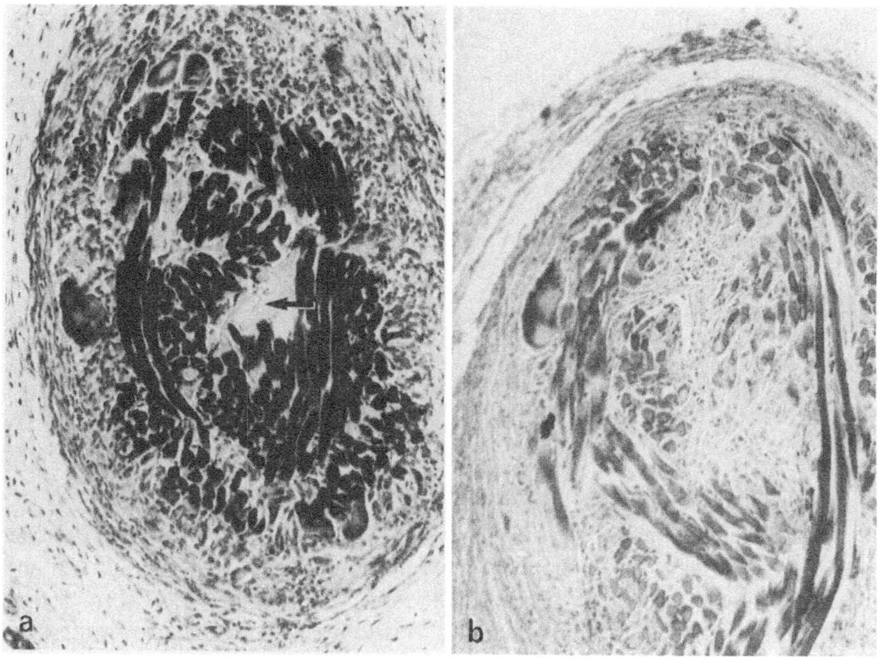

Abb. 5a, b. Seidenfäden im Gewebe. **a** 14 Tage postoperativ. Starke Granulombildung, viele Riesenzellen, hohe Kapillarität, Gewebswasser im Fadenzentrum (◀). **b** 60 Tage postoperativ. Auseinandergedrängte Filamente, Granulationsgewebe im Fadenzentrum, faserreiches Gewebe um den Faden, insgesamt starke Granulombildung

nofile, also ummantelte Fäden. Die Grundsubstanz weist den Nachteil auf, daß sie in Monaten bzw. Jahren allmählich zerfällt und die Bruchstücke im Organismus bleiben. Die pseudomonofile Verarbeitungsform ergibt zwar eine glatte Fadenoberfläche und im Vergleich zu monofilen Fäden gleicher Stärke, z. B. Polyester- oder Polypropylenfäden, eine größere Geschmeidigkeit, birgt

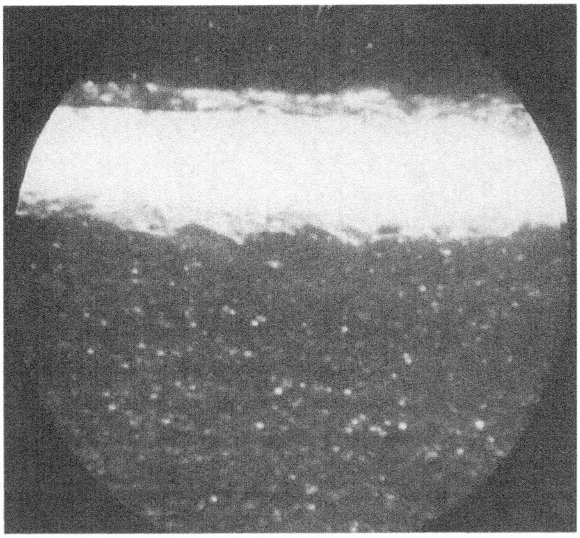

Abb. 6. Pseudomonofiler Faden mit handhabungsbedingter Verletzung des Mantels. Aufnahme durch Operationsmikroskop. Vergr. 20 : 1

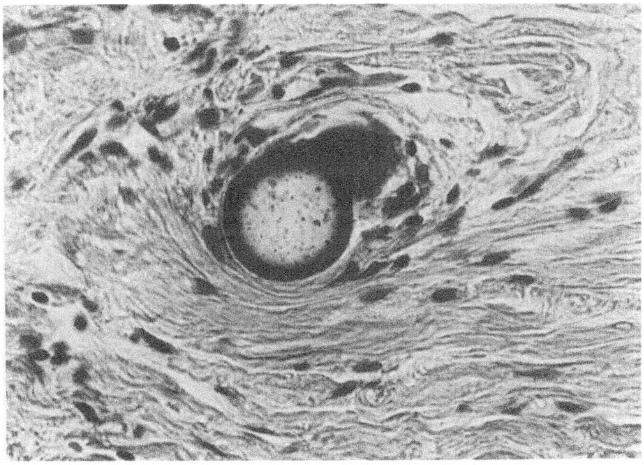

Abb. 7. Monofiler Polyamidfaden 28 Tage postoperativ. Minimale Gewebereaktion

aber die Gefahr größerer Empfindlichkeit gegen Verletzungen des Mantels (Abb. 6), was zu einem Verlust der Einsatzfähigkeit bzw. der Vorteile eines pseudomonofilen Fadens in kontaminierten Wundarealen führt. Die Gewebereaktion um monofile Polyamidfäden ist als gering einzustufen. Besonders bei längeren Implantationszeiten ist die reaktive Bindegewebsansammlung quantitativ rückläufig (Abb. 7), was die Einsatzfähigkeit für mikrogefäßchirurgische Operationen fördert. Monofile Fäden aus Polypropylen (Polyolefine) verbleiben auf Dauer im Gewebe und bedingen eine minimale, aber bleibende

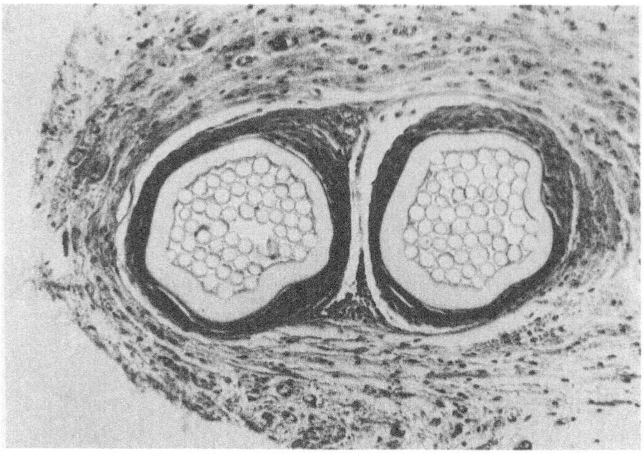

Abb. 8. Pseudomonofiler Polyamidfaden 28 Tage postoperativ. Unverletzter Mantel. Mäßige Bindegewebsreaktion, keine Kapillarität

Tabelle 4. Polyamidfäden, Polypropylenfäden

I.	Grundsubstanz:	Vollsynthetische Polyamide (Nylon) vollsynthetische Polyolefine
II.	Verarbeitungsform:	a) Monofil b) Pseudomonofil
III.	Vorteile:	Keine Kapillarität Kein interfilamentärer Bakterientransport Hervorragende Fadengleitfähigkeit Geringe, aber bleibende Gewebereaktion
IV.	Nachteile:	Geringe Geschmeidigkeit größerer Stärken (monofil) Mäßiges Knüpfverhalten Knotenbruchgefahr Oberflächenverletzungsmöglichkeit bei pseudomonofilen Fäden

Nahtreaktion. Der Hauptanwendungsbereich ist die Gefäßchirurgie. Pseudomonofile Polyamidfäden induzieren mäßige Nahtreaktionen (Abb. 8), werden aber aufgrund der oben angegebenen Nachteile klinisch zunehmend weniger angewendet.

Polyester (Tabelle 5)

Polyesterfäden stehen in monofiler und polyfiler Form zur Verfügung (Postlethwait 1970). Die Oberflächeneigenschaften der polyfilen, d. h. geflochtenen Fäden können durch eine Beschichtung verändert werden. Diese setzt möglicherweise die Kapillarität herab, verringert aber keinesfalls die Nahtreaktionen, wie eigene histologische Untersuchungen erwiesen (Abb. 9 u. 10). In

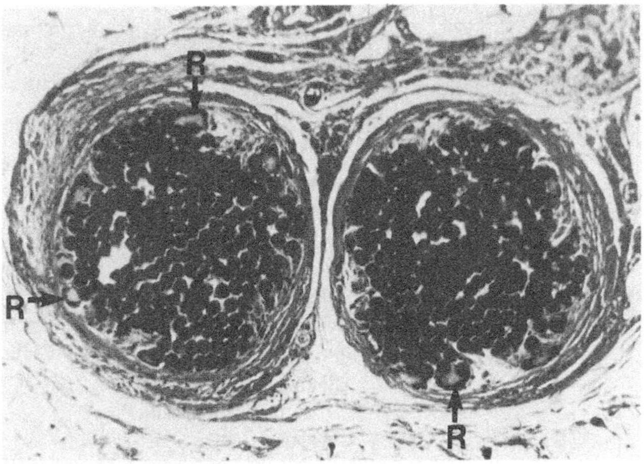

Abb. 9. Geflochtene Polyesterfäden 28 Tage im Gewebe. Minimale Dochtwirkung. Kein Gewebswasser im Fadenzentrum. Viele Riesenzellen (*R*) in der Fadenrandzone

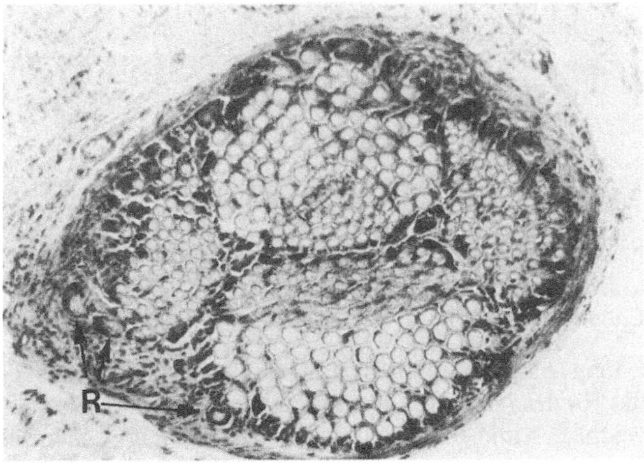

Abb. 10. Beschichteter Polyesterfaden nach 20 Tagen im Gewebe. Vorhandene Zellinfiltration. Deutliche Umgebungsreaktion mit vielen Riesenzellen (*R*) in der Fadenrandzone

Abhängigkeit von der Verarbeitungsform sind die in Tabelle 5 aufgelisteten Vor- und Nachteile zu nennen. Die Gewebeverträglichkeit ist insgesamt als zufriedenstellend zu bezeichnen. Bei Langzeitimplantationen sind Granulombildungen sowie das Auftreten von Fisteln und Abszessen auch nach langen Intervallzeiten als Nachteile hervorzuheben. Die hohe bleibende Dauerzugfestigkeit für spezielle Indikationen – z. B. beim Herzklappenersatz – ist als großer Vorteil zu werten.

Tabelle 5. Polyesterfäden

I.	Grundsubstanz:	Polyester	
II.	Verarbeitungsform:	a) Monofil b) Geflochten c) Geflochten und beschichtet	
III.	Vorteile:	Hohe Dauerzugfestigkeit	
		Geflochtene Fäden Hohe Knotenbruchsicherheit Gute Geschmeidigkeit Zufriedenstellendes Knüpfverhalten Beschichtete Fäden Minimaler inter-filamentärer Bakterien-transport	*Monofile Fäden* Kein interfilamentärer Bakterientransport Hervorragende Faden-gleitfähigkeit Minimale bleibende Gewebereaktion
IV.	Nachteile:	*Geflochtene Fäden* Geringe Kapillarität Vorhandene Sägewirkung Deutliche Gewebereaktion Granulombildung Interfilamentärer Bakterientransport, Fisteln bzw. Abszeß-bildung	*Monofile Fäden* Mäßige Geschmeidigkeit Verminderte Knotenbruch-sicherheit Mäßiges Knüpfverhalten

Resorbierbare, absorbierbare Nahtmaterialien (Tabellen 6 u. 7)

Catgut

Catgut, das älteste auflösbare Nahtmaterial, wird entweder aus der Darmserosa des Rindes oder der Darmsubmukosa des Schafes hergestellt. Es wird gedreht, geschliffen und konditioniert. Ob die Gerbungsverfahren, wie die früher übliche Jodierung und die heute bevorzugte Chromierung, eine Verzögerung der Zugfestigkeitsabnahme bedingen, ist fraglich (Rudenstamm u. Zederfeldt 1968). Eine von Ludewig et al. (1971) beschriebene Hemmwirkung bei gesetzten Fadeninfektionen darf aufgrund neuerer experimenteller Vergleichsstudien als fraglich angesehen werden (McGeehan et al. 1980). Zumindest theoretisch ist das Auftreten von Catgutallergien erwiesen (Böttcher 1971; Teubner 1971). Die Vorteile liegen in der kurzfristigen Resorbierbarkeit und den guten Handhabungseigenschaften, solange die Fäden nicht ausgetrocknet sind. Die Gefahr der Quellung und des aufgehenden Knotens ist bei Einsatz zu berücksichtigen. Ein großer Nachteil liegt jedoch im ungleichmäßigen Fadenzugfestigkeitsverlust und dem ungleichmäßigen enzymatisch bedingten Fadenabbau (Abb. 11). Für fast alle Indikationen gilt heute, daß Catgut durch Polyglykolsäurefäden ersetzt werden kann.

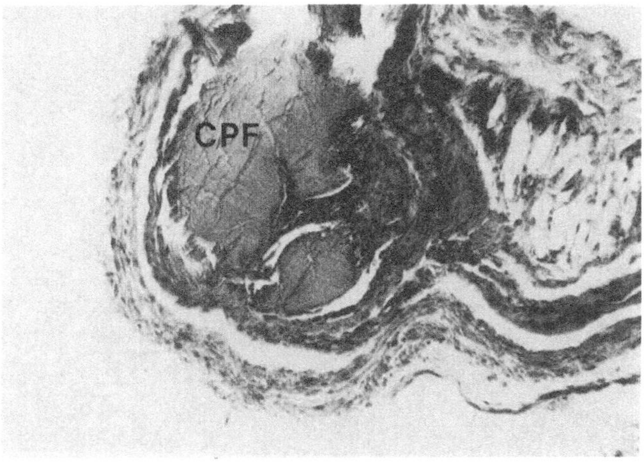

Abb. 11. Ungleichmäßiger Abbau eines 40 Tage alten s.c. implantierten Catgut-plain-Fadens (*CPF*). Deutliche Zellinfiltration und Narbenbildung

Tabelle 6. Catgut (resorbierbar)

I.	Grundsubstanz:	Serosa (Rind), Submukosa (Schaf)
II.	Verarbeitungsform:	Gedreht, geschliffen, konditioniert: plain, jodiert, chromiert
III.	Vorteile:	Kurzfristig resorbierbar Hohe Geschmeidigkeit Wenig traumatisierendes Gewebedurchzugsverhalten Gutes Knüpfverhalten
IV.	Nachteile:	Erhebliche, allerdings nicht konstant bleibende Gewebereaktion Allergische Reaktion bei Mehrfachverwendung Ungleichmäßige Fadenzugfestigkeitsabnahme Mäßiger Knotensitz bei Quellung

Absorbierbare Fäden aus Polyglykolsäure bzw. Polyglactin 910

Mittel der Wahl absorbierbarer Nahtmaterialien sind heute Fäden aus Polyglykolsäure (PGS) oder Polyglactin 910. Das Abbauprodukt der PGS, die Glykolsäure, weist eine Hemmwirkung auf das Wachstum von Bakterien und Pilzen (Thiede et al. 1980a) auf und mündet in den Zuckerstoffwechsel. Das Kopolymer Polyglactin 910 besteht aus 90% PGS und 10% Milchsäure, die bei Auflösung in den Tricarbonsäurezyklus (Salthouse u. Matlaga 1976) eingeht. Beide Nahtmaterialien weisen eine sehr geringe Narbenreaktion auf (Thiede et al. 1981a) (Abb. 12a, b, c, d, e) und scheinen eine Regeneration von adaptierten Geweben zu ermöglichen (Thiede et al. 1979). Sie haben eine anfänglich hohe lineare Zugfestigkeit und Knotenbruchsicherheit. Die Abnahme der Fadenzugfestigkeit ist relativ exakt definiert (PGS, 2. Generation, ca. 10% am 21. Tag, Polyglactin 910, 2. Generation ca. 15% am 21. Tag, Abb. 13). Differenzen

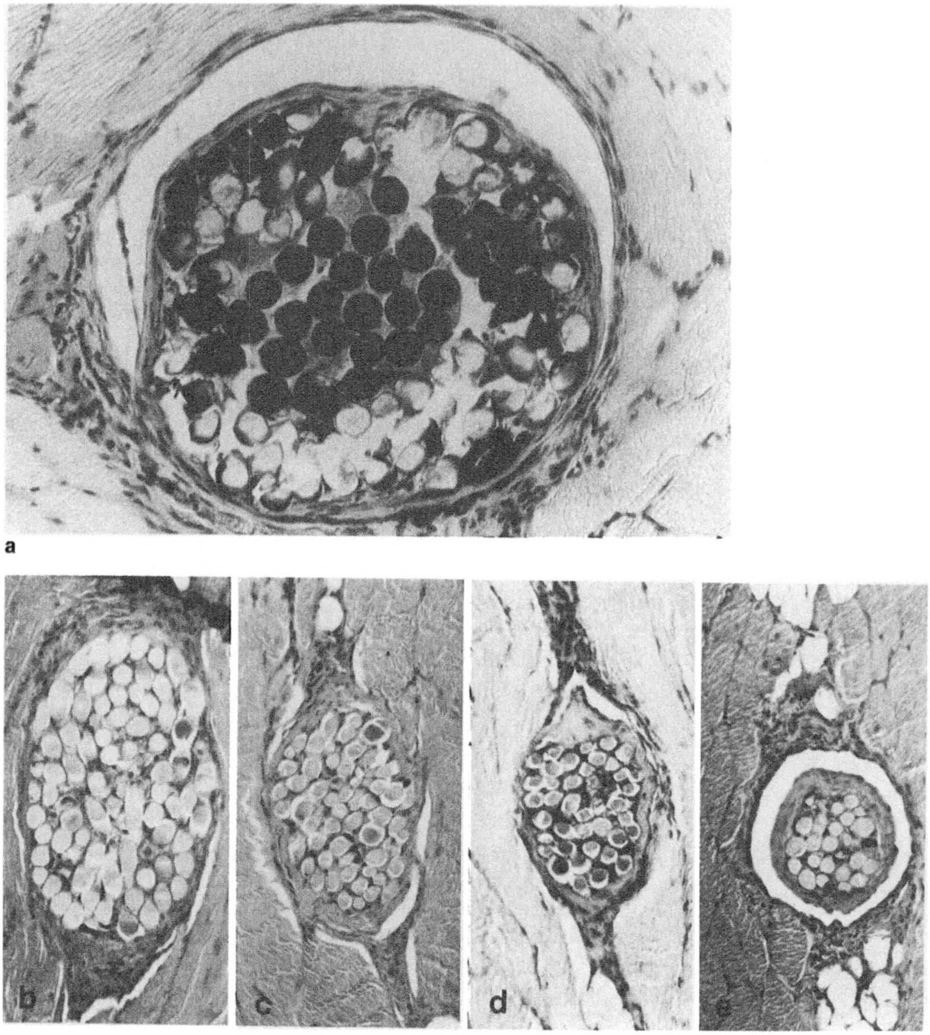

Abb. 12a–f. Absorptionsschritte bei PGS-Fäden. **a** Nach 20 Tagen, ca. 80 Filamente, z. T. anfärbbar, **b** nach 40 Tagen, ca. 75 Filamente, **c** nach 50 Tagen, ca. 65 Filamente, **d** nach 70 Tagen, ca. 50 Filamente, **e** nach 90 Tagen, ca. 30 Filamente, **f** nach 150 Tagen, keine Filamente, nur noch eine geringe Narbe gerade erkennbar

im Zugfestigkeitsverlust zwischen den einzelnen Generationen und Unterschiede in den Kurvenprofilen sind zwar bei standardisierten experimentellen Untersuchungen vorhanden (Thiede et al. 1980b), dies gilt auch für unterschiedliche Lokalisationen (Postlethwait u. Smith 1975), dürften aber für klinische Bedingungen wenig Bedeutung haben. Während das Gewebeverhalten überzeugt, sind die Handhabungseigenschaften verbesserungsfähig. Eine Oberflächenbeschichtung bei PGS mit Polyol (3. Generation der PGS-Fäden, Fadendurchmesser 0,23 mm, 242 Filamente, Einzelfilamentdurchmesser

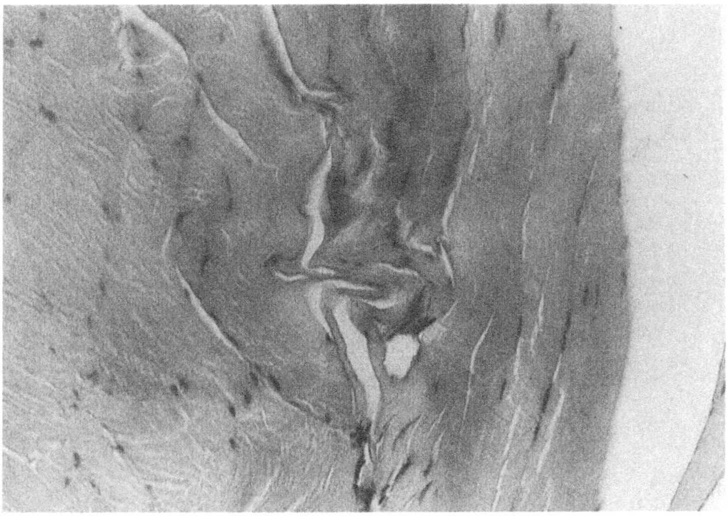

Abb. 12f

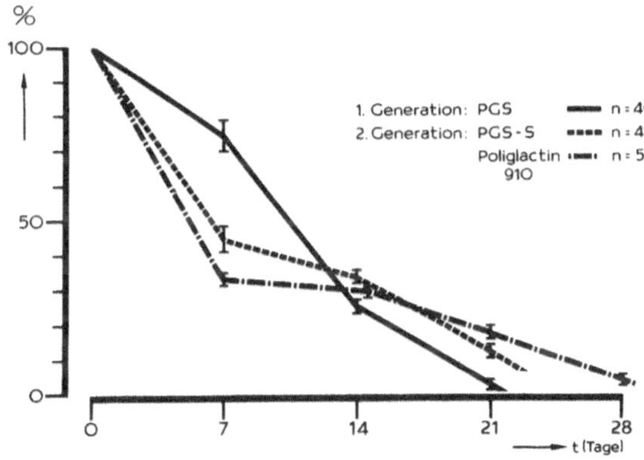

Abb. 13. Prozentuale Zugfestigkeitsabnahme von PGS der 1. Generation und 2. Generation sowie Polyglactin 910 (2 metric, EP) nach standardisierter intramuskulärer Implantation bei der Ratte

13,5 µm), das nach 7 h abgelöst und über die Niere ausgeschieden wird, und bei Polyglactin 910 mit Polyglactin 370 und Calciumstearat (3. Generation der Polyglactinfäden, Fadendurchmesser 0,25 mm, 162 Einzelfilamente, Einzelfilamentdurchmesser 15 µm) ändert zwar das Fadendurchzugsverhalten, der Faden ist weniger sägend und im Stichkanal nicht mehr traumatisiert, die Knotensitzfestigkeit erfordert jedoch Knüpftechniken wie bei monofilen Fäden. Bei objektiven tensiometrischen Messungen (Lünstedt 1981) weisen beschichtete PGS-Fäden und Polyglactin 910 der 3. Generation keine eindeutigen Unterschiede auf, während subjektiv im „handling" Unterschiede vorhanden sind. Hier entspricht der Polyglactinfaden der 3. Generation dem PGS-Faden der 2. Generation von PGS-Fäden. Eine Neuentwicklung ebenfalls absorbierbarer Fäden stellt das Polydioxanon mit einer Zugfestigkeitsabnahme von 60–80

Tabelle 7. Polyglykolsäure, Polyglactin 910 (absorbierbar)

I. Grundsubstanz:	Vollsynthetische Polyglykolsäure, vollsynthetische Polyglykolsäure 90% und Milchsäure 10%
II. Verarbeitungsform:	Monofil, geflochten, geflochten und beschichtet
III. Vorteile:	Hohe Geschmeidigkeit Kein interfilamentärer ständiger Bakterientransport bei im Faden entstehendem infektionshemmendem Mikromilieu Anfänglich hohe Knotenbruchsicherheit Anfänglich hohe Fadenzugfestigkeit Lineare Abnahme der Fadenzugfestigkeit Minimale Gewebereaktion, zu vernachlässigende Narbenreaktion Möglichkeit zur Geweberegeneration
IV. Nachteile:	Sägewirkung Mäßiges Knüpfverhalten

Tagen und einer Auflösungszeit von ca. 160 Tagen dar. Über die Gewebereaktion, den Indikationsbereich und klinische Einsatzmöglichkeiten sind bisher nur sehr begrenzte Daten vorhanden, die eine exakte Wertung zur Zeit nicht ermöglichen (Albers et al. 1982, Lünstedt u. Thiede 1982).

Zusammenfassung

Nichtabsorbierbare Fäden

Nichtabsorbierbare monofile Fäden besitzen die besten Gewebedurchzugseigenschaften, führen zu einer minimalen Traumatisierung im Stichkanal und induzieren aufgrund der glatten Oberfläche geringe ständige Gewebereaktionen, ermöglichen das Ausheilen von Fadeninfektionen an der Oberfläche, besitzen aber eine mangelnde Geschmeidigkeit und ein mäßiges Knüpfverhalten.

Geflochtene Polyesterfäden weisen eine hohe Flexibilität, vor allem Zugfestigkeit und Knochenbruchsicherheit auf, zeigen jedoch eine Sägewirkung und induzieren eine deutliche Gewebereaktion bis zur Granulombildung. Bei Kontamination und möglichem interfilamentären Bakterientransport sind Fadenfisteln und Fadenabszesse auch nach längeren Latenzzeiten nicht ausgeschlossen. Eine Beschichtung der Einzelfilamente verändert zwar das Oberflächenverhalten, die Gewebereaktion bleibt aber gleich oder wird sogar stärker. Ob bei Anwendung in kontaminierten Geweben Fadenfisteln bzw. Fadenabszesse seltener auftreten als bei unbeschichteten geflochtenen Polyesterfäden, ist möglich, aber bisher nicht belegt.

Absorbierbare Fäden

Die biologische Wertigkeit der Nahtmaterialien wird durch Naht- und Gewebefaktoren beeinflußt. Für die meisten Indikationsbereiche ist heute der vollsynthetische absorbierbare Faden Mittel der Wahl. Ohne chirurgische Fadenentfernung können Fadeninfektionen ausheilen. Folglich sind klinisch Fadenabszesse und Fadenfisteln extrem selten. Vollsynthetische absorbierbare Nahtmaterialien weisen nicht völlig zufriedenstellende Fadenoberflächeneigenschaften auf, die Fadengleitvermögen und Knüpfverhalten beeinflussen. Oberflächenbeschichtungen können zwar das Fadengleitvermögen verbessern und die Sägewirkung herabsetzen, erfordern aber ein Umdenken in der Knüpftechnik in Richtung monofile Fäden. Catgut ist praktisch durch Polyglykolsäurefäden ersetzt. In den Indikationsbereichen, die keine langdauernde Fadenzugfestigkeit erfordern, haben PGS-Fäden auch nichtabsorbierbare Nahtmaterialien ersetzt, da bei Anwendung absorbierbarer Fäden minderwertige Narbenbildungen weitgehend ausbleiben und eine höherwertige Geweberegeneration früh einsetzen kann.

Summary

Non Absorbable Sutures

Non absorbable sutures cause least tissue trauma and provoce minute permanent tissue reactions. They allow surface suture infections to heal. Yet their flexibility as well as their knothandling properties are poor. Braided polyester sutures have an extremely high flexibility, tensile strenght and knot breaking security yet are strongly tissue traumatic and induce a heavy permanent tissue reaction even with granuloma formation. After bacterial contamination and possible interfilament transport, suture fistulas and abscesses are common. Surface coating of the single filaments changes the surface properties but tissue reactions remain or increase. It is yet unknown if the rate of suture fistulas or abscesses is lower than with uncoated polyester sutures if used in contaminated tissues.

Absorbable Sutures

The biological value of suture materials is influenced by tissue and suture properties. For most indications today synthetic absorbable sutures are chosen. Suture infections heal spontaneously. Therefore we rarely find suture abscesses or fistulas clinically. Synthetic absorbable suture materials have less satisfactory gliding and knot-handling properties. Surface coating improves the smoothness of the suture and reduces tissue trauma remarkably but requires a knot technique similar to monofile sutures. Catgut and nonabsorbable suture materials have been replaced totally by PGS sutures for all indications not requiring long-term tensile strength, because cicatricial reactions are minute, and the tissue regenerates well and soon.

Literatur

1. Albers W, Geldmacher J, Giedl H, Beyer W (1982) Sehnennähte mit einem neuen monofilen synthetischen resorbierbaren Fadenmaterial (PDS-Fäden der Stärke 6–0). Chirurg 53: 168–171
2. Blomstedt B, Österberg B, Bergstrand A (1977) Suture material and bacterial transport. Acta Chir Scand 143: 71–75
3. Böttcher RFH (1971) Der Einfluß des Catgut auf die Wundheilung unter besonderer Berücksichtigung immunologischer Vorgänge. Zentralbl Chir 96: 1359–1364
4. Ludewig RM, Rudolf LE, Wangensteen StL (1971) Reduction of experimental wound infection with jodized gut sutures. Surg Gynec Obstet 133: 946–948
5. Lünstedt B, Thiede A (1982) Polydioxanon (PDS) – ein neues monofiles synthetisches Nahtmaterial. Chirurg (in press)
6. McGeehan Hunt D, Chaudhuri A, Rutter P (1980) An experimental study of the relationship between synergistic wound sepsis and suture materials. Br J Surg 67: 636–638
7. Nockemann PF (1980) Die chirurgische Naht. Thieme, Stuttgart New York
8. Postlethwait RW (1970) Long-term comparative study of non absorbable sutures. Ann Surg 171: 892–898
9. Postlethwait RW, Smith BM (1975) A new synthetic absorbable suture. Surg Gynec Obstet 140: 377–380
10. Rudenstamm CM, Zederfeldt B (1968) Experimental studies of catgut absorption in vivo. Acta chir Scand 134: 503–509
11. Salthouse TN, Matlage BF (1976) Polyglactin 910 suture absorption and the role of cellular enzymes. Surg Gynec Obstet 142: 544–550
12. Thiede A (1981) Aufbau und Wertigkeit der verschiedenen Nahtmaterialien im Gewebe. Braun-Dexon
13. Thiede A, Lünstedt B (1979) In vivo Untersuchungen bei Nahtreaktionen an sterilen und infizierten absorbierbaren und nicht absorbierbaren chirurgischen Nahtmaterialien. Zentralbl Chir 104: 568–581
14. Thiede A, Lütjohann K, Beck C, Blunck F (1979 Suture reactions with application of non absorbable and absorbable materials in microsurgery. Standardized comparable investigations in rat vessels. J Microsurg 1: 216–222
15. Thiede A, Jostarndt L, Lünstedt B, Sonntag HG (1980a) Kontrollierte experimentelle histologische und mikrobiologische Untersuchungen zur Hemmwirkung von Polyglycolsäurefäden bei Infektionen. Chirurg 51: 35–38
16. Thiede A, Lünstedt B, Sonntag HG (1980b) Untersuchungen in vivo zum linearen Reißfestigkeitsverlust von absorbierbaren vollsynthetischen Fäden. Chirurg 52: 768–773
17. Thiede A, Lünstedt B, Beck C (1981a) Absorbierbare Nahtmaterialien der 2. Generation. Gewebeverhalten und erweiterte Indikation. Langenbecks Arch Chir 355: 479–484

Resümee der allgemeinen Gesichtspunkte

H. Hamelmann[1]

Die Wundheilung ist Teil der Entzündung. Sie weist eine exsudative und eine proliferative Phase auf und geht in eine narbige Endphase über. Die Wundheilung läuft qualitativ gleich ab, führt nie zur Restitutio ad integrum, sondern zur Defektheilung, die jedoch in Abhängigkeit vom Ausmaß der Gewebedurchtrennung, der zeitlichen Dauer und der Lokalisation zu quantitativ ganz unterschiedlichen Narben führen kann. Bei der Fremdkörperreaktion handelt es sich um eine spezielle Antwort der Monozyten auf Fremdmaterial, wie z. B. Fäden. Die Herkunft der Fremdkörperriesenzellen aus Monozyten ist heute gesichert, die formale Genese aber offen. Weiße Blutzellen, Lymphozyten, Granulozyten und Monozyten sowie deren Derivate prägen das morphologische Erscheinungsbild bei Nahtreaktionen, das qualitativ gleich ist. Quantitativ beeinflußt wird die Gewebereaktion aber neben der Lokalisation auch durch Nahtfaktoren wie Fadenaufbau und Grundsubstanz. Sehr große Bedeutung für die quantitative Gewebereaktion hat auch das Nahtverbleiben. Vollsynthetische absorbierbare Fäden bedingen mit abnehmendem Fremdkörperreiz eine rückläufige Gewebereaktion mit minimaler Narbe, während nichtabsorbierbare vollsynthetische Fäden einen ständigen Fremdkörperreiz darstellen und damit eine ständige Fremdkörperreaktion unterhalten. Aus dem Zusammenspiel von Gewebe- und Nahtfaktoren ergibt sich die biologische Wertigkeit der Nahtmaterialien, worunter das in vivo nachweisbare Resultat aus der Nahtmittelanwendung verstanden wird. Die richtige praktische Anwendung der Nahtmaterialien ergibt sich heute aus der Summe von theoretischen Erkenntnissen und Erfahrungen in der Praxis.

---

1 Abteilung Allgemeine Chirurgie der Universität Kiel, Hospitalstr. 40, D-2300 Kiel 1

F. Anatomische und funktionelle Grundlagen für die Wahl von Nahtmitteln und Nahttechniken in der Klinik

Anatomische und funktionelle Grundlagen für die Wahl von Nahtmitteln und Nahttechniken in der Ösophaguschirurgie

H.-J. Peiper und J. R. Siewert[1]

Einleitung

Für die Auswahl der Operations- und Nahttechniken am Ösophagus sind Ausdehnung der Erkrankung bzw. Tumorlokalisation und topographisch-anatomische Gründe, bis zu einem gewissen Grade auch funktionelle Gesichtspunkte ausschlaggebend. Diese Faktoren beeinflussen die Komplikationsträchtigkeit der Eingriffe, die Operationsergebnisse und in vielen Fällen auch die Prognose der Grundkrankheit. Einleitend werden einige *anatomische Gesichts-*

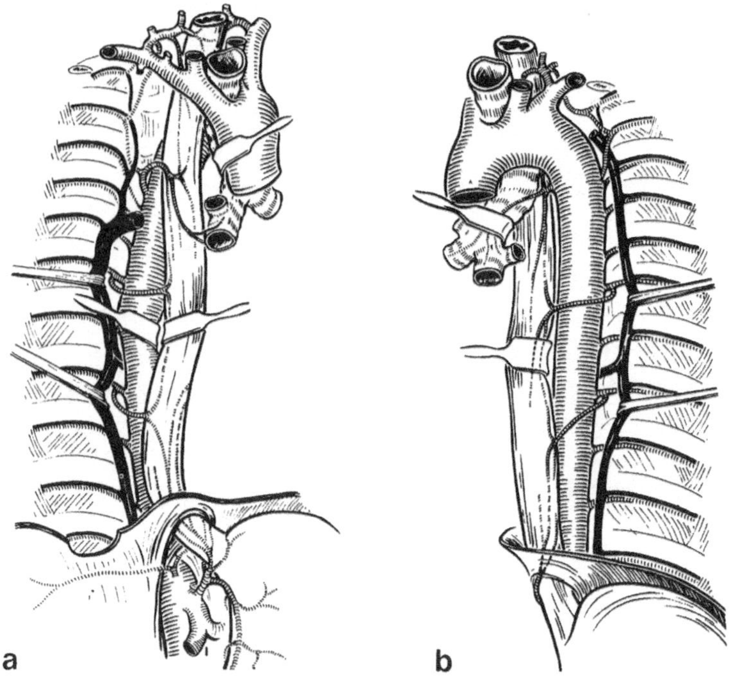

a b

Abb. 1a, b. Gefäßversorgung des Ösophagus. **a** Darstellung von rechts, **b** Darstellung von links. Versorgung *zervikal* von der A. thyreoidea inferior aus, *thorakal* über Äste der rechten und linken Bronchialarterie, im übrigen selten durch mehr als zwei Rami oesophagei von den Interkostalarterien aus; der abdominale Abschnitt erhält seine Versorgung über Äste der A. gastrica sinistra und Aa. phrenicae. (Aus Allgöwer et al. 1981) Chirurgische Gastroenterologie

1 Klinik u. Poliklinik für Allgemeinchirurgie der Universität Göttingen, R. Kochstr. 40, Neues Klinikum, D-4300 Göttingen

punkte aufgezeigt, die die Gefäßversorgung der Speiseröhre betreffen (Abb. 1). Ihnen kommt u. E. bei dem ohnehin stets gegenwärtigen Nachteil eines fehlenden Serosaüberzuges eine besondere Bedeutung zu. Die Gefäßversorgung der Speiseröhre erfolgt – entsprechend der embryonalen Entwicklung – überwiegend vom Abdomen bzw. vom Halse her. Direkte segmentale Äste sind außerordentlich selten. Nach der ausführlichen Statistik von Swigert et al. (1950) werden im Durchschnitt nur 2 dünne Äste, die aus den Interkostalarterien abgehen, gefunden. Darüber hinaus gibt es in Höhe der Trachealbifurkation direkte Versorgungen aus den Bronchialarterien überwiegend von rechts.

Müssen im Rahmen einer partiellen Ösophagektomie die A. gastrica sinistra und die A. phrenica durchtrennt werden, entzieht man dem Ösophagus seine vom Abdomen aufsteigende Durchblutung. Aus diesem Grunde ist mit einer individuell sehr unterschiedlichen Minderdurchblutung im Bereich des distalen Speiseröhrendrittels zu rechnen. Die Variationsbreite ist dabei sehr groß, so daß im Individualfall durchaus auch eine noch ausreichende Durchblutung fortbestehen kann; bei einem Teil der Patienten wird man aber mit der beschriebenen Minderdurchblutung rechnen müssen. Ein in jedem Fall ausreichend und gut durchbluteter Abschnitt der Speiseröhre ist das obere intrathorakale Drittel. Hier braucht man keinesfalls mit Durchblutungsstörungen zu rechnen. *Unter diesem Aspekt sind Anastomosen oral der V. azygos zu bevorzugen.*

Operationsprinzipien

Durch die Bevorzugung hoher *intrathorakaler Anastomosen* nach subtotaler transthorakaler Ösophagektomie fällt schon eine Vorentscheidung bezüglich des Zugangs. Anastomosen in dem beschriebenen Bereich sind übersichtlich nur von rechts thorakal her auszuführen. Aus diesem Grund wählen wir fast ausschließlich diesen Zugang (Ausnahmen: direkte Eingriffe am Ösophagus im distalen Drittel, z. B. Myotomien, Divertikelabtragungen usw.).

Das Ausmaß der Resektion und zugleich die Lokalisation der Anastomose bestimmen die *Verfahrenswahl* (Abb. 2). In der Literatur besteht weitgehende Einigkeit darüber, daß Anastomosen im proximalen Drittel der Speiseröhre zu bevorzugen sind. Dafür sprechen:

1. Die geschilderten gefäßanatomischen Gründe.
2. Onkologische Gesichtspunkte: Eine ausreichende Radikalität selbst beim Ösophaguskarzinom im distalen Drittel (häufigste Indikation zur subtotalen Ösophagektomie) ist nur durch Resektion bis zur Pleurakuppel zu erreichen.
3. Die postoperativen Folgekrankheiten nach Ösophagektomie und Magenersatz sind bei hohen Anastomosen am geringsten, weil einmal die Speiseröhrenmotilität hier besonders gut ist (quergestreifte Muskulatur!) und weil zum anderen durch die annähernd komplette Intrathorakalverlagerung des Magens die refluxfördernde Situation einer nur partiellen Intrathorakalverlagerung entfällt (subphrenisch belassene Magenanteile sind dem höheren intraabdominellen Druck ausgesetzt und bieten damit gute Voraussetzungen für einen Reflux).

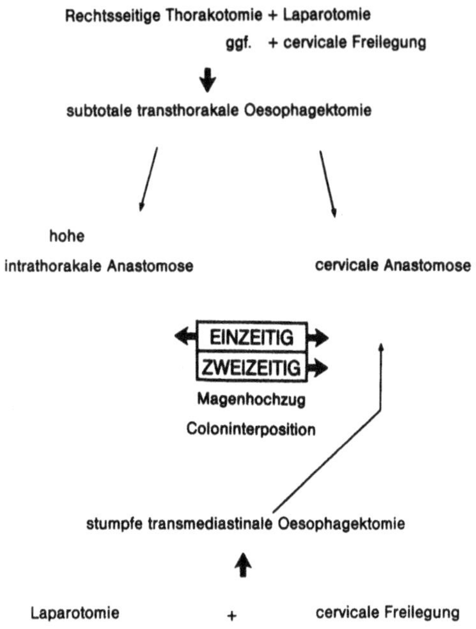

Abb. 2. Operationsprinzipien beim thorakalen Ösophaguskarzinom

Als Alternative für die hohe intrathorakale Anastomose hat die *zervikale Anastomose* zu gelten. Zugunsten der zervikalen Anastomose wird eine größere Anastomosensicherheit angeführt und dies, obwohl hierbei Fisteln nachweislich häufiger auftreten. Diese Fisteln führen aber nicht zu einer Gefährdung des Patienten, wie dies im Thorax der Fall ist. Ein Gewinn an Radikalität wird dagegen durch eine zervikale Anastomose nicht erreicht. Die Resektionslinien im Bereich der Speiseröhre stimmen praktisch überein, ob nun intrathorakal in der Pleurakuppel oder extrathorakal zervikal abgesetzt wird. Zudem erscheint es bei der zervikalen Anastomose als Nachteil, daß ein zusätzlicher (dritter!) Zugang am Halse mit entsprechender Umlagerung notwendig wird. Außerdem muß der Magen durch die obere Thoraxapertur hindurch gezogen werden, wobei gelegentlich Strangulationen eintreten können.

Von unbestreitbarem Vorteil ist eine zervikale Anastomose aber bei der *stumpfen transmediastinalen Speiseröhrendissektion,* weil auf diese Weise eine Thorakotomie vermieden werden kann.

Im eigenen Krankengut ist die Sicherheit unserer hohen intrapleuralen Anastomosen so groß, daß wir keinen Grund dafür sehen, von diesem Verfahren abzugehen, solange wir uns zu einer transthorakalen Ösophagektomie veranlaßt sehen.

Die stumpfe, transmediastinale Dissektion ist allerdings in der Tat eine wesentliche Bereicherung der Ösophaguschirurgie. Ihre Praktikabilität zeigt, daß die immer wieder beschworene segmentale Gefäßversorgung der Speiseröhre nicht in dem Umfang, wie früher beschrieben, existiert. Gegen die stumpfe, transmediastinale Ösophagektomie sprechen onkologische Gesichtspunkte: Die im Rahmen der onkologischen Chirurgie sonst vehement vertretene En-bloc-Resektion bzw. die Entfernung des Lymphabflußgebietes zum Zwecke des Stagings muß bei der transmediastinalen stumpfen Dissektion unterbleiben. Ob die ausgedehntere Mediastinektomie bzw. das Staging beim Ösophaguskarzinom für die Patienten von Vorteil ist, erscheint allerdings derzeit noch unbewiesen. Wägt man all diese Argumente ab, dürften derzeit folgende *Indikationen für die transmediastinale Ösophagektomie* gegeben sein:

– Gutartige Erkrankungen der Speiseröhre, soweit sie eine Speiseröhrenentfernung notwendig machen (z. B. Verätzungsstrikturen).

– Das zervikale Ösophaguskarzinom, bei dem die Entfernung der thorakalen Speiseröhre aus Gründen der Rekonstruktion durchgeführt werden muß.

– Eine aufgrund von nachgewiesenen Fern- oder ausgedehnten Lymphknotenmetastasen palliative Ösophagektomie, sofern der Primärtumor noch klein ist und umliegende Strukturen nicht einbezogen erscheinen (Dokumentation im CT-Scan; insgesamt aber eine seltene Situation). Eine Vorbestrahlung ist in diesem Zusammenhang keine Kontraindikation.

– Bei allen Patienten mit schlechter Lungenfunktion, für die ein transthorakaler Eingriff ein hohes Risiko darstellen würde, sollte die Möglichkeit der transmediastinalen Ösophagektomie überprüft werden.

Durch die historische Entwicklung der Resektionsverfahren hindurch zieht sich die Frage nach der Wahl eines *einzeitigen* oder *zweizeitigen Vorgehens*. Es besteht heute weitgehendst Einigkeit, daß die Rekonstruktion der Speiseröhre – wenn immer möglich – einzeitig erfolgen sollte. Die Erweiterung des Eingriffes durch die Rekonstruktion ist dann eher gering, verglichen mit den Problemen einer zweimaligen oder gar mehrmaligen Operation. Statistisch gesehen werden mit dem einzeitigen Vorgehen die besten Ergebnisse bei geringstem Risiko erzielt, während bei zweizeitigem Vorgehen eine deutlich höhere Letalität besteht. Dabei muß allerdings berücksichtigt werden, daß in der Regel die Patienten mit ungünstiger Prognose zweizeitig operiert werden, Patienten unter guten Voraussetzungen einzeitig, was den Vergleich erschwert. Zervikale Anastomosen werden ein- oder zweizeitig, intrathorakale Anastomosen natürlich nur einzeitig ausgeführt.

Wahl des Ersatzorgans

Die seltenen zervikalen Ösophaguskarzinome sind meist nicht mehr radikal operabel und werden deshalb überwiegend einer Strahlentherapie zugeführt. Für Einzelfälle kann eine Tumorbeseitigung durch Segmentresektion oder totale Ösophagektomie in Frage kommen (Abb. 3), die evtl. mit einer gleichzeitigen Laryngektomie, totalen Thyreoidektomie und „Neck-dissection“ kombiniert werden muß. Eine Kontinuitätswiederherstellung läßt sich im Falle einer Segmentresektion durch Interposition mit Hilfe eines Hautschlauches oder freien Darmtransplantates (ein- oder zweizeitig) nach totaler Ösophagektomie mittels Magenhochzug (einzeitig) bzw. Koloninterposition (zweizeitig) erreichen.

Bei subtotaler Ösophagektomie wegen eines Karzinoms sollte immer der *primäre Ersatz mit dem Magen* angestrebt werden (Abb. 4). Die Techniken sind standardisiert, das Risiko vertretbar. Der Magen ist ein in allen Positionen

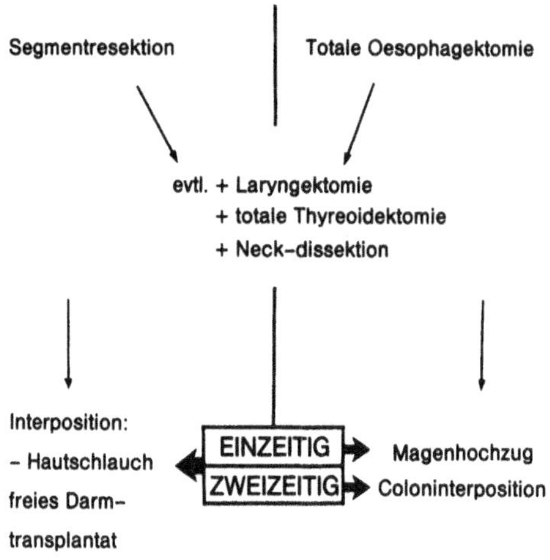

Abb. 3. Operationsprinzipien beim zervikalen Ösophaguskarzinom

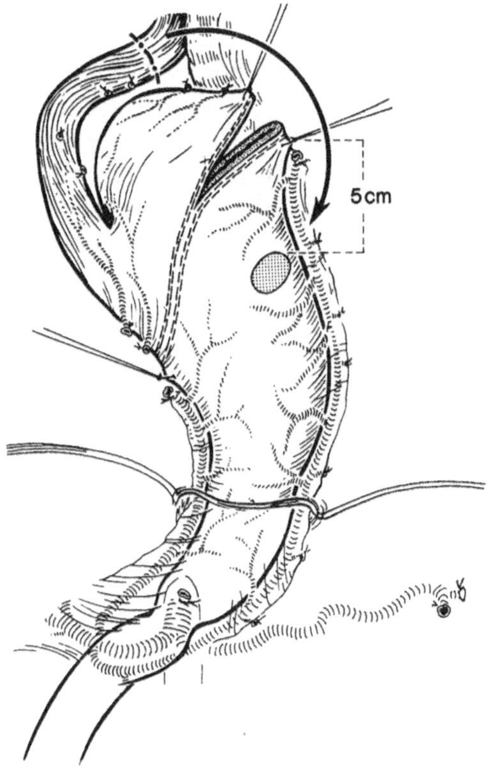

Abb. 4. Primärer Ösophagusersatz durch Magen: Nach Hochzug des mobilisierten Magens (abdomino-rechtsthorakaler Zugang) erfolgt die Resektion des tumortragenden Ösophagusabschnitts mit dem proximalen Fundusanteil (Radikalität, Ernährung!), ovaläres Ausschneiden der Magenvorderwand für die Reinsertion des Ösophagus. (Aus Allgöwer et al. 1981)

ausreichend gut durchblutetes Organ, soweit die A. gastrica dextra und die A. gastroepiploica dextra erhalten werden (dies ist fast immer möglich). Bei ausreichendem Training gelingt die Mobilisation des Magens so ausgiebig, daß auch eine Verlagerung bis in den Hals ohne Schwierigkeiten möglich ist. In diesem Zusammenhang ist es wichtig, den Magen schräg vom Fundus zur

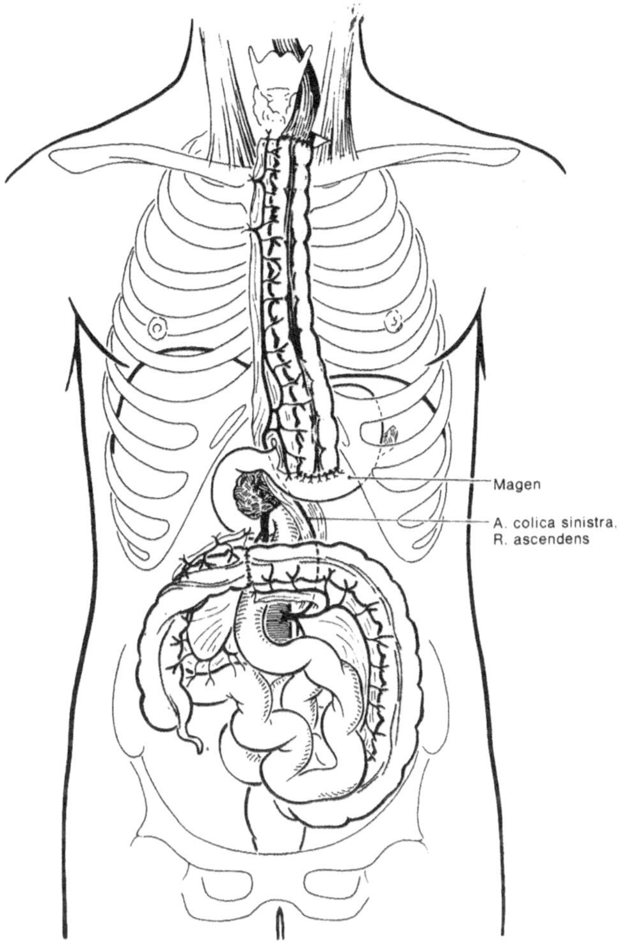

Abb. 5. Ösophagusersatz durch Kolon: Am geeignetsten ist das an der A. colica sinistra gestielte Colon transversum mit linker, u. U. auch rechter Flexur. Isoperistaltische Interposition auf retrosternalem oder antesternalem Wege unter einreihig allschichtiger Cologastrostomie und Ösophagocolostomie (Aus Allgöwer et al. 1981)

kleinen Kurvatur hin abzusetzen, um so einen langen, schmalen Schlauch zu bilden. Dieses Vorgehen ist zum anderen auch wichtig, um etwaige Lymphknotenmetastasen entlang des Scheitelbogens der A. gastrica sinistra zu entfernen.

Bei gutartigen Erkrankungen, die eine subtotale Ösophagektomie notwendig machen, ist dagegen der *Kolonersatz* zu bevorzugen, da der intrathorakal interponierte Magen über viele Jahre hinweg zu Problemen führen kann. Das linke Hemikolon bzw. das Colon transversum, gestielt an der A. colica sinistra, ist in allen Fällen gut mobilisierbar und ohne nennenswerte Spannung bis in den Hals hinaufführbar (Abb. 5).

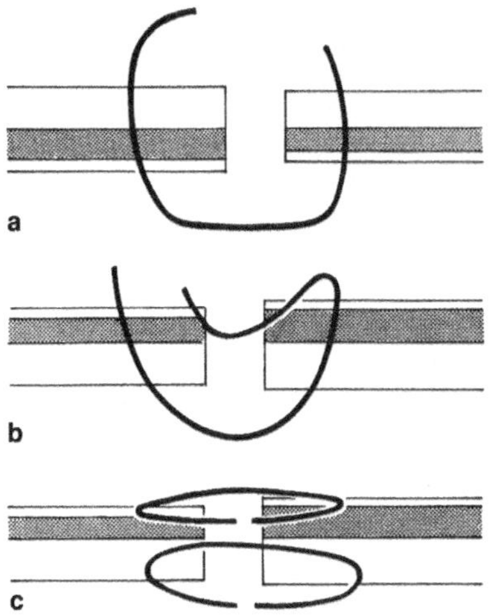

Abb. 6a–c. Nahttechniken für die ösophagogastrale bzw. -intestinale Anastomose. **a** Einreihig allschichtige Naht, **b** sog. Rückstichnaht, **c** zweireihig schichtweise Naht (Akiyama 1980)

Nahttechniken am Ösophagus

Die Nahttechniken unterscheiden sich bei den verschiedenen Anastomosen nicht grundsätzlich. Folgende Techniken haben sich bewährt:

Die einreihig allschichtige Naht (Abb. 6a). Diese Nahttechnik ist besonders günstig für die Durchblutung der Anastomosenränder. Sie soll in Form der Naht auf Stoß ohne Inversion oder Eversion ausgeführt werden.

Die einreihig allschichtige Naht kann auch fortlaufend vorgenommen werden. Nachteile für die Durchblutung sind nicht zu erwarten. Allerdings muß darauf geachtet werden, daß beim Knüpfen der fortlaufenden Naht keine Einengung der Anastomose zustande kommt. Die Schule um Belsey [Skinner] führt die ösophagointestinalen Anastomosen routinemäßig mit fortlaufend einreihiger, allschichtiger Naht aus. Dabei benutzt sie als Nahtmaterial monofilen Draht (5/0). Bei Verwendung von Draht als Nahtmaterial ist eine Einengung der Anastomose unwahrscheinlich. Skinner ist der Überzeugung, daß durch die resultierende „Steifheit" der Naht postoperativ die Entwicklung von Anastomosenstrikturen verhindert werden kann.

Sogenannte Rückstichnähte (Abb. 6b). Da die Adaptation der Schleimhaut für die primäre Heilung der Anastomose und damit für die Verhinderung von Strikturen besonders wichtig erscheint, sind sog. Rückstichnähte von Vorteil. Wir bedienen uns im Bereich der Hinterwand dieser Nähte, wie später bei der Demonstration des eigenen Vorgehens gezeigt werden soll.

Zweireihig schichtweise Nähte [Akiyama 1980] (Abb. 6c). Die japanische Schule legt besonderen Wert auf eine schichtweise exakte Anastomosentechnik. Dabei werden zunächst seromuskuläre Einzelknopfnähte gelegt, in zweiter

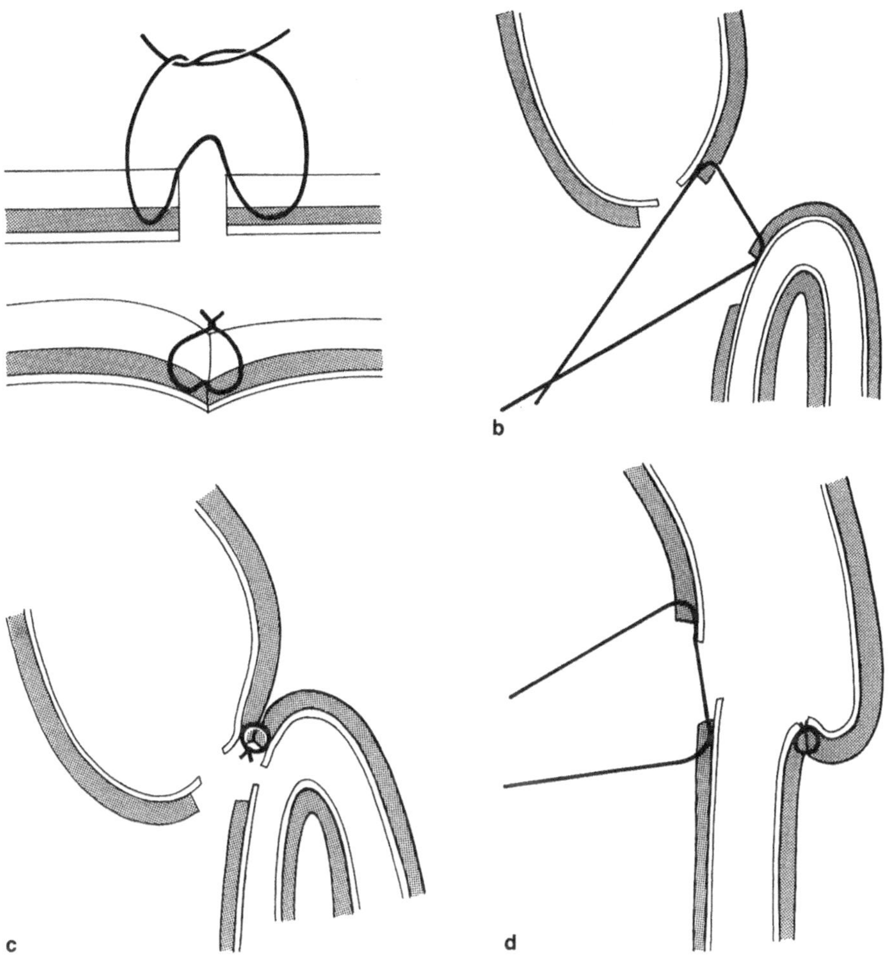

Abb. 7. **a** Extramuköse Naht (Borst), **b, c** Hinterwandnaht, **d** Vorderwandnaht

Schicht wird die Mukosa durch Einzelknopfnähte vereinigt. Auch auf diese Weise entsteht eine sehr exakte Adaptation.

Extramuköse Nähte [Borst 1978] (Abb. 7a–d). Zur Anlage dieser Nähte bleibt die Mukosa im Bereich des Ösophagus zunächst noch intakt. Die Nähte werden extramukös, d. h. die Muskularis und Muscularis mucosae fassend, in Form von Einzelnähten durchgeführt. Die Schleimhaut wird dann etwa 1 cm aboral dieser Nähte durchtrennt. Das gleiche Vorgehen erfolgt im Bereich der Vorderwand. Vorteil dieser Nahttechnik ist eine gute Schleimhautadaptation. Das Lumen des Ösophagus wird durch kein Nahtmaterial erreicht. Nachteil dieser Nahttechnik ist, daß die haltbarste Struktur im Bereich der Speiseröhre, nämlich die Schleimhaut, nicht in die Naht miteinbezogen wird.

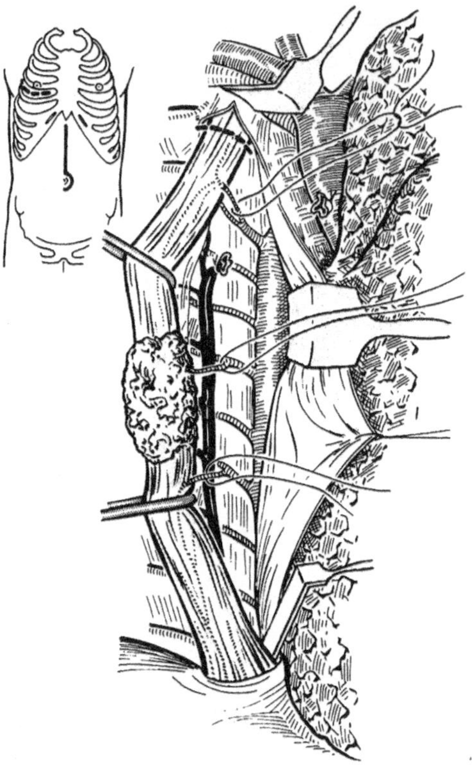

Abb. 8. Operatives Vorgehen beim thorakalen Ösophaguskarzinom mit proximaler Resektionslinie oberhalb der V. hemiazygos. (Aus Allgöwer et al. 1981)

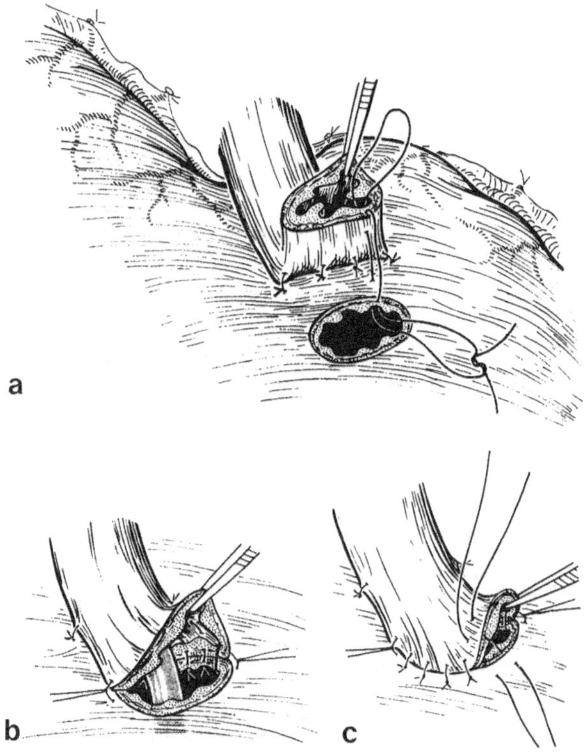

Abb. 9a–c

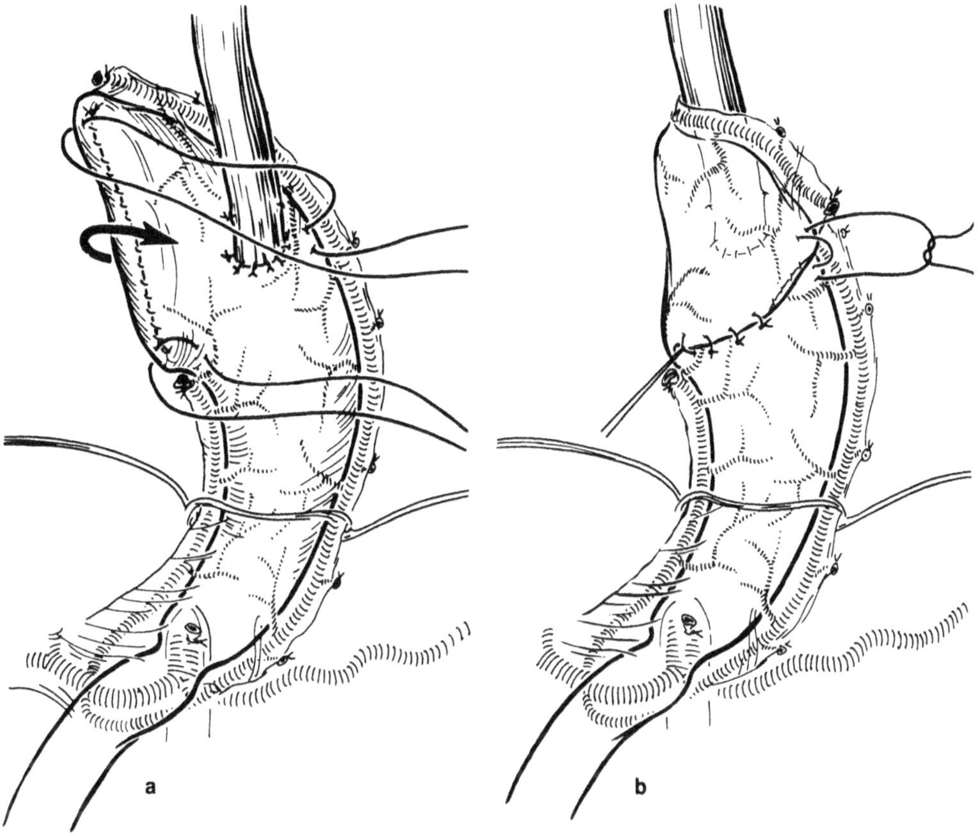

Abb. 10a, b. Einmanschettierung der Anastomose. **a** Die Hinterwand ist durch die Magenvorderwand bereits abgedeckt, die vordere Anastomosenwand wird durch den überstehenden Rest des Magens umhüllt. **b** Die Deckung der Anastomose ist abgeschlossen. Eine zusätzliche Pyloroplastik wird *nicht* für erforderlich gehalten. Einnähen des Magens in den Hiatus oesophagei

Nahtmaterial

Die Diskussion um das Nahtmaterial kann als entschieden angesehen werden. Es wird überwiegend nur noch Polyglykolsäure verwandt. Einzige Alternative scheint die Drahtnaht zu sein.

Eigenes Vorgehen

Weitgehend oben bereits dargestellt: Immer rechtsthorakaler Zugang. Anastomosen stets oral der V. azygos (Abb. 8). Beim Karzinom erfolgt der Ösophagusersatz durch den Magen unter Verwendung der zuvor beschriebenen

◁ **Abb. 9a–c.** Nahttechnik der ösophagogastralen Anastomose: **a** Fixationsnähte zwischen Magenvorderwand und Hinterwand des Ösophagus, ovaläre Exzision aus der Magenwand; **b** allschichtige Rückstichnähte der hinteren Zirkumferenz; **c** allschichtige Einzelknopfnähte der vorderen Zirkumferenz

Schlauchbildung. Der Magen wird an der Hinterwand der Speiseröhre durch Einzelknopfnähte fixiert (mechanische Entlastung der Naht, Deckung der Hinterwand) (Abb. 9), dann wird die Speiseröhre in eine neue Inzision in die Magenvorderwand eingenäht (ovaläre Exzision des Magens, wobei das Exzisat im Bereich der Seromuskularis größer sein muß als im Bereich der Schleimhaut). Die Hinterwandnaht wird durch sog. Rückstichnähte zur exakten Adaptation der Schleimhaut ausgeführt. Vorderwandnaht, soweit wie möglich, auch mit Rückstichnähten Die letzten Nähte werden transmural, tangential die Mukosa fassend, ausgeführt. Abschließend kann die Vorderwand der Anastomose immer durch den überstehenden Zipfel aus dem Bereich der ehemals großen Kurvatur gedeckt werden (Abb. 10a u. b).

Begründung der Vorteile des eigenen Vorgehens

Bei knapp 50 derartigen Resektionen keine Anastomoseninsuffizienz. Letalität unter 10%. Das Vorgehen ist jetzt standardisiert, so daß zunächst ein Abweichen davon nicht angezeigt erscheint. Mögliche Tendenz: unter gewissen, oben aufgezeigten Indikationen stumpfe transmediastinale Dissektion der Speiseröhre.

Literatur

1. Akijama H (1980) Surgery for carcinoma of the esophagus. Curr Probl Surg 17: 53
2. Allgöwer M, Harder F, Hollender LF, Peiger H-J, Siewert JR (1981) Chirurgische Gastroenterologie. Springer, Berlin Heidelberg New York
3. Borst H (1978) World J Surg 2: 861
4. Peiper H-J (1982) Oesophagus. In: „Lehrbuch der Chirurgie“, hrsg v Vossschulte Kümmerle Peiper Weller. G. Thieme, Stuttgart New York
5. Siewert R mit Beiträgen von Weiser HF, Fekete F, Lortat-Jacob J, Hünig R, Nagel GA (1981) Das Carcinom von Oesophagus und Kardia. In: Chirurgische Gastroenterologie, hrsg v Allgöwer Harder Hollender Peiper Siewert Blum Creutzfeldt. Springer, Berlin Heidelberg New York, S. 381–421
6. Skinner pers Mitteilung
7. Swigert LVL, Sieckert RG, Hambley WG, Anson BJ (1950) The oesophageal arteries. An anatomic study of 150 specimens. Surg Gynecol & Obstetr 90: 234

Anatomische und funktionelle Grundlagen für die Wahl von Nahtmitteln und Techniken in der Chirurgie von Magen und Dünndarm

H. P. Eichfuss, K. B. Kortmann, B. Kremer und H. W. Schreiber[1]

Allgemeines

In der Rangfolge: gewebliches Nahtlager, Nahtmaterial, Stich- und Knüpftechnik ist das morphologische Ankerlager eine konstante Größe; alle übrigen Faktoren und Arbeitsschritte können variabel sein.

Anatomische Nahtlager an Magen und Dünndarm

Rumpfdarm mit Vorder- (Ösophagus und Magen) und Mitteldarm (Duodenum, Jejunum, Ileum) haben einheitliche organspezifische Strukturen.

Einheitlich gebaut sind 3 sog. Röhrensysteme (Abb. 1). Das innere Rohr dient der Aufnahme und Ausscheidung; es setzt sich zusammen aus der Tunica mucosa mit den Laminae epithelialis, propria mucosae et muscularis mucosae.

Das zweite Rohr besteht aus der Tela submucosa, der Verschiebeschicht für die Schleimhaut; sie führt kollagene Faserbündel sowie elastische Netze.

Ein drittes Rohr durchmischt und transportiert die Ingesta; die Tunica muscularis hat ein Stratum circulare et longitudinale; es folgen die Tela subserosa und die Tunica serosa.

Der Magen hat einen komplizierten Wandaufbau. Die Lamina muscularis mucosae ist im Gegensatz zu der gleichnamigen Schicht der Speiseröhre nur schwach ausgebildet. Die Tela submucosa ist locker strukturiert und mit einem dichten Netz von Arteriolen und Venolen durchsetzt. Die Tunica muscularis entspricht an der Kardia- und Pylorusregion dem üblichen Bauplan. Entlang der Groß- und Kleinkurvatur ist das Stratum longitudinale kräftiger ausgebildet. Am Ausgang des Organs sind beide Muskelsysteme stark ausgeprägt. Die 3. innere Muskelschicht, die Fibrae obliquae, bleibt auf das Magenkorpus beschränkt; sie taucht nach distal in das Stratum circulare ein; und fehlt in der Magenstraße sowie im Kardia- und Pylorusabschnitt. Die Fibrae obliquae nehmen einen wellenförmigen Verlauf (Abb. 2).

Der Dünndarm folgt einem einheitlichen Bauplan. Bis auf die oralen Abschnitte des fixierten Duodenums und den schmalen Ansatz des Mesenteriums ist das Dünndarmrohr vollständig mit einer Tunica serosa überzogen.

1 Chirurgische Universitätsklinik Hamburg, Allgemeinchirurgie, Martinistr. 52, D-2000 Hamburg 20

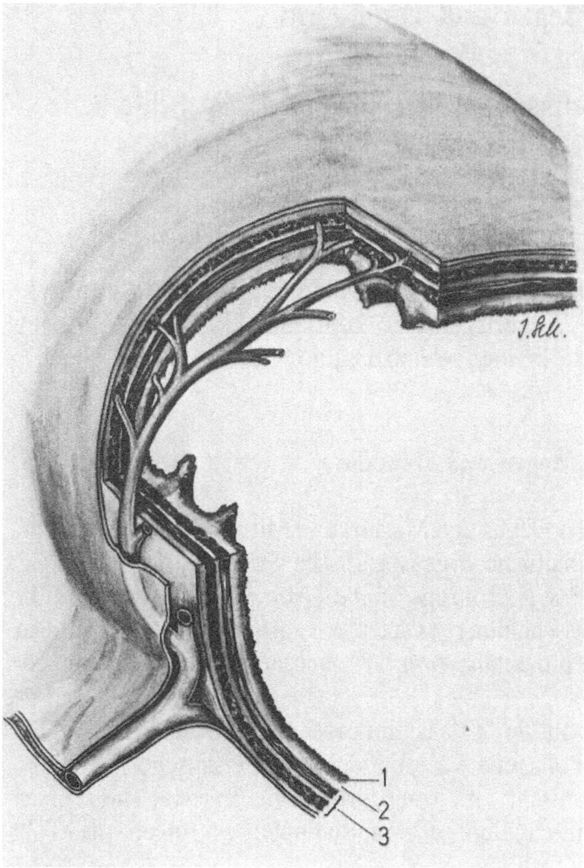

Abb. 1. Naht an Magen und Darm. Einheitlicher Aufbau von Vorder- und Mitteldarm im sog. Dreiröhrensystem: 1. Tunica mucosa, 2. Tela submucosa, 3. Tunica muscularis

Naht am Magen

Zu den Prämissen der sicheren Naht gehört auch die richtige Anlage der Inzision bzw. Resektionslinie. Die Resektion am Magen sollte immer so erfolgen, daß die Naht sämtliche Muskelschichten im proximalen Abschnitt des Organs als Ankerlager nutzen kann. Diese Möglichkeit wird erreicht, wenn die Resektionslinie schräg verläuft (Abb. 3).

Außer der Tunica muscularis ist auch die Tela submucosa am Magen ein verläßliches Nahtlager. Zur Blutstillung muß sie in jedem Fall mitgefaßt werden. Die Schleimhaut kann nach dem Verfahren von Czerny (Abb. 4) ausgespart bleiben [6, 11, 34].

Allgemein bewährte Regeln zur Naht- und Knüpftechnik sind: Der senkrechte Einstich der Nadelspitze und die weitere Führung schräg durch die Magenwand. Es gilt der Satz: „Mehr Serosa, weniger Schleimhaut, nur die Schleimhautkuppe.“ Methode der Wahl ist die schichtgerechte Naht. Sie kann ein- oder zweireihig durch Knopfnähte oder auch fortlaufend erfolgen (Abb. 5).

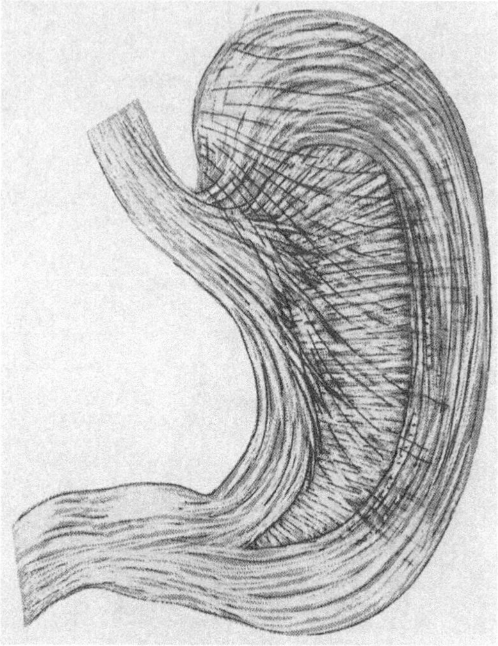

Abb. 2. Naht am Magen. Muskelstruktur mit Stratum circulare et longitudinale sowie den schräg einstrahlenden, auf das Korpus beschränkten Fibrae obliquae

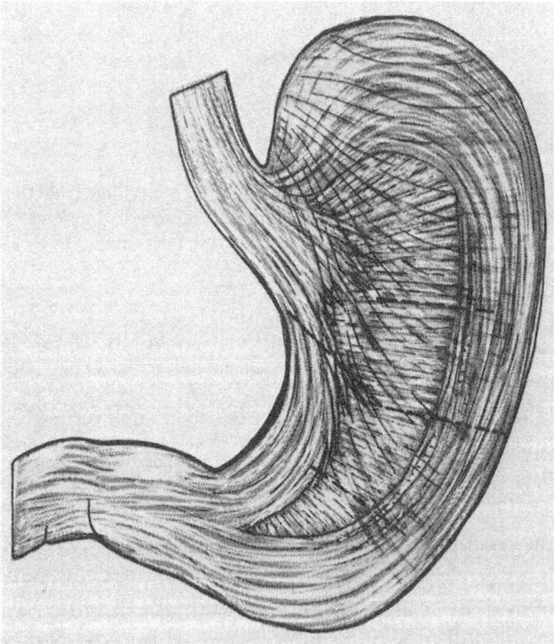

Abb. 3. Naht am Magen. Anatomiegerechte Lage der Resektionslinien am proximalen Magen

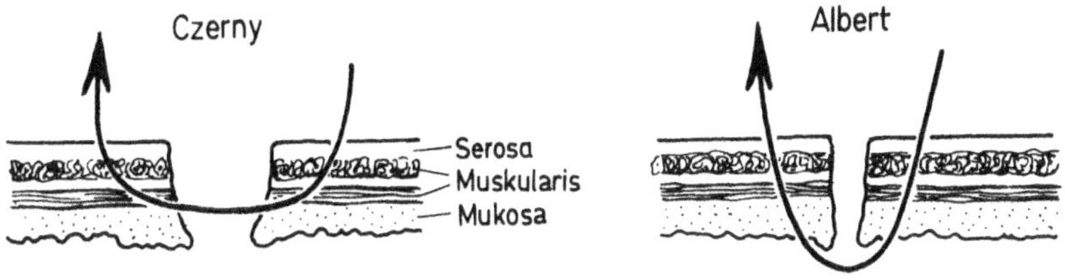

Abb. 4. Naht an Magen und Darm. Nahtverfahren nach Czerny und Albert

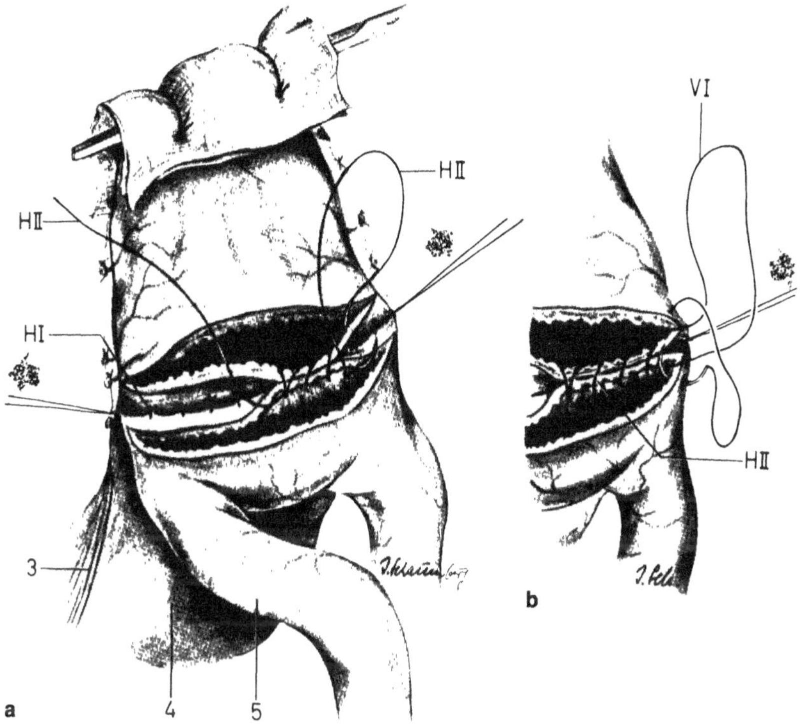

Abb. 5a, b. Naht an Magen und Darm. **a** Zweireihige Naht bei der Gastroenterostomie. *H I* Hintere äußere seromuskuläre Knopfnaht, *H II* innere fortlaufende Allschichtennaht, *3* Omentum minus, *4* Magenhinterwand, *5* abführendes Jejunalsegment. **b** *VI* Linke äußere Polnaht, Übergang zur Vorderwandnaht

Bewährte Verfahren sollte man nicht ohne Zwang aufgeben. Wir nähen einreihig mit Knopfnähten auf Stoß. Die Nahtsubstanz ist resorbierbar (Polyglykolsäure). Die Fadenstärke beträgt 3/0–4/o. Bei einreihiger Nahttechnik mißt der seitliche Nahtabstand 0,3 cm. Die Distanz zum Wundrand sollte um 0,4–0,5 cm liegen. Wir nähen nach der einfachen Methode nach Albert (Abb. 4). Dabei kann man mit der Nadelspitze die sich vorwölbende Schleimhaut auf die Höhe der Muscularis propria zurückschieben (Abb. 6). Der geschürzte Knoten wird über den jeweils vorangegangenen Faden gebracht. Dann zieht man den Knoten zusammen und läßt ihn über die Darmlefzen gleiten. So wird vorgewölbte Schleimhaut reponiert und die Nahtschichten kommen anatomisch richtig zur Adaptation. Die Serosakanten kommen bei dieser Technik schlüssig zu liegen (Abb. 7).

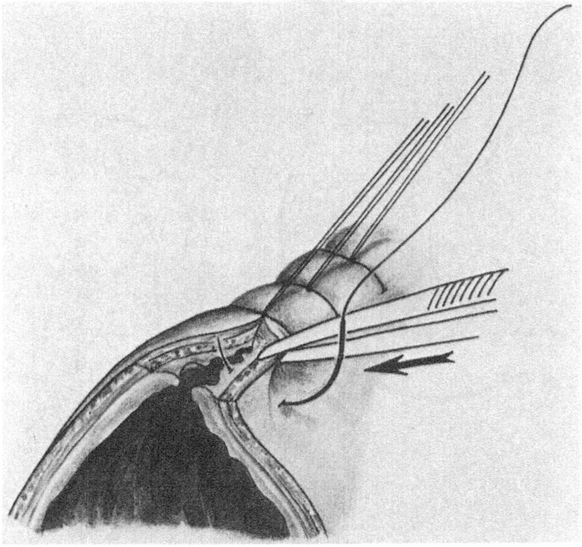

Abb. 6. Naht an Magen und Darm. Zur Stichtechnik: Senkrechter Einstich, dann schräge Nadelführung und Ausstich auf oder unter der Schleimhautkuppe

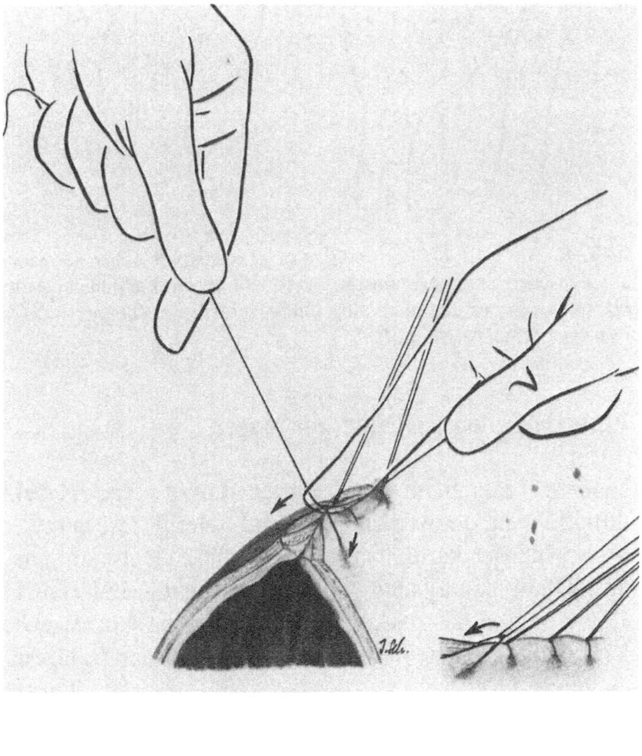

Abb. 7. Naht an Magen und Darm. Zur Knüpftechnik: Schichtgerechte Adaptation; der geschürzte Knoten wird jeweils über den vorangegangen geknüpften Faden gebracht; unter Anziehen des Knotens läßt man ihn über die Darmlefzen gleiten (*Pfeile*). So wird eine Stoßnaht erreicht

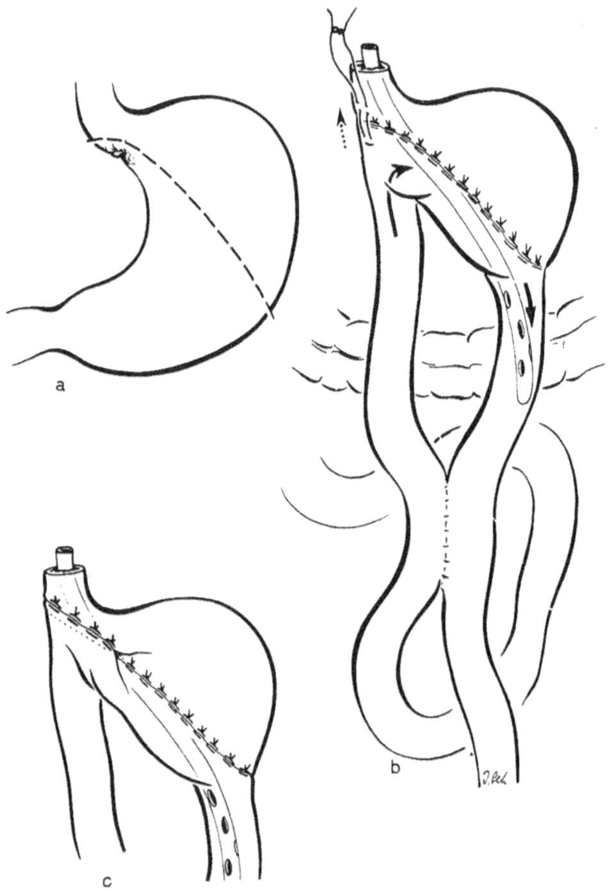

Abb. 8. Naht an Magen und Darm. **a** Resektion eines kardianahen Ulkus, **b** Anlage eines antekolischen anisoperistaltischen B II mit Braun-Fußpunktanastomose. Sicherung des oberen Nahtpols an der Kleinkurvatur durch zusätzliche überlappende seromuskuläre Falte (*Pfeil*), **c** fertiggestellte Anastomose

Besonderheiten zur Naht am Magen

Möchte man beim kardianahen Ulkus eine Resektion nach Billroth II durchführen, muß man steil und schräg resezieren. Hat man Mühe beim Verschluß der kardianahen Anastomose, legt man eine anisoperistaltische GE an. Dann kann man mit einer seromuskulären Falte des zuführenden Jejunalsegmentes zusätzlich die kardianahe Anastomose decken (Abb. 8). Zur Vermeidung einer Stenose wird während der Naht ein dicker Magenschlauch eingelegt [7, 10].

Bei der terminolateralen Gastroduodenostomie (Billroth I) kann man 2 Vorteile nutzen: Erstens kann das Kaliber der Anastomose sicher weit gehalten werden; zweitens kann man den Duodenalstumpf mit der Hinterwand des distalen Magens decken (Abb. 9) [14].

Abb. 9. Naht an Magen und Darm. Terminolaterale Gastroduodenostomie und selektive totale gastrale Vagotomie. Deckung des Duodenalstumpfes durch Hinterwand des Magens

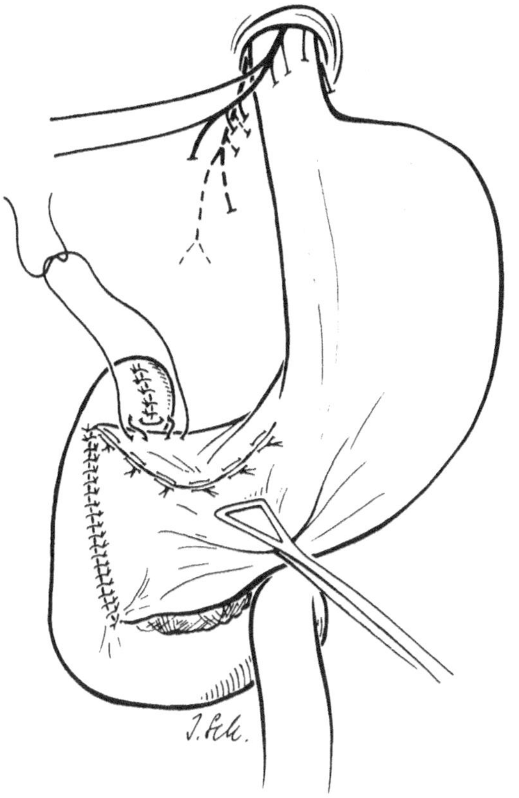

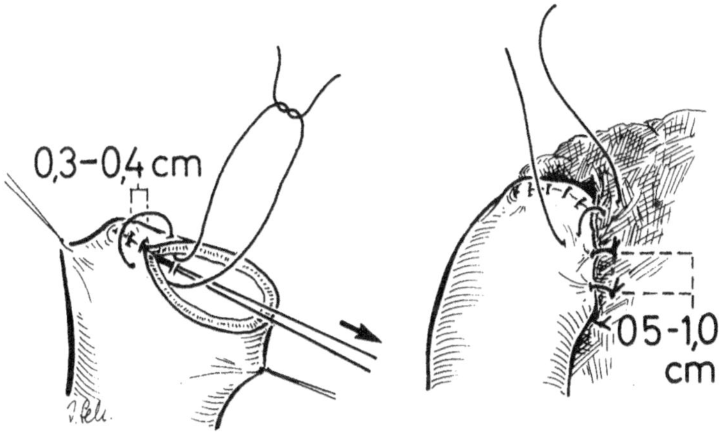

Abb. 10. Naht am Darm. Regelrechter Knopfnahtverschluß des Duodenalstumpfes nach Mikulicz. Decken der einreihigen Allschichtenknopfnaht mit einer zweiten Nahtreihe zwischen Seromuskularis der duodenalen Vorderwand und einer schwielig verdickten Pankreaskapsel

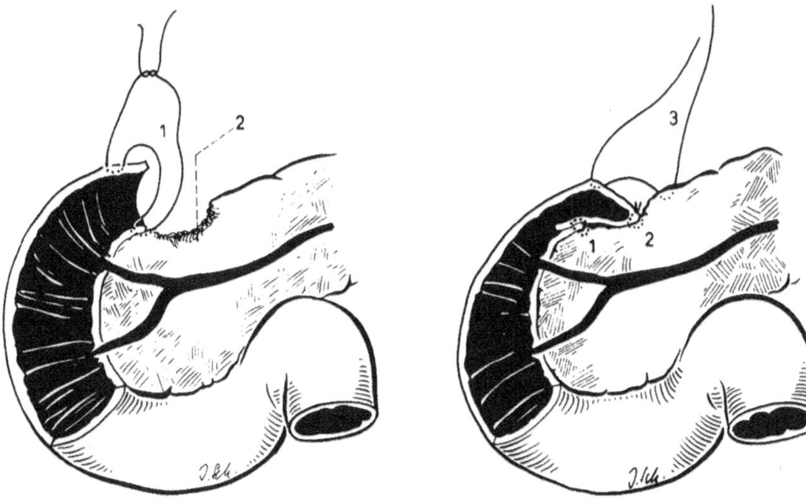

Abb. 11. Naht am Darm. Komplizierter Verschluß des Duodenums. Nutzen des unteren und oberen Ulkusrandes als Nahtlager (*1, 2*). Breites Einstülpen der duodenalen Vorderwand in den Ulkusgrund (*rechts*) und zusätzliche Fixation und Deckung durch eine Naht (*3*) zwischen Pankreaskapsel und Seromuskularis der duodenalen Vorderwand

Der Verschluß eines gesunden Duodenalstumpfes erfolgt in ein- oder zweireihiger Knopfnahttechnik. Die Naht kann auch fortlaufend erfolgen. Wir nähen einreihig allschichtig und decken mit einer Naht zwischen Seromuskularis und Pankreaskapsel (Abb. 10). Hier kann man resorbierbares oder nichtresorbierbares Nahtmaterial verwenden [16].

Beim penetrierenden Hinterwandulkus wird der Geschwürsgrund aus dem Darmrohr ausgeschaltet. Oberer und unterer Geschwürsrand werden als Nahtlager genutzt. Dabei faltet man die Serosa der Vorderwand in den Ulkusgrund ein. Der Verschluß erfolgt mit Einzelnähten in mehreren Schichten (Abb. 11).

Besonderheiten der Naht kann die Versorgung eines Duodenaldivertikels bringen. Geht man die meist im absteigenden Duodenum lokalisierten Schleimhauthernien grundsätzlich von lateral an, gilt dies nicht für die parapapillären Divertikel. Sie werden nach Duodenotomie von innen versorgt. Dabei werden Papilla Vateri, Ductus choledochus et pancreaticus durch gut tast- und sichtbare Sonden armiert, die ausgestülpte Schleimhaut wird mit einer Klemme in die Duodenallichtung gezogen. Unter Führung des Fingers erfolgt der Nahtverschluß durch eine einreihige Allschichtenknopfnaht. Die palpatorische Orientierung ist für jeden Stich erforderlich; man läuft sonst Gefahr, die Muscularis nicht oder nicht vollständig zu erfassen; dies wäre dann der Beginn des Rezidivs. Das längs inzidierte Darmrohr wird quer verschlossen (Abb. 12).

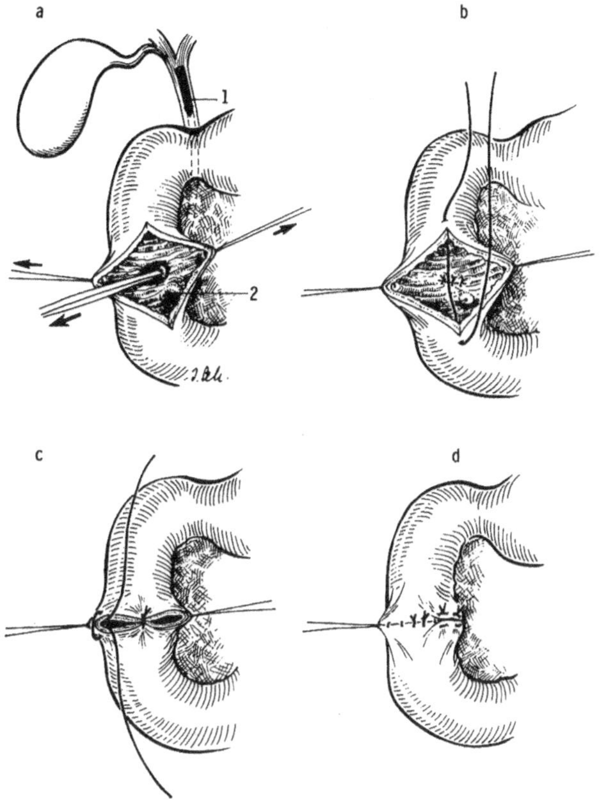

Abb. 12a–d. Naht am Darm. Verschluß eines suprapapillären Duodenaldivertikels. **a** Armierung des Ductus choledochus durch einen gut palpablen Bougie, der durch die Papille (*2*) herausgeführt wird. Die ausgestülpte Schleimhaut wird mit einer Klemme vorgezogen. Unter Führung des Fingers erfolgt eine einreihige Allschichtenknopfnaht (resorbierbares Nahtmaterial 3/0). Je nach Größe des Divertikels wird es reseziert oder besser mit in die Naht hineingefaltet. **b** Der muskuläre Defekt ist durch Nähte verschlossen. Die Längsinzision wird durch eine zweireihige Quernaht verschlossen. **c** Nach einer medianen Allschichtenknopfnaht folgen die Polnähte nach Mikulicz. **d** Decken durch eine seromuskuläre Naht nach Halsted

Zur Naht am Dünndarm

Die Nahtlager am Dünndarm sind die Tela submucosa und die Tunica muscularis [11]. Die Schleimhaut muß nicht mitgefaßt werden. Wir gehen wie beim Magen nach dem Verfahren von Albert vor und wenden die gleiche Stichtechnik sowie Fadenführung an. Den Dünndarm nähen wir einschichtig allreihig auf Stoß. Wir verwenden resorbierbares Nahtmaterial 3/0 mit atraumatischer Nadelfadenkombination und drehrunder Nadel. Gegen die Verwendung nichtresorbierbarer Fäden bestehen keine Bedenken.

Am Dünndarmrohr reflektiert die Geschichte nahezu alle Nahtverfahren. Die heute gültigen Prinzipien wurden bis zur Jahrhundertwende hier festgelegt

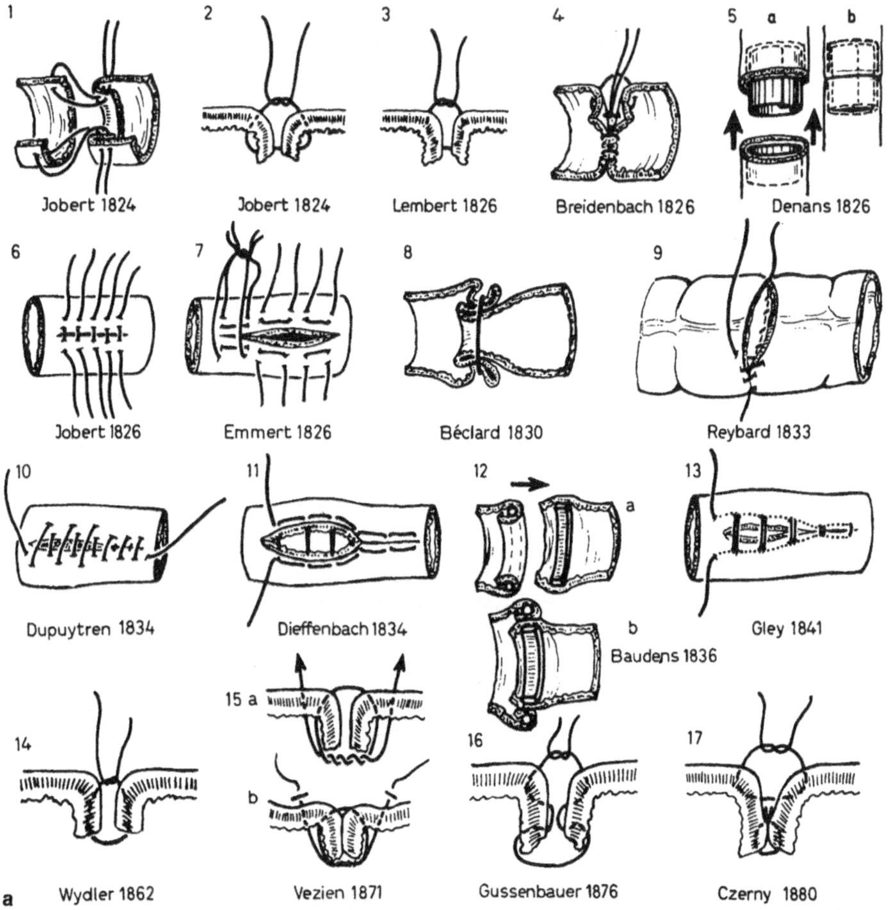

Abb. 13. Geschichte der Naht am Darm. Einige historisch wichtige Nahtmethoden

(Abb. 13). Die über Generationen von Chirurgen geübte Nahttechnik nach Lembert wurde während der letzten Jahre vielfach durch schichtgerechte Nahttechniken in differenzierten Methoden ersetzt. Die Naht nach Lembert hat den Vorteil, daß sie sehr rasch gas- und wasserdicht verklebt; die Nahtverfahren auf Stoß bieten den Vorzug, daß sie schneller durchbaut werden und so eher belastbar erscheinen [6, 12, 14, 17].

Die Skelettierung am Dünndarmrohr sollte höchstens 2 cm, besser weniger, betragen. Der kontramesenteriale Darmanteil wird durch einen Schrägschnitt verkürzt. Die anatomisch vorgegebenen Nahtlager werden durch die termino-terminale zirkuläre Naht am besten genutzt [11, 14].

Wird eine laterolaterale Anastomose angelegt, sind folgende Regeln zu beachten: Die Inzision erfolgt auf der kontramesenterialen Seite. Die Nähte

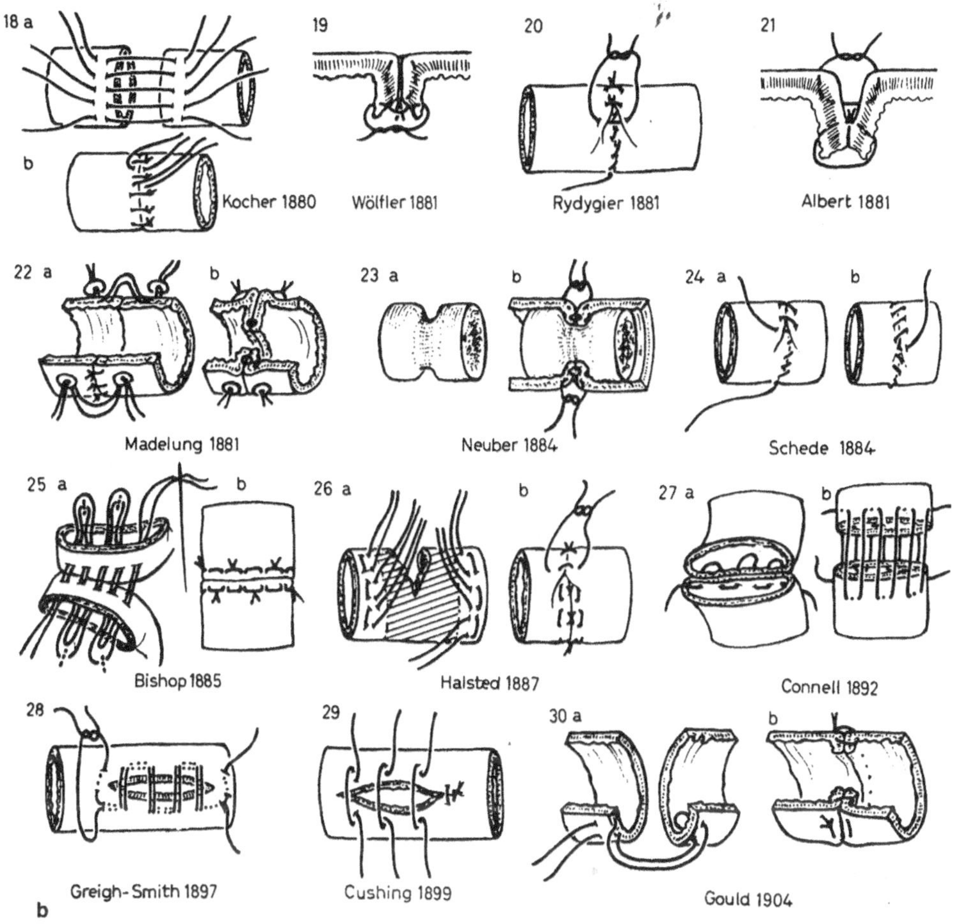

sollen nur die jeweils äußeren beiden Quadranten der Darmzirkumferenz fassen. Derart schützt man die intramuralen Darmgefäße, die sich in den jeweils mittleren Quadranten aufteilen. Der gemeinsame Basisstamm der Gefäße muß respektiert werden. Überdies wird derart auch die Symmetrie der Anastomose gesichert.

Ein Blindsacksyndrom kann vorsorglich vermieden werden durch Einstülpen der gegenüberliegenden freien Darmenden (Abb. 14) [15].

Bei der Anlage eines Anus iliacus prominens sind folgende Regeln zu beachten: Spannungsfreies Vorziehen des Ileum vor die Bauchdecken, Überstehenlassen des Resektionsrandes über die Hautebene um 2–3 cm, Auskrempeln der Darmlefzen durch eine spezifische Stich- und Nahttechnik und schließlich der Verschluß der Bauchfellücke zwischen seitlicher Bauchwand und Darmrohr durch Raffnähte (Abb. 15).

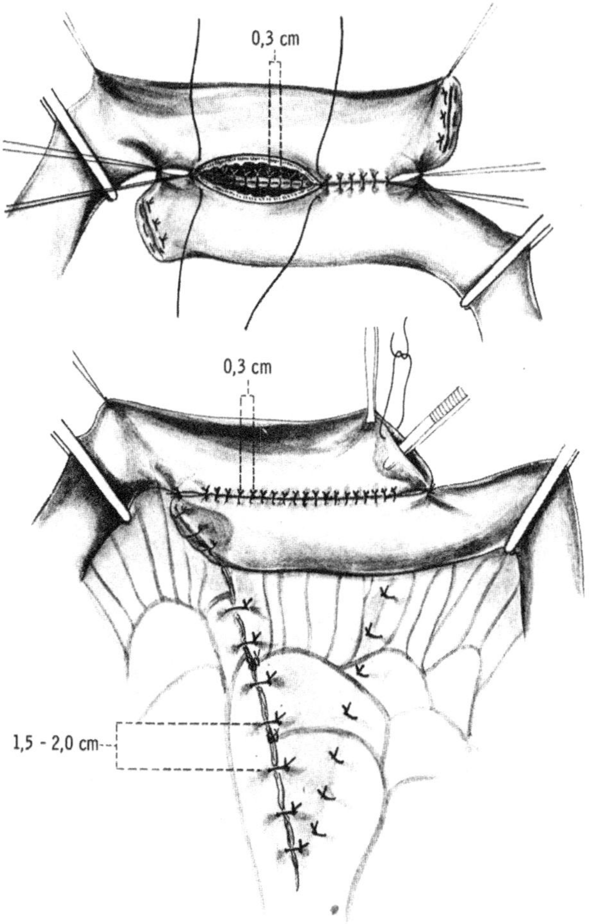

Abb. 14a, b. Naht am Darm. Laterolaterale Dünndarmanastomose durch einreihige Allschichtenknopfnaht. **a** Das Anastomosenkaliber entspricht der doppelten Weite des Darmrohres. Die Hinterwandnaht ist fertiggestellt. An beiden Polen sind Entlastungsnähte angebracht. **b** Die Vorderwandnaht ist fertiggestellt. Der Mesenterialschlitz ist geschlossen. Die überstehenden äußeren Pole des Dünndarms werden eingestülpt. Die so entstehenden Falten werden durch Knopfnähte geschlossen und fixiert

Zusammenfassung

Die schichtgerechte End-zu-End-Naht nutzt die anatomisch vorgegebenen Nahtlager am besten. Ob man ein- oder mehrreihig, fortlaufend oder mit Einzelnähten arbeitet, sollte man der bewährten persönlichen Erfahrung überlassen. In jedem Fall muß die Naht primär gas- und wasserdicht sein, die Anastomose spannungsfrei liegen und die Nahtlager gut durchblutet sein. Die Wundlefzen dürfen vor der Naht nicht zyanotisch sein und nach dem Knüpfen nicht anämisch werden.

Für alle Verfahren gilt ein Höchstmaß an Sorgfalt in der Führung von Nadel und Faden, mit der richtigen Wahl der Nahtsubstanzen, Fadenkaliber und Nadelbeschaffenheit und in einer zuverlässigen Knüpftechnik.

Es gilt der Satz: „Nahezu alle schwerwiegenden postoperativen chirurgischen Komplikationen nehmen ihren Ausgang von der mißlungenen Naht“ (Schreiber 1969) [14].

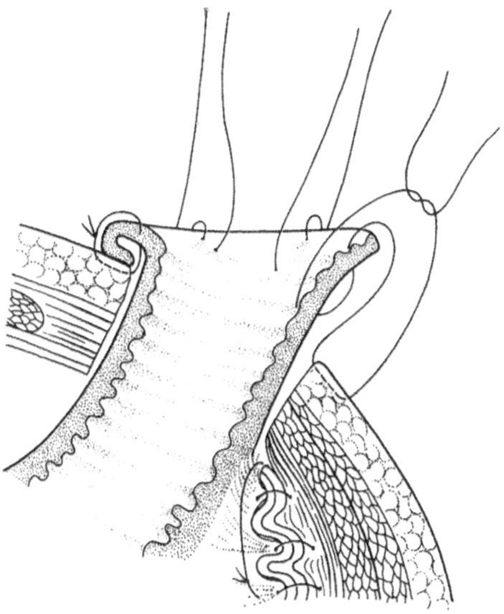

Abb. 15. Naht am Darm. Endständiger Ileumkunstafter, Anus iliacus prominens. Verschluß der lateralen Bauchfellücke durch Raffnähte. Die Darmwand überragt die Hautebene um 2–3cm; sie wird durch Knopf- oder fortlaufende Nähte in der Stichfolge Haut, Darmwand außen/innen, innen/außen ausgekrempelt (resorbierbares Nahtmaterial 3/0)

Literatur

1. Albert E (1881) Zur Kasuistik der Dünndarmresektionen. Wien med Presse 22: 517–521
2. Burge H, Farthmann EH, Grassi G, Hedenstedt SB, Hollender LF, Schreiber HW, Tanner NC (1976) Vagotomie. Thieme, Stuttgart
3. Czerny V v (1880) Zur Darmresektion. Berl klin Wschr 17: 637–646
4. Herzog B (1974) Die Darmnaht. Aktuelle Probleme in der Chirurgie, Bd 20. Huber, Bern
5. Herzog B (1977) Zur Nahttechnik der Darmanastomosen. Langenbecks Arch Chir 344: 1–5
6. Johnsen C (1919) Verschlußnähte am Magen-Darmkanal. Zentralbl Chir 46: 145–147
7. Kunath U, Stelzner F (1977) Operationstechnische Kriterien zur Vermeidung der Nahtinsuffizienz bei der Oesophago-Gastrostomie. Langenbecks Arch Chir 345: 599–600
8. Lembert A (1881) Mémoire sur l'entérographie avec la description d'unprocédé nouveau pour pratiguer cette operation. Rep Gen D'Anat Physiol Path 2: 100–104
9. Mikulicz J, Bruns P v (1903) Handbuch der praktischen Chirurgie III. Enke, Stuttgart
10. Nissen R (1971) Intra- und postoperative Zwischenfälle. In: Brandt G, Kunz H, Nissen R (Hrsg) Bd II: Abdomen. Thieme, Stuttgart, S 60–144
11. Nockemann PF (1980) Die chirurgische Naht. 3. Aufl. Thieme, Stuttgart
12. Reichel K, Nagel R (1969) Erfahrungen und Komplikationen bei der zwei- und einreihigen Enteroanastomose. Langenbecks Arch Chir 323: 362–373
13. Schloffer H (1911) Chirurgische Operationen am Darm. Enke, Stuttgart
14. Schreiber HW (1969) Magen inclusive Ulcus duodeni. In: Baumgartl F, Kremer K, Schreiber HW (Hrsg) Spezielle Chirurgie für die Praxis, Band II, Teil 1. Thieme, Stuttgart, S 142–328
15. Schreiber HW (1972) Darmnaht/Nahttechnik. In: Baumgartl F, Kremer K, Schreiber HW (Hrsg) Spezielle Chirurgie für die Praxis, Bd II. Thieme, Stuttgart, Teil 2, S 102–117
16. Thiede A, Lünstedt B, Sonntag HG (1980) Untersuchungen in vivo zum linearen Reißfestigkeitsverlust von absorbierbaren vollsynthetischen Fäden. Chirurg 52: 768–773
17. Ungeheuer E (1967) Wundheilung und Wundnaht. Urban & Schwarzenberg, München

Nahtmittel und Nahttechniken in der Pankreaschirurgie

J. Reiter und M. Trede[1]

Einleitung

Die Chirurgie der Bauchspeicheldrüse nimmt unter den parenchymatösen Organen eine Sonderstellung ein. Dies liegt zum einen an der unterschiedlichen, meist weich-brüchigen Konsistenz des Organs und zum anderen an seinem aggressiven Inhalt. Dies bedingt eine besonders subtile Nahttechnik.

Mögliche Nahtmaterialien bzw. -techniken

Der Wandel von den herkömmlichen, nichtresorbierbaren Nahtmaterialien zu sich auflösenden Nähten hat in der Pankreaschirurgie bis heute noch nicht richtig stattgefunden. Die überwiegende Mehrheit der Chirurgen, auch wir, sind noch konservativ und bevorzugen atraumatische Seidennähte im Hinblick auf die tryptische Aktivität des Pankreassekretes [1, 2]. Es gibt aber durchaus andere Einstellungen. Verwendung von Polymeren bzw. Kopolymeren der Glykolsäure, also Dexon oder Vicryl, finden sich vor allem bei Chirurgen, die gleichzeitig eine Gangokklusion des Restpankreas mit Prolamin (Ethibloc) vornehmen [3]. Hierbei handelt es sich um eine alkoholische Aminosäurenlösung, die nach Injektion in den Ductus Wirsungianus innerhalb 15 min aushärtet. Dies führt über eine Entzündung zu einer kollagenreichen Sklerose des Restpankreas. Die Rekanalisierung des Gangsystems erfolgt innerhalb 14 Tagen durch eine leukozytäre Abräumreaktion. Diese Gangverödung kann der gefürchteten Insuffizienz der Pankreatojejunostomie vorbeugen. Das letzte Wort über die Spätfolgen, z. B. vermehrte Organfibrose oder Entwicklung des Diabetes mellitus, ist noch nicht gesprochen. Jedoch hat es den Anschein, daß der Einfluß eher günstig ist, zumindest was das Rezidiv im Pankreasrest betrifft.

Bei der Übersicht der Nahtmöglichkeiten sollte auch die Anwendung des Autosuture-Staplers nicht vergessen werden. Pankreaslinksresektionen haben Pachter et al. [4] mit diesem Gerät bei einer relativ geringen Komplikationsrate durchgeführt, was im Grunde das Hauptprinzip der Pankreasnaht bestätigt: Jede Naht ist recht, wenn nur der Abfluß aus dem Pankreasgang ungehindert in den Darm erfolgen kann.

---

1 Chirurgische Klinik, Klinikum Mannheim der Universität Heidelberg, Theodor-Kutzer-Ufer, D-6800 Mannheim

Eigenes Vorgehen

Die Eingriffe am Pankreas sind entweder resezierend oder organerhaltend. Spricht man jedoch über Operationen an der Bauchspeicheldrüse, so interessiert immer in erster Linie die partielle Duodenopankreatektomie, die sog. Whipple-Operation. Wenn auch Kausch bereits 1912 [5] diese Operation erstmals durchführte, so trägt sie doch zu Recht den Namen Allen O. Whipples, der sie standardisierte [6].

Von den vielen angegebenen Operationstechniken bzw. Anastomosierungsmöglichkeiten verwenden wir folgende (Abb. 1): Die retrokolisch hochgeführte, oberste Jejunalschlinge anastomosieren wir End-zu-End im Sinne einer Teleskopanastomose zweireihig mit dem Pankreas. Dabei wird sorgfältig darauf geachtet, daß der Gang nicht verlegt wird. Eine, wenn auch passagere Schienung des Ganges durch einen Teflonkatheter nehmen wir nicht vor [7]. Unmittelbar nach Parenchymdurchtrennung werden einzelne Blutungen auf der Pankreasschnittfläche mit 4/0-Seide umstochen. Nach En-bloc-Entfernung des Präparates erfolgt die innere Naht mit 3/0-Chromcatgut und die äußere, teleskopartig angelegte Naht mit 3/0-Seide. Wichtiger als das Nahtmaterial ist die atrauma-

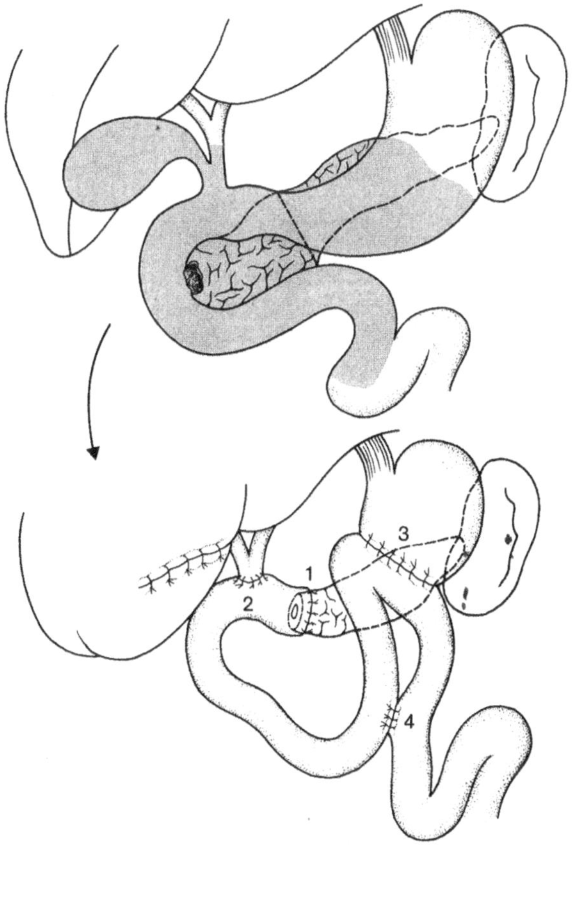

Abb. 1. Anastomosentechnik bei der Pankreaskopfresektion. *1* Pankreatojejunostomie terminoterminal (Teleskopanastomose, zweischichtig, Einzelknopf), *2* Hepaticojejunostomie terminolateral (zweischichtig, Einzelknopf), *3* Gastrojejunostomie (antekolisch), *4* Braun-Anastomose

tische Nahttechnik. Ist das Organ – etwa beim Karzinom ohne Gangokklusion – extrem brüchig, so ist hier unter Umständen die totale Pankreatektomie einer riskanten Anastomose vorzuziehen.

Auch die terminolaterale Hepatikojejunostomie legen wir zweireihig an: innen 4/0-Chromcatgut, außen 4/0-Ethibond, wobei darauf zu achten ist, daß bei der inneren Naht die Schleimhautränder adaptiert werden. Eine generelle Schienung der Gallengangsanastomose nehmen wir nicht vor, sondern führen diese nur bei einem sehr engen Hepatikus im Sinne einer Völker-Drainage durch, die wir über einen Witzel-Kanal aus dem Jejunum herausleiten.

30–40 cm „stromab" erfolgt eine antekolische, partielle GE nach Hoffmeister-Finsterer und zum Schluß noch eine Braun-Fußpunktanastomose.

Begründung des eigenen Vorgehens

Das eigene Vorgehen läßt sich am besten mit den eigenen Erfahrungen begründen (Tabelle 1). In den vergangenen 9 Jahren, von 1973 bis 31. 7. 1981, wurden an der Mannheimer Chirurgischen Klinik 127 konsekutive Duodenopankreatektomien durchgeführt, davon 90 Whipple-Operationen. Die Indikation wurde 73mal wegen Karzinom und 54mal wegen chronischer Pankreatitis gestellt. In der postoperativen Phase sind 3 Patienten verstorben, das entspricht einer Operations- und Hospitalletalität von 2,4%. Von den partiell Duodenopankreatektomierten verstarb lediglich eine Patientin an einer akuten Restpankreatitis 11 Tage nach dem Eingriff. Die beiden anderen Todesfälle betrafen total Pankreatektomierte, die zum einen an einer postoperativen Pneumonie und zum anderen an einer Sepsis, ausgehend von einem Venenkatheter, gestorben sind.

Unter den Komplikationen bereiten die am Pankreasschwanz die meisten Sorgen (Tabelle 2). Wir sahen 7 solche Zwischenfälle bei 90 Operationen. 3 Patienten konnten durch Umwandlung in eine totale Pankreatektomie gerettet werden. Einmal genügte eine Drainage nach Relaparotomie, eine kleine Pankreasfistel heilte nach 3 Wochen spontan aus. Eine äußerst schmerzhafte Pankreatitis nach Ethibloc-Verödung konnte konservativ beherrscht werden. Der Todesfall wurde bereits angesprochen.

Ob derartige Komplikationen durch eine andere Versorgung des Pankreasrestes vermeidbar sind, muß zumindest bezweifelt werden. Auch nach Gangokklusion sind Todesfälle aufgetreten [8], und auch eine einfache Übernähung des Pankreasrestes, die wir 2mal durchführten, gibt keine Sicherheit. Immerhin haben wir bei den letzten 60 Whipple-Operationen mit zweireihiger, teleskopartiger Anastomose keine Zwischenfälle mehr erlebt.

Die anderen, nach partieller Duodenopankreatektomie auftretenden Komplikationen betreffen nicht das Pankreas selbst. Wir beobachteten 3 Galleinsuffizienzen mit lokaler Peritonitis an der Austrittsstelle des Völker-Drains (Abb. 2). Sie waren durch Relaparotomie leicht zu beheben. Eine Anastomoseninsuffizienz an der Hepaticojejunostomie sahen wir in einem Fall. Diese versiegte 3 Wochen später. Hier ist noch zu bemerken, daß wir mit der

Tabelle 1. Gesamtzahl der Duodenopankreatektomien an der Chirurgischen Universitätsklinik Mannheim vom 1. 1. 1973 bis 31. 7. 1981, 127 Patienten

Operation	Karzinom	Chronische Pankreatitis	Mortalität
Whipple-Operation	52	38	1
Totale Pankreatektomie	21	16	2
Gesamt	73	54	3 (2,4%)

Tabelle 2. Postoperative Komplikationen nach Duodenopankreatektomie an der Chirurgischen Universitätsklinik Mannheim vom 1. 1. 1973 bis 31. 7. 1981, 127 Patienten

Komplikation	Whipple-Operation ($n = 90$)	Totale Pankreatektomie ($n = 37$)
Restpankreatitis	1 (konservativ) 1 (Probelaparotomie) 3→ 1 (verstorben)	 (3)
Pankreasfistel (3 Wochen)	1 (konservativ)	–
Insuffizienz der Hepaticojejunostomie	1 (konservativ)	–
Insuffizienz an der Gallendrainage	2 (Probelaparotomie)	1 (Probelaparotomie)
Magenperforation	–	1 (Probelaparotomie)
Blutung: Magen	2 (Probelaparotomie)	1 (Probelaparotomie)
Blutung: retroperitoneal	1 (Probelaparotomie)	1 (Probelaparotomie)
Transitorische Leberinsuffizienz	1 (konservativ)	2 (konservativ)

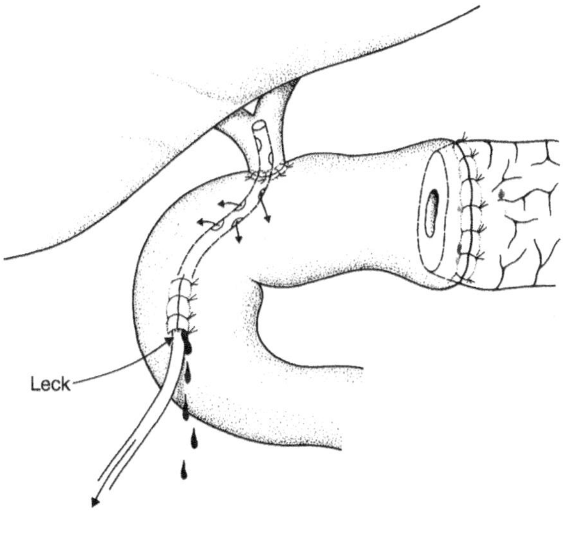

Abb. 2. Leck an der Austrittsstelle der Gallendrainage aus dem Jejunum

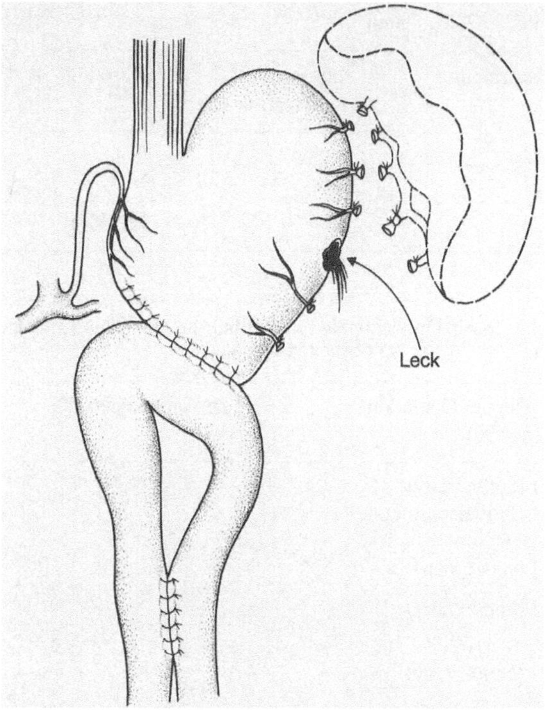

Abb. 3. Magenperforation nach totaler Pankreatektomie, wohl verursacht bei der Skeletierung der Vv. gastricae breves

angegebenen Technik unter 127 Anastomosen bisher keine spätere narbige Stenose der Verbindung des Gallengangs mit dem Jejunum gesehen haben.

Eine Magenperforation nach totaler Pankreatektomie ist wohl auf einen technischen Fehler zurückzuführen (Abb. 3). Es ist ratsam, nach Skeletierung der großen Kurvatur diese durch einige Lembert-Nähte zu decken.

Blutungskomplikationen führten 5mal zur Relaparotomie. Hierbei handelte es sich 1mal wohl um ein Streßulkus, 2mal lag eine Blutung aus der GE vor. In 2 weiteren Fällen fand sich bei der Relaparotomie eine Blutung aus dem Retroperitonaeum.

Als letzte, für die Duodenopankreatektomie spezifische Komplikation ist die Leberinsuffizienz interessant. Wir erlebten inzwischen dreimal einen passageren Transaminasen- bzw. Bilirubinanstieg bei Patienten mit postoperativ verminderter Leberdurchblutung. In einem Fall nach totaler Pankreatektomie wurde eine aberrierende rechte Leberarterie durchtrennt. Die postoperative Angiographie zeigt die gute Kollateralversorgung des rechten Leberlappens, mit dem der Patient auch heute noch, 8 Jahre später, zufrieden lebt (Abb. 4). In 2 weiteren Fällen verlief die arterielle Versorgung der Leber wegen einer Zöliakastenose offenbar über Pankreasarkaden und die Gastroduodenalis, die natürlich dem Eingriff zum Opfer fielen (Abb. 5). In allen Fällen erholte sich die Leberfunktion, was neben den Leberwerten auch die Lebersequenzszintigraphie bestätigte.

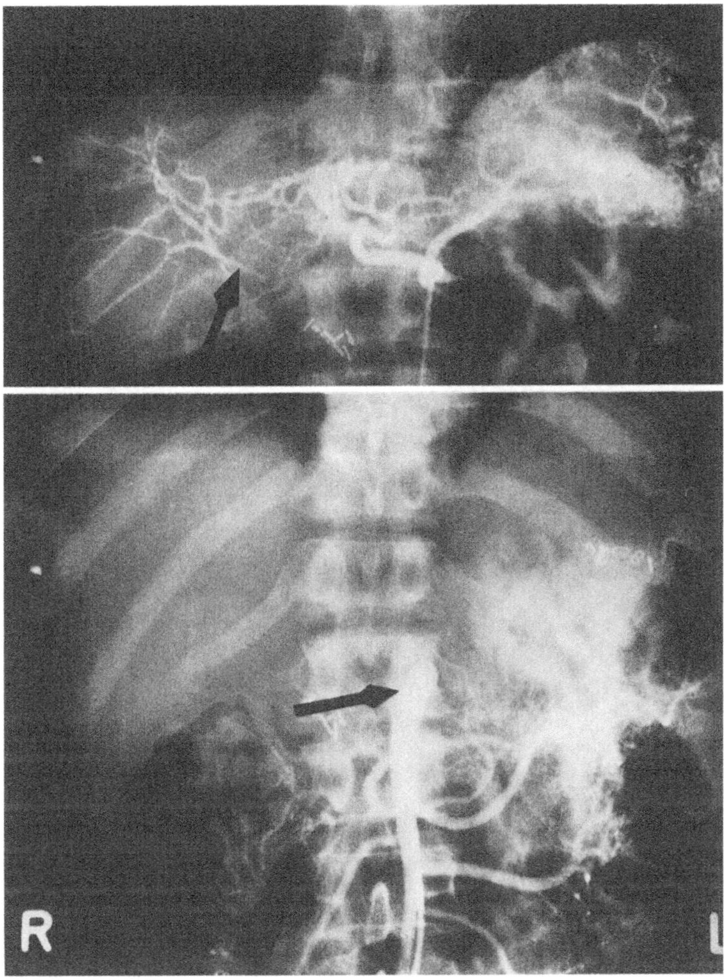

Abb. 4a, b. Zustand nach Durchtrennung der rechten Leberarterie. **a** Gute Kollateralisierung über die A. hepatica sinistra. **b** Der Abgang der A. hepatica dextra aus der A. mesenterica superior ist verschlossen

Zusammenfassung

Wie überall in der Chirurgie spielen am Pankreas eine standardisierte Technik und atraumatisches Operieren eine entscheidende Rolle. Das Nahtmaterial sollte selbstverständlich atraumatisch sein. Unter diesen Voraussetzungen hat sich uns herkömmliches Nahtmaterial bei zweireihiger Teleskopanastomose der Pankreatikojejunostomie bewährt. 85% unserer nach Whipple Operierten konnten ohne gravierende Komplikation die Klinik verlassen. Nur ein Todesfall ist zu beklagen. Unter diesen Umständen sehen wir ganz einfach keine Veranlassung, die Technik zu ändern.

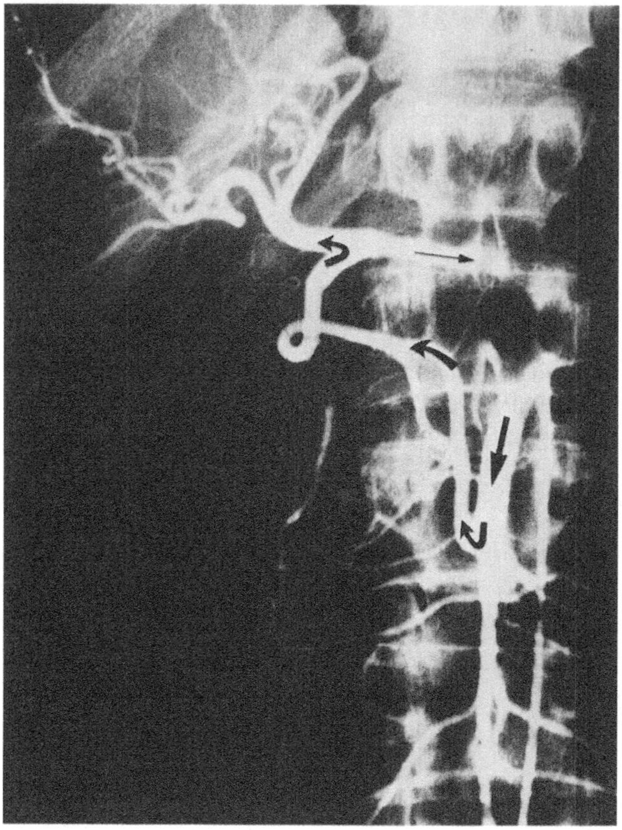

Abb. 5. Zöliakastenose. Versorgung der Leber über die A. gastroduodenalis

Trotz der relativ geringen Komplikationsrate bleibt die Duodenopankreatektomie ein komplizierter Eingriff. Die großen Oberbauchgefäße: V. portae, A. mesenterica superior und A. hepatica communis müssen freipräpariert werden. Dies kann bei intensiver, entzündlicher Verschwielung außerordentlich riskant sein.

Daher zum Schluß ein Zitat von R. J. Baker [9]: „Every resident, as we all know, want to perform the Cadillac of abdominal operations, pancreatoduodenectomy for cancer. Unfortunately, it frequently turns out that for the resident, it is not really a cadillac he is trying to drive, it is a Formula I racing car. I do not think, there are any of us, who have not found a Whipple' operation, especially at reoperation, can be an extremely demanding operation for even the most experienced. To afford a resident the opportunity to perform one, or perhaps two, of these procedures during his entire residency may not serve him well several years later, when he has next exposure to an acceptable candidate."

Literatur

1. Brünner H (1977) Nahttechnik und Nahtmaterialien parenchymatöser Organe. In: Wundheilung, Nahttechnik und Nahtmaterialien. Braun-Dexon, Melsungen, S 89–92
2. Guillemin G, Cuilleret J, Michel A, Berard P, Feroldi J (1971) Chronic relapsing pancreatitis. Am J Surg 122: 802–807
3. Gall FP, Gebhardt C (1980) Chirurgische Behandlung der chronischen Pankreatitis. Chir Prax 27: 669–680
4. Pachter HL, Pennington R, Chassis J, Spencer FC (1979) Simplified distal pancreatectomy with the Auto suture stapler! Preliminary clinical observations. Surgery 85: 166–170
5. Kausch W (1912) Das Carcinom der Papilla duodeni und seine radikale Entfernung. Beitr Klin Chir 78: 439–486
6. Whipple AO (1946) Radical surgery for certain cases of pancreatic fibrosis associated with calcareous deposits. Ann Surg 124: 991–1008
7. Schriefers KH (1969) Exokrines Pankreas. In: Baumgartl E, Kremer K, Schreiber HW (Hrsg) Spezielle Chirurgie für die chir. Praxis. Thieme, Stuttgart, S 591
8. Wittrin G (1980) Erste klinische Erfahrungen mit Ehtibloc[R] in der Pankreaschirurgie. In: Gebhardt C, Stolte M (Hrsg) Pankreasgangokklusion. Witzstrock, Köln New York, S 67–69
9. Baker RJ (1979) Reoperation for pancreatic cancer. Arch Surg 114: 504

Nahtmaterialien und Nahttechniken in der Kolonchirurgie

Th. Junginger und H. Pichlmaier[1]

Das Risiko einer Dickdarmresektion wird wesentlich von der Anastomosenheilung bestimmt. Fielding et al. [12] haben in einer prospektiven Studie gezeigt, daß sich die Mortalität nach Operation kolorektaler Karzinome durch eine Nahtinsuffizienz verdreifacht. Unter den verschiedenen allgemeinen und lokalen Faktoren, die für die Heilung der Anastomose verantwortlich sind [23], haben die Anastomosentechnik und die Wahl des Nahtmaterials besonderes Interesse gefunden.

Ausgehend vom Heilungsablauf der Kolonanastomose sollen die verfügbaren Nahtmaterialien und die Erfahrungen mit den verschiedenen Nahttechniken bei kolorektaler Resektion dargestellt werden.

Nach Kolonresektion kommt es an der Anastomose zunächst zu einer Entzündungsreaktion mit verstärktem Kollagenabbau. Nach dem 3.–4. Tag überwiegt die Kollagensynthese den Abbau und ist über 120 Tage gesteigert [18]. Nach tierexperimentellen Untersuchungen [18, 19] nimmt dementsprechend die Reißfestigkeit der Naht zunächst ab, erreicht am 3.–4. Tag ihr Minimum und steigt bis zum 14. Tag erheblich, dann nur noch geringgradig an, um nach 120 Tagen etwa 70% des Normalwertes zu erreichen. Der Berstungsdruck der Naht liegt – im Gegensatz hierzu – nach Hermann et al. [20] ab dem 5. Tag bereits über dem Normalwert, jedoch ist die Beurteilung der Wundheilung nach diesem Parameter nicht unumstritten [25]. Tierexperimentelle Untersuchungen haben gezeigt [19, 24], daß die Kollagensynthese nicht nur im anastomosennahen Bereich, sondern im ganzen Gastrointestinaltrakt nach Kolonresektion verändert ist.

Während Madelung [zit. nach 35] der Ansicht war, daß das Nahtmaterial ohne Einfluß auf die Anastomosenheilung sei, konnte in neuerer Zeit die Bedeutung der einzelnen Materialien vor allem experimentell nachgewiesen werden [35].

Nahtmaterialien

Grundsätzlich kann die Anastomosierung mit 3 verschiedenen Materialien erfolgen, nämlich mit Klebstoffen, mit Fäden oder mit Klammern, die mit Hilfe von Klammernahtgeräten eingebracht werden.

Die Anastomosierung mit biogenen oder synthetischen Gewebsklebestoffen hat das experimentelle Stadium bisher nicht verlassen und steht daher in diesem Zusammenhang nicht weiter zur Diskussion.

---

1 I. Chirurgische Universitätsklinik, Joseph-Stelzmann-Str. 9, D-5000 Köln 41

Zur Anastomosierung mit Fäden stehen verschiedene resorbierbare und nichtresorbierbare Materialien zur Verfügung. Die Forderungen, die an ein adäquates Nahtmaterial gestellt werden [3], sind neben der Sterilisierbarkeit die einfache Handhabung, eine hohe Reißfestigkeit während der Anastomosenheilung, ohne jedoch diese zu beeinflussen, die vollständige Resorption nach geheilter Anastomose ohne schwere Entzündungsreaktion und ein fehlender Einfluß auf infiziertes Gewebe. Die neu entwickelten Materialien auf Polyglactin- und Polyglykolsäurebasis entsprechen diesen Forderungen eher als die bisher verwendete Seide, die wegen des langen Verbleibens im Gewebe zu Ulzerationen oder Stenosen führen kann [43], oder auch das Catgut, das u. U. vor Abschluß der Anastomosenheilung unter erheblicher Entzündungsreaktion abgebaut wird. Wichtig für die Wahl der Fadenmaterialien am Darm sind Befunde [31, 45], wonach im infizierten Gewebe bei Verwendung der neu entwickelten Fäden durch die Freisetzung von Glykolsäure ein infektionsmindernder Effekt zu erwarten ist. Williams [47] konnte bei In-vitro- und In-vivo-Versuchen zeigen, daß bei vorhandener Infektion Polyglykolsäurefäden langsamer abgebaut werden als Catgutmaterial.

Tierexperimentelle Untersuchungen von Kolonanastomosen am Hund [18] und an der Ratte [35] haben nach Verwendung der Polyglactin- und Polyglykolsäurefäden eine geringere Entzündungsreaktion als nach Seide gezeigt, wenngleich die Unterschiede zwischen den einzelnen Materialien nur geringgradig waren. Die Zugfestigkeit der Kolonanastomosen war nach Seide am höchsten, Polyglykolsäurefäden unterschieden sich hiervon nicht signifikant [35]. Munday u. McGinn [33] haben beim Vergleich von mit Polyglykolsäure- und Catgutfäden durchgeführten Darmanastomosen bei der Ratte keinen Unterschied der Zugfestigkeit und des histologischen Bildes gefunden. In neuerer Zeit wurden monofile resorbierbare Fäden aus Polydioxanon entwickelt. Vorteilhaft sind die bessere Handhabung und der vergleichsweise spätere Abbau, der ebenfalls durch Hydrolyse erfolgt. Größere klinische Erfahrungen stehen noch aus.

Klinisch wurden in den letzten Jahren neben der zweireihigen Naht unter Verwendung von Catgut und Seide in zunehmendem Umfang die neuentwickelten resorbierbaren Fäden angewendet [2, 4, 28, 32]. Wir selbst benutzen in den letzten Jahren ausschließlich die einreihige Naht mit Polyglykolsäurefäden, ohne daß dies die Anastomoseninsuffizienzrate und Gesamtletalität erhöht hätte (Tabelle 1).

Tabelle 1. Kolonkarzinom. Anastomoseninsuffizienz und Letalität

	1963–1976 (n = 348)	1977–7/81 (n = 94)
Anastomoseninsuffizienz	45 (12,9%)	5 (5,3%)
davon letal	18 (5,1%)	2 (2,1%)
Gesamtletalität	33 (9,5%)	9 (9,6%)

Nahttechnik

In engem Zusammenhang mit den Nahtmaterialien steht die Nahttechnik. Die häufigsten Varianten der Anastomosierung sind die Naht auf Stoß, die evertierende und die invertierende Naht in ihrer ein- oder zweireihigen Form. Die Naht auf Stoß schafft die Voraussetzungen für eine primäre Heilung der Anastomose. Trotz der experimentell [42] und klinisch erwiesenen Vorzüge dieser Naht wurde sie vermutlich wegen der schwierigeren Durchführbarkeit im großen Umfang klinisch nicht angewendet. Die evertierende Naht hat unterschiedliche experimentelle [21], in einer prospektiven klinischen Studie jedoch ungünstige Resultate erbracht [14], so daß sie nicht empfohlen werden kann. Breiteste Anwendung findet die invertierende Naht (Lembert), die über ein Stadium der sekundären Gewebebildung zur Anastomosenheilung führt.

Frühere experimentelle Vergleichsuntersuchungen zwischen ein- und zweireihiger Naht haben am Hund die Überlegenheit der einreihigen Naht wegen der geringeren Lumeneinengung, der schnelleren Herstellung der Mukosakontinuität, des besseren Berstungsdruckes und der angiographisch nachgewiesenen schnelleren Wundheilung gezeigt [37]. McAdams et al. [30] fanden am Hund dagegen nach einreihiger Naht eine höhere Insuffizienzrate als nach zweireihiger. Irvin u. Edwards [21] konnten am Kaninchenkolon in bezug auf Nahtfestigkeit, Insuffizienzrate, histologisches Bild und Kollagensynthese keinen Unterschied zwischen ein- und zweireihiger invertierender Naht feststellen. In einer eigenen Untersuchungsreihe am Magen der Ratte [39] ergab sich zwischen den beiden Nahttypen hinsichtlich des Berstungsdruckes und der Reißfestigkeit kein signifikanter Unterschied.

In einer klinischen Studie fanden Irvin et al. [22] bei intraperitonealen Kolonanastomosen keinen signifikanten Unterschied zwischen ein- und zweireihiger Naht und in einer späteren Untersuchung eine etwas höhere Insuffizienzrate nach einreihiger invertierender Allschichtennaht mit Seide im Vergleich zur zweireihigen Chromcatgut- und Seidennaht [14]. Mattheson u. Irving [29] fanden demgegenüber nach Rektosigmoidresektion nach invertierender einreihiger Naht unter Mitfassung der Submukosa, auf deren Bedeutung für die Anastomosenfestigkeit bereits Halsted [17] hinwies, nur eine geringe Insuffizienzrate. Everett [10] wies – dies bestätigend – günstigere Resultate bei tiefer anteriorer Resektion wegen Karzinom nach einreihiger als nach zweireihiger Naht nach. Bei hoher anteriorer Resektion ergab sich in dieser Studie kein signifikanter Unterschied zwischen beiden Nahttechniken. Insgesamt ist aufgrund der vorliegenden experimentellen und klinischen Untersuchungen zwischen ein- und zweireihiger invertierender Naht kein eindeutiger Unterschied anzunehmen [26, 34]. Wir bevorzugen bei allen gastrointestinalen Anastomosen die einreihige invertierende Naht, da hierbei weniger Material eingebracht wird, die Durchblutung weniger gefährdet erscheint und eine Lumenstenosierung vermieden werden kann. Eine dreireihige Naht wird nur in wenigen Kliniken durchgeführt [6].

Klammeranastomosen

Als dritte Möglichkeit zur Anastomosierung am Dickdarm haben in den letzten Jahren Klammernahtgeräte breite Anwendung gefunden [44]. Sie führen zu einer standardisierten zweireihigen invertierenden Naht. Die Klammern sind versetzt, um die Durchblutung möglichst wenig zu gefährden. Einige Untersuchungen haben eine geringere Insuffizienzrate als nach handgenähter Anastomose gezeigt [1, 8]. In prospektiven Vergleichsstudien [7, 36, 40] ergab sich bezüglich der Komplikationen kein Unterschied zwischen handgenähter und geklammerter Anastomose. Eine vorgeschaltete Zökostomie hat nach Bolton et al. [7] bei Klammeranastomosen die Zahl der Komplikationen nicht reduziert und ist somit unter bestimmten Voraussetzungen entbehrlich; möglicherweise verhindert die Stuhlpassage sogar eine Stenosierung der Anastomose [41].

Die Voraussetzungen für die Anwendung des Klammergerätes entsprechen denen bei handgenähter Anastomose, d. h. die Darmwand muß subtil zirkulär freipräpariert sein und das Darmlumen sollte vor Eröffnung freigespült werden. Ein wesentlicher Zeitgewinn bei Anwendung des Gerätes ergibt sich gegenüber der handgenähten Anastomose nicht [1, 5, 40]. Allerdings ist bei Tumoren des mittleren Rektumdrittels in höherem Prozentsatz ein sphinktererhaltender Eingriff möglich [5, 15, 27, 46], wobei jedoch bei den sehr tiefen Anastomosen das Insuffizienzrisiko auch der geklammerten Anastomose höher ist [16]. Adloff et al. [1] weisen darauf hin, daß auch die distale Sicherheitszone bei Anwendung des Klammernahtgerätes vergrößert werden kann.

Nachteile des Gerätes sind die Gefahr der Verschmutzung der Bauchhöhle und der Verletzungen der Darmwand beim peranalen Vorschieben des Gerätes, mögliche Anastomosenblutungen und Stenosen und die vergleichsweise höheren Kosten [11].

Die eigenen Ergebnisse zeigen die zunehmende Durchführung von Klammeranastomosen, wobei auf eine vorgeschaltete Kolostomie mehr und mehr verzichtet wurde (Tabelle 2). Das Insuffizienzrisiko hat sich mit zunehmender Erfahrung reduziert. Bezogen auf die Patienten mit kolorektalem Karzinom hat vor allem bei Tumoren im mittleren Rektumdrittel die Zahl der sphinktererhaltenden Operationen zugenommen bei entsprechender Abnahme der abdominoperinealen Amputation, ohne daß die Letalität angestiegen wäre (Tabelle 3). Insgesamt stellt die Anastomosierung mit Hilfe des Klammernahtgerätes eine Erweiterung der chirurgischen Möglichkeiten dar. Probleme sind denkbar, wenn das Gerät in einem Darmabschnitt versagt, in dem der Chirurg infolge der ausschließlichen Anwendung des Klammernahtgerätes keine Erfahrungen mehr mit der handgenähten Anastomosierung hat.

Nahttechniken und Nahtmaterialien stellen wichtige, letztlich jedoch untergeordnete Faktoren der Anastomosenheilung dar. Bekannt als entscheidende Voraussetzungen einer komplikationslosen Anastomosenheilung sind die exakte Darmvorbereitung durch präoperative orthograde Darmspülung, die perioperative Antibiotikatherapie und die intraoperative Desinfektion des anastomosentragenden Darmes. Darüber hinaus stellt der Operateur einen wesentlichen Faktor für die Anastomosenheilung dar. Dies geht aus einer

Tabelle 2. Ergebnisse bei Anwendung des Klammernahtgeräts

1980				
Anastomosenhöhe	*n*	Colostomie	Technische Versager	Insuffizienz
Kolon	–	–	–	–
Sigma	1	–	–	–
Rektum				
Oberes Drittel	1	–	–	–
Mittleres Drittel	6	4	3	1
Unteres Drittel	–	–	–	–
Total	8	4 (50%)	3	1
1–7/1981				
Anastomosenhöhe	*n*	Colostomie	Technische Versager	Insuffizienz
Kolon	1	–	–	1
Sigma	10	2	–	–
Rektum				
Oberes Drittel	7	2	–	–
Mittleres Drittel	8	2	1	–
Unteres Drittel	2	2	–	–
Total	28	8 (27%)	1	1

Tabelle 3. Resektionsverfahren bei Karzinomen des Rektosigmoids. AP Anus praeter

		1977–1980		1–7/1981	
Sigma	Resektion ohne AP	32	19,2%	9	23,6%
	Resektion mit AP	26		5	
	Hartmann-Operation	9		2	
Rektum					
Oberes Drittel	Resektion ohne AP	10	} 10,2%	4	} 15,8%
	Resektion mit AP	7		2	
	Hartmann-Operation	5		–	
	Abdominoperineale Amputation	3		–	
Mittleres Drittel	Resektion ohne AP	2	} 6,6%	3	} 18,4%
	Resektion mit AP	9		4	
	Hartmann-Operation	9			
	Abdominoperineale Amputation	17	10,2%	1	2,6%
Unteres Drittel	Resektion mit AP	–		1	
	Abdominoperineale Amputation	37		7	
Gesamtletalität		13/166	7,8%	2/38	5,3%

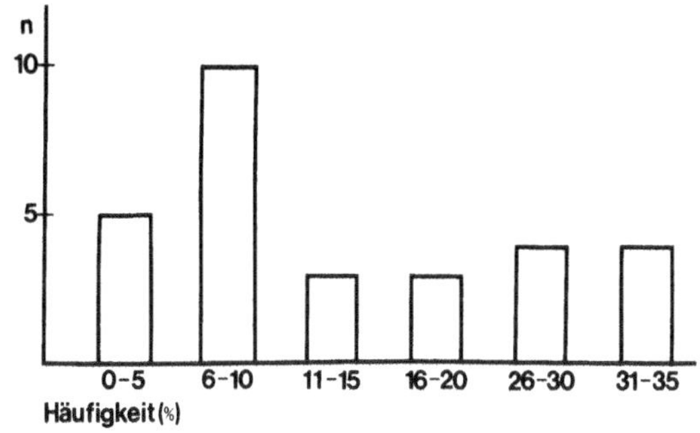

Abb. 1. Anastomoseninsuffizienzrate der Operateure (nach Fielding et al. 1980)

abgeschlossenen multizentrischen Studie hervor, in der bei erfahrenen Chirurgen Insuffizienzraten zwischen 0 und 35% beobachtet wurden [12] (Abb. 1). Fielding et al. [12] haben daraus geschlossen, daß der Chirurg der wichtigste Faktor für die Anastomosenheilung ist. Sein unbegründetes Vertrauen in die Anastomosen führt nach Polock [38] in vielen Fällen zum Mißerfolg.

Zusammenfassung

Ausgehend von experimentellen und klinischen Untersuchungen zeigt sich eine klare und berechtigte Tendenz zur Anwendung neu entwickelter resorbierbarer Fäden auf Polyglykolsäure- und Polyglactinbasis zur Anastomosierung am Dickdarm. Die Klammernahtgeräte haben vor allem für Anastomosen im Rektum Bedeutung. Nahtmaterialien und Nahttechniken sind nur Randbedingungen für eine suffiziente Anastomose. Neben den patientenbezogenen Faktoren ist der Operateur, der die Voraussetzungen einer exakten Anastomosierung beachtet, ein wesentlicher Faktor.

Literatur

1. Adloff M, Arnaud JP, Beehary S (1980) Stapled vs sutured colorectal anastomosis, Arch Surg 115: 1436
2. Alveryd A, Jacobsson SJ (1975) Dexon for sutures and ligatures. Acta Chir Scand 141: 256
3. Anscombe AR, Hira N, Hunt B (1970) The use of a new absorbable suture material (polyglycolic acid) in general surgery. Br J Surg 57: 917
4. Amshel AL (1977) The use of vicryl (Polyglactin 910) sutures in colonic and rectal surgery. Dis Colon Rectum 20: 635
5. Beart RW, Kelly KA (1981) Randomized prospective evaluation of the EEA stapler for colorectal anastomoses. Am J Surg 141: 143
6. Becker H, Probst M, Ungeheuer E (1980) Die einzeitige Kolon- und Rektumresektion ohne protektive Kolostomie – ein sicheres Operationsverfahren. Zentralbl Chir 105: 817
7. Bolton RA, Britton DC (1980) Restorative surgery of the rectum with a cirucumferential stapler. Lancet 1: 850
8. Buchmann P, Uhlschmid G, Hollinger A (1980) Erfahrungen mit dem EEA Stapler bei Colonanastomosen. Helv Chir Acta 47: 645

9. Chassin IL, Rifkind KM, Sussmann B, Kassel B, Fingaret A, Drager S, Chassin PS (1978) The stapled gastrointestinal tract anastomosis. Incidence of postoperative complications compared with the sutured anastomoses. Ann Surg 188: 689
10. Everett WG (1975) A comparison of one layer and two layer techniques for colorectal anastomoses. Br J Surg 62: 135
11. Fasching W, Moritz E (1980) Zirkuläre Klammeranastomosen im Magen-Darm-Trakt mit den Klammernahtgeräten SPTU und EEA. Chirurg 51: 644
12. Fielding LP, Stewart-Brown S, Blesovsky L, Kearney G (1980) Anastomotic integrity after operations for a largebowel cancer: a multicentre study. Br Med J 281: 411
13. Goligher JC, Morris C, McAdam WAF, Dombal FT de, Johnston D (1970) A controlled trial of inverting versus everting intestinal suture in clinical large-bowel surgery. Br J Surg 57: 817
14. Goligher JC, Lee PWG, Simpkins KC, Lintott DJ (1977) A controlled omparison of one- and two-layer techniques of suture for high and low colorectal anastomoses. Br J Surg 64: 609
15. Goligher JC (1979) Recent trends in the practice of sphincter saving excision in the treatment of rectal cancer. Ann R Coll Surg Engl 61: 169
16. Heald RJ, Leicester RJ (1981) The low stapled anastomosis. Br J Surg 68: 333
17. Halsted WS (1887) Circula suture of the intestines. An experimental study. Ann J Med Sci 94: 436
18. Hastings JC, Winkle W van, Barker E, Hines D, Nichols W (1975) Effect of suture materials on healing wounds of the stomach and colon. Surg Gynecol Obstet 140: 701
19. Hawley PR, Page Faulk W, Hunt TK, Dunphy JE (1970) Collagenase activity in the gastrointestinal tract. Br J Surg 57: 896
20. Herrmann JB, Woodward SC, Pulaski EJ (1964) Healing of colonic anastomoses in the rat. Surg Gynecol Obstet 119: 269
21. Irvin TT, Edwards JP (1973) Comparison of single layer inverting, two layer inverting and everting anastomoses in the rabbit colon. Br J Surg 60: 453
22. Irvin TT, Goligher JC, Johnston D (1973) A randomized prospective clinical trial of single layer and two layer inverting intestinal anastomoses. Br J Surg 60: 457
23. Irvin TT, Goligher JC (1973) Aetiology of disruption of intestinal anastomoses. Br J Surg 60: 461
24. Jiborn H, Ahonen J, Zederfeldt B (1978) Healing of experimental colonic anastomoses. The effect of suture technic on collagen concentration in the colonic wall. Ann J Surg 135: 333
25. Jiborn H, Ahonen J, Zederfeldt B (1978) Healing of experimental colonic anastomoses. Bursting strength of the colon after left colon resection and anastomosis. Am J Surg 136: 587
26. Langer S (1978) Colon-Nahttechnik, einreihige Naht. Langenbecks Arch Chir 347: 601
27. Laitinen S, Huttunen R, Stahlberg M, Mokka R, Kairaluoma M, Larmi TKI (1980) Experiences with the EEA stapling instrument for colorectal anastomosis. Ann Chir Gynaecol 69: 102
28. Letwin ER (1975) Evaluation of polyglycolic acid sutures in colon anastomoses. Can J Surg 18: 30
29. Matheson NA, Irving AD (1975) Single layer anastomosis after rectosigmoid resection. Br J Surg 62: 239
30. McAdams AJ, Meikle AG, Taylor JO (1970) One layer or two layer colonic anastomoses? Ann J Surg 120: 546
31. McGeehan D, Hunt D, Chaudhuri A, Rutter P (1980) An experimental study of the relationship between synergistic wound sepsis and suture material. Br J Surg 67: 636
32. Miln DC, Connor JO, Dalling R (1972) The use of polyglycolic acid suture in gastrointestinal anastomosis. Scott Med J 17: 108
33. Munday C, McGinn FP (1976) A comparison of polyglycolic acid and catgut sutures in rat colonic anastomoses. Br J Surg 63: 870
34. Nockemann PF (1978) Colon-Nahttechnik: Zweireihige Naht. Langenbecks Arch Chir 347: 604
35. Nöthinger F, Ziegler WJ, Finger J, Kaufmann R (1980) Nahtmaterial in der Darmanastomose. Helv Chir Acta [Suppl] 14: 1
36. Overy RD, Godfrey PJ, Evans M, Pollock AV (1980) Staples or sutures in the colon? A random controlled trial of three methods of colonic anastomosis. Br J Surg 67: 363

37. Orr NWM (1969) A single layer intestinal anastomosis. Br J Surg 56: 771
38. Pollock AV (1980) Probleme der Kolonanastomose. Proktol 1: 23
39. Raab M, Junginger T, Schüchen H, Pichlmaier H (1980) Auswirkungen verschiedener Nahtmaterialien und Nahttechniken auf die Belastbarkeit von Gastrotomien. Therapiewoche 30: 1705
40. Reiling RB, Reiling WA jr, Bernic WA, Huffer AB, Perkins NC, Elliot DW (1980) Prospective controlled study of gastrointestinal stapled anastomoses. Am J Surg 139: 147
41. Sailer R (1981) Klammernahtgeräte bei Eingriffen am Dickdarm. Langenbecks Arch Chir 355: 471
42. Scheele J, Husemann B, Pesch HJ (1978) Kolonanastomosen im Tierexperiment. Mechanische und morphologische Befunde. Z Exp Chir 11: 110
43. Schoubye J (1978) Dexon versus chromic catgut-mersilene simultaneously employed for gastro-intestinal anastomoses, evaluated endoscopically. Acta Chir Scand 144: 441
44. Smith LE (1981) Anastomosis with EEA stapler after colonic resection. Dis Colon Rectum 24: 236
45. Thiede A, Jostarndt L, Lünstedt B, Sonntag HG (1980) Kontrollierte experimentelle histologische und mikrobiologische Untersuchungen zur Hemmwirkung von Polyglycolsäurefäden bei Infektionen. Chirurg 51: 35
46. Thiede A, Troidl H, Poser H, Jostarndt L, Hamelmann H (1980) Prospektive Studie zum Auto-Suture-Klammernahtgerät für Kolon- und Rektumanastomosen. Zentralbl Chir 105: 825
47. Williams D (1980) The effect of bacteria on absorbable sutures. J Biomed Mater Res 14: 329

Anatomische und funktionelle Grundlagen für die Wahl von Nahtmitteln und Nahttechniken in der Lungen- und Trachealchirurgie

F. W. Schildberg, A. Valesky und R. Nissen[1]

Im Gegensatz zu den Organen des Gastrointestinaltraktes kann die Lungen- und Trachealchirurgie nur auf eine realtiv kurze Entwicklungsgeschichte zurückblicken. Noch Ende der zwanziger Jahre wurden bei Lungenresektionen die Hilusgebilde durch Massenligatur versorgt. Häufige Bronchusstumpfinsuffizienzen und Blutungen waren die Folge. Erst die anatomische Präparation und getrennte Versorgung der einzelnen Hilusgebilde sowie die Entwicklung spezieller Naht- und Ligaturtechniken trugen zur Verbesserung der Operationsergebnisse bei. Ein weiterer Entwicklungsschritt erfolgte in den letzten 15 Jahren mit der zirkulären Resektion stenosierter oder tumorös veränderter Trachealabschnitte und der Überbrückung des dabei entstehenden Defektes durch End-zu-End-Anastomose bzw. durch eine Tracheaprothese.

Ähnlich wie in anderen Bereichen kommen in der Lungen- und Trachealchirurgie heute je nach Erfahrung der einzelnen Operateure und Schulen sehr unterschiedliche Nahtmittel zur Anwendung. Die Palette reicht hier von den nichtresorbierbaren Fäden über Draht und resorbierbares Nahtmaterial bis hin zu den Nähapparaten (Tabelle 1).

Für die Wahl des Nahtmaterials ist ihr Einsatzgebiet – Lungenparenchym, Gefäß, Bronchusstumpf und Bronchus- bzw. Trachealanastomose – entscheidend:

Bei der Versorgung von *Lungenparenchymdefekten* nach der sog. atypischen Lungenresektion wird überwiegend resorbierbares, besonders gut gleitendes Material eingesetzt. Wir versorgen die nach Resektion entstehenden Parenchymdefekte in der Regel mit Chromcatgut der Stärke 3/0 durch eine

Tabelle 1. Nahtmaterial in der Lungen- und Trachealchirurgie

Parenchym:	Auflösbares Nahtmaterial (Chromcatgut und voll absobierbares synthetisches Material) Klammerapparate (TA, GIA)
Gefäße:	Nichtresorbierbares Material (Polyester, Zwirn, Seide) Klammerapparate?
Bronchus/Trachea:	Auflösbares Material (PGS, Polyglactin, Chromcatgut) Nichtresorbierbares Material? (Polyester, Stahl, Zwirn, Seide) Klammerapparate?

1 Chirurgische Klinik der MHL, Ratzeburger Allee 160, D-2400 Lübeck

Abb. 1. Nahttechnik bei atypischer Lungenresektion

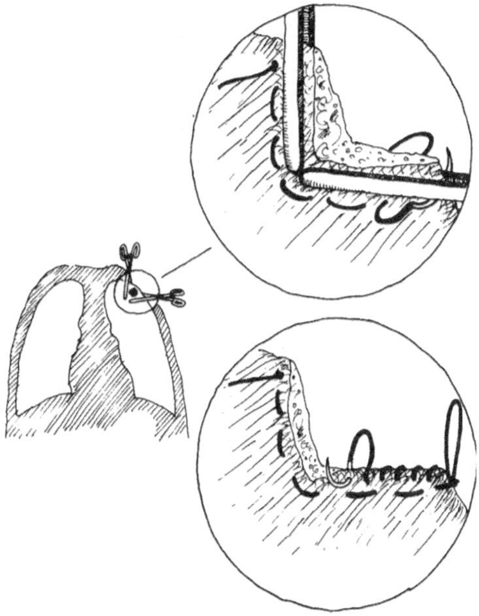

fortlaufende sog. Matratzennaht unterhalb der Klemme (Abb. 1). Nach Abnehmen der Klemme und Knotung erfolgt die Serosierung mit demselben Faden durch fortlaufende überwendliche Naht. Absorbierbares synthetisches Material haben wir wegen der etwas rauheren Oberfläche bisher nicht eingesetzt, sicher ergibt sich hier mit den neueren, beschichteten Nahtmitteln oder mit dem monofilen Polydioxanonfaden eine Alternative zum Chromcatgutfaden. Anstelle der manuellen Naht hat sich in den letzten Jahren der Einsatz des Nähapparates bewährt (Abb. 2). Als Vorteil wird hier der nur geringe Parenchymverbrauch durch die Naht sowie die Abkürzung der Operationszeit angesehen. Als Nachteile gelten die nicht ganz einfache Handhabung des Gerätes, insbesondere bei verhärteter Lunge oder großen Keilresektionen, sowie der erheblich höhere Kostenaufwand, der den der manuellen Naht um ein Vielfaches übersteigt.

Für die *Gefäßunterbindung und -durchtrennung* ist zu beachten, daß wir es an der Lungenwurzel mit verhältnismäßig kräftigen, aber kurzen Arterien und Venen zu tun haben, die sich rasch in ihre Äste aufzweigen. Da aus Sicherheitsgründen eine 2fache Ligatur empfehlenswert ist, wird die periphere Unterbindung oft in die einzelnen Äste verlagert werden müssen (Abb. 3). Wir geben hier auf Grund der guten mechanischen Eigenschaften dem Zwirn den Vorzug und erreichen damit eine sichere und bleibende Ligatur. Erweist sich die Teilresektion der A. pulmonalis oder V. cava superior als notwendig, so erfolgt ihre Rekonstruktion nach gefäßchirurgischen Prinzipien unter Benutzung monofiler, nichtresorbierbarer Kunststoffäden.

Über die Art des *Bronchusverschlusses* nach Lungenresektionen und des zu verwendenden Nahtmaterials herrschen verschiedene Ansichten. Einige Beispiele verdeutlichen die recht unterschiedlichen Verfahren, wie z. B. der

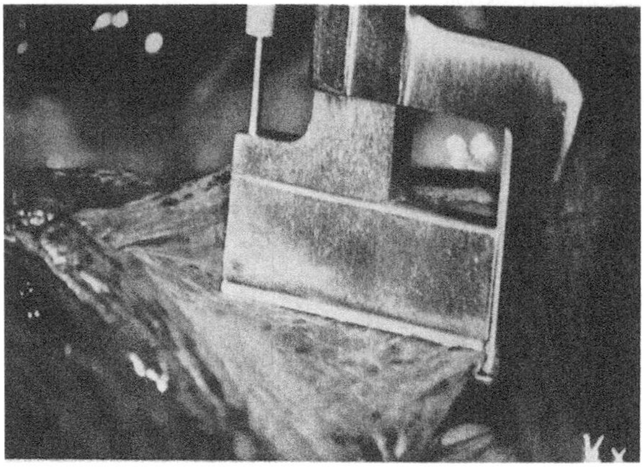

Abb. 2. Maschineller Parenchymverschluß (Gerät TA 50) bei atypischer Lungenparenchymresektion

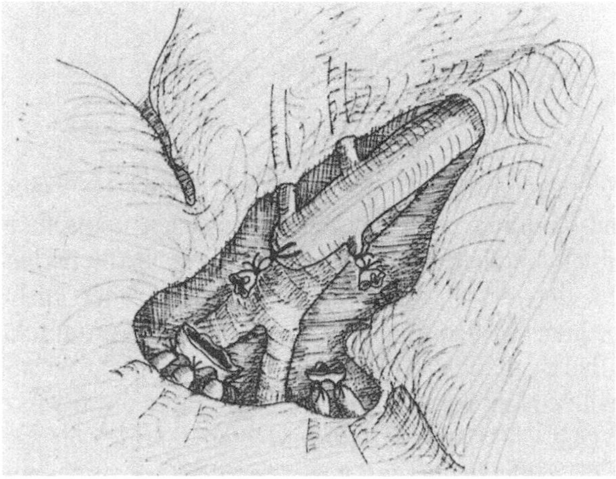

Abb. 3. Ligatur der A. pulmonalis bei Unterlappenresektion rechts

Bronchusverschluß nach Derra mit Achternähten oder nach Klingenberg mit 2 überwendlichen Nahtreihen in entgegengesetzter Richtung. Der Verschluß nach Hansen erfolgt mit fortlaufender U-Naht, Abtrennung des Bronchusstumpfes und Fortführen der Naht in überwendlicher Technik zum Ausgangspunkt zurück, die Methode nach Sweet u. Nissen bevorzugt die schrittweise Durchtrennung und Verschluß des Bronchus mit Einzelknopfnähten (Abb. 4a–d). Im eigenen Krankengut führen wir Einzelknopfnähte bei liegender Klemme und perikartilaginärer Fadenführung durch. Auch bei starken Knorpelringen kann z. B. durch eine seitliche Einkerbung in der Regel eine gute Adaptation der Wundränder und damit ein luftdichter Verschluß erreicht werden. 6–8 Einzelnähte sind ausreichend. Durch die perikartilaginäre Führung wird einerseits der Knorpel nicht durch das Nahtmaterial verletzt, andererseits bietet der intakte Knorpelring ein festes Widerlager, das auch bei Hustenstößen mit Druckentwicklungen bis über 100 mm HG ein Durchschnei-

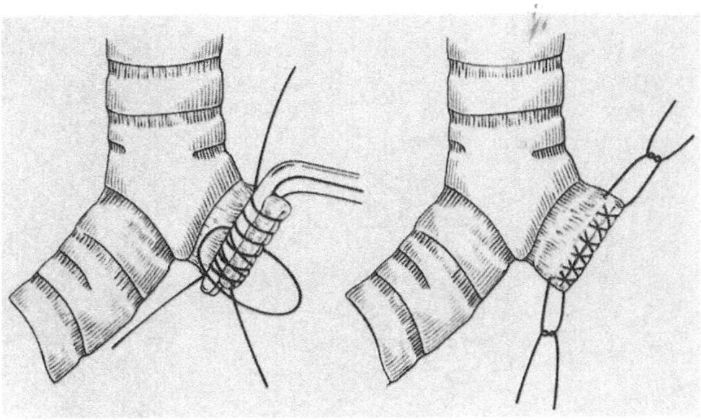

a

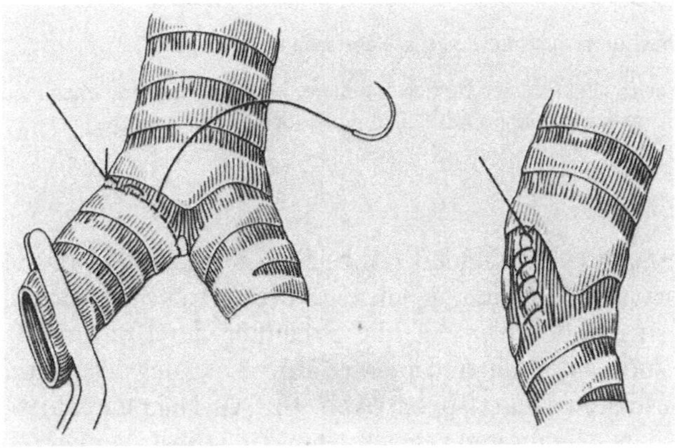

b

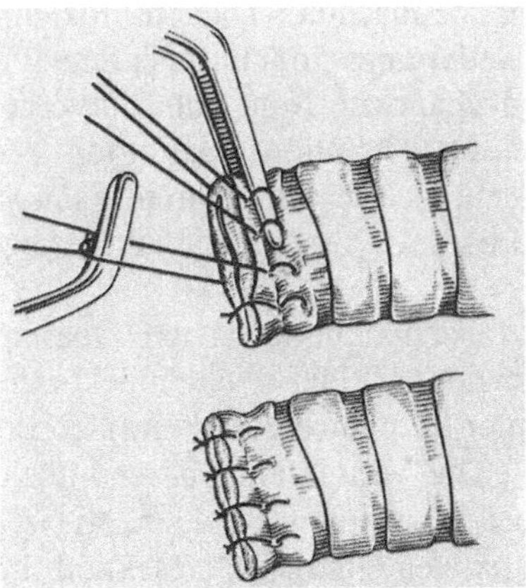

c

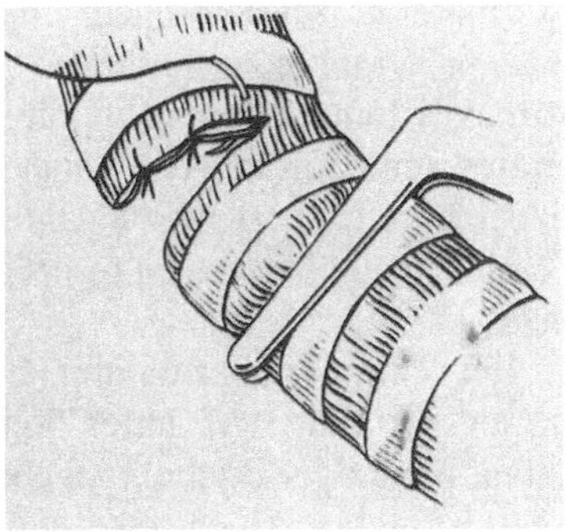

d

Abb. 4a–d. Nahttechniken zum Verschluß des Bronchusstumpfes, **a** nach Klingenberg, **b** nach Hansen, **c** nach Derra, **d** nach Sweet/Nissen

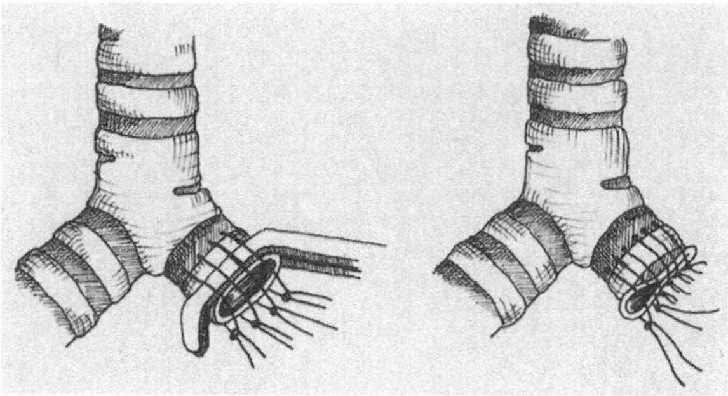

Abb. 5

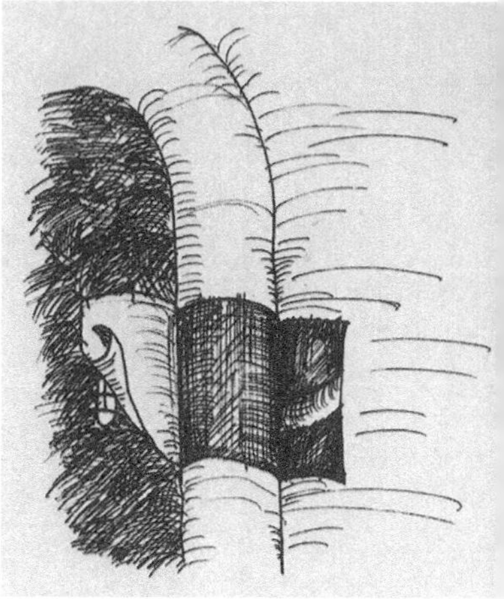

Abb. 6

Abb. 5. Bronchusstumpfverschluß, eigene Nahttechnik

Abb. 6. Abdecken des linksseitigen Bronchusstumpfes mit Hilfe eines gestielten Pleuralappens, der von lateral nach medial präpariert wird. Die Aorta descendens freigelegt

den des Nahtmaterials verhindert (Abb. 5). Als günstige Voraussetzungen für eine ungestörte Wundheilung gelten ein kurzer Bronchusstumpf, der Sekretansammlungen unmöglich macht, die Erhaltung der Bronchialarterien bis in Schnitthöhe, luftdichte Naht und die sorgfältige Deckung des Bronchusstumpfes mit einem gestielten Pleuralappen (Abb. 6). Als Nahtmaterial werden heute meist auflösbare Nahtmittel eingesetzt. Wir selbst verwenden seit 1972 Polyglykolsäurematerial in der Stärke 3/0 bzw. 4/0 und haben die früher ausgedehnten Granulombildungen bei Einsatz von nichtresorbierbarem Polyestermaterial seitdem nicht mehr beobachtet. Die Insuffizienzrate lag in unserem Krankengut unter 1%. Neuerdings kommt auch zum Verschluß des Bronchusstumpfes vermehrt die mechanische Naht mit Hilfe eines Klammergerätes zum Einsatz. Die dabei in der Literatur aufgeführten Vorteile gelten jedoch nur im Vergleich zu Nähten mit nichtresorbierbarem Nahtmaterial [2, 4]. Vergleichende Studien zu resorbierbaren, synthetischen Fäden liegen bis heute nicht vor.

Bei Tumoren bestimmter Lokalisationen, meist am Oberlappenabgang, führen wir seit 1967 unter Vermeidung einer Pneumonektomie die obere Lobektomie oder Bilobektomie unter Mitnahme einer zentralen Bronchusmanschette durch („sleeve-resection"). Die Ventilation während der offen durchgeführten Anastomose erfolgt über doppellumige Tuben, wie z. B. mit dem Tubus nach White bei einer rechtsseitigen Oberlappenresektion. Im Falle eines Eingriffs an der Trachealbifurkation (Abb. 7a–d) kann die Oxygenierung während der Tumorresektion und der Naht der Anastomosenhinterwand am besten über einen über das Operationsfeld eingebrachten Tubus durchgeführt werden, der dann zur Naht der Vorderwand durch den präoperativ peroral

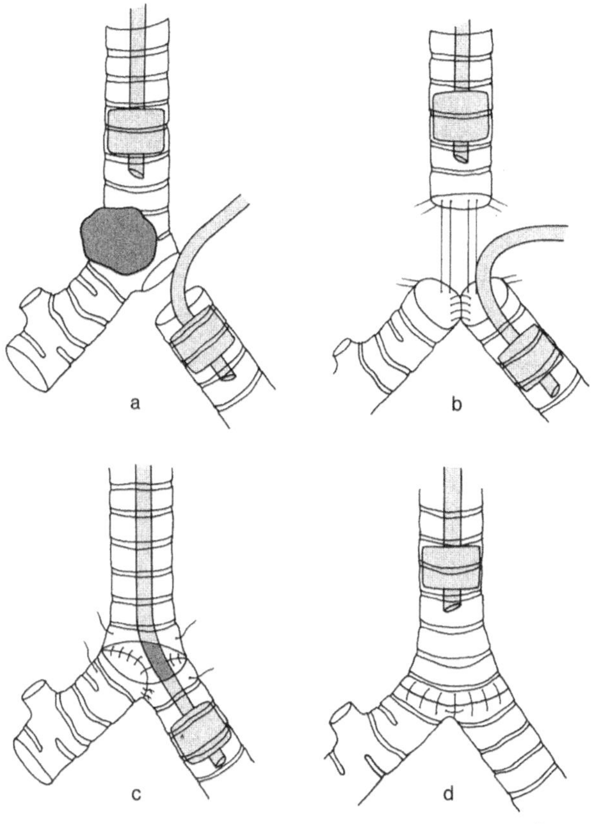

Abb. 7a–d. Taktisches Vorgehen bei Bifurkationsresektionen. **a** Tumor im Bereich der Bifurkation, nach rechts ausladend. Der linke Bronchus ist abgetrennt, die linke Lunge wird über einen direkt in den linken Bronchus eingeführten 2. Tubus ventiliert. **b** Die Bifurkation ist mit dem Tumor reseziert, beide Bronchien werden wie dargestellt y-förmig mit dem Trachealstumpf anastomosiert. Während dieser Zeit wird nur die linke Lunge ventiliert. **c** Die Hinterwand der Anastomose ist fertiggestellt, der über das Operationsfeld hereinreichende Tubus im linken Bronchus ist entfernt und wurde durch Vorschieben des endotrachealen Tubus in den linken Bronchus ersetzt. Auch zu diesem Zeitpunkt ist nur die linke Lunge belüftet. **d** Die Bifurkationsanastomose ist beendet, der endotracheale Tubus wird nun aus dem linken Hauptbronchus zurückgezogen und liegt wieder in der Trachea. Belüftung beider Lungen

gelegten Tubus ersetzt wird. Eine extrakorporale Oxygenierung kann somit in der Regel vermieden werden. Bei Bifurkationstumoren mit gleichzeitig operationspflichtigen Befunden im Bereich der linken Lunge wird in der Literatur das zweizeitige und doppelseitige Vorgehen empfohlen. Erfahrungen mit einer 37jährigen Patientin (Abb. 8), bei der wegen Zylindroms im Bereich der Trachealbifurkation und zerstörter linker Lunge eine Pneumonektomie und Bifurkationsresektion mit tracheobronchialer Anastomose rechts durchgeführt wurde, zeigten, daß auch von der linken Seite her die Trachealbifurkation und die distale Trachea über eine Strecke von 3–4 Knorpelringen übersichtlich dargestellt werden können und damit in diesen speziellen Fällen auch ein

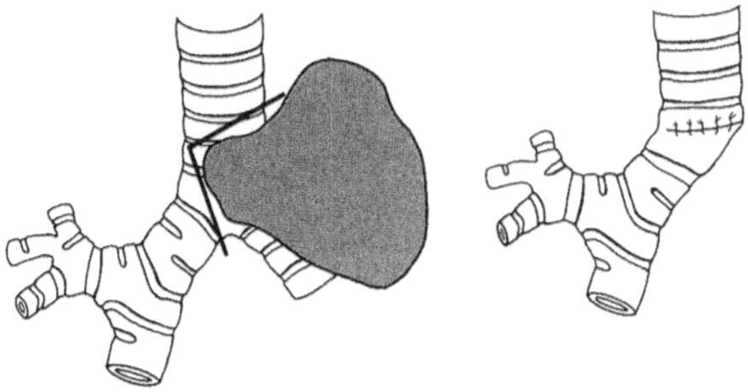

Abb. 8. A.T., ♀, 37 J.: Großes Zylindrom im Bifurkationsbereich bei linksseitig zerstörter Lunge. Nach linksseitiger Thorakotomie wurde die Bifurkation in der Konkavität des Aortenbogens freipräpariert und auf einer Länge von 3 Knorpelringen reseziert. Nach Ligatur von Arterie und Vv. pulmonales sinistrae wird die zerstörte linke Lunge vollständig entfernt. Die Wiederherstellung der tracheobronchialen Kontinuität erfolgt durch direkte End-zu-End-Anastomose zwischen Trachea und Stumpf des rechten Hauptbronchus. Die Ventilation während des Eingriffes erfolgt in Anlehnung an Abb. 7

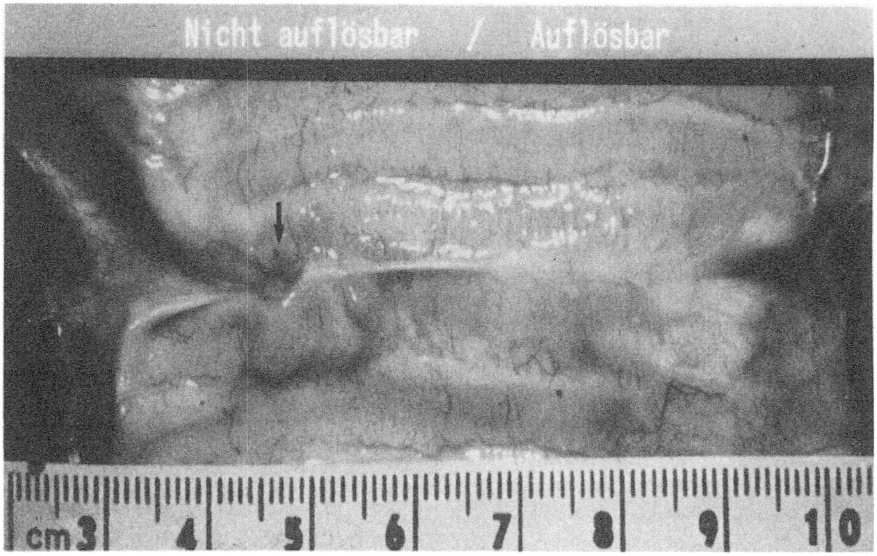

Abb. 9. Tracheaanastomose unter Verwendung nichtresorbierbaren *(linke Bildhälfte)* bzw. resorbierbaren *(rechte Bildhälfte)* Nahtmaterials. Deutlich sichtbar der ulzeröse Defekt bei Verwendung nichtauflösbarer Fäden (Tierexperiment, Hund)

einzeitiges Vorgehen von einer linksseitigen Thorakotomie her möglich ist [5].

Wie bei Erkrankungen der Bifurkation haben wir auch zur Behandlung *obstruierender Trachealerkrankungen* der Resektion vor allen konservativen oder plastisch-rekonstruktiven Maßnahmen den Vorzug gegeben. Der bei Resektionen der Trachea entstehende Defekt – und dasselbe gilt natürlich auch

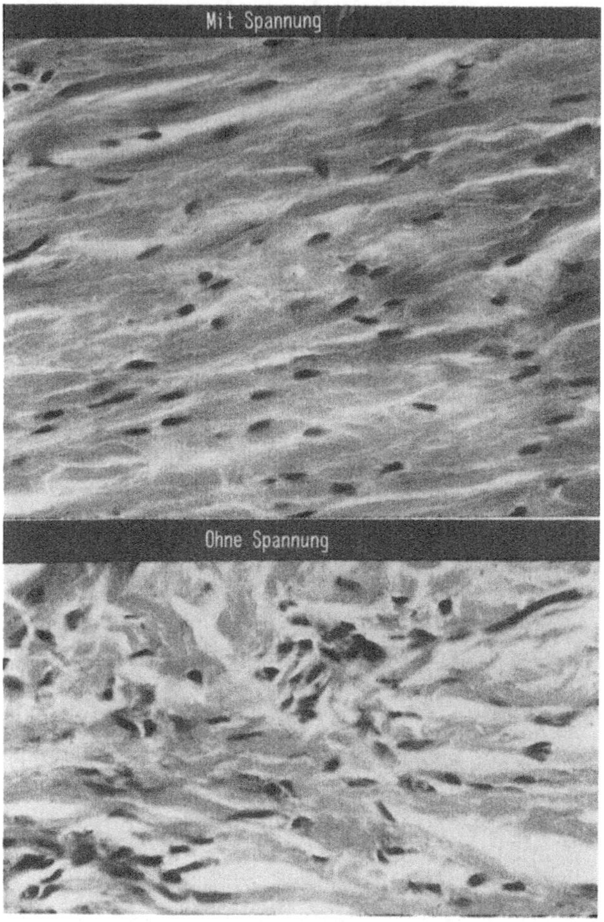

a
b

Abb. 10a, b. Histologische Befunde bei Tracheaanastomosen. **a** Bei Anastomosierung unter erhöhter Spannung nach Trachearesektion erfolgt eine parallele Ausrichtung der Zellkerne und Fasern. **b** Erfolgt die Wiedervereinigung der Trachea nach einfacher Durchtrennung und Reanastomosierung ohne Spannung, so findet sich ein ungeordnetes „Granulationsgewebe" (Tierexperiment, Hund)

für die Bronchien – kann in der Regel durch End-zu-End-Anastomose der Resektionsstümpfe verschlossen werden. Trotz verschiedener Mobilisationsmanöver an der Trachea entstehen dabei erhöhte Spannungen, die auf Grund tierexperimenteller Untersuchungen bis ca. 1000 p gefahrlos toleriert werden. Von den meisten Chirurgen werden deshalb aus Sorge vor der Nahtdehiszenz nichtresorbierbare Nahtmaterialien benutzt und das Ausmaß der Trachearesektion auf 3–4 cm beschränkt. Ebenso wie bei der sog. „Fadenkrankheit" gastrointestinaler Anastomosen [6, 7] lassen sich jedoch bei Verwendung nichtresorbierbaren Nahtmaterials geschwürige Aufbrüche auch in der Trachea finden [1] – wie im Tierexperiment zu sehen ist (Abb. 9) –, weshalb wir von der

Verwendung dieser Fäden Abstand nehmen. Seitdem haben wir wie auch andere Autoren [7] den Eindruck gewonnen, daß die Granulombildungen an der Anastomose seltener und geringer geworden sind. Im Krankengut von bisher 30 Trachea- und Bifurkationsanastomosen haben wir auch ausgedehnte Resektionen bis zu 7,4 cm Länge unter Verwendung resorbierbarer Fäden reanastomosiert und benutzen dabei – wie auch beim Bronchusverschluß – die perikartilaginäre Fadenführung [3].

Eigene tierexperimentelle Untersuchungen haben nämlich gezeigt, daß synthetisches resorbierbares Nahtmaterial für den Einsatz in der Chirurgie der Trachea und Bronchien eine besondere Eignung aufweist, obwohl in den ersten 2–3 Wochen ein deutlicher Verlust der Reißkraft einsetzt. Histologisch läßt sich nachweisen, daß bei Anastomosen, die unter erhöhter Spannung durchgeführt werden, sehr bald eine parallele Ausrichtung von Zellkernen und Fasern einsetzt (Abb. 10a). Im Gegensatz dazu bleiben diese Strukturen ungeordnet, wenn durch Verwendung nichtresorbierbaren Nahtmaterials die Spannung im Anastomosenbereich aufgehoben wird (Abb. 10b). Auch besteht der Eindruck, daß der Kollagengehalt dieser spannungsfrei anastomosierten Tracheen geringer ist.

Bei Überprüfung der physikalischen Charakteristik wird deutlich, daß dieser zunehmende Kollagengehalt mit einer Steigerung der Anastomosenzugfestigkeit einhergeht. Die unter erhöhter Spannung ausgeführten Anastomosen nach Trachearesektion weisen bei allen untersuchten Nahtmaterialien eine höhere Zugfestigkeit auf als die spannungsfrei vereinigten Tracheastümpfe nach einfacher Durchtrennung (Abb. 11). Die Zunahme der Reißfestigkeit ist bei Verwendung resorbierbarer Nähte (Chromcatgut und Polyglykolsäure) jedoch besonders akzentuiert, dementsprechend heben sich diese beiden Kurven deutlich von den übrigen ab (Abb. 12) und erreichen Werte, die weit über den Meßdaten der gesunden Trachea liegen [8].

Diese bisher nicht bekannte biologische Eigenschaft der Trachea, auf zunehmende Anastomosenspannungen mit wachsender Wundfestigkeit zu reagieren, erfährt durch den biochemischen Versuch eine Erklärung. Wie bereits auf Grund der histologischen Befunde vermutet, läßt sich bei Anastomosen, die unter Spannung durchgeführt werden, auf Grund der Zunahme von 4-Hydroxyprolin eine signifikante Steigerung der Kollagensynthese nachweisen, wohingegen bei spannungsfrei vereinigten Tracheastümpfen die Kollagenbildung zurückbleibt (Abb. 13). Zu gleichen Aussagen kommt man auch bei Bestimmung der Aktivität der Prolylhydroxylase, die bei Zugbelastung der Anastomose um 66% gegenüber einer spannungsfreien Naht ansteigt (Abb. 14).

Diese tierexperimentellen Befunde zeigen, daß die Trachea auf erhöhte Zugbelastungen im Anastomosenbereich mit einer vermehrten Kollagensynthese reagiert und dadurch die Reißfestigkeit erheblich zunimmt und nach ca. 1 Monat bereits die Festigkeit der normalen Trachea übertrifft. Um die Zugbelastung an der Anastomose wirksam werden zu lassen, bedarf es der zeitabhängigen Abnahme der Reißfestigkeit des Nahtmaterials, wie es nur bei Verwendung resorbierbarer Fäden gegeben ist. Bei Anastomosen mit nichtresorbierbarem Material bleibt die Zugbelastung aus. Dementsprechend kommt

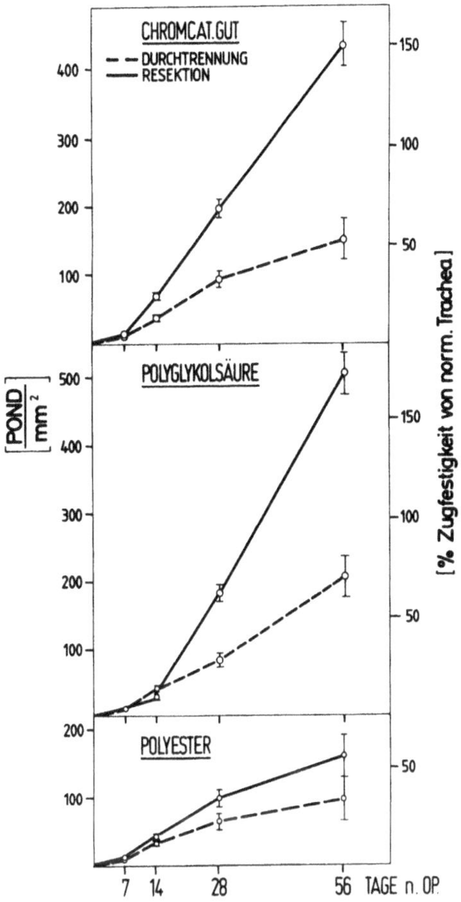

Abb. 11

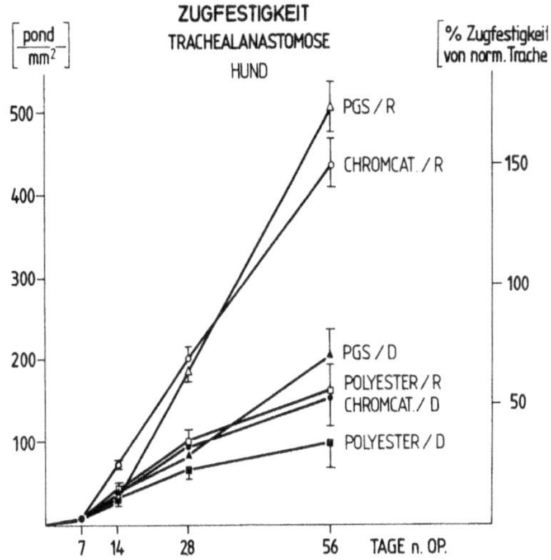

Abb. 12

Abb. 11. Zugfestigkeit von Trachealanstomosen in pond/mm² *(links)* bzw. als % der Zugfestigkeit normalen Trachealgewebes *(rechts)* bei Verwendung unterschiedlicher Nahtmaterialien. Anastomosen, die nach Teilresektion der Trachea unter erhöhter Spannung angelegt wurden *(durchgezogene Linie),* weisen durchweg eine sehr viel höhere Zugfestigkeit auf als Anastomosen, die nach einfacher Trachealdurchtrennung und Reanastomosierung spannungsfrei angelegt wurden *(Gestrichelte Kurve)* (Tierexperiment, Hund)

Abb. 12. Zugfestigkeit von Trachealanastomosen bei Verwendung unterschiedlicher Nahtmaterialien und wechselnder Anastomosenspannung durch Resektion (*R* Resektion = erhöhte Anastomosenspannung) bzw. einfache Durchtrennung (*D* Durchtrennung = spannungsfrei). Es zeigt sich, daß bei spannungsfrei angelegten Anastomosen die Zugfestigkeit wesentlich geringer ausgeprägt ist und auch nach 2 Monaten nur ca. 50% der Reißfestigkeit normalen Trachealgewebes erreicht. Werden Anastomosen nach Trachearesektion *(R)* unter erhöhter Spannung angelegt, so ist mit einer größeren Zugfestigkeit nur bei Verwendung von resorbierbarem Nahtmaterial (PGS und Chromcatgut) zu rechnen, wohingegen bei der Verwendung nichtresorbierbaren Materials (Polyester) keine größere Anastomosenzugfestigkeit festzustellen ist (Tierexperiment, Hund). △△△ PGS/R, ○○○ Chromcatgut/R, ▲▲▲ PGS/D, □□□ Polyester/R, ●●● Chromcatgut/D, ■■■ Polyester/D

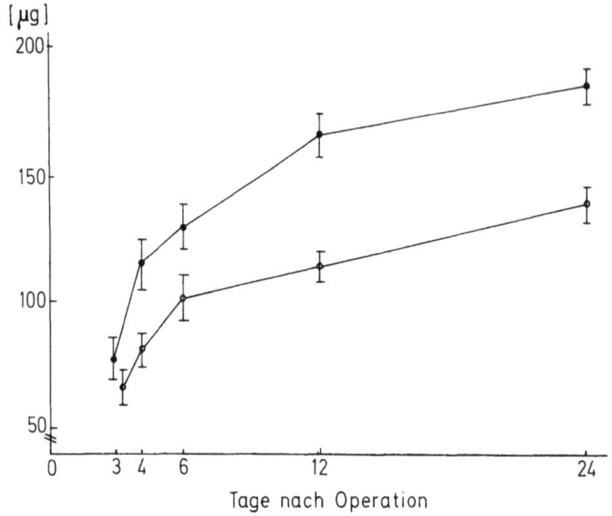

Abb. 13. Gehalt der Trachealanastomose an 4-Hydroxyprolin. Es zeigt sich, daß mit Steigerung der Anastomosenspannung *(geschlossene Kreise)* eine höhere 4-Hydroxyprolinkonzentration im Anastomosenbereich als Ausdruck einer verstärkten Kollagendeposition zu finden ist als bei spannungsfrei angelegten Anastomosen *(offener Kreis)* (Tierexperiment, Ratte)

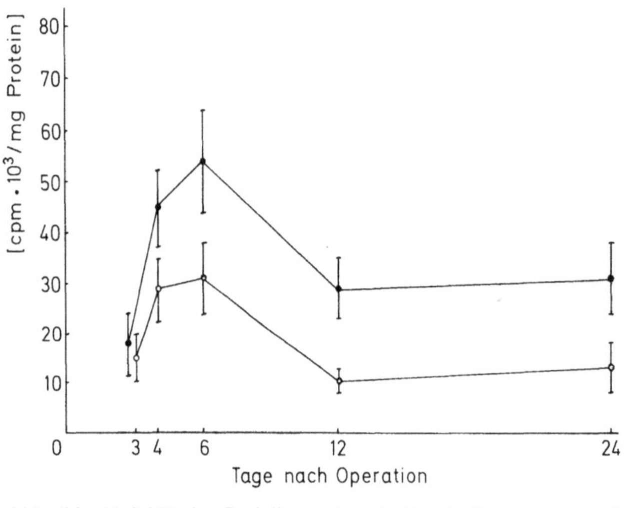

Abb. 14. Aktivität der Prolylhyroxylase in Trachealanastomosen. In unter Spannung stehenden Anastomosen *(geschlossene Kreise)* ist eine um 66% höhere Enzymaktivität als Hinweis auf eine gesteigerte Kollagensynthese nachweisbar im Vergleich zu spannungsfrei angelegten Anastomosen *(offene Kreise)* (Tierexperiment, Ratte)

es hier nicht zur erwünschten Steigerung der Anastomosenreißfestigkeit, auch nach 2 Monaten beträgt diese nur ca. 50% der Reißkraft der gesunden Trachea.

Literatur

1. Albertini RE (1981) Cough caused by exposed endobronchial sutures. Ann Int Med 94: 205–206
2. Forrester-Wood CP (1980) Bronchopleural fistula following pneumonectomy for carcinoma of the bronchus. J Thorac Cardiovasc Surg 80: 406–409
3. Heberer G, Schildberg FW, Valesky A, Stelter WJ (1980) Trachearekonstruktionen bei entzündlichen Stenosen und Tumoren. Chirurg 51: 283
4. Péterffy A, Calabrese E (1979) Mechanical and conventional manual sutures of the bronchial stump. Scand J Thorac Cardiovasc Surg 13: 87–91
5. Schildberg FW, Schaudig A, Valesky A (1978) Probleme der operativen Technik bei Tumoren an der Trachealbifurkation. Langenbecks Arch Chir 347
6. Schreiber HW, Eichfuss HP, Farthmann E (1975) Chirurgische Nahtmaterialien in der Bauchhöhle. Chirurg 46: 437
7. Soehendra N, Lochens M, Neuerburg J (1973) Die sogenannte Fadenkrankheit im operierten Magen. MMW 115: 1845
8. Valesky A, Lehnhardt FJ, Schildberg FW (1981) Wundheilung von Trachealanastomosen. Chirurg 52: 648–553

Anatomische und funktionelle Grundlagen für die Wahl von Nahtmitteln und Nahttechniken in der Transplantationschirurgie

P. Neuhaus, C. E. Brölsch und R. Pichlmayr[1]

Schon aus vorchristlicher Zeit existieren Legenden und Erzählungen über Haut- und Organtransplantationen. Die ersten Beschreibungen solcher Operationen beschäftigten sich mit Hauttransplantationen zur Wiederherstellung von Nase, Ohren und Lippen und wurden in einem indischen Sanskrit-Text aus dem Jahre 450 vor Christus gefunden [7]. Viele Jahrhunderte später, im Jahre 1597, beschrieb Tagliacozzi ähnliche Wiederherstellungsoperationen (Abb. 1) [9]. Seine Ausführungen erstreckten sich auch auf die Beschaffenheit und Vorbereitung des Transplantatlagers, die Ernährung des Transplantates und seine Fixation durch Nähte sowie durch Immobilisierung der den Hautlappen tragenden Extremität (Abb. 1).

Die Transplantation ganzer Organe mit Anschluß der Blutgefäße ist allerdings eine Leistung des 20. Jahrhunderts, verbunden mit dem Namen Carrel [2], der durch seine systematischen Untersuchungen über die Naht von Blutgefäßen die Voraussetzungen für den Anschluß eines Transplantates an den Empfängerkreislauf schaffte. Nach diesem so glanzvollen Beginn der Gefäß- und Transplantationschirurgie stagnierte zunächst auf beiden Gebieten die Entwicklung, bis 50 Jahre später mit der Verbesserung der Nahtmaterialien für die Gefäßchirurgie und wachsenden Kenntnissen der Transplantationsimmunologie und Immunsuppression breite Fortschritte erzielt werden konnten [4].

Haare, Seide, Zwirn und synthetische Polyamid- und Polyesterfäden sind nur einige Beispiele aus der Entwicklungsreihe der Nahtmaterialien für die Gefäßchirurgie. Der heute wohl am meisten verwendete synthetische monofile Faden aus Polypropylen stellt nun gewissermaßen einen Endpunkt dieser Entwicklung dar, da er den Anforderungen der Gefäß- und auch der Transplantationschirurgie weitgehend entspricht (Tabelle 1).

Eine Verminderung der operativ bedingten Probleme auf dem Transplantationssektor wird sich nicht mehr so sehr über Änderungen in Material und Nahttechnik erreichen lassen, als vielmehr durch eine Analyse der funktionellen und anatomischen Ursachen von Problemen im Anastomosenbereich. Ein plastisches Beispiel hierfür ist die Arterienanastomose bei Nierentransplantationen, die früher immer als End-zu-End-Anastomose zwischen A. iliaca interna und A. renalis in fortlaufender überwendlicher Nahttechnik ausgeführt wurde. Hier konnte eine Anastomoseneinengung durchaus ihre Ursache in unvollkommener Operationstechnik, z. B. durch versehentliches Nichtmitstechen der

1 Klinik für Abdominal- und Transplantationschirurgie der MHH, Karl-Wiechert-Allee 9, D-3000 Hannover 61

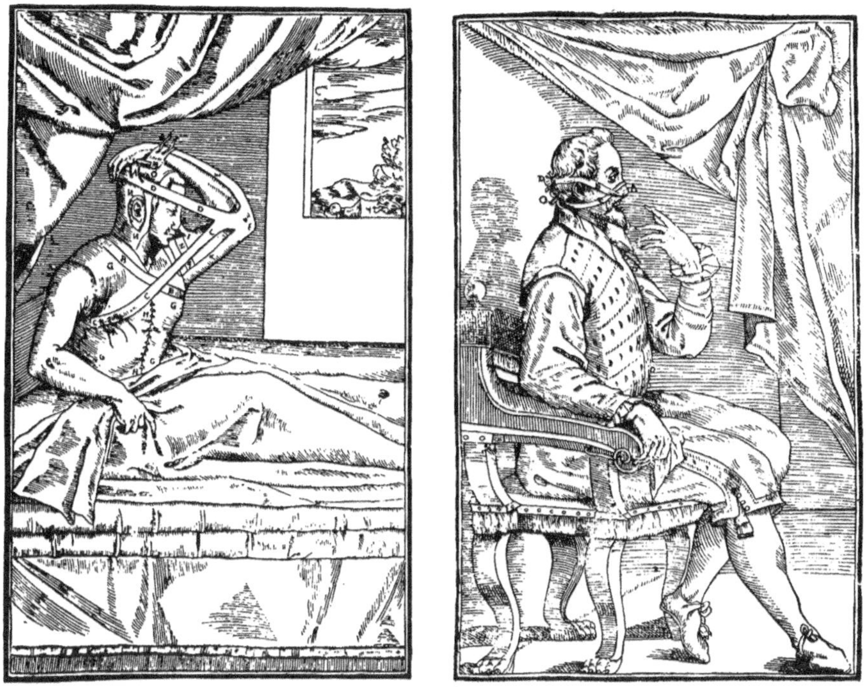

a b

Abb. 1a, b. Nasenplastik nach Tagliacozzi (1597) durch gestielte Hauttransplantation. **a** Fixierung und Immobilisierung der den Hautlappen tragenden oberen Extremität durch ein Korsett mit Riemen, **b** Modellierung der rekonstruierten Nase durch verschiedenartige Fixationsmethoden

Tabelle 1. Nahtmaterial für Gefäßanastomosen in der Transplantationschirurgie

Forderungen
Geringe Stärke und hohe Reißfestigkeit
Geringe Dehnbarkeit, hohe Flexibilität
Geringe Dochtwirkung, glatte Oberfläche
Geringe Infektionsgefahr
Geringe Gewebereaktion
Nichtresorbierbar
z. Z. 1. Wahl
Monofiler Kunststoffaden aus Polypropylen, Stärke 5/0–6/0

Intima oder zu kräftiges Anziehen und Knüpfen des glatten Fadens vor Freigabe des Blutstromes, haben (Abb. 2). Zusätzlich können selbstverständlich bei der End-zu-End-Anastomose perivaskuläre Narbenbildung, Gefäßwandläsionen durch Einbinden der Perfusionskanüle, Gefäßabknickungen und chronische Abstoßungsreaktionen Ursache einer späteren Stenose sein (Abb. 3).

Bei der heute zumeist geübten Seit-zu-End-Anastomosierungstechnik zwischen A. iliaca communis und der mit einem Aortenwandpatch entnom-

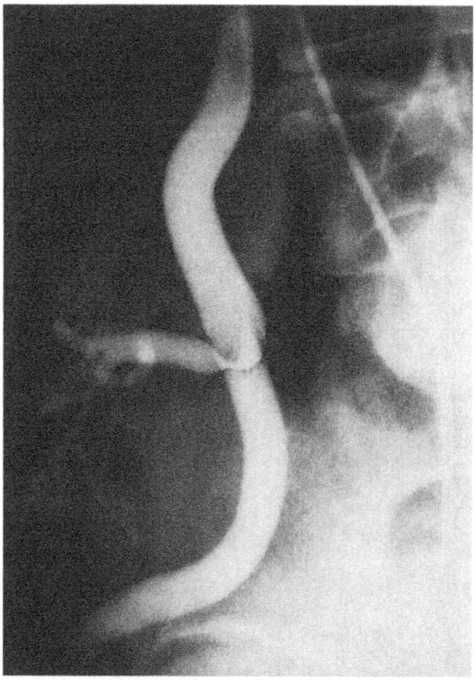

Abb. 2. End-zu-End-Anastomosierung der Nierenarterie mit der A. iliaca interna. Anastomosenstenose $1^1/_2$ Jahre nach Nierentransplantation (technisch bedingt)

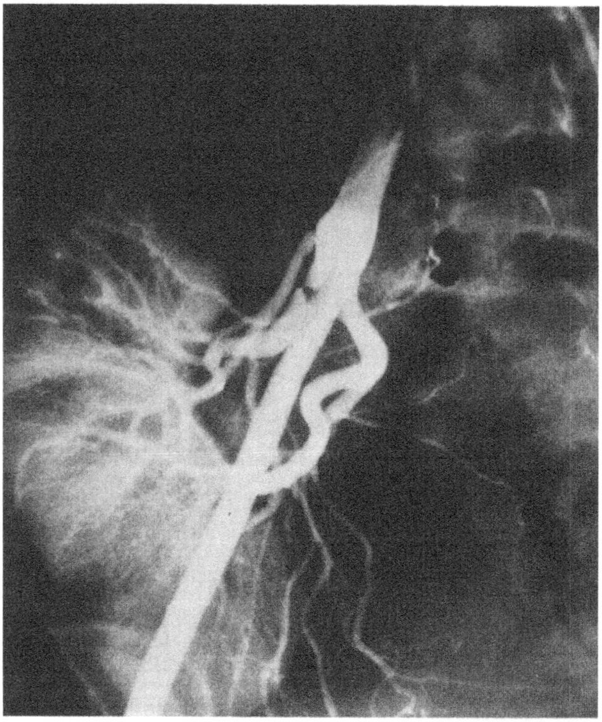

Abb. 3. Anastomosenstenose bei 2 mit Patch transplantierten Nierenarterien, wahrscheinlich durch Intimaläsion bei Einbinden von Perfusionskanülen (nicht transplantationstechnisch bedingt)

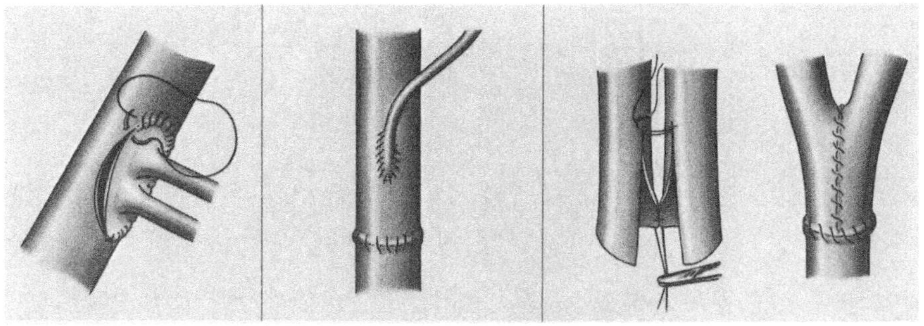

Abb. 4a–c. Arterienanastomosen bei Nierentransplantation. **a** Typische End-zu-Seit-Anastomosierung der mit Aortenwandpatch entnommenen Nierenarterie(n) an die A. iliaca communis; **b** seitliche Implantation einer abgetrennten Polarterie in das Hauptgefäß, End-zu-End-Anastomosierung der Nierenarterie ohne Patch (früher Regelfall); **c** Y-förmige Vereinigung zweier etwa gleichstarker Nierenarterien ohne Patch

menen Nierenarterie sind sowohl Nahttechnik wie auch sekundäre Nahtschrumpfungen kaum mehr Ursache einer Stenose. Gleiches gilt übrigens auch für andere Organtransplantationen, bei der die Gefäßanastomosen unter Verwendung der Patchtechnik durchgeführt werden (Pankreas und Leber) (Abb. 4).

Selbstverständlich sind insbesondere auch bei Nierentransplantationen gelegentliche Abweichungen von der Standardtechnik erforderlich, z. B. wenn eine ohne Patch abgetrennte Polarterie zusätzlich implantiert werden soll (Abb. 4b) oder wenn 2 Nierenarterien ohne Patch vorhanden sind (Abb. 4c) oder wenn eine Kinderniere transplantiert werden soll, bei der zumindestens eine Seite der Arteriennaht durch Einzelknopfnähte hergestellt werden muß, damit die Anastomose sich später noch erweitern kann.

Auch bei Lebertransplantationen führen wir heute grundsätzlich sämtliche Gefäßanastomosen in überwendlich-fortlaufender Nahttechnik mit monofilem, nichtresorbierbarem Kunststoffaden aus, wobei allerdings die anatomischen Gegebenheiten wechselnde Anastomosenlokalisationen erforderlich machen (Abb. 5). Grundsätzlich wird bei der Spenderorganentnahme die A. hepatica in Kontinuität mit dem Truncus coeliacus und einem Aortenwandpatch entnommen. Ist die Arterie lang genug, was bei der Transplantation von Erwachsenenorganen eigentlich immer zutrifft, so bevorzugen wir eine Seit-zu-End-Anastomose zwischen Aorta oberhalb des Truncus coeliacus und Arterienpatch als sicherste und funktionell beste Methode. Ist dagegen die Länge der Arterie, z. B. bei einer Kinderleber, nicht ausreichend, erfolgt die Anastomose wahlweise am Truncus coeliacus oder an der A. hepatica communis. Schließlich kann bei einem Zirrhotiker die A. hepatica so dick sein, daß sich hier eine sichere End-zu-End-Anastomose anbietet, zumal man evtl. eine blutreiche und unübersichtliche Präparation in einem Kollateralkreislauf, der durch die Abklemmung der V. cava unter erhöhtem Druck steht, vermeiden kann.

Besonders wichtig ist bei der Lebertransplantation die fortlaufend überwendliche Nahttechnik zur exakten Abdichtung der Gefäßnähte, da Störungen

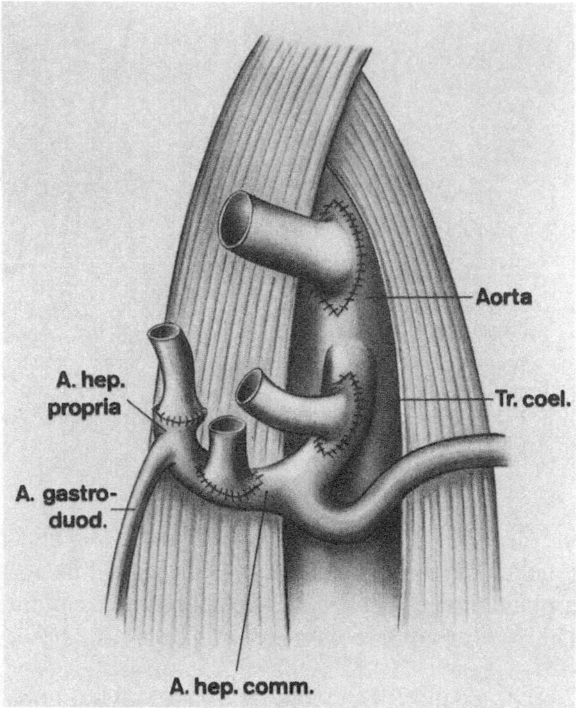

Abb. 5. Möglichkeiten der Anastomosierung der mit Aortenwandpatch entnommenen A. hepatica bei Lebertransplantation. *A* Aorta abdominalis oberhalb des Truncus coeliacus, *B* Truncus coeliacus, *C* A. hepatica communis, *D* Aufteilungsstelle der A. hepatica propria (selten indiziert bei sehr kleiner Spenderarterie oder sehr großer Empfängerarterie)

der Blutgerinnung bei diesen Patienten die Regel sind und spätere Manipulationen, z. B. an der Aorta und der infrahepatischen V. cava, nur unter großen Schwierigkeiten möglich sind.

Venenanastomosen als End-zu-End- (V. portae, V. cava) oder End-zu-Seit-Anastomosen (V. renalis – V. iliaca externa) bereiten bei der Naht mit fortlaufendem atraumatischen Faden eigentlich nie Probleme. Lediglich muß man z. B. bei der End-zu-End-Pfortaderanastomose darauf achten, daß man beim Knüpfen des Fadens die Anastomose nicht zuzieht und einengt. Gerade bei diesem oft recht zartwandigen Gefäß ist der glatte Prolenefaden von Vorteil, da ein geflochtener Faden zu unerwünschter und ggf. gefährlicher Traumatisierung der Wand führt.

Technisch wesentlich problematischer als die Gefäßanastomosen sind bei Organen mit exkretorischer Funktion die Anastomosen der Ausführungsgänge mit dem Empfängerorganismus. Zum einen wird bei der Präparation und Konservierung des Spenderorgans die Blutgefäßversorgung, z. B. von Harnleiter und Gallengang [5], auf kleinere Äste der Organarterie beschränkt. Andererseits können Urin, Galle und insbesondere Pankreassekret empfindlich die Anastomosenheilung stören und Anastomoseninfekte und -dehiszenzen

Tabelle 2. Probleme der Wundheilung nach Nierentransplantation

Niereninsuffizienz – Urämie
Katabole Stoffwechsellage
Eiweißmangel
Anämie und Flüssigkeitsretention
Verminderung des Gewebe-pO_2
Gestörte Leukozytenfunktion und
Immunsuppression
Verzögerung reparativer Vorgänge
Begünstigung von Infektionen

provozieren [8]. Nicht zuletzt addieren sich zu den aus der Grunderkrankung herzuleitenden Problemen der Nahtheilung bei diesen Patienten die negativen Folgen der Immunsuppression mit einer deutlichen Verzögerung der Heilungsvorgänge sowie einer Begünstigung von Infektionen (Tabelle 2).

Am unproblematischsten in dieser Hinsicht ist die Ureterimplantation bei der Nierentransplantation. Standardverfahren mit einer geringen Komplikationsquote sind die Technik nach Politano u. Leadbetter [6] und die Technik nach Gregoir [3], die wir seit 1977 ausschließlich verwenden, da bei häufig vorhandener Blasenatrophie und -inaktivität die sehr verletzliche Schleimhaut bei dieser Technik weniger traumatisiert wird als bei der Technik nach Politano.

Zur Naht soll auf jeden Fall dünnstes absorbierbares Fadenmaterial an atraumatischer Nadel verwendet werden. Der absorbierbare Faden aus PGS oder Polyglactin 910 verdient hier eindeutig den Vorzug vor dem früher benutzten Chromcatgut. Komplikationen durch Ausreißen oder Auflösung des Fadens konnten wir bisher nicht beobachten. Ob die Einzelknopftechnik oder fortlaufende Nähte bevorzugt werden, scheint uns nicht so wesentlich. Wichtig ist sicherlich eine primär wasserdichte Anastomose, ein ausreichend langer Verlauf des Harnleiters in einem Tunnel zwischen Blasenschleimhaut und Blasenmuskulatur und eine effektive Entlastung der Blase für mindestens 24 h durch einen Dauerkatheter. Auch andere Anastomosen am harnableitenden System, wie z. B. eine gelegentlich notwendige Nierenbeckenharnleiteranastomose mit dem eigenen Ureter des Transplantatempfängers, sollten mit Dexon oder Vicryl an Stelle des früher benutzten Chromcatgutes genäht werden, da diese Fäden deutliche Vorteile in bezug auf Nahtreaktion und Infektionsgefahr aufweisen (Tabelle 3).

Ein wohl noch ungelöstes Problem stellt die Ableitung des Pankreassekretes bei Pankreastransplantationen dar. Da direkte Ganganastomosen sowie die Anastomosierung der gesamten Schnittfläche bei Corpus-Schwanz-Transplantationen jeweils hohe Komplikationsraten aufwiesen, wurde alternativ die Ableitung des Pankreassekretes in die freie Bauchhöhle und die Ligatur des Pankreasganges und seine Auffüllung mit Kunststoff zur Ausschaltung der exokrinen Funktion versucht. Sämtliche Methoden zeigten bisher kein befriedigendes Ergebnis, so daß jetzt erneut über eine Verbesserung der Anasto-

Tabelle 3. Nahtmaterial für die Anastomosierung von Harnleiter, Gallengang und Pankreasgang in der Transplantationschirurgie

Forderungen	
	Möglichst glatte Oberfläche
	Geringe Dochtwirkung
	Geringe Infektionsgefahr
	Geringe Gewebereaktion
	Leichte Handhabung
	Resorbierbarkeit
z. Z. 1. Wahl	
	PGS-Faden[a]

[a] Gleiches Material sollte für Ligaturen, Umstechungen, Muskel-, Faszien- und Subkutannähte werwendet werden

Tabelle 4. Infektionsverhütung und -behandlung nach Nierentransplantation

Aseptische und atraumatische Operationstechnik
Bluttrockenes Operationsfeld und Drainage
Entfernung avitalen Gewebes (z. B. überflüssiges Fett der Nierenkapsel)
Verwendung dünnen, resorbierbaren Nahtmaterials (PGS) für Ligaturen, Ureterimplantation, Faszien- und Muskelnähte

mosierungstechnik eine Lösung angestrebt wird. Ein möglichst glatter, resorbierbarer dünner Faden steht hier auf der Wunschliste der Chirurgen.

Das unsere Arbeitsgruppe zur Zeit vordringlich beschäftigende Problem ist aber die Gallengangsanastomosierung bei Lebertransplantation (Abb. 6). Die physiologische Form der Gallengangsrekonstruktion ist die End-zu-End-Vereinigung des Lebergallenganges mit dem Gallengang des Patienten, dazu müssen die beiden Stümpfe jedoch ausreichend weit und lang und gut durchblutet sein. Gefährdet ist besonders die Durchblutung des zur Leber gehörenden Gallenganges, da die Hauptversorgung mit Blutgefäßen normalerweise aus Ästen der A. gastroduodenalis kommt und somit fehlt [5].

Neben der Möglichkeit der primären Nahtinsuffizienz mit Galleaustritt und Ausbildung einer galligen Peritonitis besteht zusätzlich die Gefahr einer sekundären Anastomosenstenose. Die von der experimentellen Lebertransplantation her bekannte hohe Komplikationsrate der direkten Gallengangsanastomosen [8] war Anlaß zur Erprobung verschiedener Alternativen, so der Cholezystoduodeno- und Cholezystojejunostomie nach Unterbindung des distalen Ductus choledochus, der Choledochoduodeno- und Choledochojejunostomie und schließlich der heute von Calne et al. [1] bevorzugten Methode der Anastomosierung mit einem Gallenblasenconduit. Für uns hingegen erscheint im Augenblick nur die Choledochojejunostomie mit langer ausgeschalteter Roux-Y-Schlinge als Alternative zur Rekonstruktion durch atraumatische, spannungsfreie End-zu-End-Anastomosierung der Gallengänge unter Erhaltung

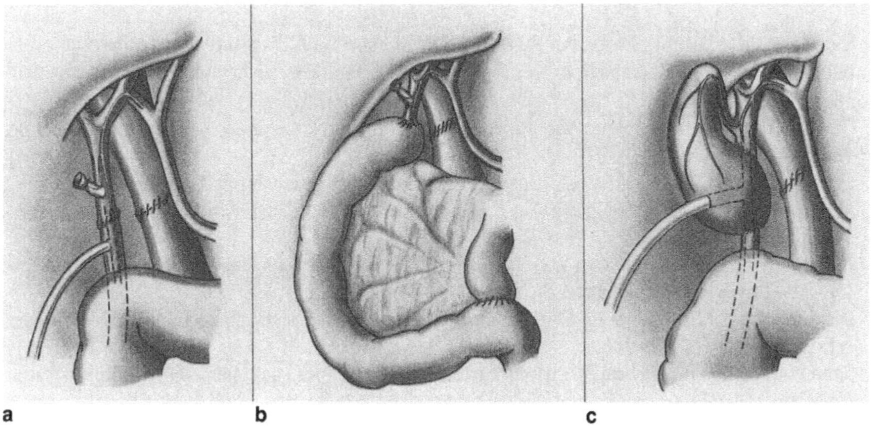

Abb. 6a–c. Möglichkeiten der Gallengangsanastomosierung bei Lebertransplantation. **a** Direkte End-zu-End-Vereinigung des Spender- und Empfängerhauptgallenganges über einem T-Drain (resorbierbares Nahtmaterial, 6/0, atraumatisch), **b** End-zu-Seit-Choledochojejunostomie mit 50 cm langer ausgeschalteter Roux-Y-Schlinge (ohne Drainage), **c** sog. „Gallenblasenconduit" nach Calne: Choledocho-Cholecysto-Choledochostomie nach Mobilisierung und Umschlagen der Gallenblase (T-Drainage für 3 Monate)

des Sphinkterorganes. Gerade in diesem Bereich muß allerdings durch Verfeinerung der Nahttechnik und evtl. Verbesserung des Materials noch eine Verminderung der Insuffizienz- und Stenoserate erreicht werden.

Die Entwicklung eines monofilen, glatten, resorbierbaren Fadens ist sicherlich ein wichtiger Schritt in diese Richtung.

Abschließend noch eine kurze Bemerkung zum Vorgehen bei Infektionen, insbesondere bei Transplantatlogeninfektionen nach Nierentransplantation (Tabelle 4). Wundinfektionen können unter Immunsuppression lange Zeit einen symptomarmen Verlauf nehmen; Fieber, Leukozytose und Transplantatlogenschwellung können auch als Abstoßungsreaktion fehlgedeutet werden. So darf man bei Verdacht auf eine Transplantatlogeninfektion eine Exploration der Wunde, auch eine Exploration der Hilusregion und der Gefäßanastomosen, nicht scheuen. Neben ausreichender Entlastung, Spülung und Drainge der infizierten Wunde muß bei schweren Infektionen die Immunsuppression abgesetzt werden, bei Notwendigkeit der Transplantatentfernung sollten die Gefäß- und Harnleiterstümpfe mit resorbierbarem Material ligiert und in situ belassen werden. Führen Anastomoseninfektionen zu Gefäßarrosionen, kann in Ausnahmefällen eine Saphenapatchplastik nach Entfernung des Transplantates versucht werden. Sicherer ist jedenfalls die Ligatur des Gefäßes, wenn notwendig mit Anlage eines extraanatomischen Bypasses. Nach Säuberung der infizierten Wunde kann eine sekundäre Wundnaht durchgeführt werden, um eine Störung der Bauchdeckenfunktion in diesem Bereich zu vermeiden.

Literatur

1. Calne RY, McMaster P, Portmann R, Wall WJ, Williams R (1977) Observations on preservation, bilde drainage and rejection in 64 human orthotopic liver allografts. Ann Surg 186: 282–290
2. Carrel A (1902) La technique opératoire des anastomoses vasculaires et la transplantation des viscères. Lyon Med 99: 859
3. Gregoir W (1957) L'anastomose uŕétéro-vésicale latérale. Acta Urol Belg 25: 4–11
4. Medawar PB (1944) The behaviour and fate of skin autografts and skin homografts in rabbits. J Anat 78: 176
5. Northover J, Terblanche J (1978) Bile duct blood supply: Its importance in human liver transplantation. Transplantation 26: 67–69
6. Politano VA, Leadbetter WF (1958) An operative technique for the correction of vesicoureteral reflux. J Urol 79: 932–941
7. Samhita S (1950) In: Kavirai K (ed) De curtorum chirurgia per insitionem venice. Bhishagratha, Calcutta, p 1907
8. Schröter GPJ, Hoelscher M, Putnam CW, Porter KA, Hansbrough JF, Starzl TE (1976) Infections complicating orthotopic liver transplantation. Arch Surg 111: 1337–1347
9. Tagliacozzi G (1950) In: Kavirai K (ed) De curtoum chirurgia per insitionem venice. Bhishagratha, Calcutta, p 1853

Anatomische und funktionelle Grundlagen für die Wahl von Nahtmitteln und Nahttechniken in der Koronarchirurgie

W. Konertz, I. Yükseltan und A. Bernhard[1]

Kardiovaskuläre Erkrankungen standen 1980 mit 50,3% an erster Stelle der Todesursachen in der Bundesrepublik Deutschland. Mehr als $^1/_3$ dieser Sterbefälle (ungefähr 130 000) waren eine direkte Folge der koronaren Herzkrankheit [3].

Dabei ist die Koronarchirurgie, deren logisches Konzept darin besteht, eine organische Stenose, die medikamentös nicht behandelbar ist, zu umgehen und damit die regionale myokardiale Mangeldurchblutung wieder zu normalisieren, bei vielen Indikationen einer internistischen Therapie überlegen. Die Fünfjahresüberlebensrate chirurgisch behandelter Patienten mit einer Dreigefäßerkrankung liegt mit 95% weit über der medikamentös behandelter Patienten (73%) [7]. Zu der höheren Lebenserwartung und der verbesserten myokardialen Funktion treten eine deutliche Abnahme der Beschwerden, geringerer Medikamentenverbrauch und meist Wiedererlangung der Arbeitsfähigkeit, also eine wesentlich verbesserte Lebensqualität.

Die Verfahren der indirekten Revaskularisation wurden seit Ende der sechziger Jahre zunehmend durch die direkte Revaskularisation in Form des aortokoronaren Bypasses abgelöst [5]. Das Spektrum der Koronarchirurgie umfaßt jedoch neben der direkten Revaskularisation auch die Chirurgie der Infarktkomplikationen: Aneurysmektomie zur Verbesserung der myokardialen Pumpfunktion durch Exzision von Myokardnarben, Ventrikelseptumdefektverschluß zur Beseitigung von Links-rechts-Shunt nach Ruptur des Ventrikelseptums, Mitralklappenrekonstruktion oder Ersatz zur Therapie der Mitralinsuffizienz beim Papillarmuskelsyndrom.

Die Koronarchirurgie hat somit die Revaskularisation minderdurchbluteter Myokardbezirke ebenso wie die Verbesserung der myokardialen Pumpfunktion zum Ziel. Um diesen Ansprüchen gerecht zu werden, gewinnen neben indikatorischen technische, insbesondere nahttechnische Aspekte zentrale Bedeutung.

Direkte Revaskularisation

Nahtmaterial und Nahthilfsmittel

Nahtmaterial der Wahl in der Gefäßchirurgie/Mikrogefäßchirurgie ist der monofile Polypropylenfaden mit atraumatischer Nadel. Für die distale (koro-

1 Abteilung Cardiovasculäre Chirurgie der Universität Kiel, Hospitalstr. 40, D-2300 Kiel 1

nare) Anastomose stehen Fäden der Stärke 6/0 und 7/0 mit BV1-Nadel zur Verfügung. Die proximale (aortale) Anastomose wird üblicherweise mit 5/0- oder 6/0-Prolene und V18-Nadel angefertigt. Das koronare Instrumentarium umfaßt neben feinen Pinzetten und Castroviejo-Nadelhaltern spezielle Skalpelle, Pott-(Dura-)Scheren in verschiedenen Winkeln sowie eine große Satinsky-Klemme zum partiellen Ausklemmen der Aorta ascendens (Abb. 1). Wichtige Voraussetzung für technisch einwandfreie Anastomosen sind optische Vergrößerung (2,5- bis 3,5fach) sowie Fiberoptikstirnlampen zur maximalen Illumination des Anastomosengebietes.

Generell mögliche Naht- und OP-Techniken

Üblicherweise werden Eingriffe am Koronarsystem mit Hilfe der Herz-Lungen-Maschine durchgeführt, obwohl einzelne Chirurgen Anastomosen auf die rechte Kranzarterie ohne extrakorporale Zirkulation am schlagenden Herzen ausführen [13]. Es ist jedoch zweifellos günstiger, solch delikate Anastomosen am stillgestellten Herzen anzufertigen. Der kardioplegische Herzstillstand kann durch diverse Lösungen induziert werden. Am einfachsten ist die Verwendung einer hyperkaliämischen Ringerlösung. Komplexe Lösungen wie die Histidin-Tryptophan-gepufferte Bretschneider-Lösung oder die sog. St.-Thomas-Lösung bringen im Bereich kurzer Abklemmzeiten (unter 1,5 h) klinisch und funktionell keinen Vorteil [1].

Prinzipiell stehen für die koronare End-zu-Seit-Anastomose 3 Nahttechniken zur Verfügung:
1. Einzelknopfnaht,
2. Fortlaufende Naht mit einem Faden und zirkumferentieller Nahtführung,
3. Fortlaufende Naht mit 2 Fäden, wobei die Naht quadrantenweise ausgeführt und in der Mitte geknüpft wird.

Die Wahl des Bypassgefäßes beeinflußt die Anastomosentechnik. Einzelknopfnähte werden beim Venenbypass nur noch selten angewandt, hier findet die fortlaufende Naht mit 1 oder 2 Fäden Anwendung. Wird hingegen die A. mammaria als Bypassgefäß verwendet, so sollte die Anastomose mit Einzelknopfnähten angefertigt werden [6, 12]. Alternative Bypassgefäße bei ungeeigneter V. saphena sind die V. cephalica vom Arm, synthetische Grafts, z. B. PTFE, oder gefriergetrocknete Venen [13, 16].

Bei der gleichzeitigen Revaskularisation von mehreren Koronararterien stellt sich die Frage, ob jedes einzelne Gefäß mit einem individuellen Bypass versorgt werden soll oder ob sog. „jump grafts", bei denen mehrere Gefäße von einem einzelnen Transplantat über Seit-zu-Seit-Anastomosen versorgt werden, der Vorzug zu geben ist. „Jump grafts" erscheinen technisch anspruchsvoller, bieten aber besonders bei der Revaskularisation kleinerer Koronargefäße höhere Offenheitsraten als die individuelle Bypassversorgung [4, 15, 16] (Abb. 2).

Die operationstaktische Reihenfolge, d. h. zuerst distale, dann proximale Anastomose oder umgekehrt, ist heute eindeutig zugunsten des ersteren Vorgehens entschieden. 72,5% der amerikanischen Koronarchirurgen befolgen

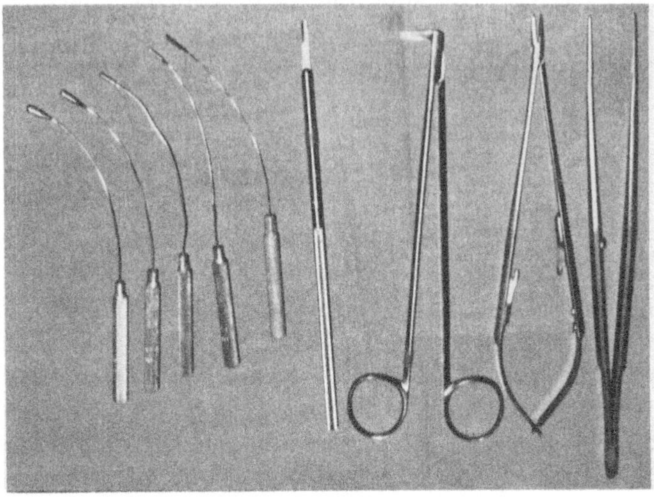

a

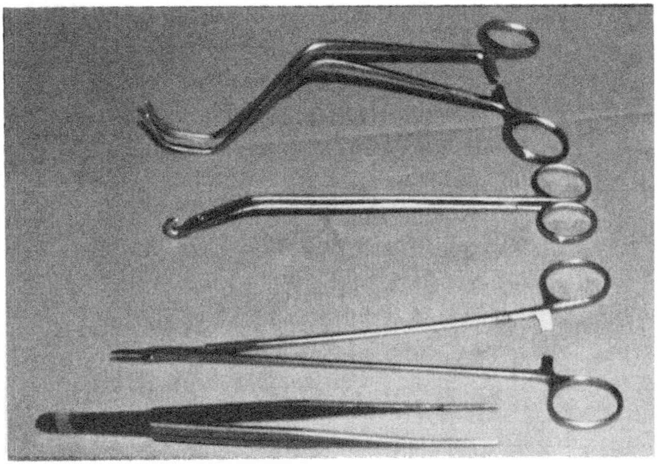

b

Abb. 1a, b. Instrumentarium der Koronarchirurgie. **a** Instrumentarium für die distale (koronare) Anastomose, *von rechts nach links:* feine Pinzette, Castroviejo-Nadelhalter, Dura-Schere, Skalpell, 1 Satz Sonden. **b** Instrumentarium für die proximale (aortale) Anastomose, *von oben nach unten:* Diethrich-Klemme, Spezialschere für kreisrunde Aortotomie, Nadelhalter und feine Pinzette

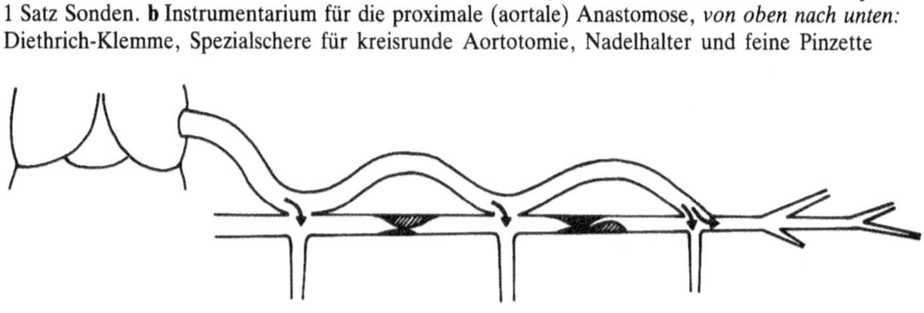

Abb. 2. Prinzip des sog. „jump graft". Über Seit-zu-Seit-Anastomosen werden einzelne, durch Stenosen getrennte Abschnitte eines Gefäßes oder auch mehrerer Gefäße mit einer Bypassvene versorgt

die Reihenfolge distal-proximal [13]. Vorteilhaft sind hierbei kürzere Operations- und ECC-Zeiten. Die aortale Anastomose wird allgemein mit 5/0- oder 6/0-Prolene als fortlaufend genähte Einfadenanastomose ausgeführt.

Darstellung und Begründung des eigenen Vorgehens

Nach Narkoseeinleitung und nasotrachealer Intubation werden zum intra- und postoperativen Monitoring ein zentraler Venenkatheter und eine Teflonkanüle in die A. radialis perkutan eingeführt. Die Operation beginnt mit der Präparation der V. saphena magna vom Unterschenkel. Seitenäste werden mit 4/0-Seide oder Vicryl ligiert. Elektrokauterisation in der Nähe der Vene ist zu vermeiden, allergrößter Wert wird auf ein möglichst gewebeschonendes und atraumatisches Arbeiten unter Anwendung von „No-touch"-Technik gelegt. Das Aufblähen der Vene geschieht mit heparinisiertem Blut oder physiologischer Kochsalzlösung. Der dabei angewandte Druck sollte 200 mm HG nicht überschreiten, um Zerreißungen der Intima zu vermeiden [2, 11].

Gleichzeitig wird der Patient thorakotomiert und an die Herz-Lungen-Maschine (HLM) angeschlossen. Die venöse Drainage erfolgt über 2 Kavakatheter oder über eine einzelne atriale Kanüle. Die Kanülierung für den arteriellen Rückfluß aus der HLM sollte möglichst weit kranial in der Aorta ascendens liegen. Nach kälteinduziertem Kammerflimmern unter Hämodilutionsperfusion und systemischer Hypothermie von 28° C werden die Anastomosenstellen durch oberflächliche epikardiale Inzisionen markiert. Danach wird das Herz durch 4° C hyperkaliämische Ringerlösung gekühlt und stillgestellt. Die so erreichte Ischämietoleranz beträgt etwa 1 h und reicht auch für ausgedehnte Revaskularisationen mit 4 oder 5 peripheren Anastomosen aus. Die Koronararteriotomie wird mit einem Spezialskalpell durchgeführt und mit Pott-Scheren auf eine Länge von 6–8 mm erweitert. Dann wird das Gefäß mit flexiblen Knopfsonden auf Weite und distale Durchgängigkeit überprüft. Die distalen Anastomosen fertigen wir mit der obengenannten Zweifadentechnik mit 7/0-Prolene und fortlaufender Naht an (Abb. 3a–d). Die Naht der Anastomose beginnt mit einem nichtgeknüpften Eckfaden, meist dem distalen. Die Stichrichtung ist von der Vene auf die Arterie. Wichtig ist wie allgemein in der Gefäßchirurgie eine evertierende Nahttechnik und das Mitfassen sämtlicher Wandschichten von Vene und Arterie. Andernfalls wird durch Dissektion wandständiger Plaques der Frühverschluß geradezu vorprogrammiert. Vor den letzten Nähten wird die Anastomose nochmals mit einer flexiblen Knopfsonde auf Durchgängigkeit geprüft. Geknüpft wird jeweils in der Mitte der Anastomose. Das Knüpfen hat wegen der Zerreißlichkeit der 7/0-Fäden und zum Vermeiden einer Einschnürung der Anastomose mit großer Sorgfalt zu geschehen. Die Bildfolge Abb. 4a–h zeigt die Ausführung einer peripheren Anastomose auf den Ramus descendens anterior (Operateur: Prof. Dr. Regensburger). Nach Anlegen sämtlicher distaler Anastomosen wird die Aortenklemme entfernt und das Herz wieder durchblutet. Meistens beginnt es spontan zu schlagen, gelegentlich ist eine einmalige Defibrillation notwendig. Am leer schlagenden Herzen unter totalem Bypass werden nun die proximalen

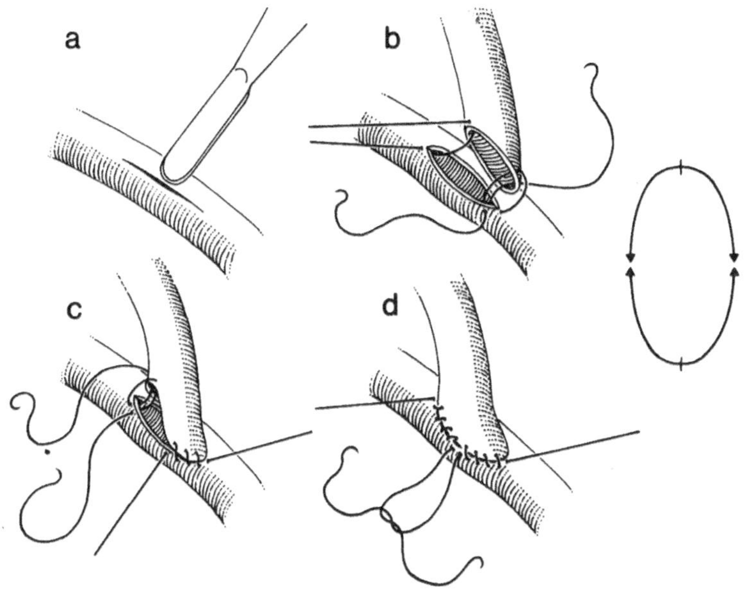

Abb. 3a–d. Anastomosentechnik der distalen (koronaren) Anastomose. **a** Arteriotomie mit einem runden Spezialskalpell, **b** nach Legen von 2 Eckfäden Beginn der Anastomose im Bereich des 1. Quadranten, **c** Naht des 2. Quadranten, **d** Knüpfen. Die Rückseite der Anastomose wird in gleicher Weise ausgeführt

Anastomosen angelegt. Nach tangentiellem Ausklemmen eines geeigneten Abschnittes der Aorta ascendens werden mit einer Spezialschere oder einer Stanze kreisrunde Löcher ausgeschnitten. Sodann werden Länge und Verlauf der Transplantatvene bestimmt. Der Verlauf soll so festgelegt werden, daß das Transplantat bogenförmig in die Richtung des Empfängersegmentes spitzwinklig einschwingt und nicht etwa im stumpfen Winkel abgeht. Es erscheint daher vorteilhaft, die Transplantate für die Hinterwand durch den Sinus transversus pericardii hinter Aorta und Pulmonalarterie entlang zu führen. Die Gefäße für die Vorderwand laufen links von der Aorta weg, Transplantate für die rechte Kranzarterie werden rechts an die Aorta angelegt. Wir anastomosieren die Vene End-zu-Seit mit der Aorta mit der oben beschriebenen Einfadentechnik mit 6/0-Prolene (Abb. 5). Nach Abnahme der Satinsky-Klemme werden die Transplantate entlüftet und freigegeben. Die Abb. 6a–e zeigt die Durchführung der proximalen Anastomose. Danach wird die extrakorporale Zirkulation beendet, die Transplantatfunktion wird durch Palpation, Ausstreichen nach distal sowie Messen des Durchflusses mit dem elektromagnetischen Flowmeter überprüft. Nach Dekanülierung und Anlegen von 2 Drainagen wird der Thorax verschlossen. Mit dieser Technik haben wir seit 1977 über 650 Patienten operiert. Die Operationsletalität ist seitdem auf unter 2% gesunken. Wichtige Faktoren des Vorgehens sind:

1. Kardioplegischer Herzstillstand zur Reduktion der Myokardischämie und zum Erlangen eines blutfreien OP-Feldes,

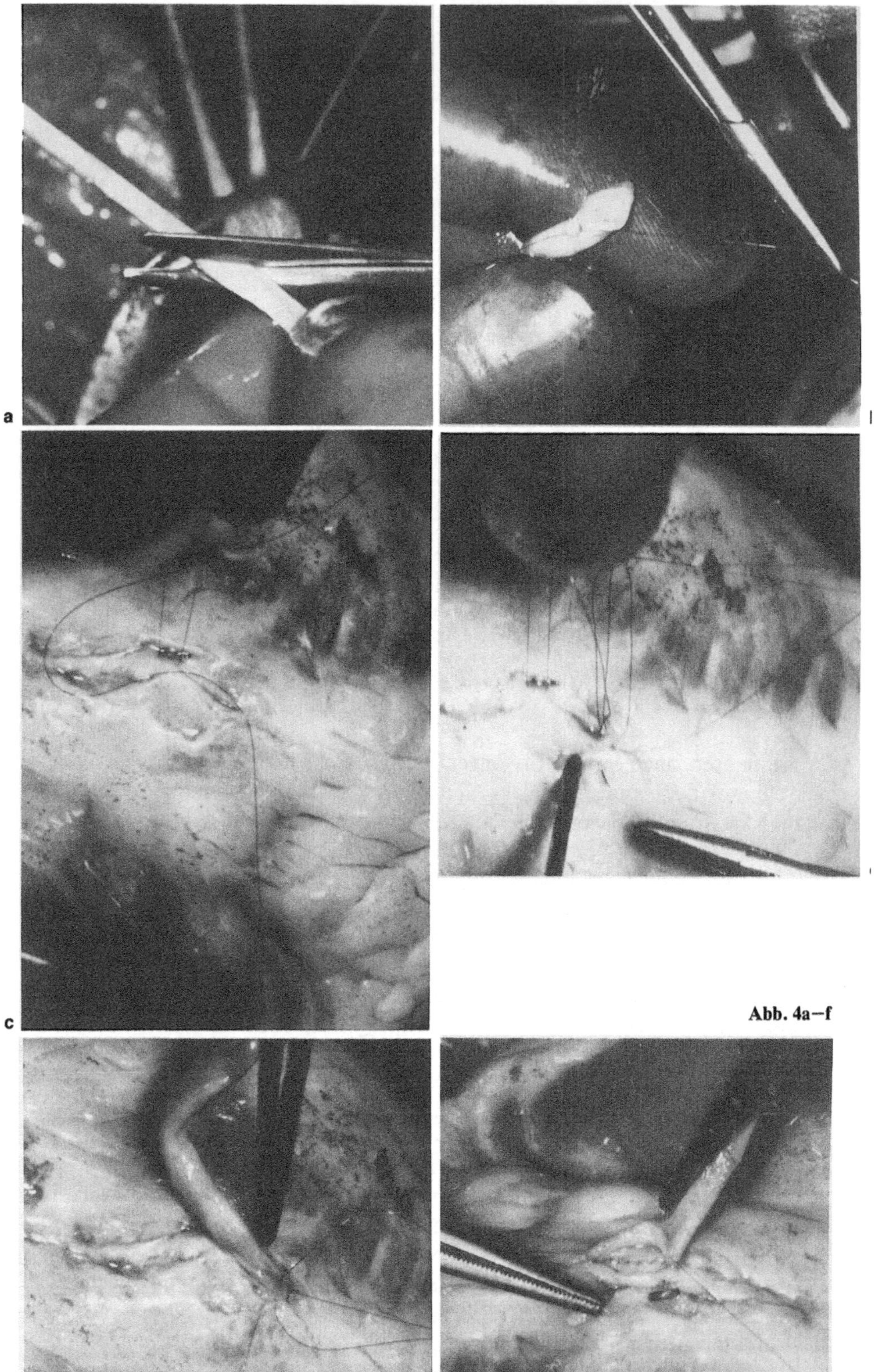

Abb. 4a–f

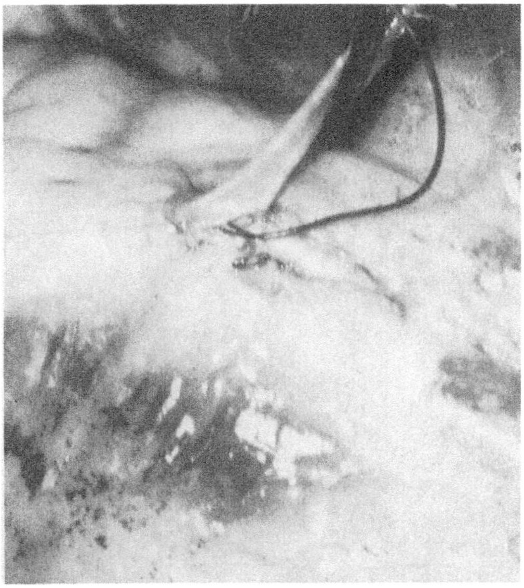

g

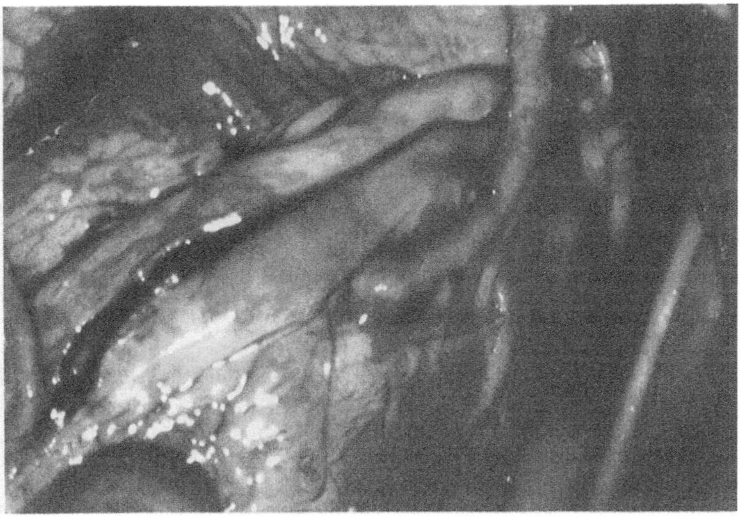

h

Abb. 4a–h. Operationssitus bei Anastomose auf den Ramus descendens anterior. **a** Zurechtschneiden der Vene im 45°-Winkel. **b** Legen des 1. Eckfadens. **c** 2. Haltefaden gelegt. **d** Einige Stiche werden auf Distanz plaziert (diese Situation entspricht der Abb. 3b). **e** Die Vene wird auf die Arterie heruntergebracht. **f** Eine Hälfte der Anastomose ist fertiggestellt, diese sieht man von innen. **g** Nach der Naht des 3. Quadranten nochmaliges Sondieren der distalen Gefäßstrecke. **h** Nach Abnahme der Aortenklemme füllt sich das Transplantat retrograd auf

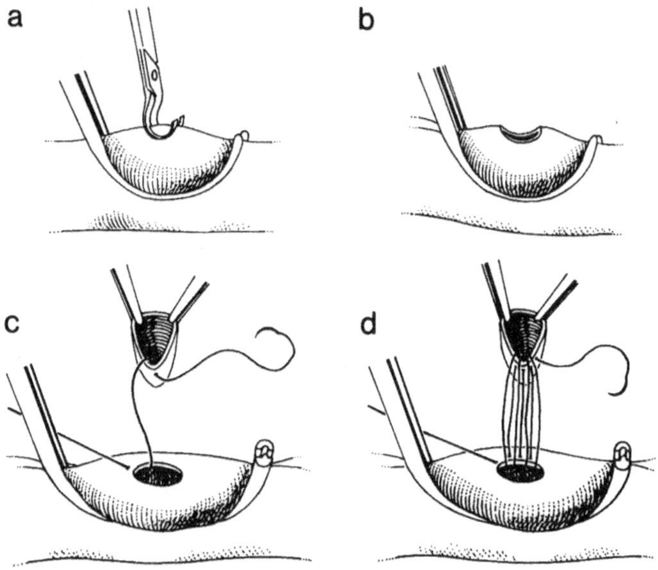

Abb. 5a–d. Technik der proximalen (aortalen Anastomose). **a/b** Ausschneiden eines kreisrunden Loches mit einer Spezialschere. **c** Beginn der Anastomose. **d** Nach Plazierung von 5–7 Stichen auf Distanz wird die Vene an die Aorta gezogen und die Anastomose mit weiteren 6–8 Stichen komplettiert

2. Reihenfolge distale Anastomose/proximale Anastomose zur Verkürzung der ECC-Zeiten.
3. Zweifadentechnik verhindert Einschnürung der Anastomose beim Knüpfen. Außerdem hat man ohne Wechsel der Stichrichtung immer die günstige Vorhandstichrichtung.

   Ein Beispiel für gute mittelfristige Ergebnisse und Verbesserung des Patientenstatus gibt die folgende Kasuistik:

36jähriger Patient mit schwerer medikamentös nicht zu kontrollierender Angina pectoris. Das Ventrikulogramm zeigt eine deutliche apikale Hypo- und Dyskinesie (Abb. 7a). Das dazugehörige Koronarogramm ergibt eine subtotale Stenose des Ramus descendens anterior sowie eine hochgradige Stenose der A. circumflexa nach Abgang des 2. marginalen Astes (Abb. 7b). Am 19. 8. 80 wurden 2 aortokoronare Venentransplantate angelegt. Postoperativ war der Patient völlig beschwerdefrei. Die Nachuntersuchung nach 1 Jahr ergab 2 offene Transplantatvenen bei deutlich verbesserter Ventrikelfunktion (Abb. 8a/b).

Abb. 6a–e. Operationssitus für die proximale (aortale) Anastomose. **a** Tangentielles Ausklemmen der Aorta ascendens mit der Diethrich-Klemme, **b** Aortotomie, **c** Zurechtschneiden der Vene im 45°-Winkel, **d** Plazierung der letzten Stiche, **e** elektromagnetische Flußmessung nach Beendigung der extrakorporalen Zirkulation. Die proximalen Anastomosen werden durch Metallringe zur leichteren Identifikation bei postoperativer Koronarographie markiert (Abb. 6d u. e, s. S. 326) ▷

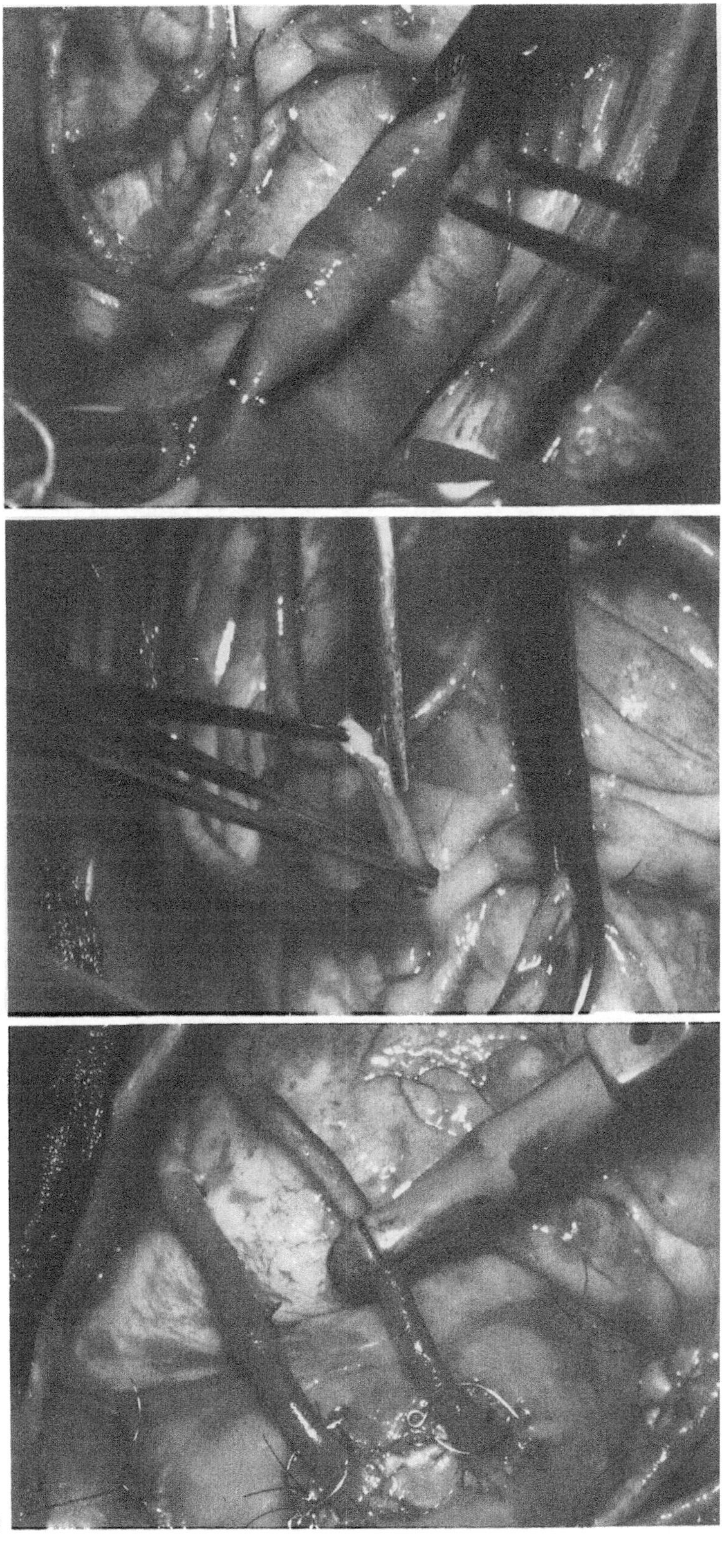

a

b

c

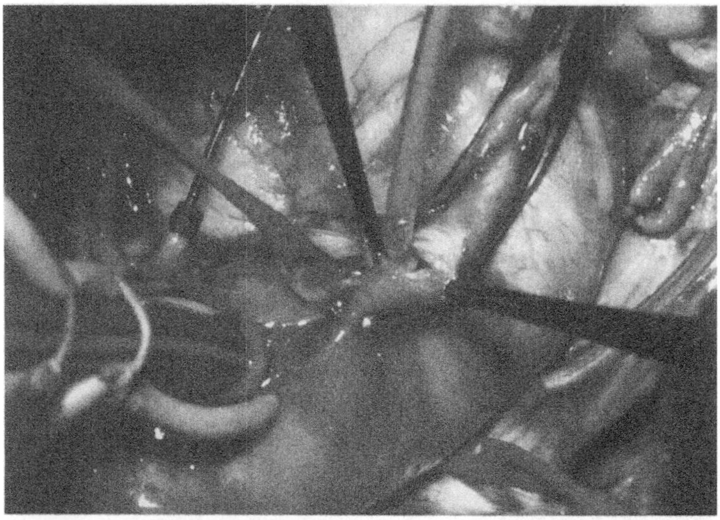

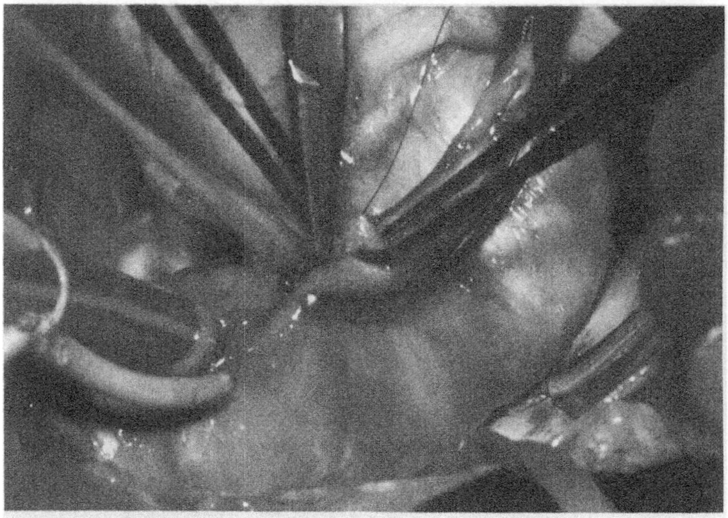

e

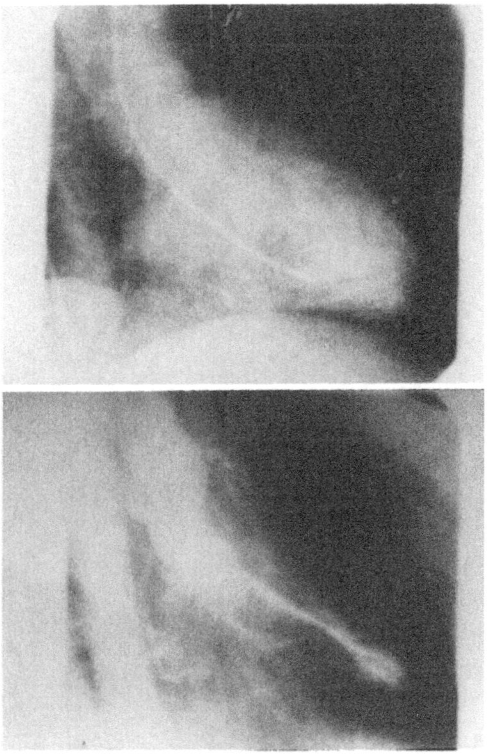

a

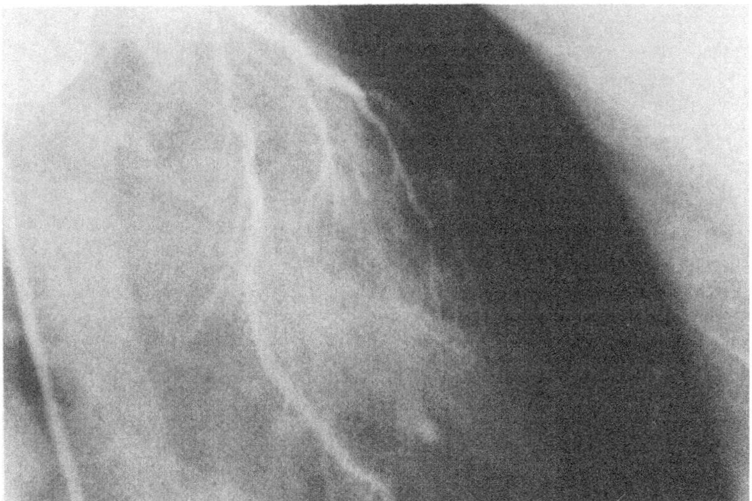

b

Abb. 7a, b. Präoperative Diagnostik bei einem 36jährigen Patienten mit schwerer Angina pectoris. **a** Ventrikulogramm, **b** Koronarographie der linken Kranzarterie mit Stenose des Ramus descendens anterior und der A. circumflexa. Weitere Einzelheiten s. Text. (Aufnahme freundlicherweise von der Kardiologischen Abteilung des Allgemeinen Krankenhauses St. Georg, Hamburg, zur Verfügung gestellt)

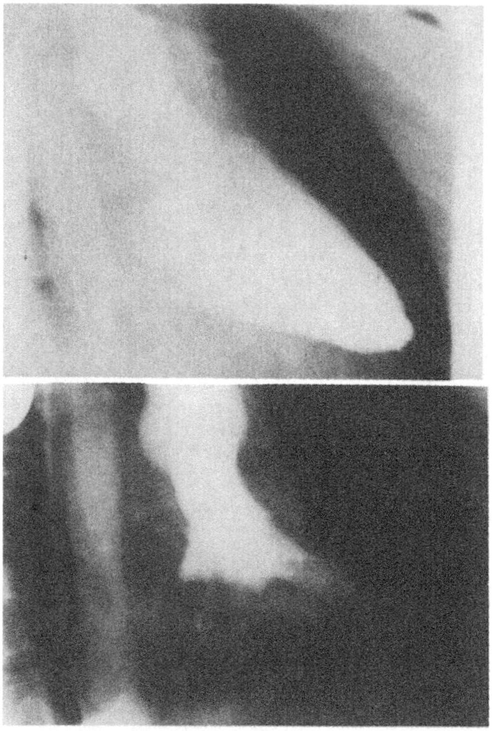

a

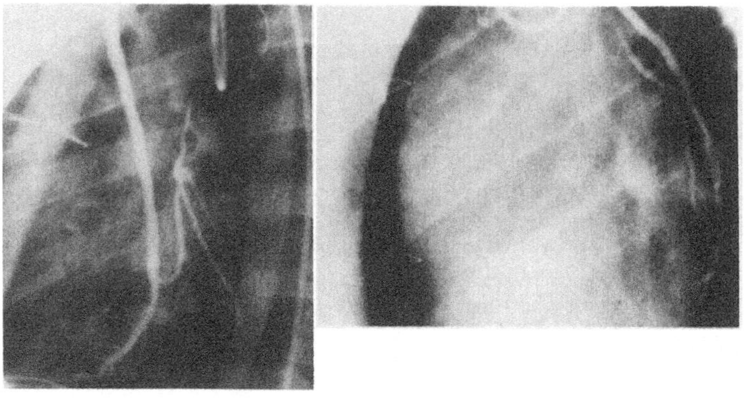

b

Abb. 8a, b. Gleicher Patient wie Abb. 7. Postoperative Kontrolle nach einem Jahr. **a** Ventrikulographie, **b** Koronarogramm: Die linke Bildhälfte zeigt den Bypass auf den Ramus descendens anterior, die rechte Bildhälfte den Bypass auf die A. circumflexa. (Aufnahmen wurden freundlicherweise von der Kardiologischen Abteilung des Allgemeinen Krankenhauses St. Georg, Hamburg, zur Verfügung gestellt)

Diskussion

Das operationstaktische und -technische Vorgehen bei der direkten Revaskularisation des Myokards durch ein Vena-saphena-magna-Transplantat als aortokoronarer Bypass wurde detailliert dargestellt. Den Anastomosen kommt im Hinblick auf den erwarteten Erfolg der Operation zentrale Bedeutung zu. So entscheidet neben der Indikation und der Qualität eines Transplantates allein die Anastomosentechnik über die Offenheitsrate des aortokoronaren Bypasses. Diese sog. „patency rate" gilt als koronarchirurgisches Qualitätskriterium, liegt doch die Krankenhausletalität für die elektiv ausgeführte isolierte Revaskularisation ohne gleichzeitige Korrektur von Infarktkomplikationen allgemein unter 5% [9, 10].

Der intraoperativ gemessene Durchfluß ist ein wichtiger Prädiktor der späteren Offenheit. Flußmengen unter 20 ml/min gehen mit einer 50- bis 100%igen Frühverschlußrate einher [17]. Auch das Kaliber des anastomosierten Gefäßes spielt hier eine wichtige Rolle. So berichtet Johnson [8] über eine 70%ige „patency rate" im Zeitraum von 1968–1975 bei Gefäßen von 1 mm Durchmesser. 80% beträgt die „patency rate" bei 1,5–2 mm Gefäßdurchmesser und 90% bei 2,5–3 mm messenden Gefäßen, die mit aortokoronarem Venenbypass versorgt wurden.

Höhere Offenheitsraten lassen sich durch oben besprochenen sog. „jump grafts" [4] sowie durch die Überbrückung einer Stenose mit der A. mammaria interna erzielen [14]. Das letztere Verfahren wird wegen höherer technischer Schwierigkeitsgrade nur in wenigen spezialisierten Zentren angewandt.

Zusammenfassung

In der Koronarchirurgie spielt neben der Indikation die Nahttechnik eine vorrangige Rolle, kann doch eine fehlerhafte Technik den perioperativen Infarkt und den Frühverschluß des Transplantates nach sich ziehen. Operationstechnische Einzelheiten bei der direkten Revaskularisierung des Myokards durch aortokoronaren Venenbypass werden aufgezeigt. Anatomische Voraussetzung bildet die Koronararterie mit 1–3 mm innerem Durchmesser und das Transplantat, die Vena saphena magna vom Unterschenkel. Daraus ergibt sich die Wahl des Nahtmaterials: monofiler Polypropylenfaden der Stärke 7/0 mit atraumatischer BV1-Nadel. Funktionelle Voraussetzung bildet trotz kardioplegischem Herzstillstand der Zeitfaktor, und die Nahttechnik der Wahl wird somit meist die fortlaufende Naht sein. Das Instrumentarium und die Nahthilfsmittel sowie generell mögliche Anastomosentechniken werden kurz aufgezeigt. Das eigene Vorgehen mit koronarer Zweifadenanastomose und aortaler Einfadenanastomose wird detailliert dargestellt. Vorteilhaft sind neben Zeitgewinn und Dichtigkeit die für den Operateur günstige Vorhandstichrichtung und die Minimierung der Gefahr des Zuschnürens der Anastomose beim Knüpfen. Neben funktionellen Resultaten wird der Einfluß der Anastomosentechnik auf die Offenheitsrate der Transplantate diskutiert.

Literatur

1. Berger RL, Davis KB, Kaiser GC et al. (1981) Preservation of the myocardium during coronary artery bypass grafting. Circulation [Suppl II] 74: 61–66
2. Cooley DA (1979) Revascularisation of the ischemic myocardium. J Thorac Cardiovasc Surg 78: 301–304
3. Deutsche Medizinische Wochenschrift (1981) Todesursachen 1980. DMW 106: 1015
4. Eschenbruch PM, Pabst F, Tollenaere P et al. (1981) The significance of coronary topography for operative technique and tactics in multiple myocardial revascularisation with jump-grafts. Thorac Cardiovasc Surgeon 29: 206–211
5. Favaloro RG (1968) The venous vein graft replacement of severe segmental coronary artery occlusion. Ann Thorac Surg 5: 334–339
6. Green GE (1979) Technique of internal mammary-coronary artery anastomosis. J Thorac Cardiovasc Surg 78: 455–459
7. Hacker RW, Thorka M, Emde J van der (1981) Life expectancy after coronary artery bypass surgery. I Thorac Cardiovasc Surgeon 29: 212–215
8. Johnson WD (1979) Diffuse coronary artery disease – Is it a contraindication for surgery? In: Rosskamm H, Schmutziger M (eds) Coronary heart surgery. Springer, Berlin Heidelberg New York, pp 80–84
9. Kennedy JW, Kaiser GC, Fisher LD et al. (1981) Clinical and angiographic predictors of operative mortality from the collaborative study of coronary artery surgery (CASS). Circulation 63: 793–802
10. Kouchoukos NT, Obermann A, Kirklin JW et al. (1980) Coronary bypass surgery: Analysis of effective hospital mortality. Circulation (Suppl I) 62: 84–89
11. Kurusz M, Christman EW, Derrick JR et al. (1981) Use of cold cardioplegic solution for vein graft distension and preservation: A light and scanning electron microscopic study. Ann Thorac Surg 30: 68–64
12. Loop FD (1979) Technique for performance of internal mammary artery – coronary artery anastomosis. J Thorac Cardiovasc Surg 78: 460–463
13. Miller DW, Ivey TD, Baily WW et al. (1981) The practice of coronary artery bypass surgery in 1980. J Thorac Cardiovasc Surg 81: 423–427
14. Ochsner JL, Jones JW, Notes NL (1979) The internal mammary artery as a coronary artery bypass graft. In: Rosskamm H, Schmutziger M (eds) Coronary heart surgery. Springer, Berlin Heidelberg New York, pp 120–124
15. Stiles Q (1979) Technique of saphenous vein aorta coronary bypass grafting. J Thorac Cardiovasc Surg 78: 305–308
16. Ullyot DJ (1980) Current controversis in the conduct of the coronary bypass operation. Ann Thorac Surg 30: 192–203
17. Walter P, Flamming W, Schwarz F, Hehrlein FW (1979) Intraoperative estimation of technical and functional causes of limited aorto-coronary bypass flow. In: Rosskamm H, Schmutziger M (eds) Coronary heart surgery. Springer, Berlin Heidelberg New York, pp 131–139

Anatomische und funktionelle Grundlagen für die Wahl von Nahtmitteln und Nahttechniken in der Gefäßchirurgie

H. Müller-Wiefel[1]

Nicht ohne Grund vergab das Nobelpreis-Komitee im Jahre 1912 seine hohe Auszeichnung an Alexis Carrell, der mit umfangreichen experimentellen Arbeiten über die Technik der Gefäßnaht und der Transplantation von Blutgefäßen und Organen eine Basis für die Entwicklung zur heutigen rekonstruktiven Gefäßchirurgie schuf und einen wichtigen Beitrag zur Abkehr von der destruktiven Ligatur- und Amputationschirurgie früherer Epochen leisten konnte.

Vergleicht man die Originalabbildung aus dem Jahre 1902 mit der aktuellen Darstellung in einer Operationslehre aus dem Jahre 1978, so ist angesichts der dazwischenliegenden 75 Jahre die Aktualität des Prinzips beeindruckend (Abb. 1).

Eine ganze Reihe von Materialien ist für Gefäßnähte erprobt und mit unterschiedlichen Erfolgen eingesetzt worden. Der organische Seidenfaden – früher *der* atraumatische Faden überhaupt – ist von den wesentlich reißfesteren und eine geringere Fremdkörperreaktion des Gewebes auslösenden *synthetischen Produkten* abgelöst worden. Letztere stehen entweder *als geflochtene Fäden oder in monofiler Form* zur Verfügung. Praktische Bedeutung haben derzeit Dacron, Teflon, Polyäthylen und Polypropylen (Tabellen 1 u. 2).

Die größere Gleitfähigkeit des Knotens bei synthetischen Materialien erfordert eine entsprechend akkurate Knüpftechnik mit mindestens 4fachem Abschlußknoten. Dies gilt ganz besonders für den monofilen Faden, der sich durch eine vorzügliche *Gleitfähigkeit im Gewebe* und besonders auch in der lockeren Adventitia mittlerer und kleiner Arterien sowie der Venentransplantate auszeichnet. Die monofile Fadenstruktur läßt kaum eine Sägewirkung in der Gefäßwandung aufkommen.

Eine Bereicherung des Materialangebots könnte der kurz vor der Einführung stehende PTFE-Faden bringen, der auf die Besonderheiten der aus derselben Substanz bestehenden Goretex-Prothese abgestimmt ist.

Verzögert resorbierbare Polyglactin- bzw. PGS-Fäden sind vereinzelt für Gefäßnähte im infizierten Gebiet eingesetzt worden mit dem Ziel, durch Vermeidung verbleibenden Fremdmaterials zur besseren Ausheilung des Infektes beitragen zu können. Größere klinische Erfahrungen liegen aber noch nicht vor. Experimentelle Ergebnisse haben gezeigt, daß die Verwendung eines resorbierbaren PGS-Fadens zu einer optimalen Anastomosenheilung im histologischen Bild führt. Die Festigkeit der Naht war offensichtlich ausrei-

---

1 Gefäßchirurgische Klinik des St. Johannes-Hospitals, An der Abtei 7–11, D-4100 Duisburg 11

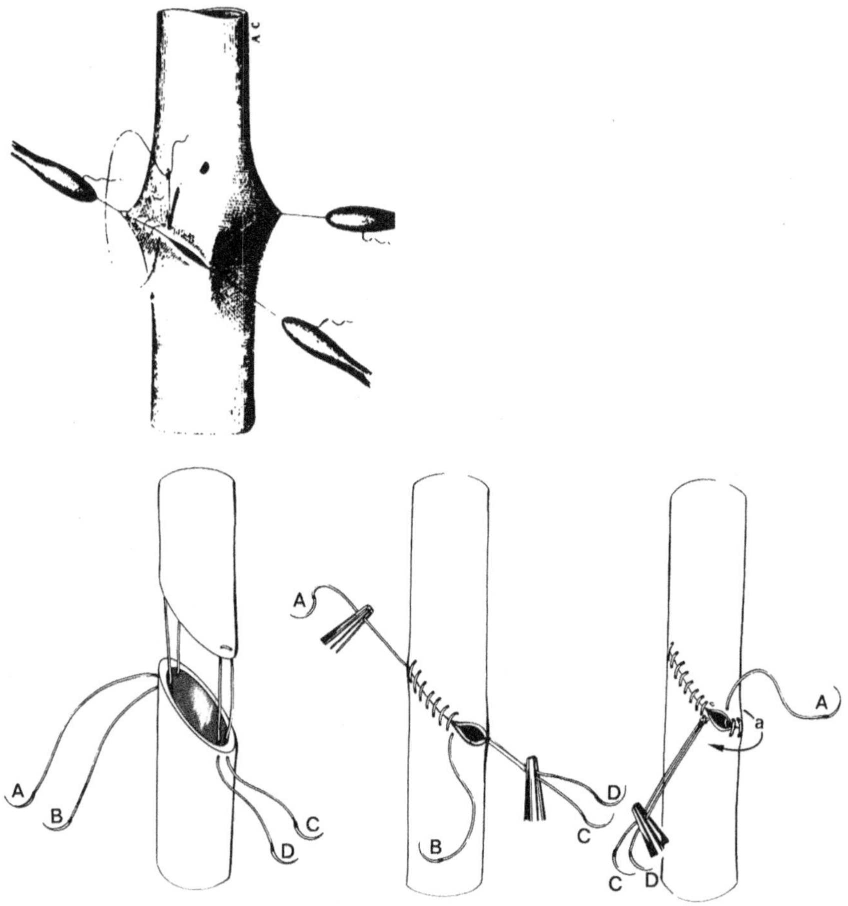

Abb. 1. Gegenüberstellung der ursprünglichen Gefäßnahttechnik von Carrell *(oben)* und einer heute gebräuchlichen Technik *(unten)*. *A, B, C* und *D* markieren die vier mit atraumatischen Nadeln armierten Enden zweier Fäden, die an einander gegenüberliegenden Stellen durch die zu anastomosierenden Gefäßränder geführt werden. Entsprechend der Pfeilrichtung *(a)* werden beide Fäden jeweils um den halben Anastomosenumfang in fortlaufender Technik geführt. (Entnommen aus Müller-Wiefel 1978)

chend, da falsche Aneurysmen nicht beobachtet wurden. Gegenwärtig lassen sich diese Resultate aber noch nicht ohne weiteres auf die Klinik übertragen. Es wird an dieser Stelle im übrigen auf die Beiträge von Brückner et al., Sandman et al. sowie der Kieler Arbeitsgruppe um Thiede an früherer Stelle dieses Bandes verwiesen.

Monofile Fäden sind gegenüber geflochtenen Ausführungen etwas sperriger. Sie geben ihre verpackungsbedingte Schlaufenbildung zögernder auf, was gelegentlich als hinderlich angesehen werden kann. Der geflochtene Faden ist geschmeidiger und fällt daher problemloser. Bei der Klassifizierung der *Geschmeidigkeit* rangieren monofile Materialien – wie z. B. das Mirafil – in die

Tabelle 1. Fadenmaterial für die Gefäßnaht

a) Organisch	Seide
b) Synthetisch	Dacron Teflon – Dacron Polyäthylen Polypropylen PTFE – Goretex Polyglykolsäure/Polyglactin

Tabelle 2. Zusammenstellung gängiger Nahtmaterialien

Geflochten	
Dacron – Polyester (Polyäthylenterephthalat)	Cardiofil Ethibond Mersilene Vitalon
Polyäthylen – Polyester	Synthofil
PGS – Polyester	Dexon
Polyglactin 910	Vicryl
Monofil	
Polypropylen	Prolene
Polybutylenterephthalat – Polyester	Miralene

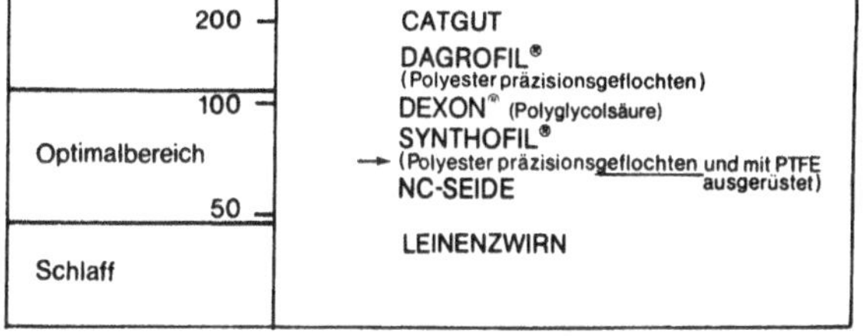

Abb. 2. Unterschiedliche Eigenschaften bei der Handhabung verschiedener Nahtmaterialien

Kategorie „drahtig“, während sich geflochtene Polyesterfäden eher im sog. „Optimalbereich“ bewegen (Abb. 2).

Die Vorteile der optimalen Gleitfähigkeit und der minimalen Gewebereaktion bei sehr guter Festigkeit *des monofilen Fadens überwiegen jedoch für die Gefäßchirurgie.* Gaben wir selbst bisher bei der Fixierung von Dacron-Prothesen noch dem geflochtenen, oberflächenbeschichteten Dacron-Polyesterfa-

Tabelle 3. Übersicht der für die Gefäßnaht wichtigen Nadeln und Fadenstärken

Nadel
Atraumatisch öhrlos
Krümmung $^3/_8$-Kreis ($^1/_2$-Kreis)
Doppelte Armierung des Fadens

Fadenstärke
3/0: Aorta thoracalis
4/0: Aorta abdominalis, Beckenarterien, supraaortische Stämme
5/0: Karotiden, A. brachialis, A. femoralis, A. poplitea, alle Venen
6/0: Unterschenkelgefäße
7/0: Unterschenkelgefäße, Unterarmgefäße

den vom Typ Ethibond den Vorzug und nahmen wir nur die Versorgung von Arteriotomien und Venotomien sowie die Nähte an den PTFE-Prothesen mit monofilem Faden vor, so sehen wir seit einem guten Jahr den monofilen Polypropylen-Faden vom Typ Prolene als den Standardfaden für Gefäßnähte jeglicher Art an.

Daß in der Gefäßchirurgie nur ein sog. *atraumatisches* Nahtmaterial mit öhrloser Nadel und glattem Übergang zum Faden eingesetzt wird, versteht sich von selbst. Für fortlaufende Nähte sollte der Faden am besten an beiden Enden mit einer Nadel versehen sein. Wir selbst verwenden ausschließlich derartiges *doppelarmiertes Material.*

Nadelform und -größe richten sich nach dem Einsatz. Die 3/8-Kreisform ist in der Gefäßchirurgie durchweg besser zu handhaben als eine Halbkreisnadel. Die jeweilige *Fadenstärke* entspricht der zu versorgenden Gefäßwand (Tabelle 3). Die am häufigsten benötigten Größen sind 4/0–6/0. Das Prinzip heißt auch hier: so dünn als möglich bei ausreichender Festigkeit. Für die Führung der Nadeln empfiehlt sich ein *Nadelhalter* vom Typ Hegar in seinen verschiedenen Modifikationen, da mit ihm eine besonders akkurate und subtile Stichführung möglich ist. Für Nähte in kleinen Gefäßdimensionen wie A. radialis oder Unterschenkelarterien verwenden wir gerne den Halter nach Castroviejo, der auch die feinen Nadeln des 6/0- oder 7/0-Fadens sicher faßt und sich schon durch mäßigen Druck auf den Griff ruckfrei öffnet. Bei Anastomosen im Bereich der Unterschenkelgefäße oder bei der Anlage arteriovenöser Fisteln vom Typ Cimino macht sich zudem eine *optische Hilfe* in Form einer Lupenbrille bezahlt.

Die *Gefäßnaht* soll einen blutdichten Verschluß der Arteriotomie bzw. der Anastomose geben, andererseits aber keine Einengung des Lumens verursachen. Die Ränder des Gefäßes werden entweder leicht evertiert oder aber direkt auf Stoß einander gegenübergestellt (Abb. 3). Einkrempelungen behindern den Blutstrom, können Thrombosen induzieren und sind nicht statthaft (Abb. 4). Knoten und Fadenenden liegen grundsätzlich außen.

Die Nadel muß beim Stich alle Schichten der Gefäßwandung fassen. Wird dies versäumt, so kann sich die Intima spontan bzw. durch den auftreffenden Blutstrom lösen und eine Lumenverlegung bewirken (Abb. 5). Auch die Miteinbeziehung der Adventitia ist wichtig, da sonst – speziell bei arterio-

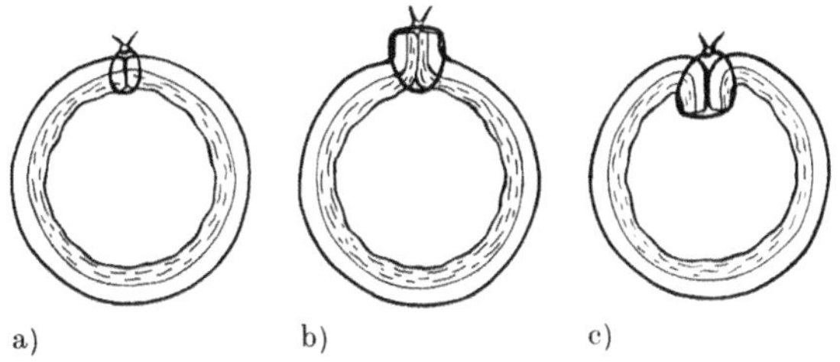

Abb. 3a–c. Bei der Naht sind die Ränder des Gefäßes entweder **a** direkt auf Stoß einander gegenüber zu stellen oder aber **b** zu evertieren. **c** Einkrempelungen sind nicht statthaft

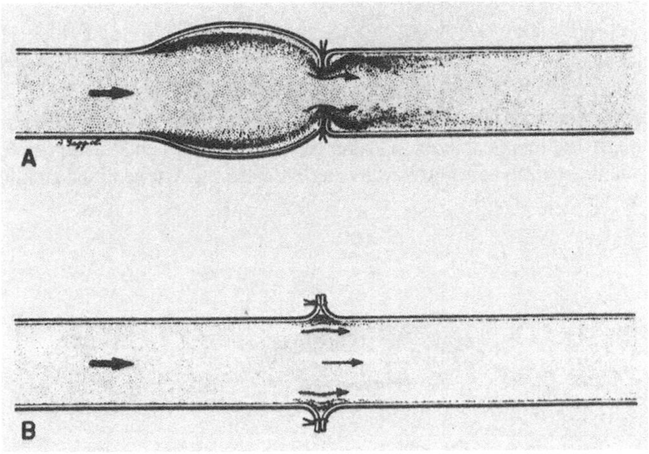

Abb. 4. a Einkrempelungen bei der Gefäßnaht führen zur Stenose mit progressiver Lumeneinengung durch Fibrinablagerungen. **b** Die evertierende Naht schafft dagegen optimale Strombedingungen. (Abb. entnommen aus Haimovici 1976)

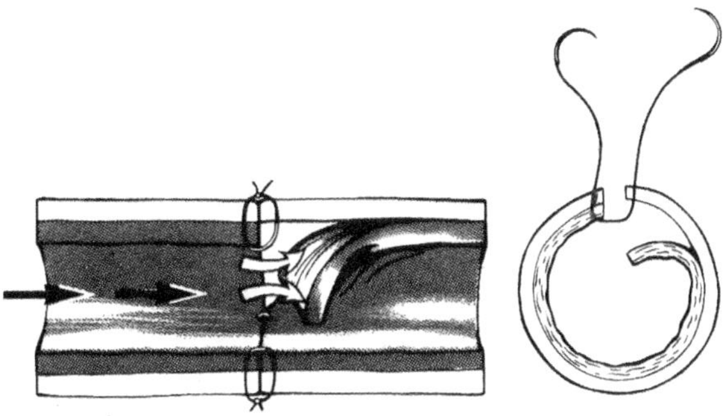

Abb. 5. Alle Schichten der Gefäßwandung sind von der Naht zu erfassen. Anderenfalls besteht die Gefahr des Ablösens von Intimalefzen durch den auftreffenden Blutstrom. (Entnommen aus Müller-Wiefel 1978)

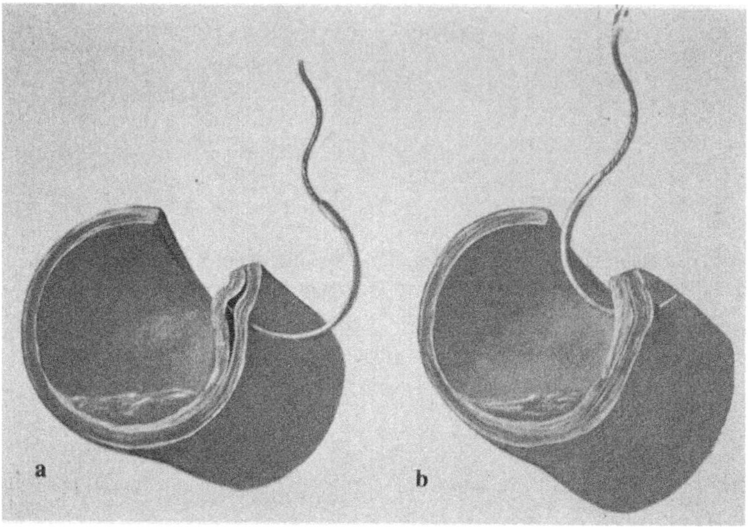

Abb. 6. a Bei arteriosklerotischer Wandung kann die von außen nach innen geführte Nadel mit ihrer Spitze die Intima ablösen. **b** Daher ist es in einer solchen Situation zweckmäßig, eine Stichrichtung von innen nach außen bzw. von einer Prothese zur Arterienwand zu führen. (Abb. entnommen aus Wylie et al. 1980)

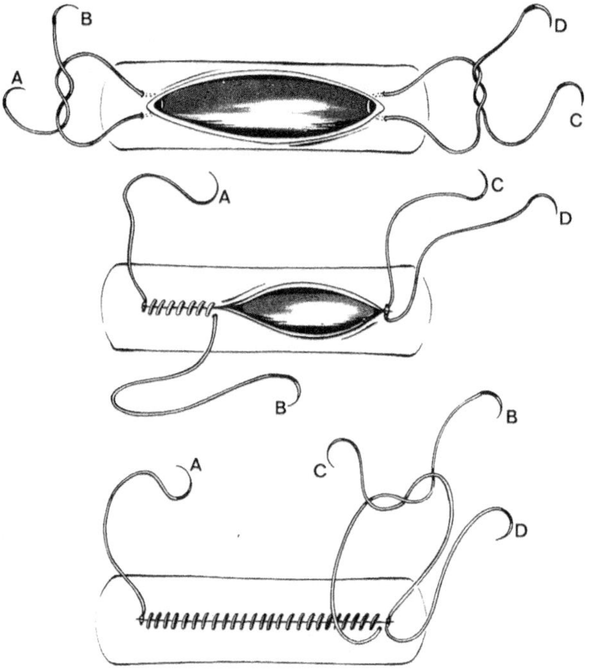

Abb. 7. Schema des Verschlusses einer longitudinalen Arteriotomie mit fortlaufend überwendlichem Faden. An den beiden Endpunkten der Nahtreihe wird jeweils ein an beiden Enden mit atraumatischer Nadel (*A* und *B* bzw. *C* und *D*) armierter Faden durch die Arterienwand geführt und verknüpft. Ein entsprechend lang gehaltenes Fadenende wird dann fortlaufend zum Verschluß der Arteriotomie zum Gegenfaden geführt. (Entnommen aus Müller-Wiefel 1978)

sklerotisch veränderter Wandung – die Gefahr des raschen Fadenausreißens aus der brüchigen und minderwertigen Gefäßwandung besteht. Die *Stichrichtung* erfolgt möglichst von innen nach außen bzw. von einer Prothese zur Arterie hin. Dies schützt vor einer Wandaufsplitterung mit Intimaablösung durch die Nadelspitze (Abb. 6). Die allgemeine chirurgische Grundforderung nach spannungsfreier Naht gilt auch am Gefäß. Das Knüpfen des Fadens soll tunlichst am nichtpulsierenden Gefäßrohr erfolgen. Beim Einsatz von monofilem Nahtmaterial darf zur Verknotung nicht übermäßig stark gezogen werden, da sonst die Gefahr eines Tabaksbeuteleffektes mit entsprechender Stenosierung oder zirkulärer Einschnürung entsteht.

Für den Nahtverschluß eines Gefäßes kommen 4 Alternativen in Betracht: Einzelknopfnaht, Einzel-U-Naht, fortlaufende Matratzennaht und *die fortlaufende überwendliche Naht.* Letztere *hat sich als Standard durchgesetzt.* Einzelknopfnähte bleiben Sondersituationen wie ausgesprochen kleines Gefäßkaliber oder End-zu-End-Anastomose im Wachstumsalter vorbehalten.

Die fortlaufende Naht beginnt am besten an dem dem Operateur abgewandten Ende der Arteriotomie und wird durch Verknotung mit einem zuvor gelegten proximalen Eckfaden abgeschlossen (Abb. 7).

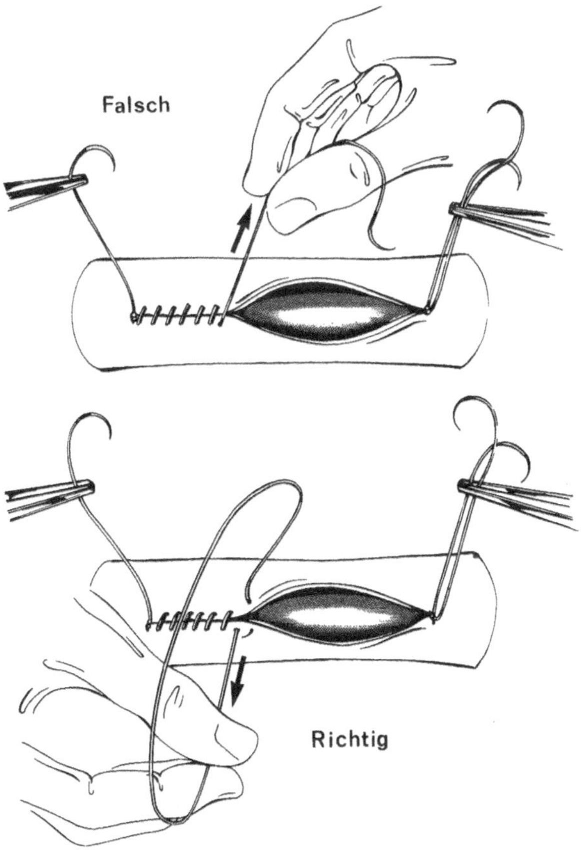

Abb. 8. Die Fadenführung bei der fortlaufenden Gefäßnaht durch die Hand des Assistenten sollte tunlichst in Ausstichrichtung erfolgen, um Sägeeffekte auf die Stichkanäle zu verhüten. (Abb. entnommen aus Müller-Wiefel 1978)

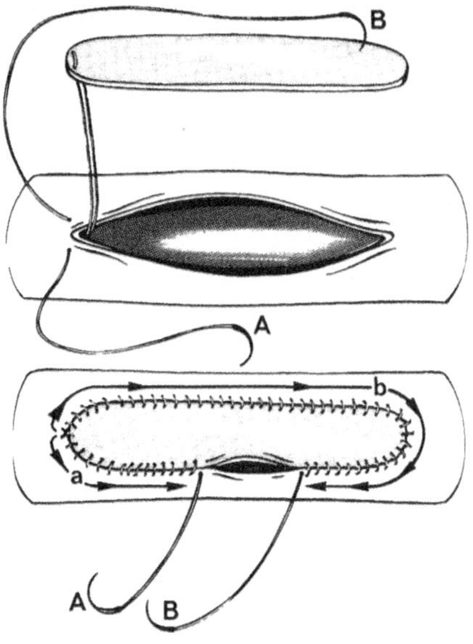

Abb. 9

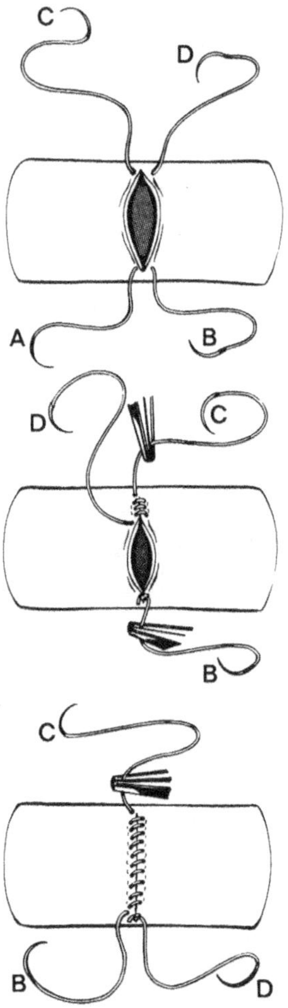

Abb. 10

Abb. 9. Versorgung einer longitudinalen Arteriotomie mit der sog. Patch-Plastik. *A* und *B* kennzeichnen die beiden mit atraumatischen Nadeln armierten Fadenenden. Nach Legen eines Eckfadens durch Patch- und Arterienrohr an einem Arteriotomie-Ende und Verknüpfung der Fäden werden beide freien Enden entsprechend den Pfeilrichtungen *(a, b)* aufeinander zugeführt. (Abb. entnommen aus Müller-Wiefel 1978)

Abb. 10. Schema des queren Nahtverschlusses mit fortlaufendem Faden. *A, B, C* und *D* markieren jeweils die Fadenenden, die mit einer atraumatischen Nadel besetzt sind. (Entnommen aus Müller-Wiefel 1978)

Die Führung des fortlaufenden Fadens durch die Assistenz sollte mit der Hand, nicht mit einer Pinzette erfolgen. Dabei ist zur Vermeidung von Wandeinrissen immer ein Zug in Ausstichrichtung anzustreben (Abb. 8). Die optimale Gleitfähigkeit eines monofilen Fadens wirkt sich besonders gut bei fortlaufenden Nähten aus, da jederzeit vorgelegte Schlaufen durch dosierten Zug nachgespannt werden können.

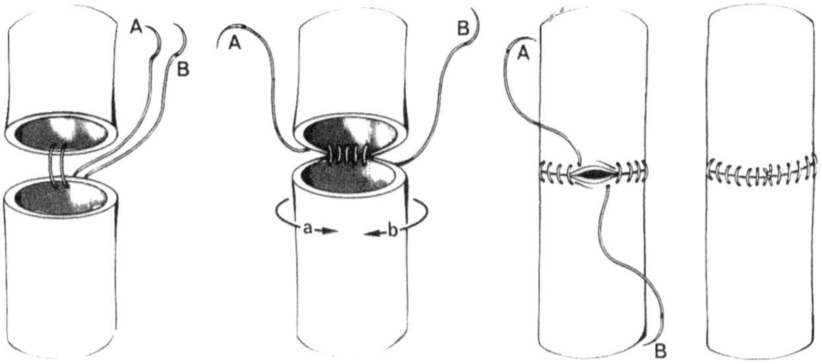

Abb. 11. Schema der termino-terminalen Anastomose mit einer an der hinteren Zirkumferenz beginnenden, fortlaufend geführten, doppelt armierten Naht. *A* und *B* markieren die mit atraumatischer Nadel besetzten Enden des Fadens. Dieser wird nach Verknüpfung an der hinteren Zirkumferenz entsprechend den Pfeilrichtungen *(a, b)* mit beiden Enden nach vorne geführt und hier sicher verknotet. (Entnommen aus Müller-Wiefel 1978)

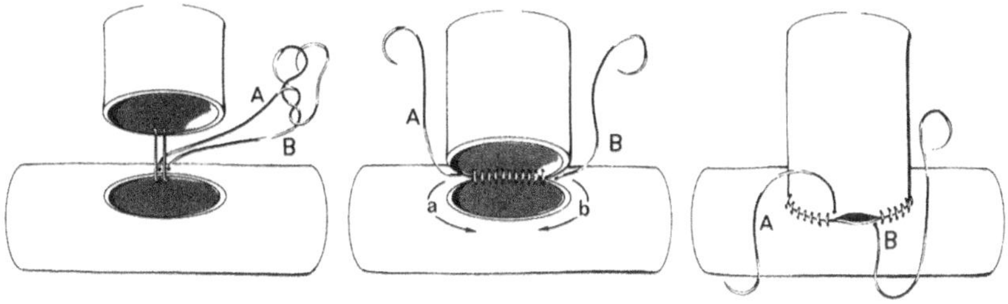

Abb. 12. Schema der Herstellung einer termino-lateralen Anastomose mit einem an der hinteren Zirkumferenz beginnenden und fortlaufend überwendlich geführten Faden. Große Buchstaben markieren die Fadenenden, kleine Buchstaben geben die Richtung der fortlaufend überwendlichen Nahtführung an. (Entnommen aus Müller-Wiefel 1978)

Wegen der Gefahr einer *nahtbedingten Enge* erfordert der fortlaufende Arteriotomieverschluß eine subtile, akkurate Technik. Im Bedarfsfalle kann ein temporärer Platzhalter in Form eines Plastikröhrchens Anwendung finden. Sicherer ist in solchen Fällen aber die Entscheidung zur *Patchplastik* (Abb. 9).

Der Verschluß einer queren Arteriotomie (Abb. 10) sowie die termino-terminale Vereinigung zweier Gefäßenden (Abb. 11) erfolgen gleichfalls mittels fortlaufend überwendlicher Naht, die im letzteren Falle an der hinteren Zirkumferenz beginnt und die Verknotung beider Fadenhälften an der Vorderseite vorsieht.

Für die terminolaterale Gefäßanastomose wie auch für die Seit-zu-Seit-Verbindung liefert die an der hinteren Zirkumferenz beginnende und mit beiden Fadenenden nach vorne geführte fortlaufend überwendliche Naht die meist problemloseste Variante (Abb. 12). Kritische Punkte bei der Seit-zu-Seit-Vereinigung kleinkalibriger Gefäße sind die Anastomosenecken. Die Verwendung

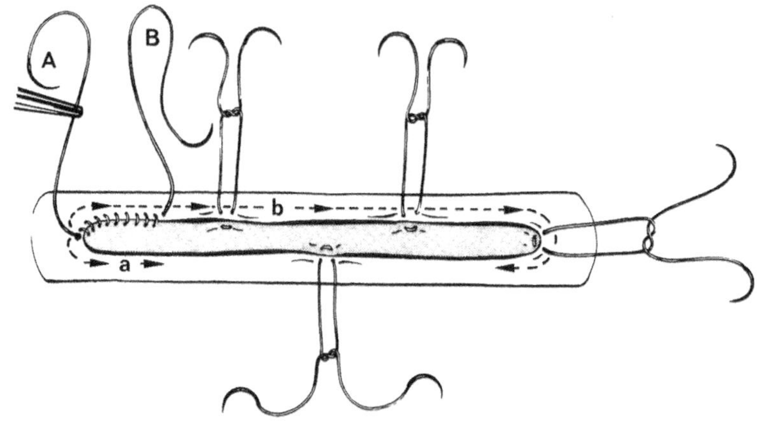
A
B
b
a

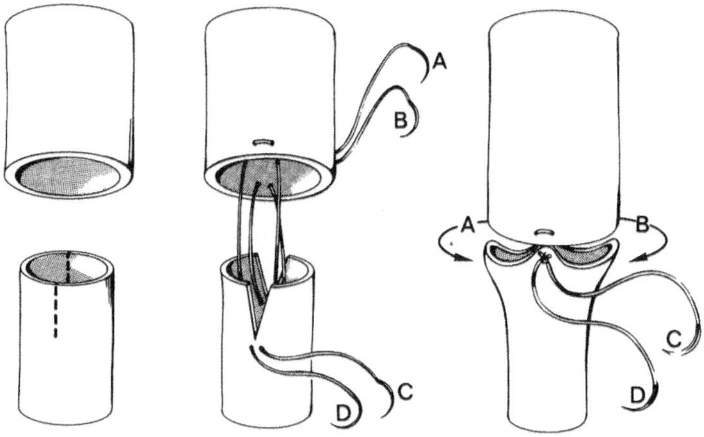
A
B
C
D

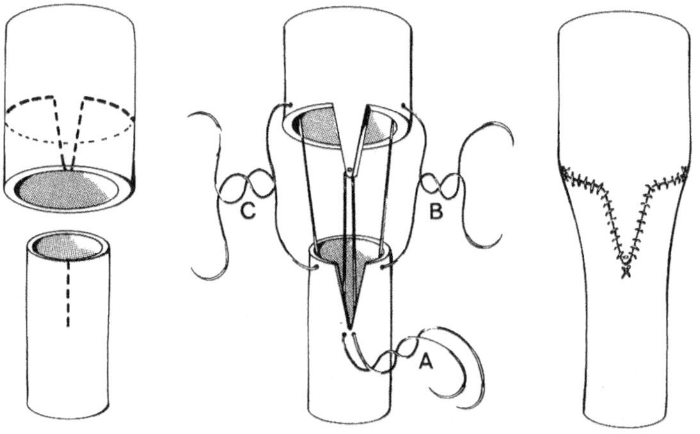
C
B
A

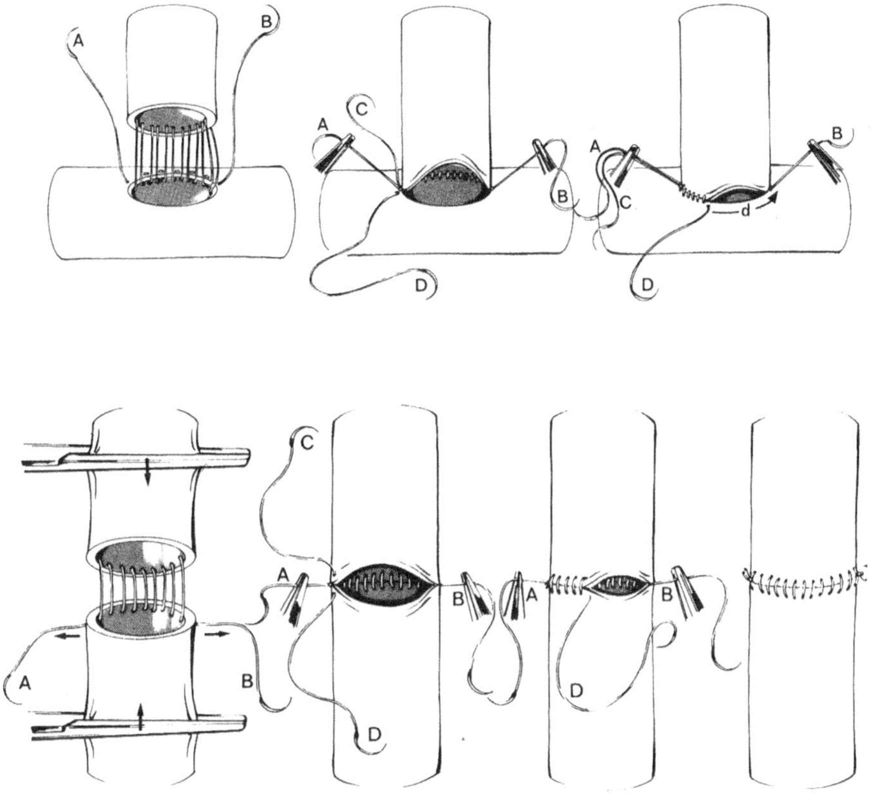

Abb. 14. Bei schlecht zugänglicher Hinterseite kann eine termino-laterale oder auch termino-terminale Anastomose durch das Vorlegen einer alternierenden U-Nahtreihe vom Typ Blalock erleichtert werden. Hierfür eignet sich besonders der gleitfreudige monofile Faden. *A* bis *D* gibt die mit Nadeln armierten Fadenenden wieder. Die Fadenenden werden nach jeweiliger Verknüpfung dann fortlaufend aufeinander zugeführt *(Pfeilrichtung d)*. (Abb. entnommen aus Müller-Wiefel 1978)

temporärer Platzhalter zur Verhütung einer Stenosierung kann bei Verwendung der monofilen Fäden, die unter guter Sicht vorgelegt und dann später angespannt werden, meist entfallen.

Je nach Gefäßsituation ergeben sich zu den bisher genannten Grundtechniken *Ergänzungen bzw. Abwandlungen des technischen Vorgehens.* So können bei sehr langer Patchplastik Haltefäden zur Justierung des Erweiterungsflickens die fortlaufende Naht erleichtern. Dasselbe gilt für Maßnahmen zum Ausgleich einer Kaliberinkongruenz (Abb. 13).

◁ **Abb. 13.** Gelegentlich sind zusätzlich zur fortlaufenden Gefäßnaht Haltefäden angebracht; z. B. bei der Versorgung einer langen Arteriotomie mit langem Erweiterungsstreifen *(oben)* oder beim Ausgleich einer Kaliberinkongruenz *(Mitte und unten)*. *A* bis *B* geben die mit atraumatischen Nadeln armierten Fadenenden an. Die Richtung, in welcher die fortlaufend atraumatische Naht geführt wird, ist durch gestrichelte Pfeile *(a, b)* markiert. (Abb. entnommen aus Müller-Wiefel 1978)

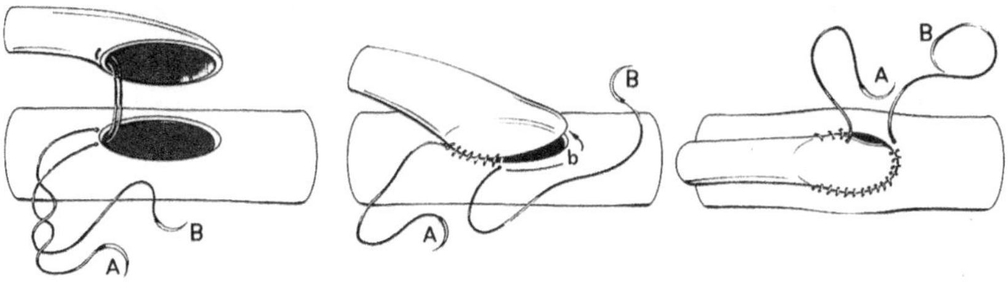

Abb. 15. Die spitzwinkelig abgehende termino-laterale Anastomose beginnt mit ihrer Naht am inneren Anastomosenwinkel. Auch hier findet eine fortlaufend überwendliche Nahttechnik Anwendung (*A* und *B* Fadenenden mit atraumatischer Nadel armiert, *b* Richtung der fortlaufenden Nahtführung). (Entnommen aus Müller-Wiefel 1978)

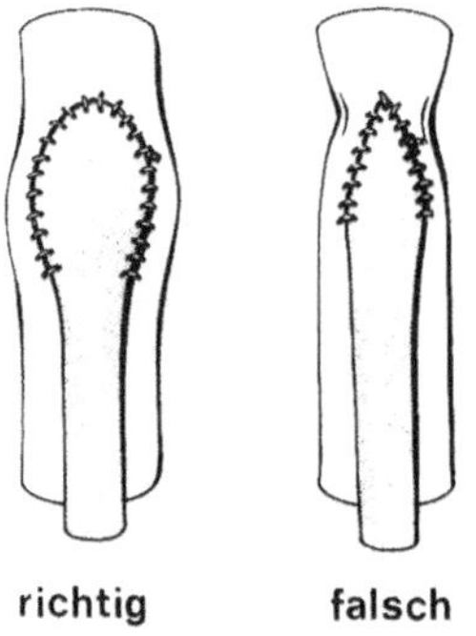

Abb. 16. Bei kleinem Gefäßkaliber und spitz zulaufendem Bypass besteht die Gefahr einer nahtbedingten Einengung am äußeren Anastomosenwinkel. Hier ist gegebenenfalls an Stelle einer fortlaufenden Naht auf etliche Einzelknopfnähte zurückzugreifen

Bei schlecht zugänglicher Hinterwand kann die dorsale Anastomosenzirkumferenz mit vorgelegten, alternierend fortlaufenden U-Nähten vom Typ Blalock versorgt werden (Abb. 14).

Terminolaterale Anastomosen werden aus hämodynamischen Gründen bevorzugt spitzwinkelig angelegt. Die fortlaufende Naht beginnt dann am besten am inneren Anastomosenwinkel in überwendlicher Form (Abb. 15), wobei das eine Fadenende über etwa drei Viertel der Anastomosenzirkumferenz und das andere Fadenende über das verbleibende Viertel geführt werden. Bei kleinem Gefäßkaliber ist darauf zu achten, daß das gegenüberliegende Ende, also gleichsam die „Spitze" der Anastomose, keine Einengung erfährt (Abb. 16). Hier empfehlen wir fallweise an Stelle der durchgehend fortlaufenden Naht eine Unterbrechung derselben und Versorgung der dem inneren Anastomosenwinkel gegenüberliegenden Rundung mit einer Reihe von Einzelknopfnähten.

Besondere Probleme entstehen an *Anastomosen zwischen Arterie und Kunststoffprothese* aufgrund unterschiedlicher Elastizitätswerte, so daß derartige Nähte einer besonderen Belastung standhalten müssen. Schon ein kleines Leck – sei es durch Fadenbruch, sei es infolge Ausreißens aus der minderwertigen arteriosklerotischen Arterie – gibt den Startpunkt für die Anastomosendehiszenz mit Entwicklung des bedrohlichen *Aneurysma spurium* (Abb. 17).

Als Beispiel zeigt die Abb. 18 ein zentrales Anastomosenaneurysma nach Implantation einer Y-Prothese, entstanden durch Ausriß des Verankerungsfa-

Abb. 17. Schematische Darstellung der Entwicklung eines Aneurysma spurium im Bereich einer Anastomose zwischen Dacron-Prothese und Arterie ausgehend von einem kleinen Anastomosenleck. *A*, *B* und *C* stellen unterschiedliche Stufen der Entwicklung von einer kleinen Nahtdehiszenz bis zu einer praktisch völligen Ablöung der Prothese aus dem Wirtsgefäß dar

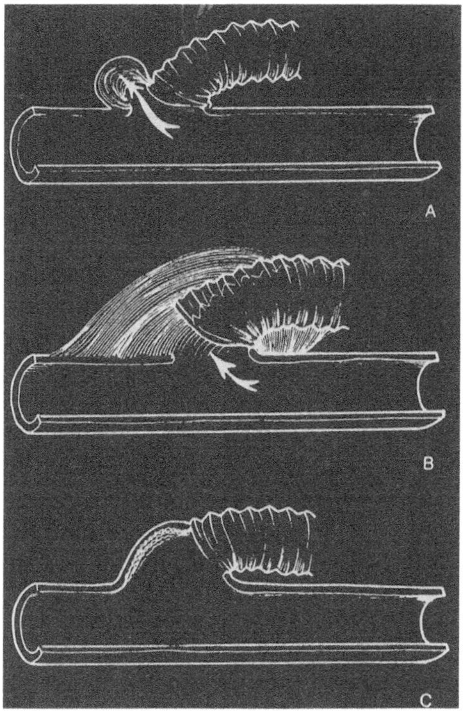

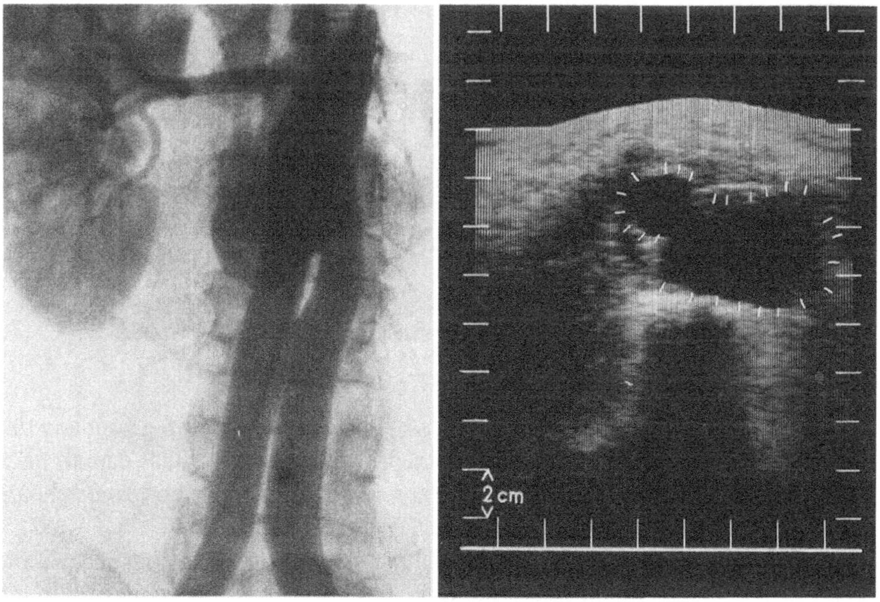

Abb. 18. Großes Aneurysma spurium an der zentralen Anschlußstelle einer Bifurkationsprothese im Bereich der infrarenalen Aorta (*links* Angiogramm, *rechts* Sonogramm mit Darstellung des Aortenquerschnittes und der paraaortalen Aneurysmahöhle)

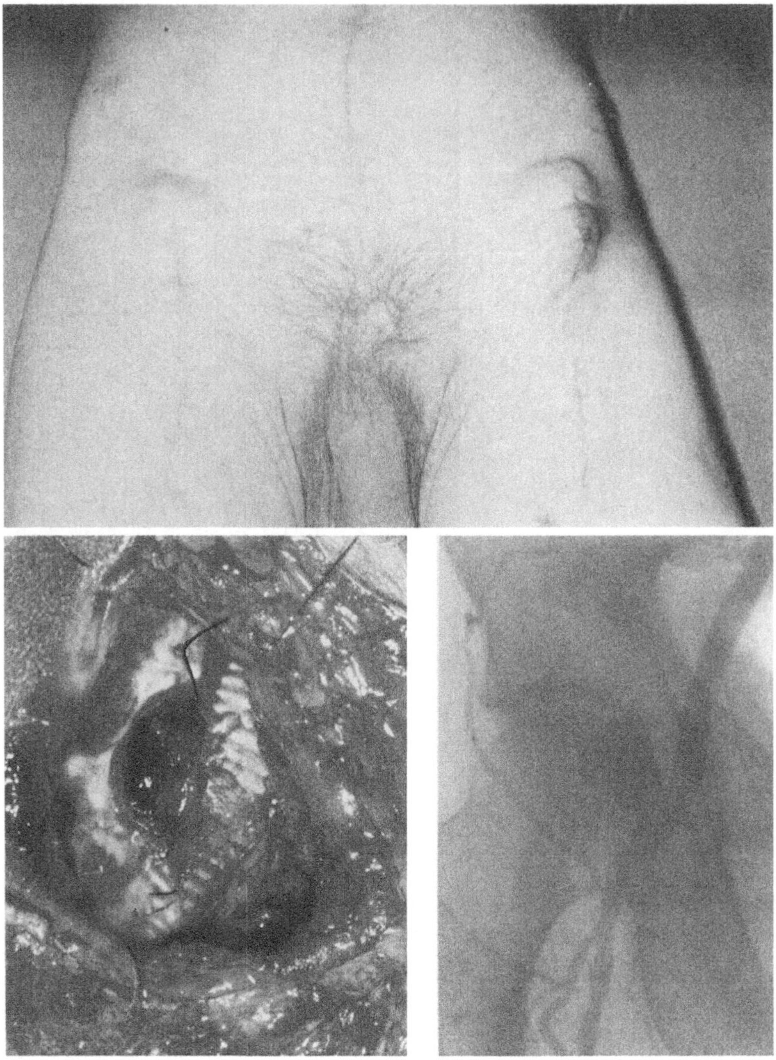

Abb. 19. Entwicklung eines bilateralen Aneurysma spurium an den inguinalen Anschlußstellen einer Bifurkationsprothese durch Fadenbruch des seinerzeit noch verwendeten Seidenfadens

dens aus dem Wirtsgefäß. Die Abb. 19 gibt ein Anastomosenaneurysma in der Leiste wieder, bei dem die Ursache in einem Ermüdungsbruch des damals noch gewählten Seidenfadens lag. Die modernen Kunststoffäden schützen uns heute zumindest vor dieser zweiten Form der Spätkomplikation.

Gefäßnähte und Anastomosenherstellung im *venösen System* haben zwar die andersartige Wandstabilität der Blutleiter des Niederdrucksystems zu berücksichtigen, orientieren sich aber grundsätzlich an den gleichen Richtlinien. Bei Verwendung monofiler Fäden besteht im Venensystem eher die Gefahr einer iatrogenen Einengung nach dem Tabaksbeutelprinzip. Daher ist hier mit besonders zartem Zug zu knüpfen und in Zweifelsfällen auch auf Einzelknopfnähte zurückzugreifen.

Sog. *Gefäßnähapparate* haben sich nicht durchsetzen können. Weder das russische Modell noch die Apparatur von Nakayama bringen einen Vorteil gegenüber der von geübter Hand gelegten chirurgischen Nahtreihe. Dies gilt insbesondere für erkrankte oder veränderte Gefäßwände.

Ziel der vorstehenden Übersicht mußte sein, weniger die Vielzahl möglicher Einzelsituationen zu erwähnen und die in Betracht kommenden Nahttechniken zu beschreiben, sondern vielmehr den derzeitigen Stand der Gefäßnaht vom Grundkonzept her zu erörtern, also:

1. Ausschließliche Verwendung von Kunststoffäden,
2. Bevorzugung monofiler Fäden,
3. weitgehender Einsatz der fortlaufend überwendlichen Naht,
4. Einzelnähte und Haltefäden nur bei besonderer Situation,
5. Nahtmaterial mit doppeltarmiertem Faden.

Zukünftige Aufgabe dürfte unter anderem die *klinische Erprobung des resorbierbaren PGS-Fadens für Arterien- und Venennähte* kleineren Kalibers sowie bei wachsenden Gefäßen und für den Venenbypass sein. Nähte für die Anastomosierung von Kunststoffprothesen werden auch weiterhin des nichtresorbierbaren Fadens bedürfen.

Zusammenfassung

Für die Gefäßnaht hat sich synthetisches Material durchgesetzt, wobei der monofile Faden aus Polypropylen bzw. Polybutylenterephthalatpolymer derzeit die meisten Vorzüge in sich vereinigt. Er verursacht eine minimale Gewebereaktion, erleichtert wegen seiner guten Gleitfähigkeit die Führung durch die verschiedenen Schichten der Gefäßwand und erlaubt es, bei Anastomosennähten etliche Stiche vorzulegen und diese dann im weiteren Nahtverlauf anzuziehen. Sowohl zum Gefäßwandverschluß als auch für die Anastomosenherstellung hat sich die fortlaufende überwendlich geführte Naht als Standard durchgesetzt. Einzelnähte und Haltefäden bleiben Sondersituationen vorbehalten. Es ist empfehlenswert, nur mit doppelt armierten Fäden zu arbeiten. Die Verwendung von resorbierbarem Nahtmaterial hat im Experiment und in einigen klinischen Fällen Erwartungen aufkommen lassen. Für eine generelle Empfehlung fehlt derzeit noch die Basis.

Summary

For vascular sutures synthetic materials are widely accepted. The monofilamentous polypropylene or polybutylenterophthalate polymer gives the most advantages. Tissue reaction is minimal. Guidance through the different layers of the arterial wall is facilitated by the easy gliding surface of the material. For the construction of the anastomosis one can place several stitches without tension and stretch the suture after the fourth or fifth stitch. For the closure of the vascular wall as well as for the creation of an anastomosis the continuously running over-and-over suture has become the standard technique. It is advisable to use a thread with a needle on each side. The use of resorbable suture material in experiments and in a few clinical cases has given rise to expectations. However, for a general recommendation, some basic aspects are still lacking.

Literatur

Weiterführende Hinweise zur Technik der gefäßchirurgischen Naht finden sich bei:

1. Haimovici H (1976) Vascular surgery. McGraw-Hill, New York
2. Müller-Wiefel H (1978) Eingriffe an den Arterien. In: Gschnitzer F, Kern E, Schweiberer L (Hrsg) Chirurgische Operationslehre. Urban & Schwarzenberg, München Wien Baltimore (Operationslehre Breitner IV/1)
3. Vollmar J (1975) Rekonstruktive Chirurgie der Arterien. Thieme, Stuttgart
4. Wylie EJ, Stoney RJ, Ehrenfeld WK (1980) Manual of vascular surgery, Vol I. Springer, Berlin Heidelberg New York

Anatomische und funktionelle Grundlagen für die Wahl von Nahtmitteln und Nahttechniken in der Urologie

R. Tauber[1]

Neben den Kenntnissen der anatomischen und funktionellen Grundlagen der zu behandelnden Organe wie Niere, Harnleiter, Blase, Prostata, Harnröhre und den äußeren Geschlechtsorganen muß der Urologe bei der Auswahl seiner operativen Techniken und des zu verwendenden Nahtmaterials stets in Betracht ziehen, daß seine Naht und damit sein Nahtmaterial mit Urin in Berührung kommen kann.

Urin wirkt nicht nur fibrinolytisch, sondern es kann auch am freiliegenden Fadenteil zur Konkrementbildung kommen (Baur u. Seuter 1973; Bergmann u. Holmlund 1973; Morrow et al. 1974). Diese Gefahr der Konkrementbildung ist am geringsten, wenn resorbierbares Nahtmaterial verwendet wird, da sich die Fäden wieder auflösen.

Gefürchtet ist in der Urologie die Ausbildung eines Urinoms, das spontan, traumatisch oder meist postoperativ aufgrund einer Nahtinsuffizienz auftreten kann. Gelangt Urin z. B. nach einer Harnleiter- oder Nierenbeckennaht in das umliegende Gewebe, so kommt es dort zu Verwachsungen und Verschwielungen. Es entsteht eine retroperitoneale Fibrose, evtl. mit narbiger Harnleitereinengung oder Anastomosenstenose, gelegentlich sogar von einer Durchwanderungsperitonitis gefolgt (Weber u. Jonas 1979).

Um die Ausbildung eines Extravasates und damit der Stenosierung vorzubeugen, wird z. B. bei einer Nierenbeckenplastik oder bei einer Nierenteilresektion versucht, den Urin durch eine Fistel oder durch eine Schiene abzuleiten. Die beste Prophylaxe ist natürlich eine dichte Naht, für die das Nahtmaterial sehr überlegt ausgesucht werden muß. Besteht die Möglichkeit, daß Urin, vor allem infizierter Urin, mit dem Nahtmaterial in Berührung kommen kann, so bevorzugen wir zur Zeit von den zur Verfügung stehenden resorbierbaren Nahtmaterialien Chromcatgut. Von Polyglykolsäurefäden fürchten wir, daß sie sich zu schnell auflösen. Dafür sprechen sowohl die Beobachtungen von Sebeseri et al. 1975 als auch unsere eigenen, die beim Aufbewahren von Polyglykolsäurefäden in verschiedenen Lösungen gemacht wurden. Ein alkalisches Milieu allein bewirkt keine schnellere Auflösung der Fäden, außer in 40%iger Natronlauge bzw. 18%iger Ammoniaklösung, ebensowenig steriler, alkalischer Urin mit einem pH zwischen 8 und 9. Aber in infiziertem Urin mit einem pH von über 8 sind Polyglykolsäurefäden in einem mit Staphylokokken und Kolibakterien infiziertem Urin bereits nach 4 Tagen vollständig aufgelöst, während die Fäden im sterilen Urin nach 5 Tagen noch

---

1 Urologische Universitätsklink München, Klinikum Großhadern, Marchioninistr. 15, D-8000 München 70

Tabelle 1. Wahl des Nahtmaterials

Operationen an	Nahtmaterial
Niere	Chromcatgut
Harnleiter	Chromcatgut
Harnblase	Chromcatgut + Polyglykolsäure
Harnröhre	Polyglykolsäure
Unterbindungen	Polyglykolsäure
Arterie, Vene, Ureter, Blasenpfeiler	
Enteroanastomosen	Polyglykolsäure
Penis-Skrotalhaut	Chromcatgut
Vasektomie	Chromcatgut + Polyglykolsäure

vollkommen erhalten sind. Bei diesen In-vitro-Untersuchungen wurde der Urin alle 12 h gewechselt und im Brutschrank aufbewahrt. Ob der erst kürzlich in den Handel gekommene synthetische, absorbierbare monofile Polydioxanon-PDS-Faden (Berry et al. 1981) langsamer aufgelöst wird und damit auch bei infiziertem Urin zur Naht verwendet werden kann, muß erst genau geprüft werden.

Im Moment gibt es noch keine einheitlich verbindlichen Richtlinien zum Gebrauch der Nahtmaterialien in der Urologie. Es soll daher das an der Schmiedt-Klinik gebräuchliche Vorgehen vorgestellt werden (Tabelle 1). Unsere Erfahrungen decken sich weitgehend mit der von Degenhardt u. Müthing 1980 veröffentlichten Studie.

Besteht bei einer Senkniere oder Nephroptose die Indikation zur Nephropexie, so fixieren wir die Niere nach Entfernen des perirenalen und pararenalen (retroperitonealen) Fettgewebes mit 2 Chromcatguteinzelnähten der Stärke 0 mit Rundkörpernadel an den M. quadratus lumborum (Abb. 1). Bei den Operationen an den Nieren selbst müssen wir uns vergegenwärtigen, daß die Niere als parenchymatöses Organ schwierig zu nähen ist. Sie ist allerdings etwas fester als Leber und Pankreas (Nockemann 1980). Die sie umschließende unnachgiebige Capsula fibrosa bietet der Naht einen zusätzlichen Halt. Da bei Parenchymnähten Chromcatgut am wenigsten durchschneidet, benützen wir dieses Nahtmaterial in einer Stärke *1 oder 0*, einer höheren Fadenstärke als sonst üblich, und eine Rundkörpernadel.

Nach einer einfachen Nephrotomie, beispielsweise nach der Extraktion eines Kelchsteines, genügt der Parenchymverschluß durch einfache Einzelknopfnähte (Abb. 2a). Nach Entfernen einer Nierenzyste wird der Wundrand zur Blutstillung fortlaufend gerändelt (Abb. 2b).

Bei der Nierenteilresektion (Abb. 3) mit weiter Eröffnung des Nierenhohlsystems werden zunächst die Parenchymarterien mit Catgut 3/0 umstochen. Anschließend wird das Hohlsystem mit fortlaufender Naht mit Chromcatgut 3/0 verschlossen. Die abschließende Adaptation der Wundflächen erfolgt unter Einschluß der Capsula fibrosa durch 2 fortlaufende, gegenläufige Chromcatgutnähte der Stärke 1.

Bei Nähten am Nierenbecken und am Harnleiter (Abb. 2c) sollte versucht werden, die Naht ohne Mitbeteiligung der Schleimhaut anzulegen.

Abb. 1. Nephropexie einer Wanderniere mit Einzelknopfnähten am M. quadratus lumborum nach Entfernen des peri- und pararenalen Fettgewebes

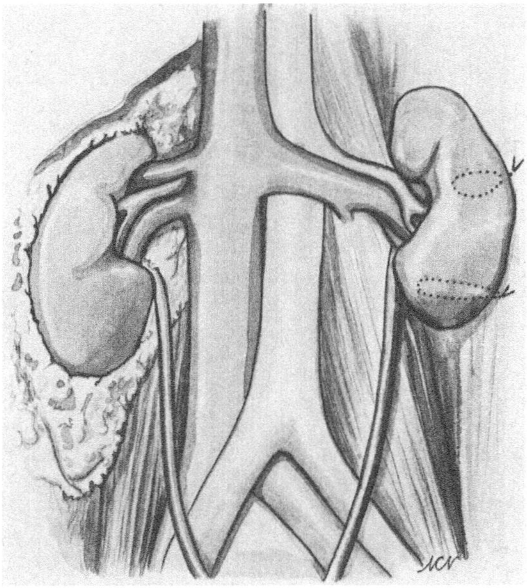

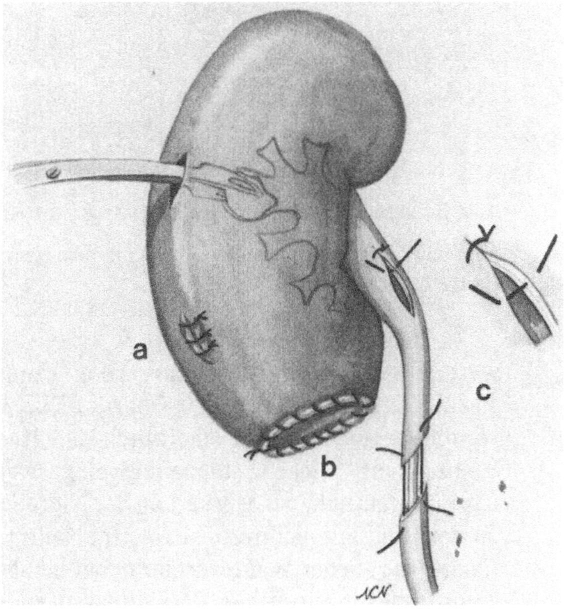

Abb. 2. Nähte an der Niere und am Harnleiter. *a* Einzelknopfnähte zum Verschluß des Nierenparenchyms, *b* fortlaufende Naht nach Abtragen einer Nierenzyste, *c* Naht des Harnleiters mit End-zu-End-Schräganastomose

Bei einer Ureterabgangsstenose (Abb. 4 u. 5) erfolgt die Vereinigung des resezierten Nierenbeckens mit dem Ureter durch eine Schräganastomose mit Chromcatgut. Auch das proximale Nierenbecken wird durch Chromcatgutnaht vereinigt, wobei sowohl mit Einzelknopfnähten als auch fortlaufend genäht

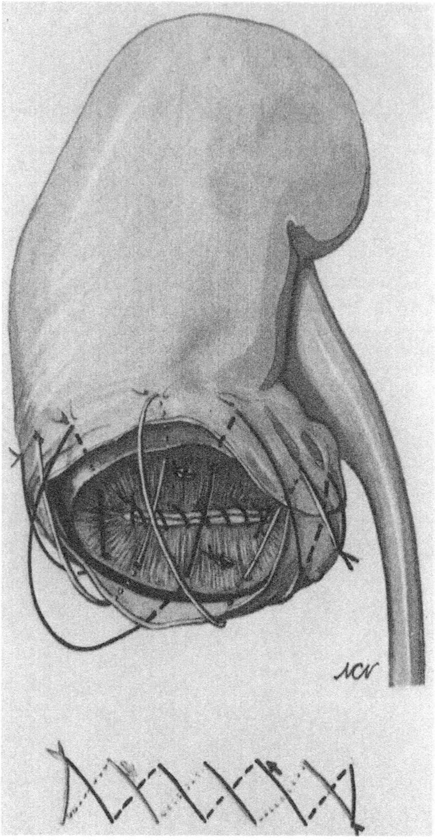

Abb. 3

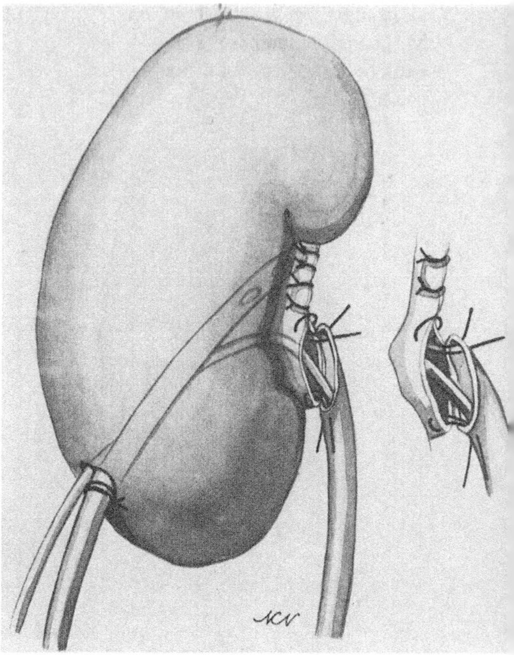

Abb. 4

Abb. 3. Verschluß des Nierenhohlsystems und -parenchyms nach Nierenteilresektion

Abb. 4. Wiedervereinigung des Ureters mit dem resezierten Nierenbecken nach Korrektur einer Ureterabgangsstenose

werden kann. Zur Anastomosierung kann z. B. bei einem Harnwegsinfekt sowohl eine 18 als auch 20 Charr. dicke Fistel über das Parenchym in das Nierenbecken, als auch eine durch den Harnleiter bis in die Blase reichende 8–10 Charr. dicke Schiene eingelegt werden. Die Fistel wird mit einer Chromcatgutnaht der Stärke 1 an der Niere, die Schiene an der Ausleitungsstelle an der Haut mit nichtresorbierbarem Nahtmaterial, z. B. Polyester der Stärke 0 fixiert. In gleicher Weise verfahren wir bei der palliativen Harnableitung bei der Transureteropyelostomie (Abb. 6) mit endständiger Fistel.

Zur Naht des Harnleiters (Abb. 2c), wobei es uns besonders auf die End-zu-End-Schräganastomose ankommt, verwenden wir Chromcatgut der Stärke 3/0.

Die Rekonstruktion nach tiefer Harnleiterverletzung (Abb. 7a) führen wir durch eine Anastomose des Harnleiters nach Turner-Warwick mit der ausgezipfelten Harnblase durch. Die Harnblase wird quer eröffnet, ihre seitliche

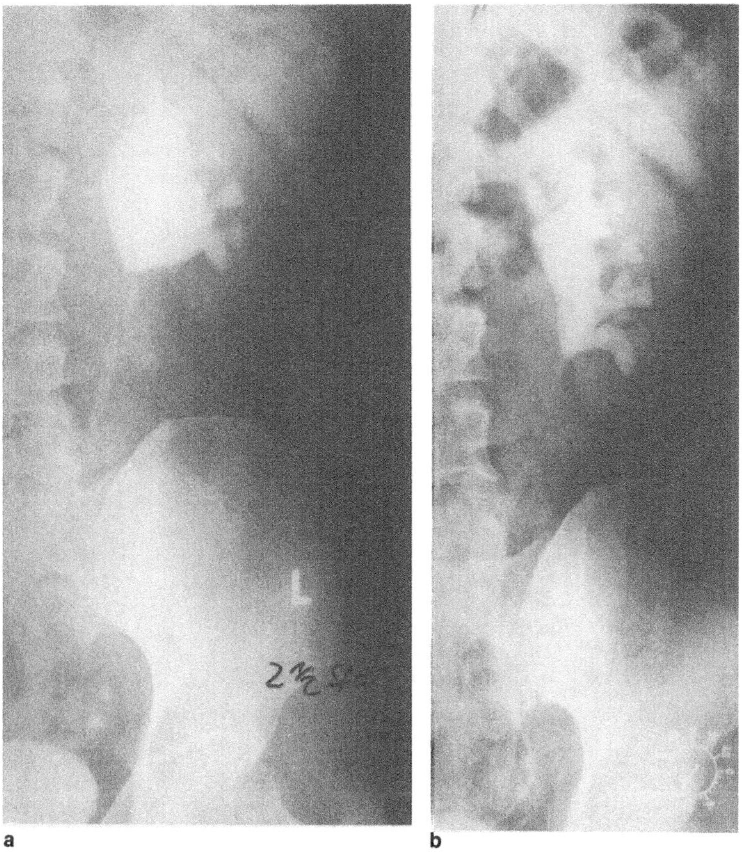

a b

Abb. 5. a Röntgenaufnahme $2^1/_2$ h nach Kontrastmittelgabe bei einer Ureterabgangsstenose. **b** Glatte Abflußverhältnisse nach operativer Korrektur

Wand an dem M. iliopsoas mit Chromcatgut Stärke 2/0 und die Harnleiter mit Chromcatgut Stärke 3/0 an die Blasenschleimhaut fixiert. Zur Refluxprophylaxe muß der Harnleiter über eine submuköse Strecke verlagert werden. Dabei wird er geschient und diese Schienen werden mit Catgut Stärke 2/0 fixiert, weil Catgut eine rechtzeitige, leichte Entfernung der Schiene zuläßt. Die ausgezipfelte Harnblase ist im Ausscheidungsurogramm (Abb. 7b) gut zu erkennen.

Besonderen Problemen stehen wir bei der operativen Behandlung eines Harnblasenkarzinoms gegenüber. Nach Entfernung der Harnblase muß der Urin über ein ausgeschaltetes Darmstück (Abb. 8a) abgeleitet werden. Es kann dazu Dickdarm oder Jejunum verwendet werden. Die Enteroanastomose wird in üblicher Technik mit Polyglykolsäurefäden 3/0 angelegt. Die Vereinigung zwischen den Harnleitern und dem ausgeschalteten Jejunumstück erfolgt mit dem linken Ureter durch End-zu-End-Anastomose und mit dem rechten Ureter durch End-zu-Seit-Anastomose. Als Nahtmaterial verwenden wir Chromcatgut

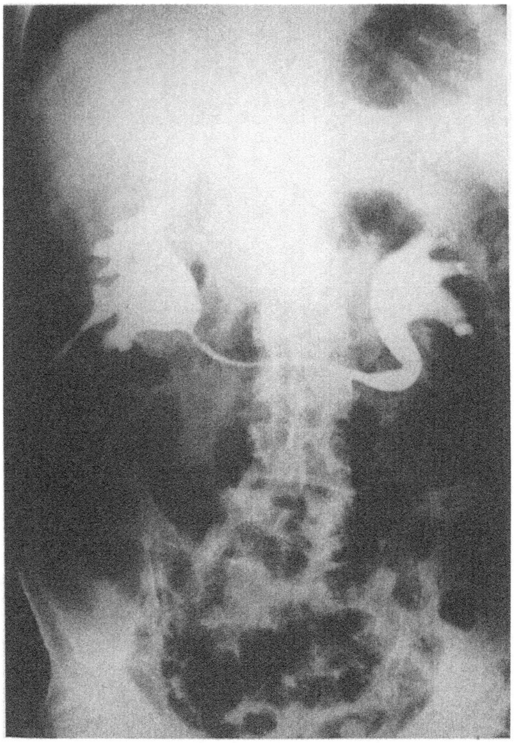

Abb. 6. Röntgenaufnahme nach einer Transureteropyelostomie mit endständiger Fistel

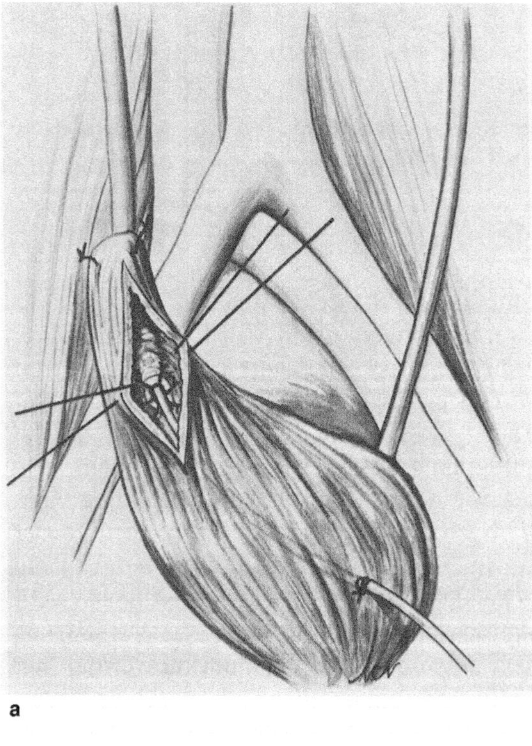

a

Abb. 7. a Wiedervereinigung des Harnleiters mit der ausgezipfelten Harnblase. **b** Röntgenologische Darstellung der freien Abflußverhältnisse

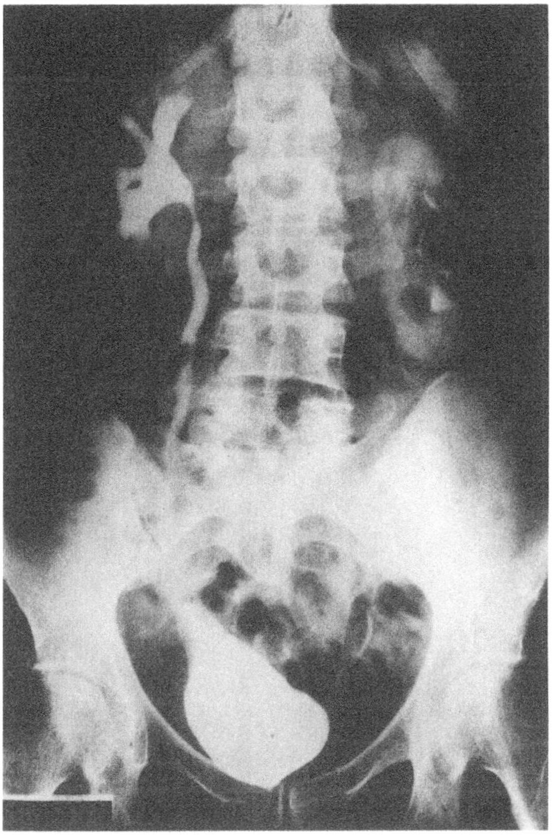

Abb. 7 b

der Stärke 3/0 mit Rundkörpernadel. Die Retroperitonealisierung nehmen wir mit Polyglykolsäure der Stärke 0 vor. Die Röntgenaufnahme (Abb. 8b) zeigt glatte Abflußverhältnisse ohne Extravasat nach Schienenfüllung über die noch liegenden Schienen.

Zum Verschluß der Harnblase (Abb. 9) bevorzugen wir eine 2reihige Naht, wobei die 1. Reihe fortlaufend mit Polyglykolsäure oder mit Chromcatgut der Stärke 1 genäht wird. Die 2. Reihe kann einstülpend mit Polyglykolsäureeinzelnähten der Stärke 1 verschlossen werden. Ist zu befürchten, daß postoperativ gespült werden muß, so daß evtl. infizierter Urin die Fäden erreicht, wird die 1. Reihe mit Chromcatgut genäht.

Die Blutstillungsnähte bei der Prostataadenomektomie werden mit Catgut Stärke 1 mit Rundkörpernadel durchgeführt. Durch die schnelle Resorption ist der ungestörte postoperative Abfluß gewährleistet.

Da bei rekonstruktiven Eingriffen an der Harnröhre (Abb. 10) der Urin suprapubisch durch ein Zystofix-System (Wieland et al. 1980) abgeleitet wird,

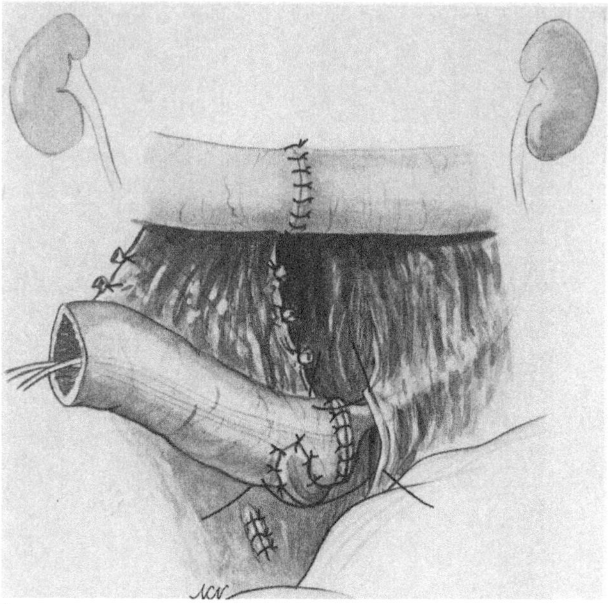

a

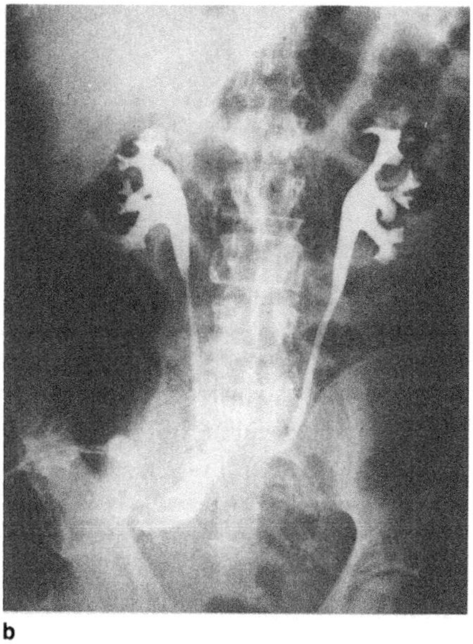

b

Abb. 8. a Anlegen eines Ileum-Conduits mit End-zu-End-Vereinigung des linken und End-zu-Seit-Vereinigung des rechten Ureters. **b** Röntgenkontrolluntersuchung am 7. postoperativen Tag, glatter Abfluß des Kontrastmittels

kann die Vereinigung der äußeren Haut mit der Schleimhaut mit Dexon 3/0 vorgenommen werden.

Sämtliche Hautnähte des Skrotums und des Penis erfolgen mit 2/0- bzw. 3/0-Chromcatgut, da die Absorption mit Polyglykolsäure zu lange Zeit beanspruchen würde.

Abb. 9. Zweireihiger Verschluß der Harnblase mit Fixierung des suprapubischen Katheters

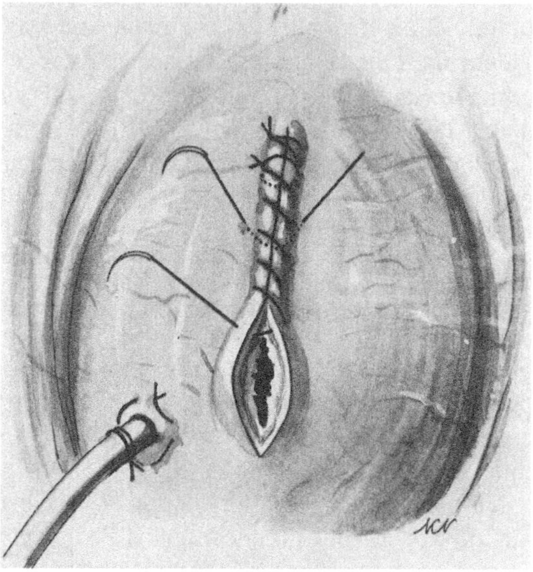

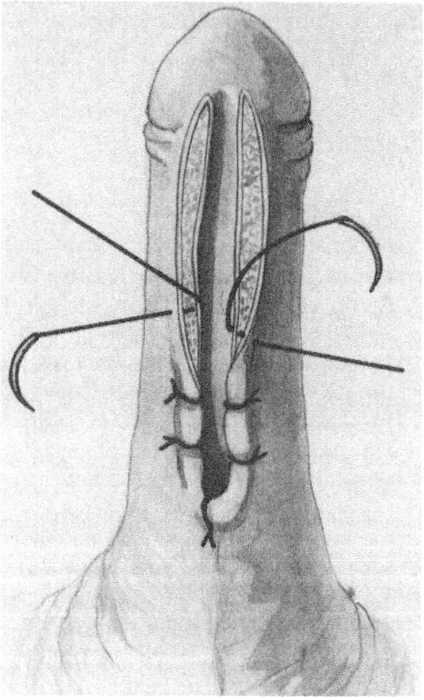

Abb. 10. Erste Sitzung zur Rekonstruktion einer Harnröhrenstriktur

Zusammenfassung

Während die synthetischen absorbierbaren Nahtmaterialien vom Typ der Polyglykolsäure breiten Einsatz in den meisten operativen Disziplinen der Medizin gefunden haben, bestehen in der Urologie gegen ihre vorbehaltlose Anwendung noch Bedenken.

Nähte mit Chromcatgut an der Harnblase werden vorgezogen, wenn damit gerechnet werden muß, daß infizierter Urin mit den Fäden in Berührung kommt. Zur Versorgung des Nierenparenchyms und des Harnleiters empfiehlt sich ebenfalls die Naht mit Chromcatgut, das weniger durchschneidet und eine geringere Rauhigkeit aufweist als Polyglykolsäurefäden. Polyglykolsäurenähte an der Penis- und Skrotalhaut sind wegen zu langer Absorptionszeit nicht vorteilhaft. Bei allen anderen Indikationen haben sich Polyglykolsäurefäden bestens bewährt.

Summary

Synthetic resorbable suture materials, mainly derivates of polyglycolic acid (PGS), are used widely in most operative branches of medicine. In urological surgery, however, there are certain exceptions for the use of this type of suture material.

Chromic catgut ist preferable for urinary bladder suture if there is contact with infected urine. Chromic catgut is also preferable for renal parenchyma and ureteral suture, as it will cut through more and it is less rough than polyglycolic acid suture. For the suture of penile and scrotal skin polyglycolic acid suture is not suitable as the time for absorption is too long. For all other indications PGS sutures have proved very useful.

Literatur

1. Baur HH, Seuter F (1973) Tierexperimentelle Untersuchungen über den Einfluß von Nahtmaterial und Nahttechnik auf die Harnsteinbildung nach Operationen an den ableitenden Harnwegen. Urologe [A] 12: 210–221
2. Berry AR, Thomson JWW, McNair TJ (1981) Polydiotanone: A new synthetic absorbable suture. J R Coll Surg Edinb 26: 170–172
3. Bergmann F, Holmlund DEW (1973) Intravesical urinary salt precipitations on catgut and dexon sutures. Acta Chir Scand 139: 487–491
4. Degenhardt W, Müthing M (1980) Erfahrungen mit synthetischem Nahtmaterial in der Urologie. Urologe [B] 20: 228–232
5. Morrow FA, Kogan SJ, Freed SZ, Laufman H (1974) In vivo comparison of polyglycolic acid, chromic catgut and silk in tissue of the genitourinary tract: An experimental study of tissue retrieval and calculogenesis. J Urol 112: 655–658
6. Nockemann PF (1980) Die chirurgische Naht. 3. Aufl. Thieme, Stuttgart New York
7. Sebeseri O, Keller U, Spreng P, Tscholl R, Zingg E (1975) The physical properties of polyglycolic acid sutures (Dexon) in sterile and infected urine. Invest Urol 12: 490–493
8. Sebeseri O, Spreng P, Tscholl R (1973) Dexon als Nahtmaterial in der Urologie. Aktuel Urol 4: 275–277
9. Weber W, Jonas D (1979) Reinterventionen an den Urogenitalorganen. Thieme, Stuttgart
10. Wieland W, Tauber R, Schmiedt E (1980) Die suprapubische Cystofix-Blasendrainage. Gynaekol Prax 4: 501–507

Anatomische und funktionelle Grundlagen zur Wahl von Nahtmitteln und Nahttechniken in der Neurochirurgie

H.-P. Jensen[1]

Neue Nahtmaterialien haben in der Neurochirurgie hauptsächlich 3 Bereiche beeinflußt:

1. die kosmetische Naht bei Operationen im Gesicht,
2. die Nervennaht,
3. die Gefäßnaht an den Arterien des Zentralnervensystems.

Kosmetische Naht

Bei der frontalen Trepanation nach Dandy reicht der Hautschnitt in der Mitte der Stirn bis zur Glabella. Bei Operationen von Tumoren der lateralen und vorderen Orbitaregion sind Hautschnitte im Bereiche des Orbitarandes erforderlich.

Beispiel: Bei einem ossären Keilbeinflügelmeningeom, welches in der lateralen Orbitawand bis in den Processus frontalis des Jochbeins eingewachsen war, wurde in 1. Sitzung der intrakranielle Tumorteil entfernt und in 2. Sitzung nach Krönlein der Tumor aus der lateralen Orbitawand mit Rekonstruktion des Orbitarandes durch eine Palacosplastik.

Im Gesicht erfolgen die Subkutannähte mit feinstem resorbierbaren Nahtmaterial und die Hautnaht fortlaufend mit atraumatischem, monofilem 6/0-Faden. Gegenüber anderen kosmetischen Nahttechniken ist das eine große Vereinfachung und die Ergebnisse sind durchaus befriedigend. 5 Wochen nach der Operation sind die Narben im Gesicht kaum noch sichtbar.

Nervennähte

Im anatomischen Aufbau eines peripheren Nerven stellen die Nervenfasern die wichtigsten Bauelemente dar. Jede Nervenfaser wird von einer Bindegewebshülle, dem Edoneuralrohr, umgeben. Zwischen den einzelnen Fasern bildet das Endoneurium eine Art Verschiebeschicht. Mit Lupenvergrößerung bzw. unter dem Operationsmikroskop erkennt man eine Bündelung der Nervenfasern, wobei die einzelnen Faszikel von Perineurium umgeben sind. Die innere Schicht des Perineuriums, das Neurothel, dichtet den Endoneuralraum gegen die Umgebung ab und hat eine wichtige Schrankenfunktion. Der Spaltraum

1 Neurochirurgische Universitätsklinik Kiel, Weimarer Str. 8, D-2300 Kiel-Wik

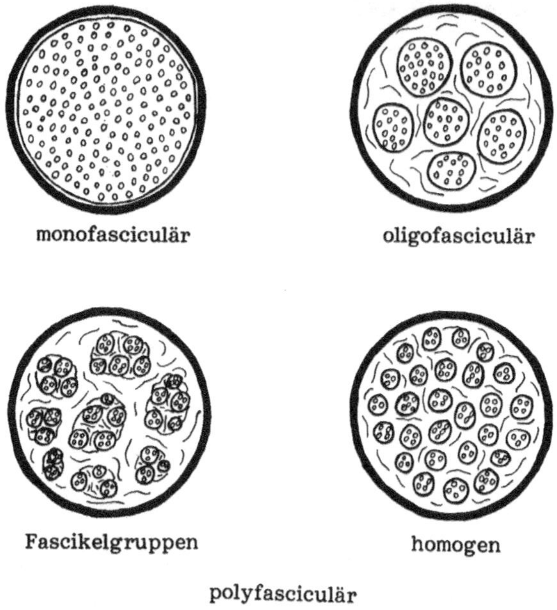

Abb. 1. Verschiedene innere Strukturen peripherer Nerven. (Nach Samii)

zwischen dem Neurothel und der derberen äußeren Bindegewebsschicht des Perineuriums steht mit dem spinalen Liquorraum in Verbindung. Eingehüllt wird der periphere Nerv von dem Epineurium, an welchem man wieder 3 Schichten unterscheiden kann (Abb. 1).

Die Naht eines durchtrennten Nerven soll gewährleisten, daß die Nervenfasern des proximalen Stumpfes in die Hüllen des distalen Stumpfes einwachsen. Dafür müssen die beiden Nervenstümpfe sehr exakt adaptiert und vor allem spannungsfrei genäht werden. Früher war das nur mit einer epineuralen Naht möglich. Mißerfolge entstanden, wenn die auswachsenden Axone den Kontakt zu den distalen Bindegewebsscheiden nicht fanden. Edshage (1964) konnte histologisch nachweisen, daß auch bei idealer epineuraler Naht häufig ein wirres Durcheinander der Faszikel bestand.

Mit sehr feinem atraumatischen Nahtmaterial werden daher heute die inneren Strukturen des Nerven adaptiert, meist nach vorherigem Ablösen des Epineuriums. Je nach der Struktur des Nervenquerschnittes, monofaszikulär, oligofaszikulär oder polyfaszikulär, bieten sich dabei neben der *epineuralen* Naht die *interfaszikuläre,* die *perineurale* der einzelnen Faszikel oder auch die *peri-epineurale* Naht an (Abb. 2).

Die perineurale Naht erlaubt darüber hinaus auch die spannungsfreie Überbrückung von Nervendefekten durch ein autologes Interponat von Faszikeln, die in der Regel aus dem N. suralis gewonnen werden.

Bei Defekten von Hirnnerven, z. B des intrakraniellen Teils des N. facialis, der nicht so selten bei der Entfernung eines Akustikusneurinoms verletzt wird, kommt ohnehin nur eine perineurale Naht in Frage.

Die Ergebnisse der Nervennähte sind bei den relativ einfach strukturierten, kleinen Nerven in der äußersten Peripherie in der Regel sehr gut. Bei weiter

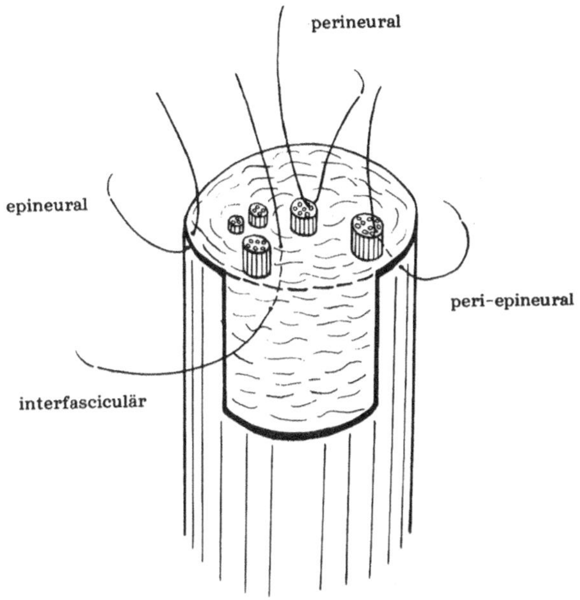

Abb. 2. Möglichkeit der Nervennaht mit innerer Adaptation der Faszikel. (Nach Samii)

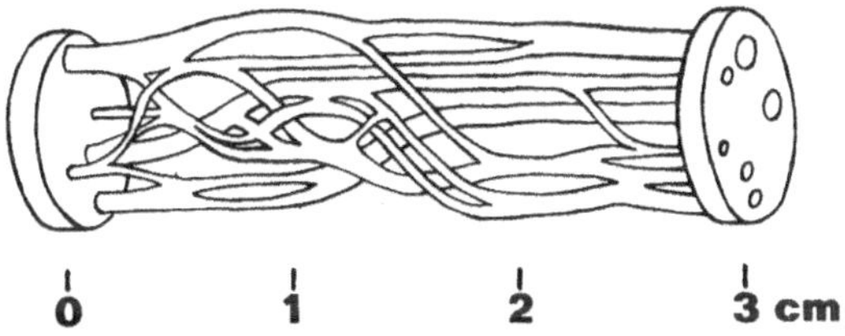

Abb. 3. Innere Plexusbildung in peripheren Nerven. (Nach Sunderland)

proximal gelegenen Nervenverletzungen sollte man die Erwartungen nicht zu hoch schrauben, besonders wenn größere Defekte zu überbrücken sind. Infolge der inneren Plexusbildung sind nämlich die Faszikel im proximalen und distalen Nervenstumpf keineswegs identisch (Abb. 3) So konnten Sunderland u. Ray (1968) im N. ischiadicus ein konstantes Bild der Faszikel nur über eine Distanz von 0,25 bis höchstens 6 mm verfolgen. Deshalb sollte man sich auch hüten, bei einer Teilverletzung eines Nerven, z. B. bei der Exstirpation eines Neurinoms, intakte Faszikel zu durchtrennen, sondern sollte sich vielmehr darauf beschränken, nur die tatsächlich defekten Faszikel zu überbrücken.

Gefäßnähte

Die Gefäßwand der Hirnarterien ist etwa um die Hälfte dünner als die peripherer Arterien mit gleichem Lumen. In der Peripherie unterscheiden wir Arterien vom muskulären Typ und solche vom elastischen Typ. Wie sich demgegenüber der strukturelle Aufbau der Hirngefäße verhält, zeigt eine Übersicht von Lang (1965) (Tabelle 1).

Tabelle 1. Aufbau der Gefäßwände von Hirnarterien und peripheren Arterien (Nach Lang 1965)

	Hirnarterien (%)	Periphere Arterien	
		Muskulärer Typ (%)	Elastischer Typ (%)
Muskelfasern	76[a]	63	54
Kollagene Fasern und Grundsubstanzen	22,5	33	16
Elastische Fasern	1,5	4	30

[a] A. basilaris über 85%!

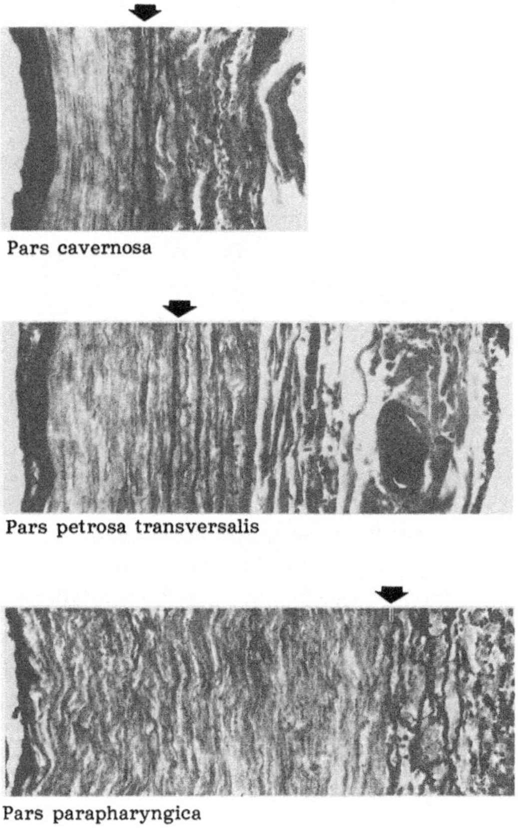

Abb. 4. Aufbau der Gefäßwand der A. carotis interna im Halsbereich und im intrakraniellen Raum. (Nach Teufel 1964)

Teufel (1964) hat diese Unterschiede sehr eindrucksvoll am Umbau der A. carotis interna von einer peripheren Arterie im Halsbereich in eine Hirnarterie im intrakraniellen Raum demonstriert. Die Mediadicke in der Pars cavernosa beträgt nurmehr ein Viertel derjenigen in der extrakraniellen Verlaufsstrecke (Abb. 4).

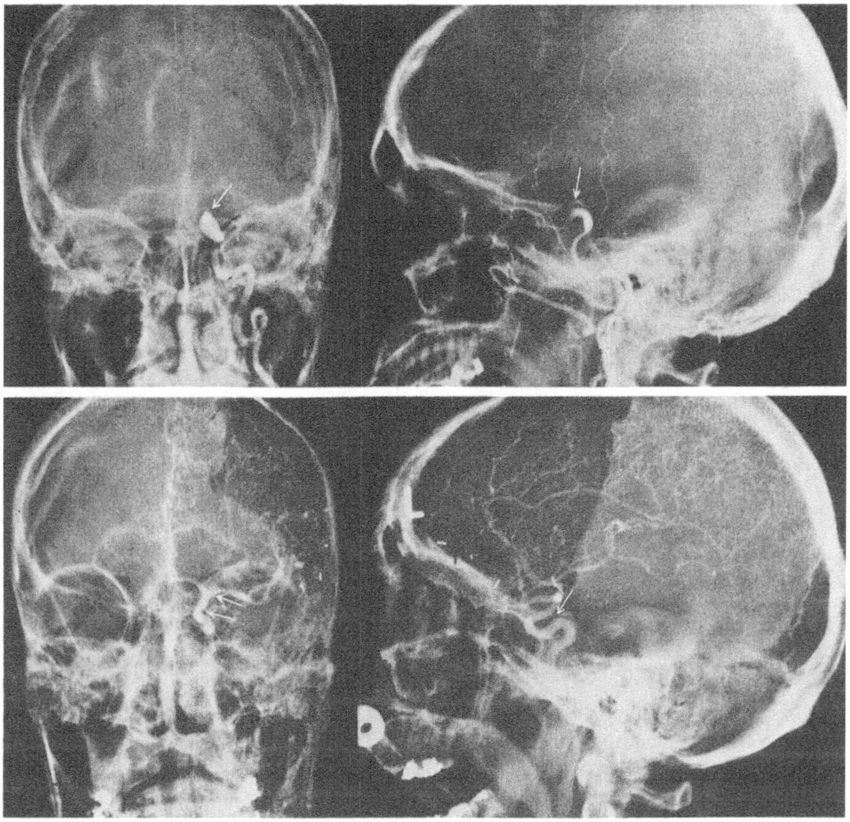

Abb. 5a, b. Frische Thrombose der A. carotis interna im Siphonbereich. **a** Vor der Operation, **b** nach Thrombektomie und Gefäßnaht

Wichtig ist weiterhin, daß das Gehirn ein sehr geringes Blutvolumen besitzt, nämlich etwa 77 ml, was ca. 2,3% des Gesamtblutvolumens entspricht (Blömer 1957). Vergleichsweise befinden sich im Thorax etwa 1,2 l, das sind 32% der Gesamtblutmenge. Das Gehirn hat deshalb eine sehr viel kürzere Durchströmungszeit. Hier wird das Blut 11mal/min erneuert, im Thorax jedoch nur etwa 6mal/min. Damit wird verständlich, daß das Gehirn in ganz besonderem Maße auf die ständige Durchströmung angewiesen ist, weshalb die temporäre Abklemmung einer Hirnarterie immer nur sehr kurzfristig erlaubt ist.

Von größter Bedeutung für die Entstehung und das Ausmaß eines ischämischen Hirnschadens beim Verschluß einer Hirnarterie ist das Vorhandensein und die Ausprägung einer kollateralen Versorgung, die in der Regel besser ist, wenn der arterielle Verschluß oder die Stenose langsam auftreten. Dabei bestehen jedoch erhebliche individuelle Unterschiede:

Bei einem 41jährigen Mann entwickelten sich innerhalb weniger Stunden eine nahezu totale Aphasie sowie eine hochgradige spastische Hemiparese rechts ohne Beeinträchtigung des Bewußtseins. Die Computertomographie zeigte in den ersten Stunden nach Beginn des Krankheitsbildes keinen auffälligen Befund. Bei der linksseitigen Karotisangiographie stellte sich

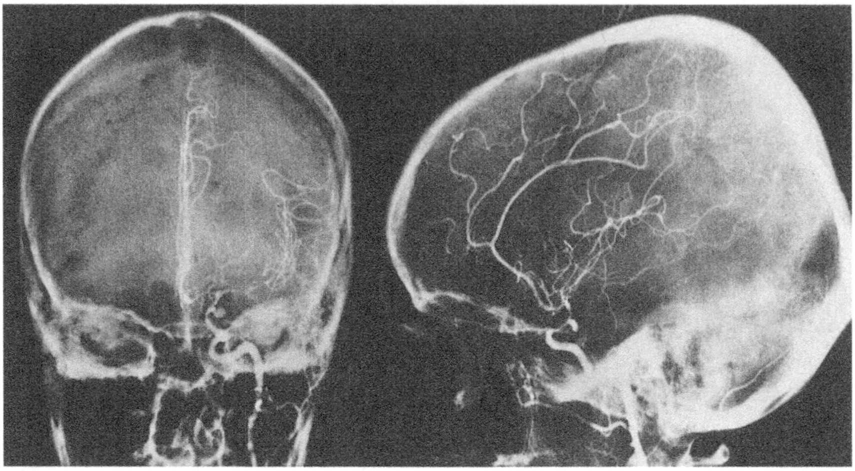

Abb. 6. Aneurysma spurium der A. carotis interna

ein kompletter Verschluß der A. carotis interna im Siphonbereich dar. Bei der sofortigen Operation konnte nach Eröffnung der Arterie ein frischer Thrombus entfernt werden, der sowohl in die A. cerebri media als auch in die A. cerebri anterior hineinreichte. Nach sorgfältiger Gefäßnaht kam es wieder zu einer ausreichenden arteriellen Versorgung der linken Hirnhälfte und die neurologischen Ausfallserscheinungen bildeten sich innerhalb weniger Wochen nahezu vollständig zurück (Abb. 5).

Eine 50jährige Patientin bekam beim Abstoßen ihres Segelbootes von der Pier plötzlich heftigste Nacken-Hinterkopf-Schmerzen, die nach einigen Stunden wieder abklangen. 1 Woche später traten spontan erneut heftigste Nacken-Hinterkopf-Schmerzen auf. Weitere 2 Tage später wurde sie bewußtlos aufgefunden und war bei Klinikaufnahme noch somnolent, hatte eine hochgradige spastische Hemiparese re. und eine Aphasie sowie stark blutigen Liquor. Nach 4 Wochen waren die klinischen Symptome wieder abgeklungen und eine jetzt durchgeführte linksseitige Karotisangiographie zeigte ein sackförmiges Aneurysma und eine extreme Verengung der A. carotis interna im Siphonbereich.

Bei der Operation fand sich an der Durchtrittsstelle der A. carotis interna durch die basale Dura ein gut haselnußgroßes organisiertes Hämatom an der Gefäßwand. Bei der weiteren Präparation zur Darstellung des Aneurysmasacks fiel plötzlich die ganze Gefäßwand mit dem daran haftenden Thrombus heraus, wonach es zu einer mäßigen Blutung aus dem proximalen Gefäßabschnitt kam, die durch Anlegen eines temporären Clips unterbrochen wurde. Nach weiterem Präparieren des distalen Thrombusanteils kam es zu einer stärkeren Blutung aus dem distalen Arterienstumpf, woraus zu schließen war, daß eine gute retrograde Versorgung durch ausreichende Anastomosen bestand. Der Gefäßwanddefekt war etwa $1^1/_2$ cm lang und die Reste des Gefäßes waren nicht nahtfähig, so daß die A. carotis interna hier mit permanenten Clips unterbrochen wurde. 2 Monate nach dem Eingriff waren sämtliche neurologischen Symptome abgeklungen. Seit 5 Jahren ist die Patientin voll arbeitsfähig und hat keine Symptome einer erneuten Subarachnoidalblutung oder einer zerebrovaskulären Insuffizienz gehabt. Auch histologisch bestätigte sich, daß es sich um ein Aneurysma spurium, also letztlich um eine Ruptur der schon lange hochgradig erkrankten Gefäßwand gehandelt hat (Abb. 6).

Große Bedeutung haben in den letzten Jahren die extra-intrakraniellen arteriellen Bypassoperationen erlangt, und zwar bei Patienten mit obstruktiven Prozessen der A. carotis interna oberhalb der Mastoid-Kieferwinkel-Linie, die in der Regel gefäßchirurgisch inoperabel sind. Die Indikation einer solchen durchblutungsverbessernden Operation besteht bei dem Auftreten von transitorischen ischämischen Attacken, d. h. bei einer Insuffizienz des Kollateral-

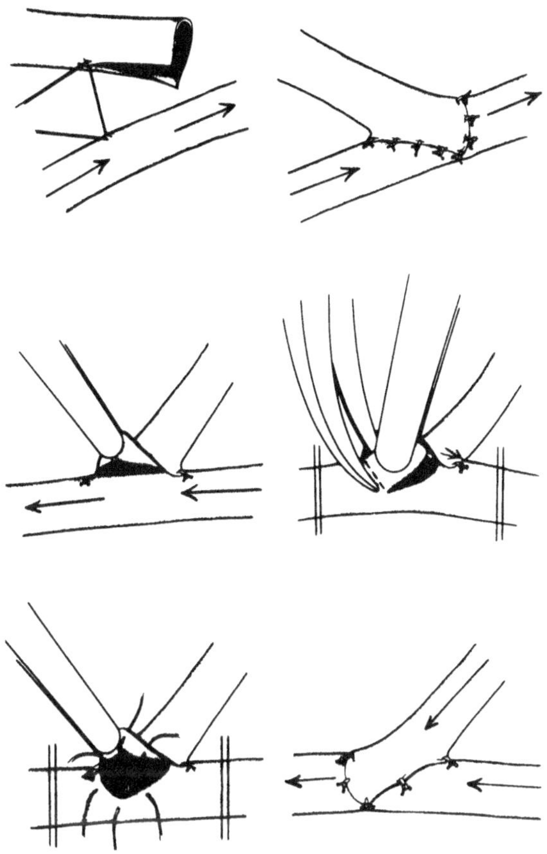

Abb. 7. Nahttechnik nach Tulleken et al. bei End-zu-Seit-Anastomose eines Astes der A. temporalis superficialis mit einem kortikalen Ast der A. cerebri media

kreislaufs. Als Spendergefäß wird in der Regel der parietale oder der frontale Ast der A. temporalis superficialis verwendet. Es erfolgt eine End-zu-Seit-Anastomosierung mit einem kortikalen Ast der A. cerebri media. Das Kaliber der zu anastomosierenden Gefäße beträgt etwa 1–2 mm, die Anastomose erfolgt mit 12–16 Einzelknopfnähten.

Um die Unterbrechung des Blutstroms in der A. cerebri media, dem Empfängergefäß, möglichst kurz zu halten, haben Tulleken et al. (1980) eine besondere Nahttechnik angegeben. Die entsprechend der Abb. präparierte Spenderarterie wird zunächst zu drei Viertel des Anastomosenumfangs an die Adventitia der Empfängerarterie angenäht, die während dieser Zeit durchgängig bleibt. Erst dann wird die Empfängerarterie abgeklemmt, ihre Wand eröffnet und das restliche Viertel der Spenderarterie nunmehr mit Nähten, die durch alle Schichten der Gefäßwand gehen, angenäht. Damit kann die Zeit der Blockierung des Blutstroms erheblich vermindert werden (Abb. 7).

Zusammenfassung

Bei kosmetischen Nähten im Gesicht erfolgt eine exakte Adaptierung der Wundränder durch Subkutannähte mit feinstem resorbierbarem Nahtmaterial und fortlaufender Hautnaht mit monofilem 6/0-Faden, der nach 6 Tagen gezogen werden kann. Die Narbe ist meist weniger sichtbar als nach Intrakutannaht.

Bei Nervennähten muß gewährleistet sein, daß die Nervenstümpfe sehr exakt adaptiert sind, damit die Axonen des proximalen Stumpfes in die Hüllen des distalen Stumpfes einwachsen können. Bei epineuraler Naht kommt es häufig zur Verwerfung der Faszikel. Mit Hilfe des Operationsmikroskops werden daher interfaszikuläre, perineurale oder auch peri-epineurale Nähte gelegt, je nach der Struktur der Nerven. Die Überbrückung eines Nervendefekts durch ein autologes Interponat ist in der Regel nur mit perineuralen Nähten möglich.

Die Gefäßwand von Hirnarterien ist etwa um die Hälfte dünner als die gleichlumiger peripherer Arterien. Gefäßnähte an Hirnarterien sind nach Thrombektomie erforderlich und bei extra-intrakraniellen Bypassoperationen zur Verbesserung der Durchblutung bei transitorischen ischämischen Attacken. Die Indikationen sind sorgfältig zu stellen, wobei der Kollateralkreislauf eine große Bedeutung hat.

Summary

In the case of cosmetic facial sutures an exact skin-edge approximation is achieved with subcutaneous sutures using the most delicate absorbable suture material, and with a continuous suture using a 6 × 0 monofibrous thread which can be removed after 6 days. With this procedure the scar is usually less visible than after an intracutaneous suture.

With nerve sutures a very exact approximation of the nerve stumps is essential so that the axones of the proximal stumps can grow into the sheaths of the distal stumps. With epineural sutures an uneven joining of the fascicles frequently occurs. Therefore, interfascicular, perineural, or peri-epineural sutures, depending on the structure of the nerves, are applied with the help of an operating microscope. The bridging of a nerve defect by means of an autologous interponat is usually only possible with perineural sutures.

The vascular wall of cerebral arteries is approximately half as thick as that of peripheric arteries with an equal lumen. Sutures on cerebral arteries are necessary after thrombectomy and in extra-intracranial bypass surgery in order to improve the blood flow in cases of transitory ischemic attacks. The indication has to be made carefully, the collateral circulation being of utmost importance.

Literatur

1. Blömer H (1957) Herzversagen und Hirndurchblutung. Med. Habilitationsschrift, Universität München
2. Edshage S (1964) Peripheral nerve suture. Technique for improved intraneural topography evaluation of some suture material. Acta Chir Scand [Suppl] 331
3. Lang J (1965) Mikroskopische Anatomie der Arterien. Angiologica 2:225–284

4. Lang J (1972) Praktische Anatomie, Bein und Statik. In: Lanz-Wachsmuth V (Hrsg) Praktische Anatomie. Springer, Berlin Heidelberg New York
5. Olteanu-Nerbe V (1981) Die neurochirurgische Behandlung der zerebrovaskulären Ischämie. In: Fortschritt und Fortbildung in der Medizin, Jahrbuch 1981/82. Deutscher Ärzte, Köln, S 277–284
6. Samii M (1976) Technik und Ergebnisse von Nervennähten und Nerventransplantationen an den Nervenstämmen der oberen Extremitäten. Unfallmedizinische Tagungen der Landesverbände der gewerblichen Berufsgenossenschaften 1976. 29: 159–175
7. Samii M (1979) Neurochirurgische Gesichtspunkte der Behandlung der Akustikusneurinome mit besonderer Berücksichtigung des N. fascialis. Laryngol Rhinol 58: 97–106
8. Samii M (1980) Fascicular peripheral nerve repair. Modern technics in surgery. Neurosurgery 17: 1–22
9. Sunderland, Ray (1968) In: Sunderland S (ed) Nerves and nerve injuries. Livingstone, Edinburg
10. Teufel J (1964) Einbau der Arteria carotis interna in den Canalis caroticus unter Berücksichtigung des transvasalen Venenabflusse. Morph Jb 106: 188–274
11. Tulleken CAF, Hoogland P, Slooff J (1980) A new technique for the end-to-side anastomosis between small arteries. In: Peerless SJ, McCormick CW (eds) Microsurgery for cerebral ischemia. Springer, Berlin Heidelberg New York S 173–177

Anatomische und funktionelle Grundlagen zur Wahl von Nahtmitteln und Nahttechniken in der Handchirurgie

W. Blauth und B. Helbig[1]

Zahlreiche Entwicklungen der letzten 2 Jahrzehnte haben für die Handchirurgie eine Fülle von neuen Erkenntnissen gebracht und dazu beigetragen, daß die Behandlungsergebnisse in vielerlei Hinsicht verbessert werden konnten. Dabei halfen entscheidend auch Fortschritte auf den Gebieten „Nahtmaterial und Nahttechniken" mit. Das von uns angestrebte *Behandlungsziel* einer möglichst *normalen Funktion* und *ästhetischen Form* der Hand kann aber nur erreicht werden, *wenn auch Indikationen und Voraussetzungen stimmen und ein Erfahrener mit geeignetem Instrumentarium atraumatisch operiert.* Die Kleinheit und Zartheit vieler Strukturen sowie ihre Präparation auf engstem Raume machen die *Lupenbrille* zum obligaten Rüstzeug. Dies gilt inzwischen zwar als Binsenweisheit, trotzdem gehören operative Versorgungen wie in Abb. 1 und 2 immer noch nicht der Vergangenheit an.

Nahtmaterialien

Eine *Auswahl* der in der Handchirurgie gebräuchlichen *Nahtmaterialien* ist in den Tabellen 1 und 2 zusammengestellt. Wir beziehen uns dabei auf unsere persönlichen Erfahrungen und können selbstverständlich keinen vollständigen Überblick geben. Für die verschiedenen Gewebe bietet sich eine Fülle von poly- und monofilen *resorbierbaren* und *nichtresorbierbaren Kunststoffäden* an. Zur Naht von Strecksehnenverletzungen und Kapsel-Band-Läsionen sind außerdem *Drahtfäden,* z. B. in Form von Ausziehnähten, gebräuchlich. Draht verwenden wir auch noch für die Zuggurtungstechnik und intraossäre Knochennaht (Intraosseous wiring).

Bei einem Besuch in der Forschungsabteilung der Firma Ethicon (USA) lernte der eine von uns ein *neues Nahtmaterial PDS* (Polydioxanon Suture) kennen, das seit Juli 1981 in der Bundesrepublik Deutschland zugelassen ist: Der monofile absorbierbare Polyesterfaden besitzt etwa 4 Wochen nach der Operation noch 50% seiner ursprünglichen Reißkraft (Dahlke 1981, persönliche Mitteilung); bei Polyglykolsäurefäden (Dexon, Vicryl) dagegen ist zu diesem Zeitpunkt bereits keine Reißfestigkeit mehr nachzuweisen (Abb. 3). Der PDS-Faden soll auch sehr gut zu handhaben sein, wie aus Mitteilungen von Berry et al. 1981 hervorgeht.

---

1 Orthopädische Universitätsklinik Kiel, Klaus-Groth-Platz 4, D-2300 Kiel 1

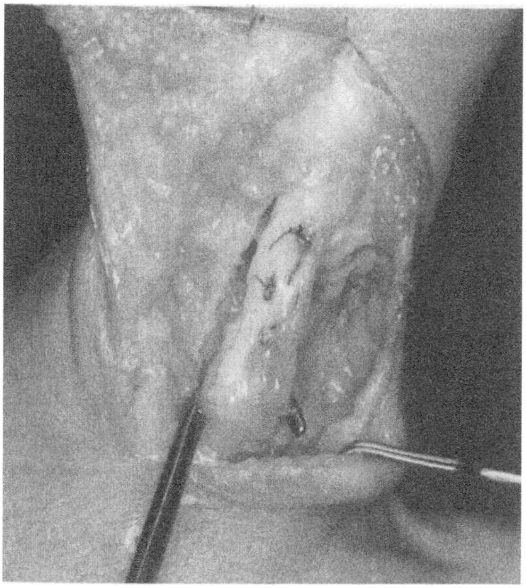

Abb. 1. Funktionslose Daumenbeuge-Sehne nach schlechter Sehnennaht

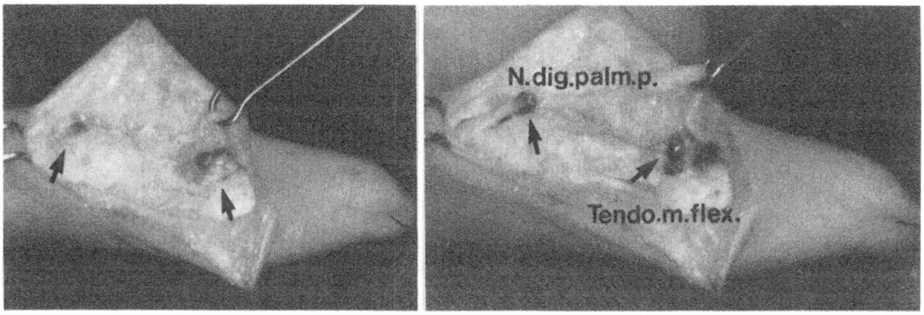

Abb. 2. Sehnen- und Nervennaht mit ungeeignetem Nahtmaterial (→); funktionsloser Kleinfinger

Tabelle 1. Nahtmaterial Handchirurgie (Auswahl I)

Haut und Hauttransplantate	4/0–6/0	Nichtresorbierbar, monofil
Sehnen	4/0	Nichtresorbierbar, polyfil (versenkt)
	6/0–7/0	Nichtresorbierbar, monofim (zirkulär)
	2/0	Draht (Lengemann), polyfil
Bänder/Gelenkkapseln	4/0–6/0	Absorbierbar, nichtresorbierbar
	2/0–4/0	Draht (Ausziehnaht), polyfil, monofil

Tabelle 2. Nahtmaterial Handchirurgie (Auswahl II)

Nerven	8/0	Absorbierbar, nichtresorbierbar, epineural (Lupe)
	10/0–11/0	Absorbierbar, nichtresorbierbar, perineural (Mikroskop) (Fibrinkleber)
Knochen	2/0	Draht (ausziehbar)
	0,6–1,0	Zuggurtung; intraossäre Naht

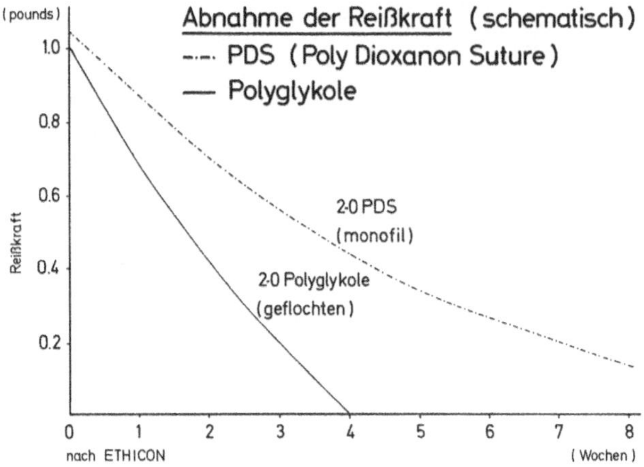

Abb. 3

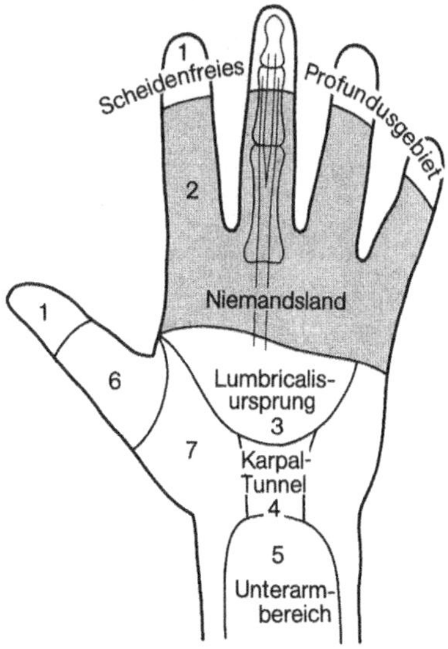

Abb. 4

Abb. 3. Abnahme der Reißkraft (schematisch) (für die Angaben danken wir Herrn Dr. H. Dahlke, Fa. Ethicon, herzlich). —·— 2/0-PDS (Polydioxanon Suture), monofil; ——— 2/0-Polyglykolsäure, geflochten

Abb. 4. Zonen der Beugesehnen nach Kleinert und Nigst. (Aus Geldmacher 1981, Zentralbl Chir 106: 383–391)

Nahttechniken in der Sehnenchirurgie

Die Bedeutung anatomischer Gegebenheiten für die Auswahl von Nahtmaterial und die Verwendung einer subtilen Nahttechnik läßt sich am besten im sog. Niemandsland erkennen (Abb. 4), jener Zone, die man heute treffender als „Nicht-Jedermannsland" bezeichnet. Hier gleiten die Sehnen in engen, osteofibrösen Kanälen durch Ring- und Kreuzbänder geführt (Lig. anularia und cruciata). Ihre Ernährung erfolgt über feinste Gewebsbrücken (Vincula tendinum longa und brevia). Hauptsächlich hier spielt sich der nun schon jahrzehntelange Kampf gegen die *postoperativen Verwachsungen* mit ihren folgenschweren Funktionsstörungen ab. Diese Probleme waren aber auch *Motor des Fortschrittes,* wie die Entwicklungen feinerer Instrumente, atraumatischer Nadeln, absorbierbarer, dünner, aber reißkräftiger Kunststoffäden oder versenkter Nahttechniken zeigen. So kam man etwas näher an die klassische und überspitzt formulierte Forderung von Sterling Bunnel heran, *das am besten verträgliche Nahtmaterial sei dasjenige, das überhaupt nicht existiere!*

Als *Beispiel* wollen wir die in den letzten Jahren zunehmend verbreitete *Nahttechnik nach Kleinert* vorstellen. Es handelt sich dabei um eine aus den von Kirchmayr, Lange und Kessler angegebenen Techniken weiterentwickelte Naht, die sich, zusammen mit früh funktionellen, aktiven Bewegungsübungen bei der Behandlung von frischen, glatten Sehnendurchtrennungen, aber auch bei Sekundärnähten und Sehnentransplantationen inzwischen sehr bewährt hat

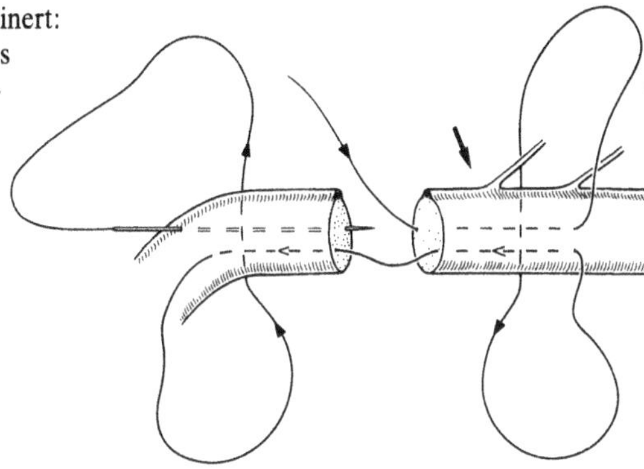

Abb. 5. Nahttechnik nach Kleinert: zentrale Naht; beachte dorsales Gefäß und Vincula (→) (schematisch)

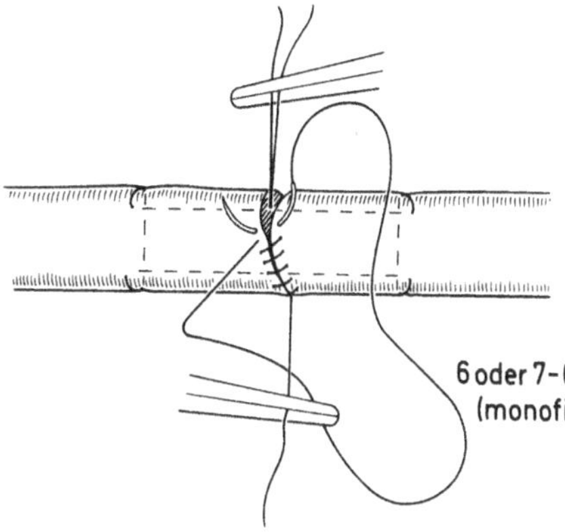

Abb. 6. Nahttechnik nach Kleinert: zirkuläre Adaptation

(Buck-Gramcko 1979; Epping 1981; Geldmacher 1981; Rahmel 1981; Santha et al. 1980):

Ein Sehnenstumpf wird zunächst im palmaren Drittel von zentral mit einer kleinen geraden Nadel durchstochen (Abb. 5). Man verwendet einen geflochtenen 4/0- oder 5/0-starken Faden, der knotensicherer als ein monofiler ist und weniger in die Sehne einschneidet. Der Faden wird mindestens 1 cm von der Durchtrennungsstelle seitlich aus dem Sehnenstumpf herausgeführt und dann quer durch die Sehne gestochen. Das dabei erfaßte randständige Bündel soll etwa ein Viertel des Sehnendurchmessers betragen. Auf der gegenüberliegenden Seite verfährt man ebenso. Nach exakter Adaptation liegt der *Knoten* zwischen beiden Sehnenstümpfen *versenkt.* Durch dieses Prinzip werden die für die Sehnenernährung wichtigen streckseitig liegenden Gefäße am wenigsten alteriert. Die oberflächlichen Sehnenschichten werden fortlaufend mit einem 6/0- oder 7/0-starken monofilen Faden adaptiert (Abb. 6).

Experimentelle Arbeiten haben gezeigt, daß bei der „grasping suture" nach Kessler, die der Kleinert-Naht ähnlich ist, im Vergleich zu anderen Nahttechniken, wie z. B. der Schnürsenkelnaht nach Bunnell, die Lücken zwischen den Sehnenstümpfen am kleinsten sind und die Reißfestigkeit am größten ist. Mit zunehmendem Abstand der Sehnenstümpfe voneinander wächst die Gefahr der peritendinösen Vernarbungen. Kleinere Lücken sollen durch Zellproliferation aus den Stümpfen heraus überbrückt werden (Greulich et al. 1977).

Natürlich benötigt man noch *weitere Nahttechniken* in der *Beugesehnenchirurgie.* Wir erwähnen nur die *Nahttechnik nach Tsuge et al.* (1975), die z. B. bei

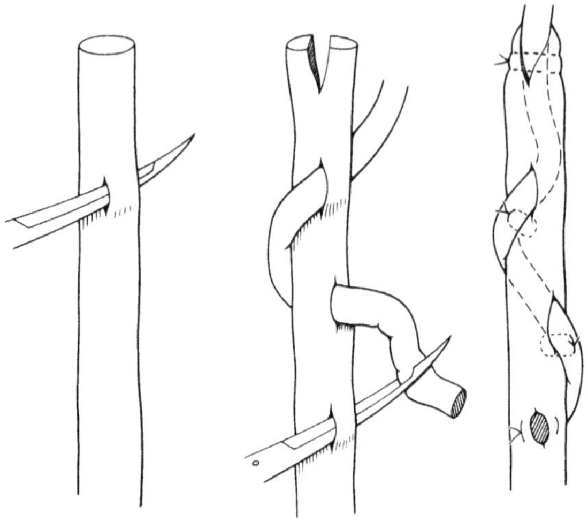

Abb. 7. Vereinigung ungleich dicker Sehnen nach Pulvertaft

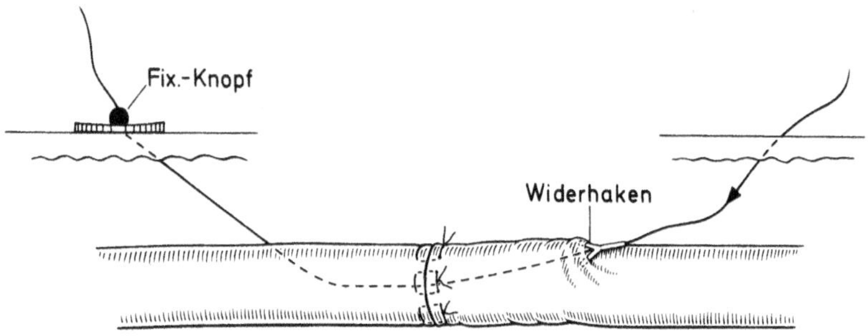

Abb. 8. Ausziehnaht (besonders Strecksehnen) nach Lengemann

einem sog. Brückentransplantat angezeigt ist (Zilch), und die *Durchflechtungsnaht* nach *Pulvertaft* (Abb. 7), die sich sehr gut zur Vereinigung ungleich dicker Sehnen eignet: Die Sehne, die verlagert oder transplantiert wird, wird durch Schlitze in die vorhandene Sehne eingezogen und in den Muskelübergang eingenäht. Der Stumpf der Hauptsehne wird gespalten und auf das Transplantat gesteppt. Wir verwenden 4/0- oder 5/0-starke Fäden und wechseln zwischen absorbierbaren und nichtresorbierbaren ab. – In diesem Zusammenhang soll auch die *Technik* von *Nichols* erwähnt werden, bei der man die dünnere Sehne schnürsenkelartig durchsticht und in die aufgespaltene Fingersehne einflechtet.

Die Behandlungsergebnisse nach *Strecksehnennähten* fallen im Vergleich zu den Beugesehnennähten bekanntlich günstiger aus, wofür vor allem anatomische Gründe verantwortlich sind: Nur unter dem Retinaculum extensorum liegen nämlich osteofibröse Kanäle mit synovialer Auskleidung und Sehnenscheiden, in denen Verwachsungen drohen. Distal von dieser Region im Handrückenbereich finden wir ein sehr gut verschiebliches, nahezu fettfreies Unterhautbindegewebe. Im übrigen bietet, wie bei den Beugesehnenverletzungen, *jede Zone* ihre *speziellen Probleme.*

Abb. 9. Lengemann-Naht, z. B. am rupturierten ulnaren Seitenband des Daumengrundgelenkes

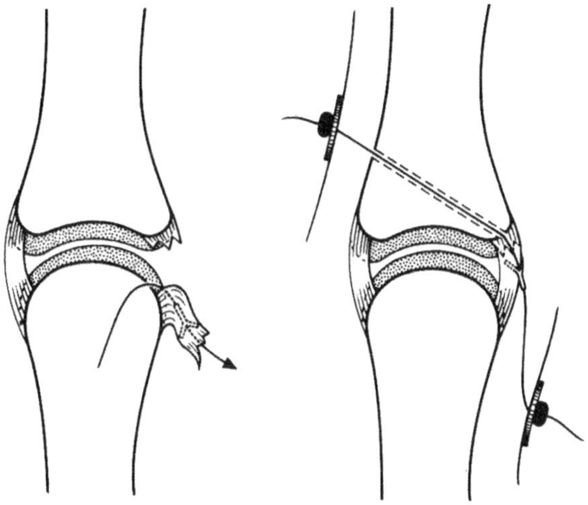

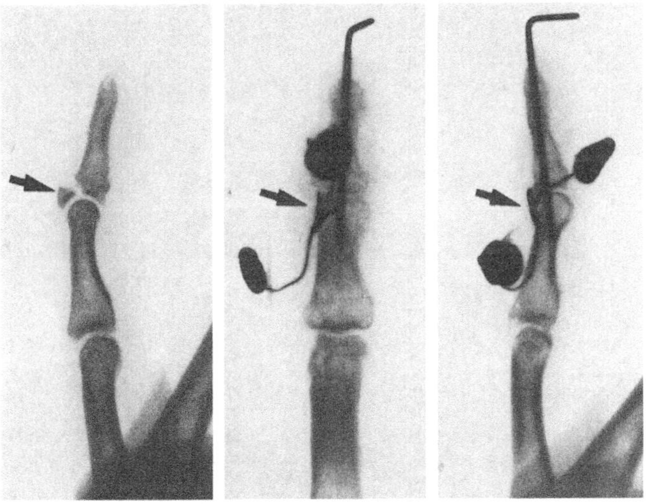

Abb. 10. Lengemann-Naht beim knöchernen Strecksehnenabriß

Bei *Strecksehnenverletzungen* auf dem *Handrücken,* also im unproblematischen Bereich, verwenden wir gerne die *Ausziehnaht* nach *Lengemann* (Abb. 8). Sie sollte durch zirkuläre Adaptationsnähe mit 5/0- oder 6/0-starken monofilen Kunststoffäden verstärkt werden, weil gerade bei dieser Nahttechnik die größten intertendinösen Lücken von etwa 9–10 mm nachgewiesen werden konnten (Greulich et al. 1977): Der proximale Stumpf wird mit dem eingelassenen Y-förmigen Haken nach distal gezogen. Den Faden knüpft man außerhalb der Haut über einen Knopf. Das Nahtmaterial kann nach etwa 5 Wochen über den Ausziehdraht entfernt werden. Lanz (1981) bevorzugt eine modifizierte Einknüpfnaht nach Kessler mit Vicrylfäden der Stärke 3/0 oder 4/0;

er kommt dabei ohne Entlastungsnaht aus. (Das Handgelenk wird in 60° Extension, die Fingergrund- und -mittelgelenke in 20–30° Flexion ruhiggestellt.)

Eine Lengemann-Naht kann man auch bei *Kapsel-, Bandausrissen,* wie z. B. am ulnaren Seitenband des Daumengrundgelenkes (Abb. 9), oder an der *palmaren Platte* (Fibrocartilago palmaris) der Grund- oder Mittelgelenke vornehmen. Schließlich hat sich uns die Technik auch bei manchen *knöchernen Strecksehnenausrissen* mit kleinen Fragmenten bewährt, und zwar als transossäre oder subunguale Ausziehnaht (Abb. 10). Aus zeitlichen Gründen können wir auf weitere Nahttechniken im Sehnenbereich nicht eingehen.

Nahttechniken am peripheren Nerv

Zum Thema „Nahtmaterial und Nahttechniken in der Handchirurgie" gehört selbstverständlich auch der Bereich „peripherer Nerv". Die *Prognose* von

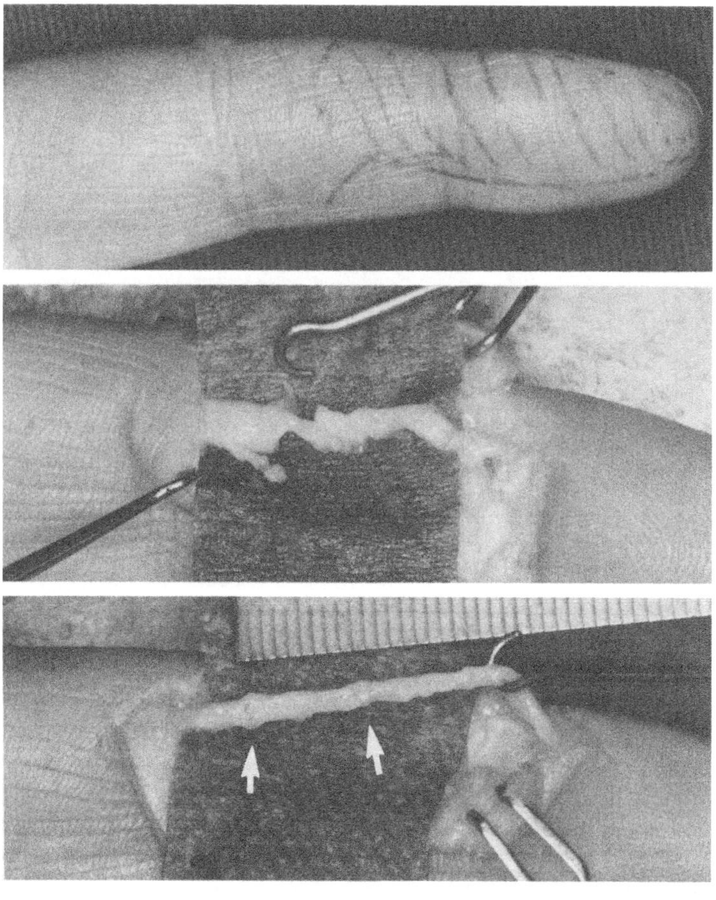

Abb. 11. Kurzes Suralistransplantat (↑ ↑) zur Wiederherstellung eines zerfetzten Fingernervens

Nervennähten konnte seit der Einführung des Operationsmikroskopes, der mikrochirurgischen Instrumente und der damit möglichen perineuralen Nahttechnik mit feinstem monofilen Nahtmaterial der Stärken 10/0–11/0 *wesentlich verbessert* werden. Die Fäden erhält man inzwischen absorbierbar und nichtresorbierbar. Wir benutzen überwiegend die dunkel eingefärbten, nichtresorbierbaren Fäden. Sie geben unter dem Mikroskop den besseren Kontrast [ein Vorteil, den auch Biemer (1981, persönliche Mitteilung) betont], gleiten besser und lassen sich gut knoten. Ältere Nervenverletzungen erfordern meistens die Resektion von vernarbtem Nervengewebe (Neurom). Die Defekte müssen *spannungsfrei* mit Transplantaten, z. B. vom N. suralis, überbrückt werden (Abb. 11 und 12).

Kurz auch ein Wort zum *Fibrinklebersystem:* Es ist in der Handchirurgie besonders für die periphere Nervennaht (Matras et al. 1972; Duspiva 1978) und zur Klebung osteochondraler Fragmente, z. B. an Fingergrundgelenken (Zilch u. Talke 1980), beschrieben worden. Wir besitzen damit keine eigenen Erfahrungen und bezweifeln, ob dem Verfahren bei handchirurgischen Eingriffen je größere Bedeutung zukommen wird. Wir möchten Nockemann (1980) zustimmen, der den *Klebstoff* als *Ergänzung* und *nicht* als *Ersatz* einer Naht betrachtet.

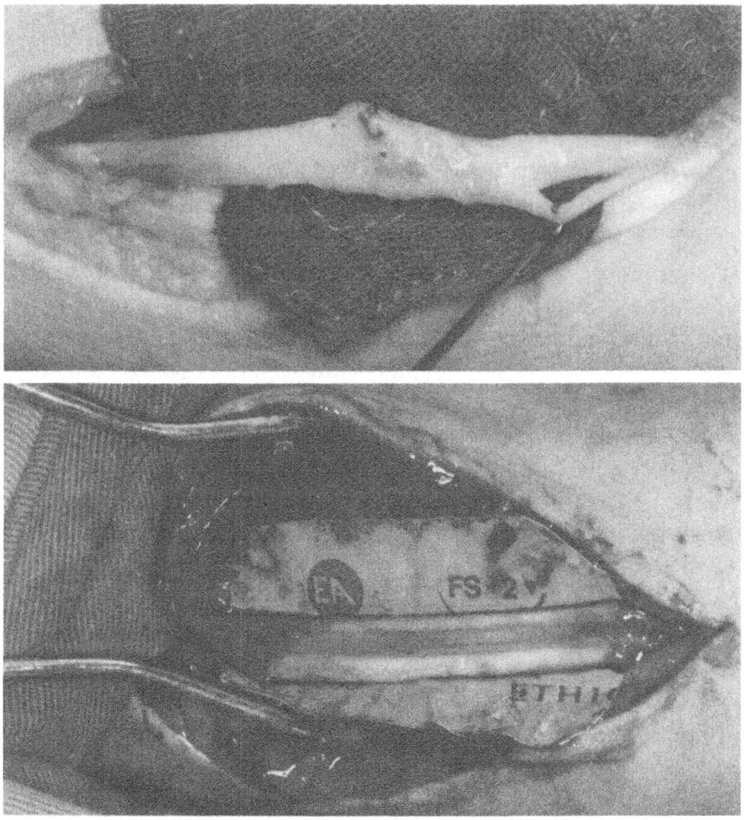

Abb. 12. Erneuerung einer insuffizienten Nervennaht (Nahtmaterial!) mit 4 Suralisinterponaten

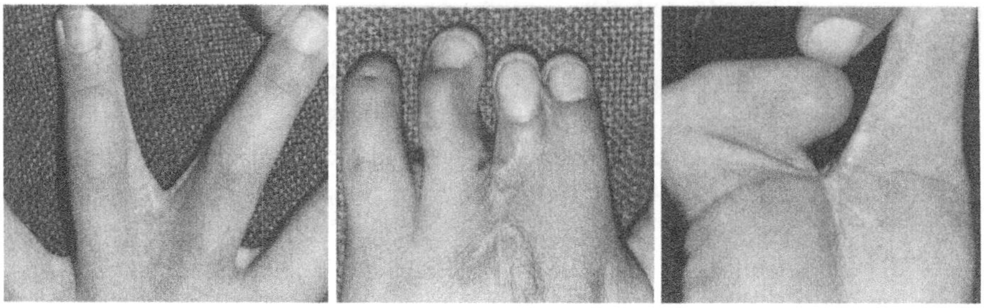

Abb. 13. Sogenannte Syndaktylierezidive

Haut- und Knochennähte

Am *Weichteilmantel* der Hand lassen sich die engen Beziehungen zwischen anatomischen Strukturen und Nahtmittel sowie Nahttechniken nicht nur an den funktionellen, sondern auch und besonders an den ästhetischen Behandlungsresultaten ablesen. Betrachten wir z. B. die Hand eines Kleinkindes mit einer *angeborenen Fingersyndaktylie:* Die interdigitalen Hautbrücken müssen behutsam und auf komplizierte Weise getrennt werden. Der Aufbau einer geschmeidigen Kommissur und die Deckung der Fingerseitenflächen mit Vollhauttransplantaten erfordern feines Instrumentarium und Nahtmaterial (Blauth 1980). Oft sind auch die Aufzweigungen der Aa. metacarpeae und der palmarseitigen Fingernerven nach distal in den Zwischenfingerraum verschoben. Um die Fingerkommissur am richtigen Ort zu konstruieren, muß eine der beiden Arterien unterbunden und durchtrennt werden. Die Fingernerven präparieren wir interfaszikulär nach proximal, bis die Kommissurlappen spannungsfrei eingenäht werden können. Die Haut näht man mit nichtresorbierbaren monofilen 5/0- oder 6/0-Fäden. Die Durchblutung der Lappenspitzen und Wundränder darf nicht gefährdet werden. Leider gibt es immer noch zu viele schlechte Resultate, die auf Unwissen oder Mißachtung dieser Prinzipien beruhen, wie mit einer kleinen Auswahl sog. Syndaktylierezidive gezeigt werden soll (Abb. 13).

Ähnlichen Problemen begegnen wir auch bei erworbenen Syndaktylien (Abb. 14), wie im Falle von brückenförmigen Verbrennungsnarben. Die Fingerkommissur wird mit lokalen Schwenklappen und freien Hauttransplantaten rekonstruiert.

Diese Beispiele ließen sich noch um viele andere vermehren, wobei wir auch an die oft schwierigen Eingriffe bei der Dupuytren-Kontraktur denken.

Knochennähte

Aus den verschiedenen Möglichkeiten wollen wir eine Knochennaht hervorheben, die auf dem Pauwels'schen-*Zuggurtungsprinzip* beruht und vor allem zur *Arthrodese* von *Fingergelenken* verwendet wird. Segmüller (1973) hat dieses

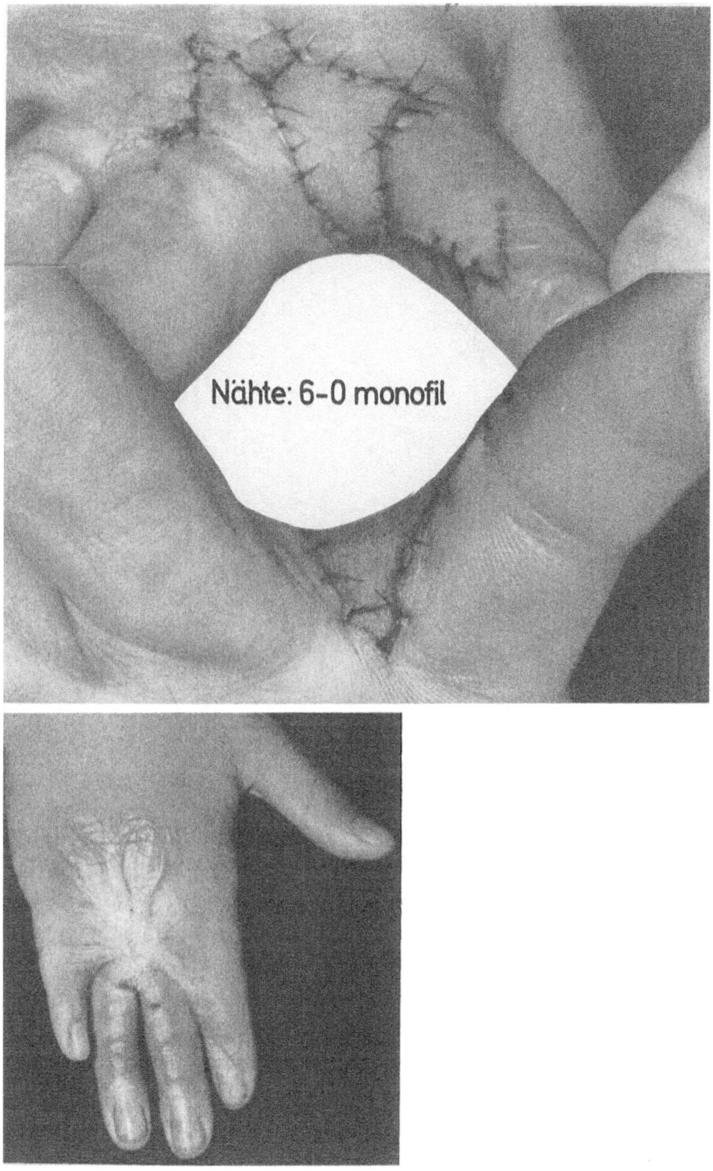

Abb. 14. Erworbene Syndaktylien nach Verbrennung; Kommissurbildung mit feinstem Nahtmaterial

Verfahren systematisch ausgebaut und breiteren Kreisen bekanntgemacht. Es handelt sich um eine relativ einfache Technik, bei der die Resektionsflächen mit 2 dünnen Kirschner-Drähten und einer um die proximalen Drahtenden sowie durch einen Bohrkanal im distalen Fragment geführten 0,6–1 mm starken Drahtschlinge dynamisch unter Druck gesetzt werden (Abb. 15). Zur Arthrodese eines Grund- und Mittelgelenkes werden die Kirschner-Drähte ziemlich

Abb. 15. Zuggurtungsarthrodese

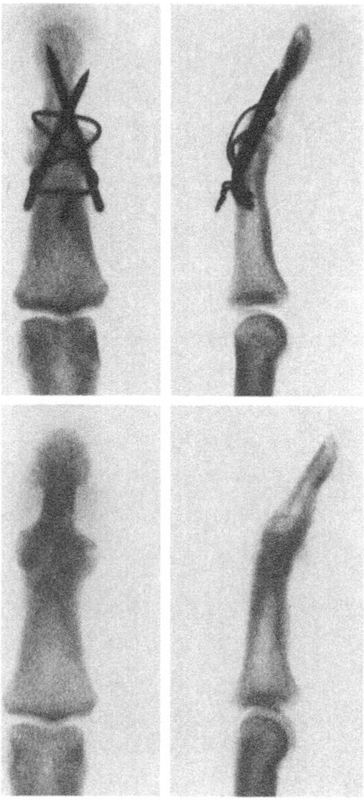

parallel, zur Arthrodese eines Endgelenkes gekreuzt eingebracht. Das Verfahren hat sich sehr gut bewährt, ist wenig aufwendig und erlaubt eine frühzeitige Übungsbehandlung.

Mit dieser Übersicht über verschiedene Nahtmaterialen und -techniken an den wichtigsten Strukturen der Hand sollte aufgezeigt werden, welche große Bedeutung diesen Hilfen in der Wiederherstellung verlorengegangener Handfunktionen zukommt. Dabei konnten wir nur auf Teilbereiche eingehen. Die verschiedenen Beispiele sollten zur Erkenntnis beitragen, daß ohne gebührende Berücksichtigung der Wechselbeziehungen zwischen den verschiedenen anatomischen Strukturen und den darauf abgestimmten Nahtmitteln und -techniken Fehlschläge drohen, die die Handfunktionen erheblich beeinträchtigen können.

Zusammenfassung

Die Autoren fassen zunächst tabellarisch eine Auswahl der Nahtmittel zusammen, die sich ihnen im Rahmen der vielfältigen Eingriffe auf dem Gebiet der Handchirurgie bewährt haben. Es handelt sich vorwiegend um absorbierbare und nichtresorbierbare Kunststoffäden von unterschiedlicher Stärke, die entsprechenden hauptsächlichen Anwendungen zugeordnet werden. Anschließend werden die wichtigsten Nahttechniken in der Chirurgie der Beuge- und

Strecksehnen sowie an der Haut dargestellt, während mikrochirurgische Techniken am peripheren Nerven unter Hinweis auf das neurochirurgische Referat nur angedeutet werden.

Zur Beugesehnennaht heben die Verfasser die Technik nach Kleinert hervor, die in Verbindung mit einer speziellen Verbandanordnung eine frühe funktionelle Behandlung erlaubt und deshalb zu besseren Resultaten als frühere Methoden führt.

Zur Behandlung von Strecksehnenverletzungen auf dem Handrücken wird die Ausziehnaht nach Lengemann hervorgehoben, bei der der proximale Stumpf mit einem Y-förmigen Haken nach distal gezogen und entlastet wird. Diese Technik eignet sich auch bei Kapsel-Band-Rupturen, z. B. des ulnaren Seitenbandes am Daumengrundgelenk, bei Abrissen der palmaren Platte sowie bei knöchernen Strecksehnenausrissen mit kleinem Fragment.

Im Zusammenhang mit Nahttechniken am peripheren Nerven wird das Fibrinklebersystem nicht als Ersatz einer Naht betrachtet.

Die Arbeit schließt mit Hinweisen zu Nahtmitteln und -techniken bei angeborenen Handfehlbildungen, z. B. Fingersyndaktylien: Atraumatische Behandlung der feinen Weichteilstrukturen und Verwendung feinsten Nahtmaterials sind auch für das ästhetische Ergebnis von großer Bedeutung. Für Knochennähte wird lediglich auf das Zuggurtungsprinzip an Beispielen von Fingergelenksarthrodesen eingegangen.

Summary

A selection of the suture materials which have proved themselves in the various fields of hand surgery is described. Absorbable and nonresorbable sutures of different sizes are related to their main applications. Next, essential suturing techniques on flexor and extensor tendons and the skin are reported, while the microsurgical techniques on peripheral nerves are only mentioned briefly with regard to the neurosurgical paper. Among the numerous techniques of flexor tendon sutures the method of Kleinert is described, which allows an early protected motion, and so gives better results than earlier techniques.

For treatment of extensor tendon injuries we emphasize the pull-out wire technique described by Lengemann: the proximal stump is pulled distally by a Y-shaped hook thereby decreasing the tension on the suture. This technique has also proved itself in ligament ruptures, e.g., the ulnar collateral ligament of the MP joint of the thumb or ruptures of the volar plate of MP or PIP finger joints, and moreover in extensor tendon injuries at DIP joint level with a small bony fragment.

For peripheral nerve operations we do not regard the fibrin adhesive system as an alternative for the suture technique.

The paper concludes with references on suture materials and techniques in congenital malformations of the hand, e.g., syndactylism, and atraumatic technique in handling the soft tissues. Use of very fine sutures are important also for the cosmetic results. Finally the simple, but very effective, technique of a tension-band arthrodesis at the finger joints is described.

Literatur

1. Berry AR, Wilson MC, Thomson JWW, McNair TJ (1981) Polydioxanone: A new synthetic absorbable suture. J R Coll Surg Edinb 26: 170–172
2. Blauth W (1980) Kongenitale Syndaktylien der Finger. Z Kinderchir [Suppl] 30: 42–53
3. Blauth W, Schneider-Sickert F (1976) Handfehlbildungen. Atlas ihrer operativen Behandlung. Springer, Berlin Heidelberg New York
4. Blauth W, Helbig B (1980) Das sog. Syndaktylierezidiv und seine Behandlung. Z Kinderchir [Suppl] 30: 53–57
5. Buck-Gramcko D (1977) Erstbehandlung von Beugesehnendurchtrennungen an der Hand. Unfallheilkunde 80: 57–60
6. Buck-Gramcko D (1979) Sehnennähte. Serie: Im Dienst der Chirurgie, Heft 35. Ethicon, Hamburg
7. Dociu N (1978) Vicryl und sein Verhalten im Gewebe. Ethicon-OP-Forum 96: 13–32
8. Duspiva W (1978) Neue Erkenntnisse zur Anastomosierung durchtrennter peripherer Nerven. Fortschr Med 96: 2214–2218
9. Epping W (1981) Beugesehnenverletzungen im Fingerbereich. Hefte Unfallheilkd 153: 329–332
10. Geldmacher J (1981) Technik der Beugesehnenrekonstruktion. Zentralbl Chir 106: 383–391
11. Geldmacher J (1981) Die Sehnennahttechnik im Wandel der Zeit. Hefte Unfallheilkd 153: 325–328
12. Greulich M, Lanz U, Glöckner J (1977) Sehnennaht im Bereich der Sehnenscheide – Experimentelle Untersuchungen. Handchirurgie 9: 113–118
13. Kleinert HE, Kutz JE, Atasoy E, Stormo A (1973) Primary repair of flexor tendons. Orthop Clin North Am 4: 865–876
14. Lanz U (1981) Verletzungen der Strecksehnen an Grundgelenk, Handrücken und Unterarm. Hefte Unfallheilkd 153: 345–350
15. Matras H, Dinges HP, Lassmann H, Mamoli B (1972) Zur nahtlosen interfaszikulären Nerventransplantation im Tierexperiment. Wien Med Wochenschr 122: 517–523
16. Nockemann PF (1980) Die chirurgische Naht, 3. Aufl. Thieme, Stuttgart New York
17. Potenza AD (1962) Tendon healing within the flexor digital sheath in the dog. J Bone Joint Surg 44 A: 49–64
18. Rahmel R (1981) Beugesehnenverletzungen in Hohlhand und Carpalkanal. Hefte Unfallheilkd 153: 333–335
19. Santha E, Renner A, Santha A (1980) Kontrollierte Frühmobilisation nach sekundärer Sehnennaht. Beitr Orthop Traumatol 27: 449–452
20. Segmüller G (1973) Operative Stabilisierung am Handskelett. Huber, Bern Stuttgart Wien
21. Tsuge K, Ikuta Y, Matsuishi Y (1975) Intratendinous tendon suture in the hand. A new technique. Hand 7: 250–255
22. Zilch H, Talke M (1980) Klebung kleiner osteochondraler Fragmente in der Handchirurgie mit dem Fibrinkleber. Handchirurgie 12: 77–81
23. Zilch H (1981) Erstversorgung von Beugesehnenverletzungen am Unterarm. Hefte Unfallheilkd 153: 335–337

Anatomische und funktionelle Grundlagen für die Wahl von Nahtmitteln und Nahttechniken in der Traumatologie

D. Havemann[1]

Einleitung

Die Forderungen, die an Nähte und Reinsertionen von Bindegewebsstrukturen zu stellen sind, lassen sich prinzipiell unter den Aspekten der Wiederherstellung der Bandkontinuität und der sicheren Haltbarkeit für die Zeit der Heilung zusammenfassen.

Anatomische Gegebenheiten und funktionelle Erfordernisse müssen Berücksichtigung finden bei der Durchführung einer den jeweiligen biomechanischen Bedingungen angepaßten Nahttechnik und bei der Auswahl des Nahtmaterials.

Für die Nahttechnik bei unfallchirurgischen Operationen gilt, daß Kenntnisse über den Aufbau und die Funktion der Gewebe, insbesondere ihrer Zugbeanspruchungen unter begrenzter Frühbelastung berücksichtigt werden müssen, um die Heilung getrennter Bindegewebsstrukturen unter den Bedingungen der Vorspannung zu ermöglichen. Eine für die Zeit der Reparation zuverlässige Fixierung setzt beim Nahtmaterial eine entsprechende Festigkeit und Verträglichkeit voraus.

Unter der früheren Vorstellung, daß Band- und Kapselstrukturen an und in Gelenken sog. „bradytrophe Gewebe" seien, war auch die Wahl möglichst fester und großdimensionierter Nahtmaterialien nicht zuletzt wegen der Materialeigenschaften des Nahtmaterials theoretisch unproblematisch. Entgegen der früheren Lehrmeinung weist jedoch das Binde- und Stützgewebe einen hohen Stoffwechselumsatz auf (Cotta 1960) – An- und Abbauvorgänge des Kollagens stehen unter Normalbedingungen in einem Gleichgewicht und werden in der Reparationsphase nach Trauma, z. B. durch chronisch entzündliche Vorgänge und eine einsetzende Fibrose, gestört.

Der Stoffwechsel des Bindegewebes wird über Blut- und Lymphgefäße geführt, das lockere Bindegewebe ist der Träger der Versorgung. Das Stützgewebe ist nervös versorgt – in der Gelenkkapsel wird mit den Ruffini- und Vater-Paccini-Körperchen und in den Gelenkbändern mit dem Golgi-Apparat ein „propriorezeptives Dreiersystem" (Stillwell 1957) gebildet, auf dem das kinästhetische Gefühl basiert und das an der reflektorischen Steuerung des Muskeltonus beteiligt ist. Diese grundlegenden Erkenntnisse bewirken zusammen mit der Verfügbarkeit von Nahtmaterial, das höheren Ansprüchen an Reißfestigkeit bei Verkleinerung des Fadenquerschnittes und inertem Gewebsverhalten genügt, eine prinzipielle Änderung der Nahttechnik und der

1 Abteilung Unfallchirurgie der Universität Kiel, Hospitalstr. 40, D-2300 Kiel 1

Nachbehandlung unter Ausnutzung der verbesserten biologischen und physikalischen Eigenschaften.

Nahtmaterialien in der Unfallchirurgie

Noch 1978 empfahlen Jäger u. Wirth als Nahtmaterial für die Vereinigung frischer Bandrisse grundsätzlich geflochtenes, nichtresorbierbares Nahtmaterial und bevorzugten Polyesterfäden der Stärkebereiche 2/0–4/0. Für die Refixation veralteter Bandrisse mit transossaler Befestigung und für Durchflechtungsnähte werden Fäden aus dem gleichen Material mit höherer Stärke empfohlen.

Der Verwendung von monofilen Polyesterfäden in der Gelenkchirurgie sind gewisse Grenzen gesetzt: Trotz sehr guter Eigenschaften hinsichtlich der biologischen und physikalischen Parameter, soweit es die Knotenreißkraft und Knotensitzfestigkeit angeht, ergibt sich aus der relativ hohen Elastizität des Fadens eine Beschränkung des Einsatzbereiches bei der Herstellung möglichst fester Nahtverbindungen bei Bandnähten und Reinsertionen.

Mit der Einführung synthetischen absorbierbaren Materials hat die Verwendung von Seide, Catgut oder chromiertem Catgut keinen Platz mehr in der Gelenkchirurgie, da dieses Nahtmaterial neben der beim Catgut bekannten Verminderung der Knotensitzfestigkeit nach der Implantation eine mehr oder weniger starke lokale entzündliche Gewebsreaktion verursacht. Die biologischen Eigenschaften des Nahtmaterials aus Polyglykolsäure oder Polyglactin allein prädestinieren es gerade für den Einsatz in der Gelenkchirurgie. Hinzu kommt, daß die Knotenreißkraft deutlich derjenigen von Catgut überlegen ist. Die Überlegenheit dieses Materials induzierte daher schon früh nach seiner Einführung in die Allgemeine Chirurgie auch die Verwendung in der Unfallchirurgie.

Stahldrähte in monofiler und polyfiler Ausführung wären hinsichtlich ihrer hohen Knotenreißkraft bei ganz oder fast fehlender Kapillarität und der hervorragenden Gewebeverträglichkeit das ideale Nahtmaterial in der Gelenkchirurgie. Der Anwendungsbereich wird jedoch stark eingeschränkt durch die hohe Steifigkeit sowohl des polyfilen, mehr aber noch des monofilen Drahtes, der hierdurch bedingt negative Knüpfeigenschaften aufweist.

In die Bewertung zur Auswahl des zu verwendenden Nahtmaterials eingehen muß das Verhältnis der Heilungsdauer des genähten Gewebes zu der Resorptions- bzw. Absorptionszeit, d. h. dem Verlust an Festigkeit des Fadens um 50%. Für die Gelenkchirurgie ist daher die Berücksichtigung der in der folgenden Abb. dargestellten Zusammenhänge wichtig (Abb. 1).

Da in den verbindenden Fasersystemen, in den Gewebsmembranen und -hüllen die Heilung nahezu gleichartig erfolgt, ist unter der Voraussetzung, daß die Kollagensynsthese ungestört durch entzündliche und sekundär fibrotische Prozesse erfolgt, bereits nach 14 Tagen mit einer Festigkeit des heilenden Gewebes, die bis zu etwa 80% des normalen Festigkeitszustandes erreicht, zu rechnen (Nockemann 1977, 1980).

Von anderen Voraussetzungen muß bei der Betrachtung der Verhältnisse am sog. straffen Bindegewebe ausgegangen werden. Hier erfordert die

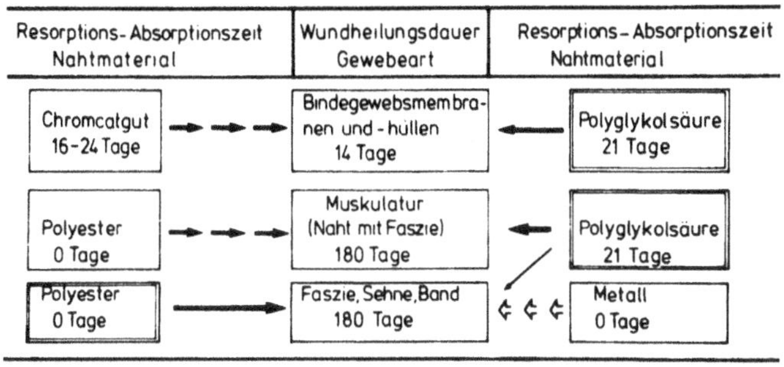

Abb. 1. Verwendungsmöglichkeiten von Nahtmaterialien in Abhängigkeit von der Resorptionszeit und der gewebsspezifischen Wundheilungsdauer

therapeutisch gesteuerte und dosierte funktionelle Nachbehandlung, die eine entscheidende Voraussetzung für die Wiederherstellung der Trophik des Gelenkes und der an der Dynamik beteiligten Muskulatur darstellt, eine differenzierte Rücksichtsnahme auf die innerhalb einer Zeit von 180 Tagen erst vollendete Kollagenreifung. Diese erst erlaubt eine Vollbelastung bei hergestellter physiologischer Festigkeit der genähten Bandstruktur.

Die Verwendung von synthetisch hergestelltem absorbierbarem Nahtmaterial mit einer Resorptions- bzw. Absorptionszeit von 21 Tagen erfordert dann eine kritische Begrenzung, wenn frühzeitig höhere funktionelle Belastungen am bandrestaurierten Gelenk erlaubt werden sollen, deren Ausmaß unabhängig von den Nahtmaterialeigenschaften und den organspezifischen Heilungsbedingungen eingestellt werden muß auf den durch die Nahttechnik erzielten Nahthalt.

Nahttechniken

Die parallelfaserige Struktur des straffen Bindegewebes der Ligamente – von Seiten der Handchirurgie werden die Probleme der Sehnennähte erörtert – bedingt spezielle Nahttechniken.

Der Nahthalt einer *Einzelknopfnaht* in der Faszie erreicht nach Untersuchungen von Jäger (1970) 0,5–1,3 kp/mm, dagegen in der Haut 1,5–2,3 kp/mm. Die Gewebetextur der parallelfaserigen Faszie bedingt die vergleichsweise niedrige Höchstkraft bis zum Ausriß der Naht (Abb. 2).

Die nicht selten zur Verbesserung des Nahthaltes verwendete einfache *Matratzennaht* vermag keine wesentliche Erhöhung der Höchstkraft bis zum Ausriß der Naht zu bringen, als es die Knopfnaht kann. Sowohl Knopf- als auch Matratzennähte sind daher nur empfehlenswert für die Adaptation von Faszien oder Bandwundrändern, die nicht innerhalb der geplanten kontrollierten Nachbehandlung unter höhere Spannungen geraten (Abb. 3).

Eine Verbesserung der Nahthaltebedingungen an zu nähenden Faszien und straffgeführten Bändern kann durch *doppelnden Umschlag des Gewebsrandes* mit der *Matratzennaht* erreicht werden. Nach unserer Erfahrung ist auch durch

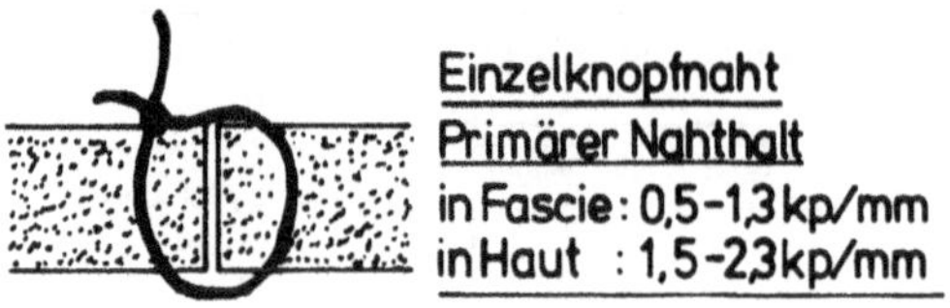

Abb. 2. Einzelknopfnaht in Faszie. (Nach Jäger 1970)

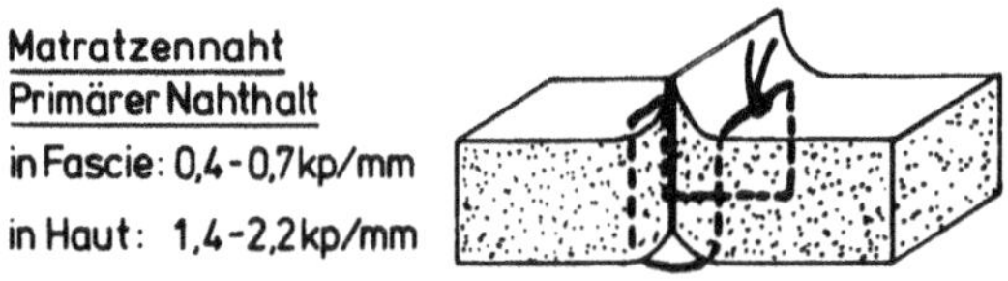

Abb. 3. Einfache Matratzennaht. (Nach Jäger 1970)

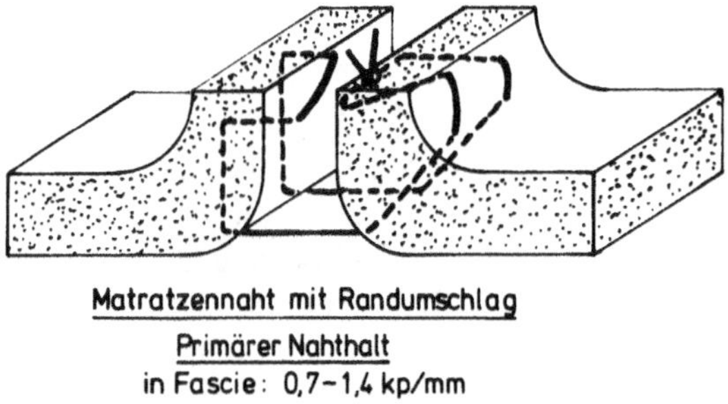

Abb. 4. Umschlag des Gewebsrandes mit Matratzennaht. (Nach Jäger 1970)

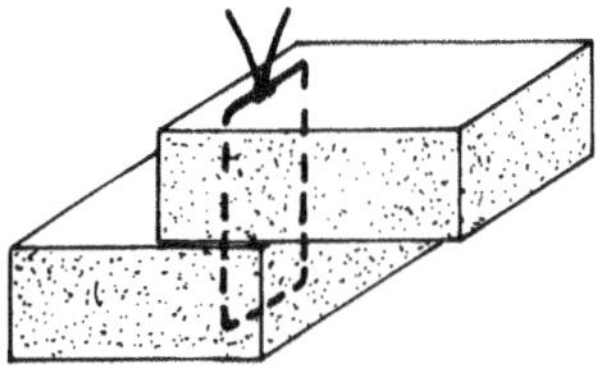

Abb. 5

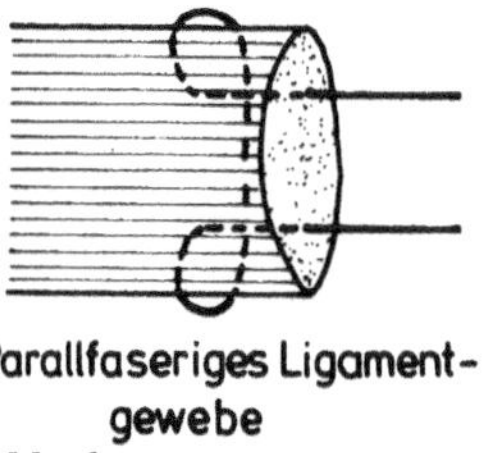

Abb. 6

Abb. 5. Doppelung von Bandgewebe als U-Naht. Breitflächenadaptation

Abb. 6. Refixation ausgerissener Bandanteile. Nahttechnik nach Lange oder Kirchmayr

eine horizontale, sog. liegende Achtertour als Z-Naht eine Verbesserung des Nahthalts erzielbar (Abb. 4).

Doppelungen von Bandgewebsanteilen erhöhen fraglos die Festigkeit, sie werden besonders bei frischen Bandverletzungen ohne Retraktion des rupturierten Bandabschnittes zur Anwendung kommen können. Sie werden als U-Nähte geführt und eignen sich bei begrenztem primären Nahthalt, der in der Größenordnung der einfachen Matratzennaht liegt, nur zur Adaptation nicht hoch auf Zug belasteter Strukturen (Abb. 5).

Für die zuverlässige, einwandfreie Nahthaltefunktion in Längsrichtung parallelfaserigen Ligamentgewebes haben sich die teilweise einschnürenden quergeführten und die seiteneinschlingenden Nähte von Lange *zur Refixation*

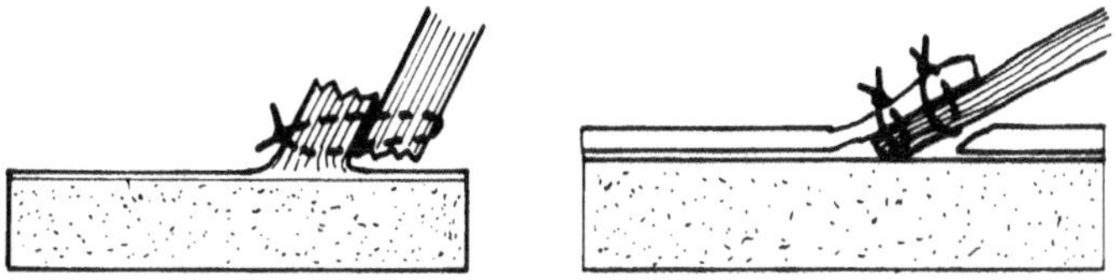

Abb. 7

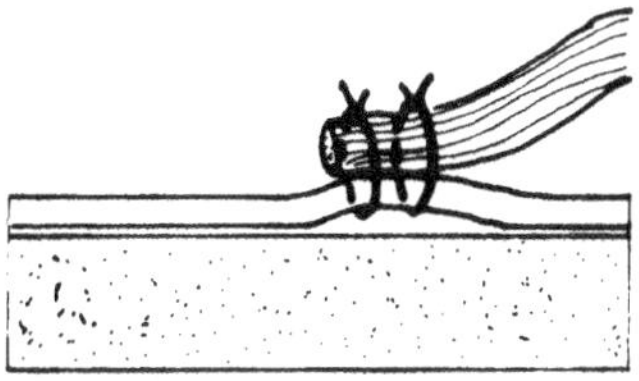

Abb. 7. Verankerung am Bandstumpf

Abb. 8. Periostale bzw. subperiostale Bandinsertion

Abb. 8

ausgerissener Bandteile und zur Wiedervereinigung gleichkalibrierter Stümpfe in den von Kirchmayr angegebenen Techniken bewährt. Auf dem hohen primären Nahthalt beruht ihre Zuverlässigkeit (Abb. 6).

Dieses Kapitel kann nicht abgeschlossen werden, ohne daß auf die Techniken eingegangen wird, die zur Refixation an ausgerissenen Bandanteilen oder zur Neufixation bei bandplastischen Operationen verwendet werden können.

Verankerungen am Bandstumpf durch eine U-förmig geführte Naht bringen nur einen mäßigen primären Nahthalt und sind zudem belastet durch die Gefahr einer unzureichend festen und dauerhaften Verbindung (Abb. 7).

Die besten Ergebnisse im Hinblick auf eine ausbleibende Lockerung bieten genähte Bandstrukturen, die End-zu-End (O'Donoghue 1961) und unter Vorspannung (Brückner 1966; Muhr et al. 1975) vereinigt werden.

Periostale oder subperiostale Bandinsertionen sind in ihrer Anwendungsbreite nach unserer Erfahrung überwiegend auf primär rekonstruktive und bandplastische Operationen bei Kindern und Jugendlichen beschränkt, da beim Erwachsenen und alten Menschen die Periostdicke und -elastizität bereits so vermindert ist, daß eine feste Bandnahtverbindung nur beschränkt erzielbar ist (Abb. 8).

Nach experimentellen Untersuchungen von Blömer (1978) bietet die *ossäre bzw. transossäre Verankerung* hinsichtlich der Zuverlässigkeit und der Möglichkeit, eine Vorspannung auszuführen, das bei weitem aussichtsreichste Verfahren.

Hierbei sollte stets nichtresorbierbares Nahtmaterial, ggf. auch Draht, gewählt werden, der besonders hinsichtlich seiner Dehnungseigenschaften das optimale Material darstellt (Abb. 9).

Schließlich – und nur der Vollständigkeit halber – sei die Anwendung einer *Zugschraubenosteosynthese* zur Refixation knöcherner Bandausrisse, die mit einer *Zuggurtungsosteosynthese,* bei der als Nahtmaterial für den zuggurtenden Teil Draht der Stärke 0,8–1,0 mm verwendet wird, erwähnt (Abb. 10).

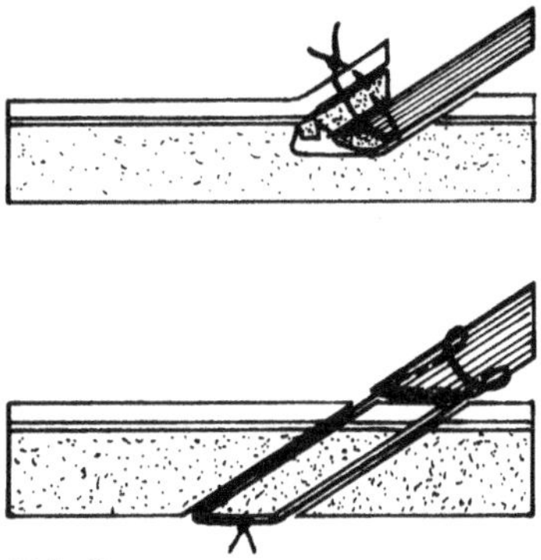

Abb. 9

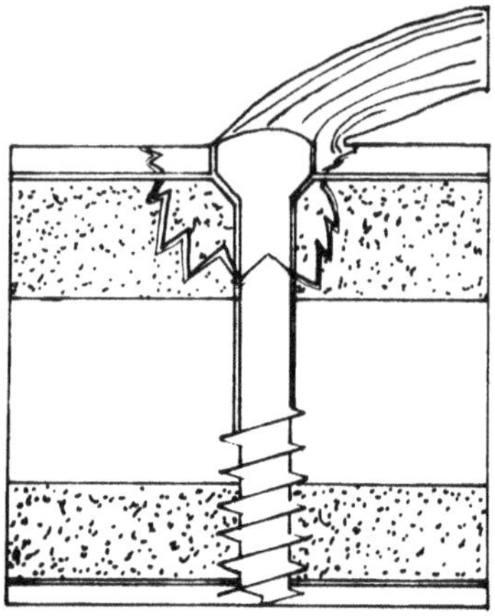

Abb. 10

Abb. 9. Ossäre bzw. transossäre Verankerung

Abb. 10. Bandreinsertion bei Ausrißfraktur durch Zugschraubenosteosynthese

Diskussion

Im vorhergehenden wurden die im Bereich der Unfallchirurgie bei Rekonstruktion von Bandstrukturen verwendbaren Nahtmaterialien und -techniken dargestellt. Die bei Nachuntersuchungen von ausschließlich primär versorgten Knie- und Sprunggelenksbandschäden erhobenen Ergebnisse haben gezeigt, daß eine Überprüfung des prinzipiellen Grundsatzes der Verwendung nichtresorbierbaren Nahtmaterials für die Bandnaht angezeigt ist. Bei der Versorgung von komplexen Bandschäden an Kniegelenken haben wir abweichend von diesem Grundsatz mit Ausnahme von Nähten an Kreuzbändern sowohl mediale als auch laterale Kollateralbandkomplexe mit Polyglykolsäurefäden versorgt und entsprechend den Grundsätzen der funktionellen Nachbehandlung nach Burri et al. (1977/1978) behandelt. Wir fanden keine Unterschiede hinsichtlich der Zahl der postoperativen Instabilitäten im Vergleich zu einer Gruppe, bei der für die Naht des Bandapparates Polyesternahtmaterial verwendet wurde.

Dieses Ergebnis korreliert in gleicher Weise mit den Resultaten der primär versorgten Kapselbandrupturen des oberen Sprunggelenkes, deren Nachuntersuchung nunmehr beendet wurde.

Wenn auch die Reoperationen bei Osteosynthesematerialentfernung zeigen, daß Polyesternähte in der Regel mit nur sehr geringen Reaktionen Veränderungen im Nahtlager verursachen, scheinen doch die Vorteile der Verwendung von Nahtmaterial aus Polyglykolsäure, Polyglactin oder neuerdings Polydioxanon beachtenswert.

Mit der Einführung des Polyglykolsäurenahtmaterials der 2. Generation hat sich eine Verbesserung des „Handlings" des Materials ergeben. Gänzlich behoben ist nach unserer Erfahrung jedoch nicht die Oberflächenrauhigkeit des Fadens, die in den parallelfaserigen Bindegewebsstrukturen trotz ausschließlicher Verwendung atraumatischen Nahtmaterials besonders beim Durchziehen des Fadens zu einem Sägeeffekt im Gewebe führt, der zu Auffaserungen und Riß- bzw. zusätzlichen Lochbildungen führen kann.

Zusammenfassung

Nahtmaterial und -technik unterliegen in der Unfallchirurgie unter dem Gesichtspunkt möglichst frühzeitiger Wiederherstellung von Form und Funktion überwiegend biomechanischen Anforderungen und müssen spezifischen Heilungsbedingungen des Bindegewebes genügen.

Für die Bewertung des zu verwendenden resorbierbaren Nahtmaterials ist das Verhältnis der Heilungsdauer zur Re- bzw. Absorptionszeit entscheidend. Die Anwendung absorbierbarer Fäden erfordert dann eine kritische Begrenzung, wenn frühzeitig höhere funktionelle Belastungen des straffen Bindegewebes erfolgen müssen.

Je nach der Art des Bindegewebes werden mehrfach parallelfaserige Strukturen fassende Nahttechniken angewandt.

Bisher konnten eingeleitete Nachuntersuchungen über die Ergebnisse von mit Polyglykolsäurefäden genähten Bändern am Knie- und Sprunggelenk keine höhere Rate von Bandinsuffizienzen zeigen als in den Fällen, in denen mit Polyesterfäden genäht wurde.

Summary

Choice of suture material and techniques in traumatology is subject to the criterion of early restoration of form and function (mainly biomechanical requirements) and should be adequate for specific conditions of surgical management of connective tissues. For the evaluation of absorbable suture material the relationship between healing time and absorbing time is crucial. Dependent on this is an early stronger suture of the connective tissue. According to the type of connective tissue, suture techniques of multi-parallel filamentous material are applied. So far the results on follow-up investigations on sutured bands in knee and ankle joints with polyglycol acid sutures have not demonstrated a higher rate of band insufficiency than in the cases where polyester sutures were used.

Literatur

1. Blömer J (1978) Experimentelle Untersuchungen am medialen Seitenband des Kniegelenkes der Ratte bei verschiedenen Fixations- und Verspannungstechniken. Habilitationsschrift, Med. Hochschule Hannover
2. Brückner H (1966) Eine neue Methode der Kreuzbandplastik. Chirurg 37: 413
3. Burri C, Helbing G, Spier W (1978) The rehabilitation of knee ligament injuries. Progress in orthopaedic surgery 3. Springer, Berlin Heidelberg New York
4. Cotta H, Dettmer N (1960) Die Ergebnisse der Bindegewebsforschung und ihre Bedeutung für Erkrankungen des Stütz- und Bewegungsapparates. Arch Orthop Unfall-Chir 52: 217
5. Jäger M, Wirth CJ (1978) Kapselbandläsionen. Biomechanik, Diagnostik und Therapie. Thieme, Stuttgart

6. Muhr G, Tscherne H, Hesse W (1975) Therapie frischer Bandverletzungen. Hefte Unfallheilkd 225:26
7. Nockemann PF (1980) Die chirurgische Naht, 3. Aufl. Thieme, Stuttgart
8. Nockemann PF (1977) Nahttechnik und Nahtmaterialübersicht und allgemeine Regeln – Bericht über ein Symposium in. Bad Dürrheim. Braun-Dexon, Melsungen 1:31
9. O'Donoghue DH, Rockwood CA, Zaricznyj B, Kenyon R (1961) Repair of knee ligaments in dogs. I. The lateral collateral ligaments. J Bone Joint Surg 43-A:1167
10. Stillwell DL (1957) The innervation of tendon and aponeurosis. Am J Anat 100:289

Anatomische und funktionelle Grundlagen für die Wahl von Nahtmitteln und Nahttechniken in der plastischen Chirurgie

H. Bohmert[1]

Die plastische Chirurgie ist ein Spezialgebiet der Chirurgie, das sich mit Deformitäten und Defekten an der Körperoberfläche, vorwiegend dem Integument und den unmittelbar darunterliegenden Gewebsstrukturen, befaßt. Es werden im wesentlichen Probleme der Mißbildungs- und Tumorchirurgie sowie der Beseitigung posttraumatischer Schäden behandelt. Dabei besteht die Problematik in erster Linie in der Form- und Funktionsverbesserung. Wie der Begriff „Plastik" beinhaltet, steht die Umformung von Gewebe im Vordergrund der plastischen Operationen. Es handelt sich hierbei um Gewebstransport, Gewebsverschiebung und Gewebstransplantationen. Die therapeutischen Zielsetzungen beschränken sich in der Regel nicht allein auf Veränderungen der äußeren Form und Verbesserungen verlorengegangener Funktionen; vielmehr werden die chirurgischen Maßnahmen wie in keiner anderen operativen Disziplin durch ästhetische Forderungen wesentlich mitbestimmt.

Diese Tatsachen machen es notwendig, daß besonders ausgefeilte Nahttechniken und feinste Nahtmittel zur Anwendung gebracht werden. Die Verwendung eines speziellen Instrumentariums gehört ebenso zu den unabdingbaren Voraussetzungen zur Vermeidung von unnötigen Devitalisierungen des Gewebes und zur Erzielung ästhetisch optimaler Ergebnisse.

Nahttechniken

Da in der plastischen Chirurgie größter Wert auf möglichst unauffällige, exakt im Hautniveau liegende, strichfeine Narben gelegt werden muß, kommt den Nahttechniken besondere Bedeutung zu. Die Grundzüge der Hautgewebsvereinigung sollen daher zunächst besprochen werden, bevor auf die jeweils geeignetsten Nahtmittel näher eingegangen wird.

Die präzise Adaptation der Wundränder ohne unnötige Spannung sichert die primäre Heilung mit minimaler Narbenbildung. Dabei müssen die Fäden so gelegt sein, daß keine Hohlräume zwischen den Gewebegrenzen entstehen. Wenn eine Seromhöhle entsteht, so bildet sich überschießend kollagenes Bindegewebe. Dieses zieht bei später einsetzender Kontraktion die darüberliegenden Wundränder nach innen und unten, so daß eine unschöne eingezogene Narbe entsteht (Abb. 1). Nur wenn das Gewebe lückenlos aneinanderliegt, sind die Voraussetzungen für eine ungestörte Wundheilung gegeben. Von

---

1 Abteilung Plastische Chirurgie, Klinikum Großhadern, Marchioninistr. 15, D-8000 München 70

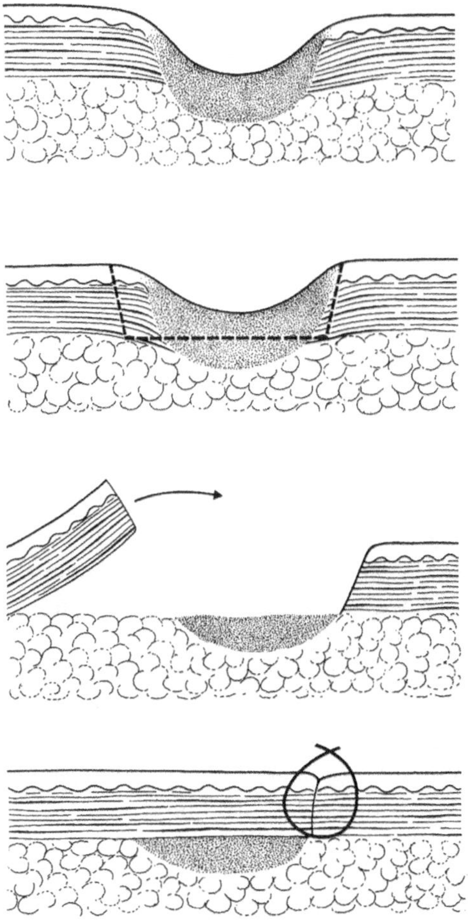

Abb. 1. Korrektur eingezogener Narben

ausschlaggebender Bedeutung für eine exakte Anpassung der einzelnen Wundschichten ist die richtige Nahtführung.

Die *evertierende Einzelknopfnaht* ist nach Converse die sicherste Nahttechnik zur Erzielung einer feinen, definitiv im Hautniveau liegenden Narbe. Entscheidend für den Erfolg ist, wie bereits betont, die Richtung der Nadelführung. Die richtige und falsche Nadelführung sind mit den entsprechenden Ergebnissen in den schematischen Abbildungen dargestellt (Abb. 2). Für den Durchstich der Nadel gilt folgende Regel: Die Naht wird nahe am Wundrand in divergierender Richtung zur Schnittfläche eingestochen, um in den tiefen Schichten der Haut einen größeren Bereich von Gewebe zu umfassen als an der Oberfläche. Auf diese Weise hebt die Naht beim Anziehen des Fadens das Gewebe heraus und richtet die Wundränder bei gleichzeitiger Adaptation auf. Nach Entfernen der Fäden und entsprechendem Nachlassen der Spannung liegt die Narbe dauerhaft im ebenmäßigen Hautniveau. Greift dagegen die Nadel an der Oberfläche weiter vom Wundrand als in der Tiefe des Gewebes, so

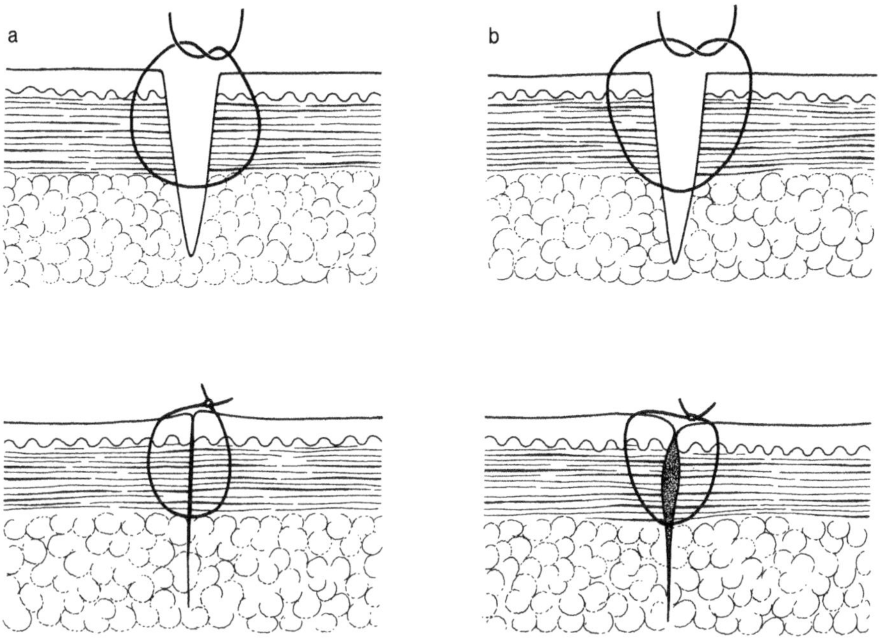

Abb. 2a, b. Richtige Nahtführung mit exakter Hautadaptation (**a**) und inkorrekte Hautnaht mit eingezogener Narbe (**b**)

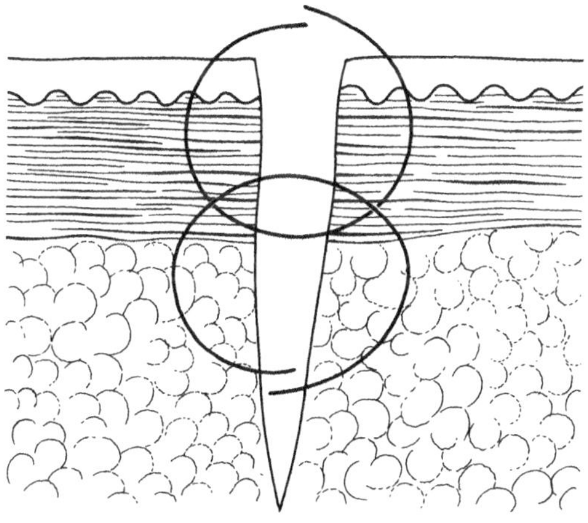

Abb. 3. Schichtweiser Wundverschluß mit invertierender Subdermalnaht und Hauteinzelknopfnaht

entstehen invertierende Wundränder und somit eine eingezogene Narbe. Bei schrägen und ungleichen Wundrändern kann man allein durch das verschiedene Fassen der einzelnen Seiten mit der Naht eine gute Adaptation erzielen.

Subdermalnähte erzielen eine sorgfältige Adaptation der tiefen Schicht der Dermis. Bei subdermalen Einzelknopfnähten müssen die Knoten und Fadenstümpfe nach unten gerichtet sein, damit es nicht zu Entzündungen und Abstoßungsreaktionen kommt (Abb. 3). Subdermalnähte sind sehr nützliche Adaptationsnähte bei Spannungsverhältnissen und werden praktisch routinemäßig angelegt, wenn Wundränder auf langen Strecken zu vereinigen sind.

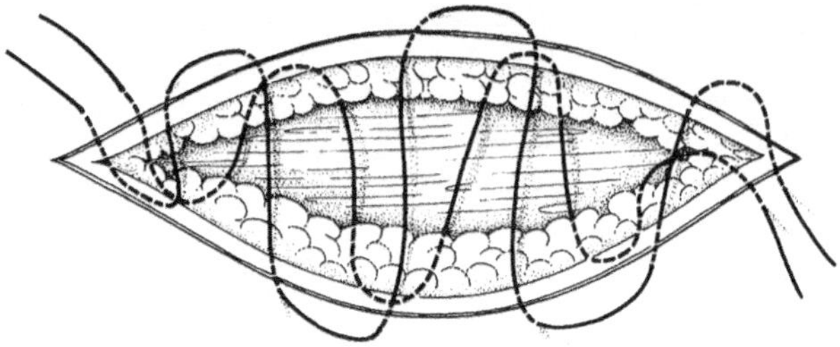

Abb. 4. Schichtweiser Wundverschluß mit Intradermal- und Intrakutannaht

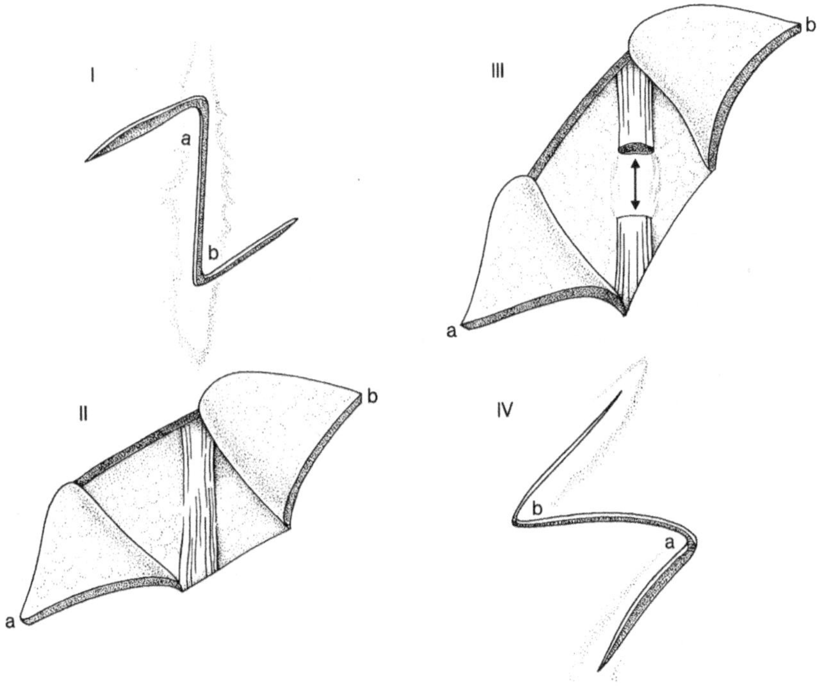

Abb. 5. Das Prinzip der Z-Plastik: *I* Bildung dreieckiger Lappen in Form eines Z mit zentralem Arm auf der strangförmigen Narbe. *II* Nach Abheben der Lappen wird der unter Zugspannung stehende Bindegewebsstrang deutlich sichtbar. *III* Die Durchtrennung der Kontraktur hat ein Auseinanderweichen der Narbenstränge zur Folge und bewirkt eine Änderung der Form des Parallelogramms mit Hautgewinn in Längsrichtung. *IV* Austausch der dreieckigen Lappen nach Hautgewinn in Längsrichtung zu Lasten der Querrichtung

Darüber wird zur Adaptation der oberen Hautschicht die Intrakutannaht gelegt oder auch bei kurzen Strecken Einzelknopfnähte. Wegen der stärkeren Gewebsreaktion auf resorbierbares Nahtmaterial gegenüber den vergleichsweise günstigeren monofilen, nichtresorbierbaren Fäden können Subdermalnähte nicht kritiklos empfohlen werden. Grundsätzlich sollten nicht mehr Nähte versenkt werden, als zur Adaptation erforderlich sind. Dünne Fäden bedeuten eine geringere Menge an versenktem Fremdstoff und sind allgemein vorzuziehen, auch wenn dabei mehr Nähte gesetzt werden müssen. Wegen der

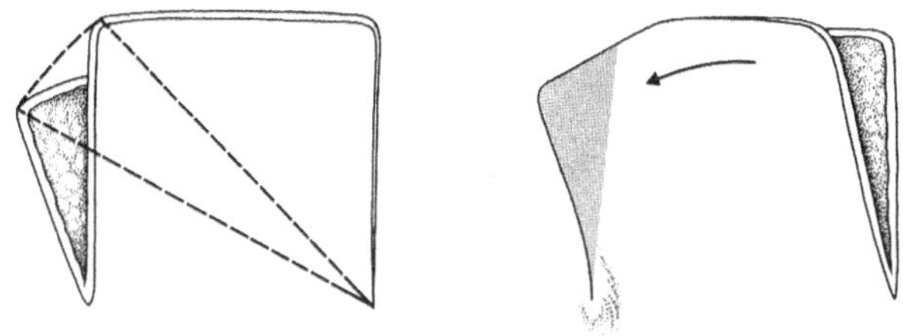

Abb. 6. Wundverschluß mit Transpositionslappen

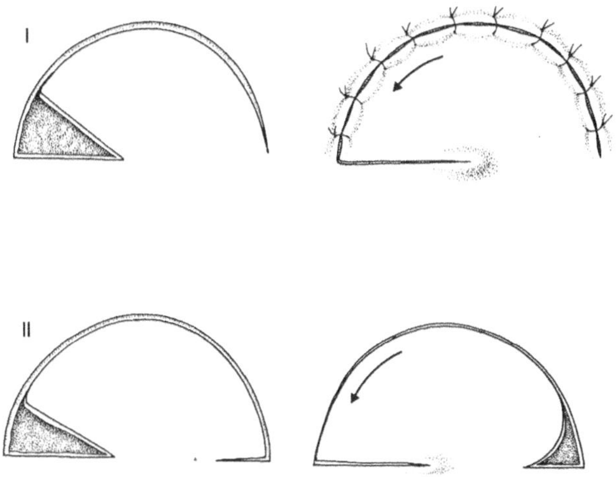

Abb. 7. *I* Einfache Rotationsverschiebung: Der Defekt wird in Form eines Dreiecks gesetzt und ein Bogen von diesem Segment in Form eines Halbkreises gebildet, wobei die Strecke des Bogens – in Abhängigkeit von der Dehnungsfähigkeit der Hautdecke – durchschnittlich fünfmal so lang sein muß wie das Segment. *II* Rotationslappen mit Rückschnitt: Der Rückschnitt vergrößert die Länge der inneren Zirkumferenz und führt dadurch zu einer Spannungsminderung mit dem Nachteil der Verschmälerung der Ernährungsbasis

unberechenbaren Verträglichkeit von resorbierbarem Nahtmaterial, insbesondere bei Kindern, ist man vielerorts dazu übergegangen, eine *fortlaufende Subdermalnaht* mit nichtresorbierbarem Nahtmaterial zu legen und an den Wundwinkeln herauszuleiten (Abb. 4). Zur Erleichterung der Entfernung des Fadens wird dieser auf der Mitte der Strecke zusätzlich herausgeleitet. Die Intrakutannaht wird in der höheren Schicht der Dermis gelegt, so daß eine optimale Adaptation der Wundränder erreicht wird.

In der Subkutis wird bei plastischen Operationen in der Regel keine Naht gelegt, da die Bindegewebsbündel der Unterhaut der Naht zu wenig Halt bieten und das in den Maschen liegende Fett sich nicht nähen läßt. Dafür kommt den Subdermalnähten um so größere Bedeutung zu.

Für einen sorgfältigen Verschluß der Hautwunde hat sich die *Intrakutannaht* außerordentlich bewährt. Dabei sticht man in einer zur Hautoberfläche parallelen Ebene mit einer gebogenen Nadel abwechselnd von einer Wundseite zur anderen durch das Corium. Ein Einzinkerhäkchen evertiert den Wundrand, um den Einstich der Nadel zu erleichtern. Der Faden wird an den Enden der Wundwinkel ein- und ausgestochen und dort fixiert. Zu diesem Zweck hat sich der Securex-Faden außerordentlich bewährt. Bei kurzen Wundstrecken erfolgt die Fixation mit Steri-Strip.

Bei Gewebsdefekten ist häufig ein direkter Wundverschluß nicht möglich. Zur Defektdeckung werden Hautlappenplastiken und -transplantationen durchgeführt. Die Gewebeverschiebung ist dadurch gekennzeichnet, daß Gewebsteile ohne völlige Abtrennung aus dem Gesamtkreislauf so weit mobilisiert werden, bis sie unter Erhaltung ihrer Vitalität in die Nachbarschaft verlagert werden können. Die einfachste Hautplastik ist die Z-Plastik, bei der ein Hautgewinn in Längsrichtung zu Lasten der Querrichtung erreicht wird (Abb. 5). Die wichtigsten Lappenplastiken sind die Transpositionslappen (Abb. 6), bei denen der Entnahmedefekt durch ein Transplantat gedeckt wird, und die Rotationslappen (Abb. 7), mit deren Hilfe Defektwunde und Hebungsdefekt geschlossen werden. Bei letzteren muß der Lappen 5mal so groß sein wie die Defektwunde, weshalb dieser Lappentyp hauptsächlich nur im Gesicht und am Rumpf zur Anwendung gebracht werden kann, weil an den Extremitäten nicht genügend Haut in der Nachbarschaft verfügbar ist.

Nahtmittel

Da in der plastischen Chirurgie Hautnähte häufig unter sehr starker Spannung stehen, wenn Tumor-, Narben- oder Hautgewebe exzidiert oder Schwenklappen gebildet werden müssen, eignet sich die Intrakutannaht in hervorragender Weise für den Verschluß der Wunde; denn diese Fäden können 3 Wochen und länger belassen werden, ohne daß sichtbare Stichkanäle resultieren. Wir verwenden sie deshalb bevorzugt bei allen Arten des Wundverschlusses, insbesondere für die Adaptation langer Wundränder nach Brustoperationen oder abdominalen Dermolipektomien oder Operationen an den Extremitäten. Um auf die Entfernung der Fäden verzichten zu können, hatten wir absorbierbares Nahtmaterial für die Intrakutannaht bei einem größeren Krankengut geprüft. Dabei wurde bei Brustoperationen auf der einen Seite der Intrakutanfaden mit nichtresorbierbarem, auf der anderen Seite mit absorbierbarem Material gelegt. Bei 12 von 23 Patienten traten klinisch starke Reaktionen mit girlandenförmiger Rötung und Ödembildung entlag den Fäden auf. Wegen dieser stärkeren Gewebsreaktion auf Fäden aus Polyglykolsäure haben wir die Verwendung von absorbierbarem Nahtmaterial für Intrakutannähte verlassen.

Bei der Wahl des günstigsten Nahtmaterials muß grundsätzlich entschieden werden, ob in der betreffenden Situation ein auflösbarer Faden verwendet werden kann oder ein nichtresorbierbares Nahtmaterial erforderlich ist. Entscheidet sich der Operateur für den auflösbaren Faden, so ist die Frage der erforderlichen Absorptionsdauer und Festigkeit des Fadens von großer Bedeutung. Die Überlegungen richten sich zudem nach den mechanischen Kräften in den durchtrennten Geweben und der Art und Funktion des zu vereinigenden Gewebes. Die Eigenarten des zu nähenden Gewebes müssen ganz besonders beachtet werden, damit eine störungsfreie Heilung erreicht werden kann. So ist absorbierbares Nahtmaterial für Muskulatur, Faszien und Subkutangewebe und ggf. auch für die Schleimhaut empfehlenswert, während es in der Haut bei den Subdermalnähten nur bei bestimmter Nahttechnik geeignet ist, d. h. daß Knoten und Fadenstümpfe nicht in der Dermis liegen dürfen, sondern nach unten in die Subkutis gerichtet sein müssen. Bei Nichtbeachtung einer sorgfältigen invertierenden Nahttechnik muß in vielen Fällen mit Abstoßungsreaktionen gerechnet werden. Es muß jedoch betont werden, daß es bei manchen Individuen gehäuft zu abnormen Fremd- und Abstoßungsreaktionen kommt und unabhängig von der Art des verwendeten Materials praktisch jeder versenkte Faden abgestoßen wird. Es sollte daher von vornherein beachtet werden, daß nur so viele Nahtmittel in die Tiefe versenkt werden, wie zur exakten Adaptation der getrennten Gewebsabschnitte erforderlich sind. Da sich andererseits eine exakte Adaptation in der Regel nur mit relativ dicht gesetzten Nähten erreichen läßt, sollte die Fadenstärke so dünn als möglich gewählt werden. Die Menge an versenktem Fremdstoff nimmt bei Verwendung von dickem Nahtmaterial relativ stärker zu. Dadurch wird dann die Gefahr einer stärkeren Abwehrreaktion des Gewebes unnötig gesteigert. In der plastischen Chirurgie ist in den letzten Jahren mehr noch als in der Allgemeinchirurgie ein starker Trend zur Verwendung sehr dünner Fäden festzustellen. Der Industrie ist es gelungen, feines Nahtmaterial mit hoher Reißfestigkeit auch bei dünner Fadenstärke herzustellen. Damit ist zugleich eine weniger traumatisierende Technik möglich geworden.

Für Hautnähte ergeben sich andere Gesichtspunkte als bei der Wahl des Nahtmaterials, das in die Tiefe des Gewebes versenkt wird. Da nichtresorbierbare Nahtmittel die geringsten Störungen im Gewebe hervorrufen, sind sie zur Erzielung unauffälliger Narben am besten geeignet. Es sind dies vor allem die monofilen Kunststoffäden. Wegen der besseren Gewebsverträglichkeit resultiert auch eine geringe Narbenmenge.

Hinsichtlich der Fadenstärken in der plastischen Chirurgie gelten die Richtlinien in Relation zur anatomischen Region. Im Gesichtsbereich sind monofile 6/0- und an 2. Stelle 5/0-Kunststoffäden am besten geeignet, für Rumpf und Extremitäten die Stärken 5/0 und 4/0 als Einzelknopfnähte und 4/0 und 3/0 als Intrakutannähte. Die absorbierbaren Fäden haben im Gesichtsbereich in der Regel die Fadenstärke 5/0 und an Rumpf und Extremitäten 4/0 und 3/0.

Die Entfernung der Hautnähte erfolgt je nach Region und Wundverhältnissen zwischen 4 und 10 Tagen, in besonderen Fällen und bei Intrakutannaht auch nach 2–3 Wochen. Von besonderer Bedeutung ist die Tatsache, daß ab dem 4. postoperativen Tag Epithel entlang dem Faden in die Tiefe vordringt und dadurch eine definitive Narbe gesetzt wird. Die Intensität der Epithelisierung und Narbenbildung ist abhängig von der Stärke des verwendeten Fadens. Grundsätzlich sollen Einzelknopfnähte an auffälliger Körperstelle aus erwähnten Gründen frühzeitig entfernt werden.

Zusammenfassung

Die Besonderheiten der Nahttechniken in der plastischen Chirurgie werden durch schematische Darstellungen und Beschreibungen der evertierenden

Einzelknopfnaht, Subdermal- und Intrakutannaht belegt, die Indikationen sowie die Vor- und Nachteile der einzelnen Techniken erörtert. Die Möglichkeiten der Defektdeckung bei Ausschluß eines direkten Wundverschlusses sind kurz dargelegt. Die Indikationen für die Verwendung von absorbierbarem und nichtresorbierbarem Nahtmaterial sind unter Berücksichtigung der Eigenarten des zu nähenden Gewebes beschrieben.

Summary

Special plastic surgical techniques for wound closure are outlined and illustrated, and the advantages and disadvantages are discussed. The various possibilities for skin replacement are described. The indications for using different suture material are described in relation to the characteristics of the various tissues.

Anatomische und funktionelle Grundlagen für die Wahl von Nahtmaterialien und Nahttechniken in der klinischen Mikrochirurgie

E. Biemer und U. Schmidt-Tintemann[1]

Einleitung

In dem Gebiet der plastischen und Wiederherstellungschirurgie wird die chirurgische Arbeit unter dem Operationsmikroskop in 2 Bereichen eingesetzt:

1. Zur Anastomose von kleinen und kleinsten Arterien, Venen und Lymphgefäßen,
2. zur Präparation und Naht der peripheren Nerven.
   Unter der *Mikrogefäßchirurgie* versteht man das funktionelle Zusammenfügen von Blut- und Lymphgefäßen mit einem Durchmesser unter 2 mm. Es kommt bei dieser Anastomosierung darauf an, Nahtmaterialien und Nahttechniken zu verwenden, die keine Einengung der kleinen Gefäße hervorrufen; ferner die Traumatisierung so gering wie möglich zu halten, um nicht Anlaß zur Entstehung einer größeren Thrombusbildung zu geben.

Außerdem sollte die Naht nach Möglichkeit flüssigkeitsdicht sein oder zu einer raschen Abdichtung ohne stärkere Thrombusbildung führen, was eine Verlegung des Gefäßlumens bedeuten könnte.

Bei der *Vereinigung von perpipheren Nervenstümpfen* wollen wir durch die Naht eine möglichst exakte Aufeinanderstellung von Faszikeln, ja letztlich von Nervenfasernaxonen erreichen und sie in dieser Stellung stabilisieren. Aus diesem Grunde ist es wünschenswert, möglichst wenig Fäden in den Nerven selbst zu versenken und ein Material zu verwenden, das keine größere Fremdkörperreaktion hervorruft. Sie würde zur Behinderung oder Ablenkung der auswachsenden Axonen und damit zur vermindernden Reinnervation führen.

Die Gemeinsamkeit für die Anwendung des Mikroskops dieser morphologisch unterschiedlichen Strukturen besteht in dem Bemühen, durch möglichst geringe Traumatisierung des Gewebes nachfolgende Narbenbildungen oder Thrombusbildungen zu vermeiden.

Daraus ergeben sich hohe Anforderungen an das Nahtmaterial:

1. Körperfreundliches Einheilen,
2. kontinuierlicher Übergang an der Armierungsstelle zwischen Faden und Nadel, ohne Vergrößerung des Querschnittes,
3. leichte Verarbeitung des Fadens,
4. gute Knoteneigenschaft,

1 Abteilung für Plastische Chirurgie an der Technischen Universität, Klinikum rechts der Isar, Ismaninger Str. 22, D-8000 München 80

5. keine Kräuselung des Fadens,
6. hohe Reißfestigkeit trotz kleinsten Durchmessers,
7. gleichmäßige Fadendicke,
8. gute Sichtbarkeit bzw. Kontrastbildung unter dem Mikroskop.

Nahtmaterialien

Entsprechend diesen Überlegungen verwenden wir in der Mikrochirurgie nur atraumatisches Nahtmaterial mit Fäden, die in dem Nadelkörper fixiert sind, heute meistens durch Schraubung oder Einklebung. Das Nahtmaterial selbst ist Monofilament, in den meisten Fällen aus Nylon oder Polyamid. Es ist dafür bekannt, relativ geringe Fremdkörperreaktionen aufzuweisen. Wir selbst bevorzugen wegen der besseren Geschmeidigkeit und Knoteneigenschaften nur Nylonfäden. Die Fäden besitzen eine Stärke von 9/0–11/0, welche einem Durchmesser von ungefähr 55–25 μm entsprechen. Armiert sind diese Fäden an Rundkörpernadeln mit 3/8-Kreis. Um ein besseres Durchdringvermögen durch die etwas kräftigeren arteriellen Wände und das Epi- bzw. Perineurium beim Nerven zu haben, benutzen wir neuerdings auch Nadeln mit angeschliffener spatelförmiger Nadelspitze.

Die sog. scharfen Nadeln haben den Nachteil, daß sie beim Einstechen das Gewebe schlitzartig aufschneiden, deshalb kann es in der Mikrogefäßchirurgie zu zusätzlichen Undichtigkeiten an der Gefäßwand kommen.

Seit kurzer Zeit werden von der Industrie resorbierbare Fäden aus Polyglactin, ebenfalls in der Stärke 9/0–11/0, angeboten. Hinter ihrer Entwicklung stand die theoretische Überlegung, bessere Ergebnisse zu erzielen, wenn das Nahtmaterial durch Lysis völlig aus der Anastomose- bzw. Nahtstelle verschwindet.

Besonders bei der Nervennaht wurde erwartet, daß keine störenden Hindernisse für auswachsende Axonen bleiben. In der praktischen Anwendung ergab sich, daß die bisher gelieferten Fäden dieser Art eine zu lange Absorptionszeit haben, die bei ca. 8–10 Wochen liegt.

Bis zu diesem Zeitpunkt ist bereits ein Überwachsen der Axonen über die Nahtstelle eingetreten, so daß der Vorteil dann nicht mehr zum Tragen kommt. Selbst bei bereits durchgewachsenen Axonen können durch Druckbildung größer werdende Fremdkörpergranulome entstehen, die degenerieren, ja ganz absterben.

Dies wird durch die schneller resorbierenden Fäden vermieden.

Die bisher bei uns erprobten Polyglactinfäden haben eine ungenügende Färbung mit zu geringem Kontrast, außerdem eine schlechte Verarbeitung mit hoher Steifigkeit und der Neigung zur Kräuselung.

Ausgehend von dem Wunschdenken, die feinen Strukturen so zu anastomosieren, daß einerseits jede Fremdkörperirritation im Gewebe vermieden wird und zum anderen der Vorteil einer raschen Applikation besteht, führten wir in unserer Klinik Versuche mit dem sog. Fibrinkleber durch.

Versuche an dem N. ischiadicus der Ratte (Duspiva) mit dem Fibrinkleber ergaben eine sehr gute Fixierung der einzelnen Faszikel miteinander. Durch eine rasch eintretende Fibrinolyse kam es aber zu einem Nachlassen der Haltefunktion und einem Separieren der Faszikel. Dies konnte verhindert werden durch Fibrinolyseinhibitoren wie z. B. Trasylol oder Amcha, die lokal und systemisch appliziert werden müssen.

Schwierigkeiten gab es bei der Anwendung des Fibrinklebers an sehr kleinen Gefäßen. Es kam oft zu einer völligen Verlegung des Lumens und zu einer Fixierung der Gefäße an die Umgebung. Durch die geringe Festigkeit und die rasch eintretende Fibrinolyse beobachteten wir in einem hohen Prozentsatz Undichtigkeiten oder aneurysmatische Aussackungen. Daher mußten an den Gefäßen zusätzlich mindestens 2–3 stabilisierende Ecknähte gelegt werden, und nur die zusätzliche Abdichtung konnte mit dem Fibrinkleber durchgeführt werden.

In größeren Untersuchungsreihen sahen wir keine bessere Erfolgsrate und auch keinen Zeitgewinn, so daß die Klebung in der Mikrogefäßchirurgie heute praktisch nicht mehr benutzt wird. Ein gewisser Anwendungsbereich könnte in der peripheren Nervenchirurgie liegen. Größere Statistiken und gute Ergebnisse bei der klinischen Anwendung stehen aber derzeit noch aus.

Nahttechniken

Nerven

Bei der peripheren Nervenchirurgie hat sich in den letzten 15 Jahren weltweit die interfaszikuläre Naht durchgesetzt. Man versteht darunter ein Adaptieren einzelner Faszikelbündel, wobei das Nahtmaterial durch das Epineurium gelegt wird. Das Perineurium wird etwas zurückpräpariert, um einerseits die Faszikel besser darstellen zu können und andererseits die Bildung größerer Mengen von Bindegewebe im Bereich der Nahtstelle zu vermeiden. Um die interfaszikuläre Naht richtig zu verstehen, ist es aber wichtig, den unterschiedlichen anatomischen Aufbau peripherer Nerven kurz darzustellen.

Wir unterscheiden heute:

a) Monofaszikuläre Nerven, die nur aus einem Faszikel bestehen. Hierbei ist das Peri- und Epineurium eine untrennbare Schicht, so daß die Naht nur als sog. Periepineuralnaht durchgeführt werden kann.

b) Oligofaszikuläre Nerven, bei denen der Nervenquerschnitt aus 2, 3 oder 4 einzelnen Faszikeln besteht. Hier hat sich eine Separierung in einzelne Faszikel bisher nicht bewährt, da die Traumatisierung mit nachfolgender größerer Vernarbung den Gewinn durch eine direkte faszikuläre Naht auszugleichen scheint. Wir führen bei diesem Nerventyp eine Epiperineuralnaht durch.

Bei den beiden genannten Nerventypen genügt es, 2 bis maximal 3 Nähte zu legen, um eine ausreichende Adaptation zu erhalten mit der entsprechenden Rotationsstabilität.

c) Die meisten peripheren Nerven sind nach ihrem Aufbau polyfaszikuläre Nerven, die mit Gruppierung und ohne Gruppierung vertreten sind.

Die Nerven an der oberen und der unteren Extremität zeigen vorwiegend eine Gruppierung von Faszikelbündeln, die sich relativ leicht nach Entfernung des Perineuriums als anatomische Untereinheit darstellen lassen.

Hier findet dann die Epineuralnaht oder interfaszikuläre Naht ihre Anwendung.

Bisher ist die Schwierigkeit der Lokalisation von motorischen und von sensiblen Einheiten in gemischten Nerven, besonders bei größeren Defekten, noch nicht geklärt.

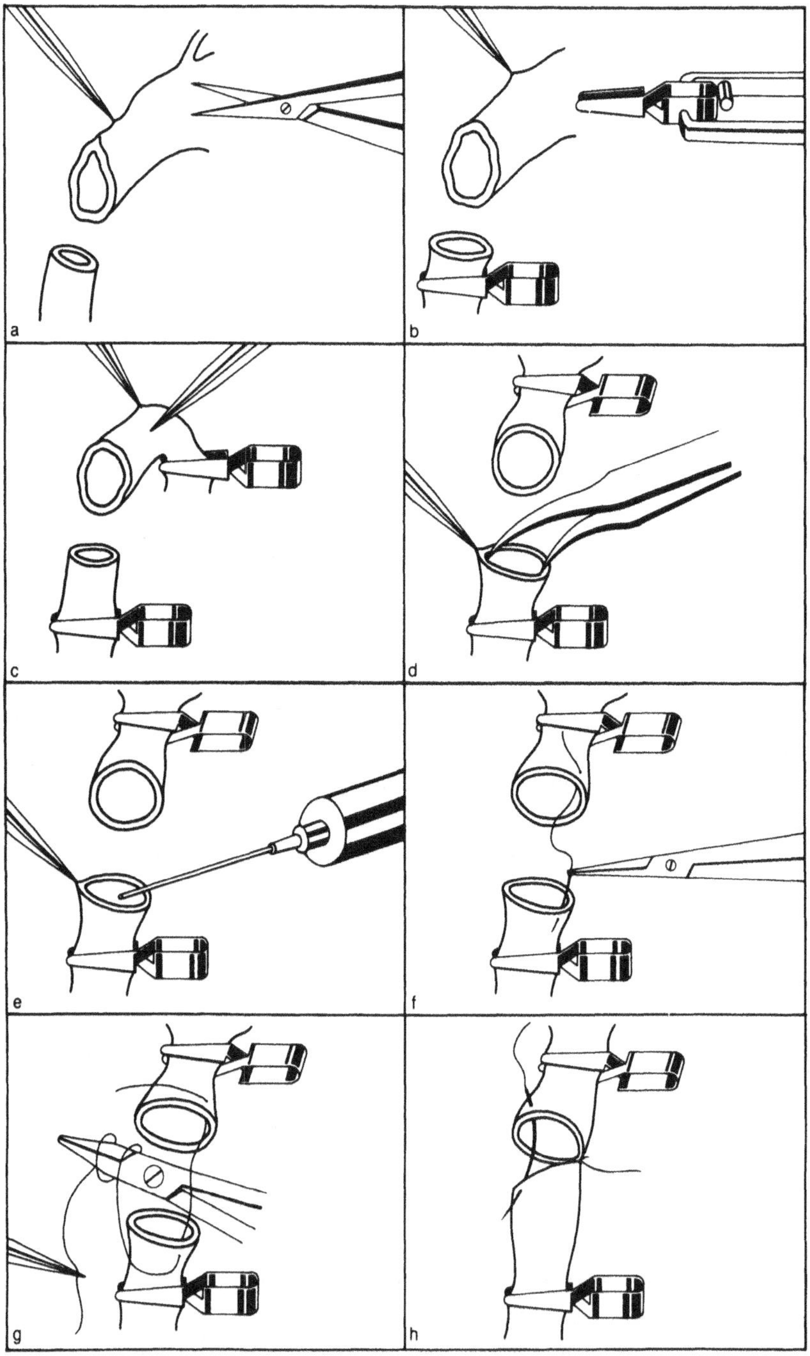

Abb. 1a–h

Als oberstes Gebot bei der Nervennaht gilt es, eine absolut spannungsfreie Naht zu hinterlassen. Experimente zeigen, daß eine Spannung an der Anastomose zur Separisierung der Faszikelenden führt. Damit kommt es zur größeren Vernarbung und zum unüberwindbaren Hindernis für die auswachsenden Axonen. Auch eine vorübergehende Entspannung durch Beugung von benachbarten Gelenken sollte vermieden werden. Bei der Freigabe der Gelenke können selbst nach einigen Wochen noch durch die dann auftretende Dehnung durchgewachsene Axone wieder degenerieren. Als Alternative für solche Situationen bietet sich heute die Nerventransplantation an. Einzelne Faszikelbündel werden durch autologe Nerventransplantate (meistens des N. suralis) interfaszikulär überbrückt. Für die Nahttechnik selbst ergibt sich hier kein

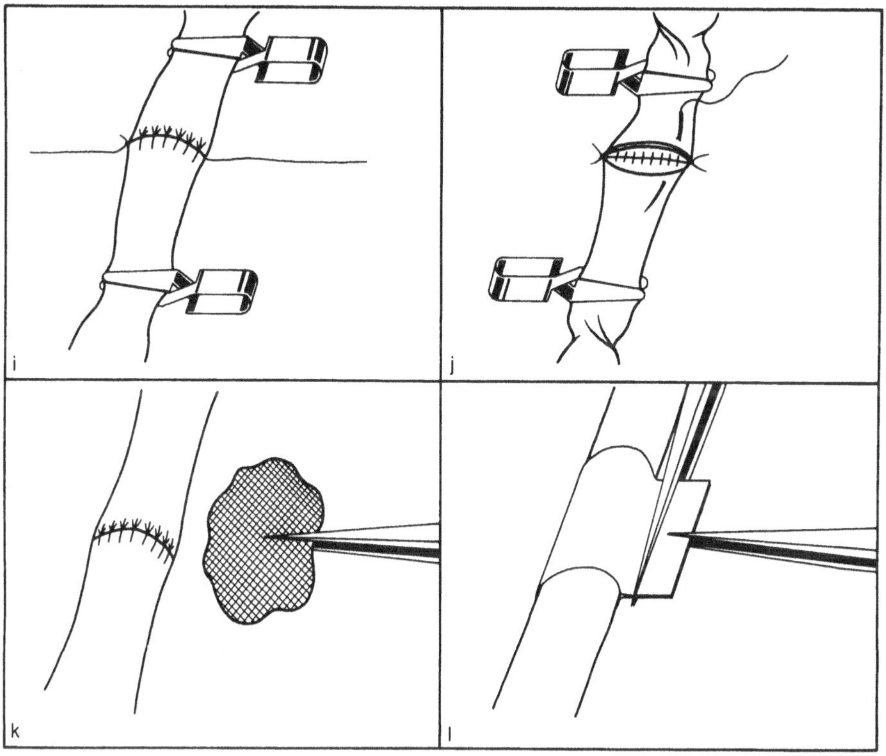

Abb. 1a–l. End-zu-End-Anastomose. **a** Aufsuchen und ausreichende Freilegung der Gefäßstümpfe, evtl. Anfrischen im Gesunden, **b** Anklemmen der Gefäßstümpfe, soweit erforderlich, **c** Zurückstreifen und Entfernen von periadventitiellem Gewebe und Adventitiafetzen, soweit sie in das Lumen hineinhängen, **d** vorsichtiges Entfalten und leichtes Aufdehnen des Gefäßlumens, dadurch auch Ausgleich von kleinen Kalibersprüngen, **e** Ausspülen des Lumens mit Heparin-Ringer-Lösung, dabei Entfernen von kleinen Blutkoageln, **f** Einzelknopfnähte durch alle Wandschichten, Entfernung der Einstichstelle vom Rand des Gefäßstumpfes etwa der Dicke der Gefäßwand entsprechend, **g** Knotung des Fadens instrumentell mit 2–3 gegenläufigen Knoten, **h** Anlegen der 2. Naht in einem Winkel von 120° an der Gefäßvorderwand, Fäden evtl. als Haltefäden lang lassen, **i** Vorderwandnaht mit Einzelknopfnähten, **j** Naht der Hinterwand nach Drehen der Clips und Haltefäden, **k** nach Fertigstellung der Naht Abnehmen der Clips, zur rascheren Abdichtung der Anastomose Aufdrücken eines Tupfers oder einer Kompresse. **l** Manche Autoren scheiden die Anastomosen auch vorübergehend in Folien ein. (Aus Biemer u. Duspiva 1980 Rekonstruktive Mikrogefäßchirurgie. Mit freundlicher Genehmigung des Springer-Verlages)

Unterschied. Eine Selbstverständlichkeit ist es, daß diese Nähte, wie die gesamte Präparation an den Nerven, unter dem OP-Mikroskop erfolgen.

Gefäßnähte (Abb. 1)

Im Gegensatz zur allgemeinen Gefäßchirurgie nähen wir die kleinen Gefäße in der Mikrochirurgie nur mit Einzelknopfnähten. Bei einer fortlaufenden Naht besteht die Gefahr, daß es durch das Anziehen des Fadens zu einer Einengung an der Anastomose kommt.

Für eine funktionstüchige Anastomose bei einer Arterie von 1 mm Durchmesser benötigen wir 8–10 Einzelknopfnähte. Wegen des geringeren Innendruckes bei einer Vene kommen wir mit 6–8 Einzelknopfnähten aus.

Gestochen wird hierbei tangential von außen nach innen durch alle Schichten der Wand und beim Gegenende von innen nach außen. Der Abstand von dem Stumpfrand bis zur Einstichstelle, also der sog. Biß der Nadel, sollte ungefähr das Doppelte bis Dreifache der Wandstärke betragen. Die Knotung erfolgt im Sinne 2 : 1 : 1 gegensinnig durch instrumentelle Knüpfung. Bei Freigabe der Anastomose kommt es zunächst immer zu einem gewissen Blutaustritt. Bei guter Technik dichtet sich die Nahtstelle bald durch einen kleinen wandständigen Blättchenthrombus ab. Manche Autoren empfehlen das Einschlagen der Anastomose vorübergehend durch einen Plastikstreifen oder

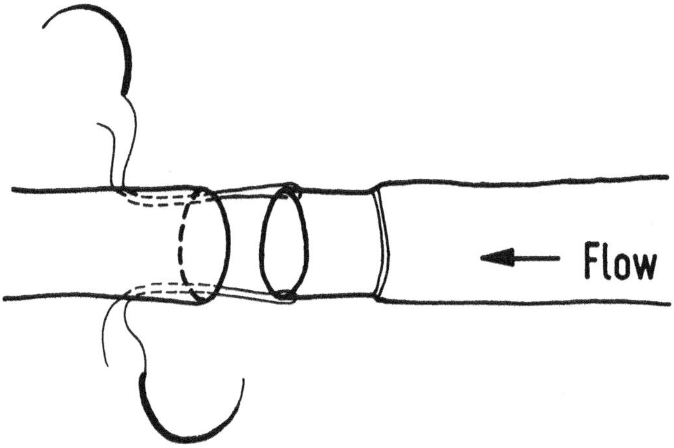

Abb. 2. Schematische Darstellung der Teleskopgefäßnaht. Bei Arterien wird das zentrale Ende ungefähr doppelt so lang wie der Gefäßdurchmesser in den peripheren Stumpf mit 2 Ecknähten hineingezogen

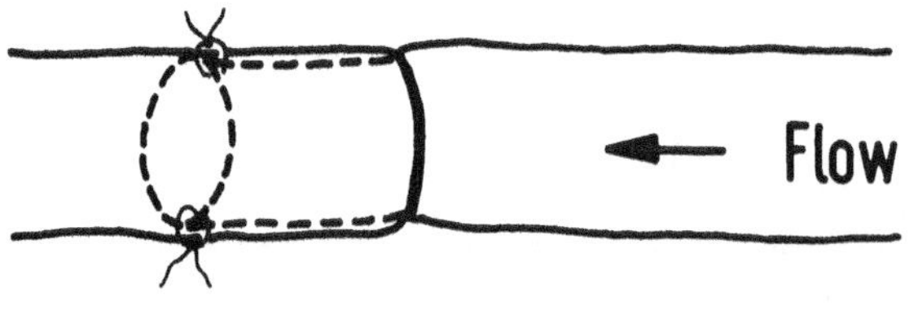

Abb. 3. Fertige Teleskopanastomose

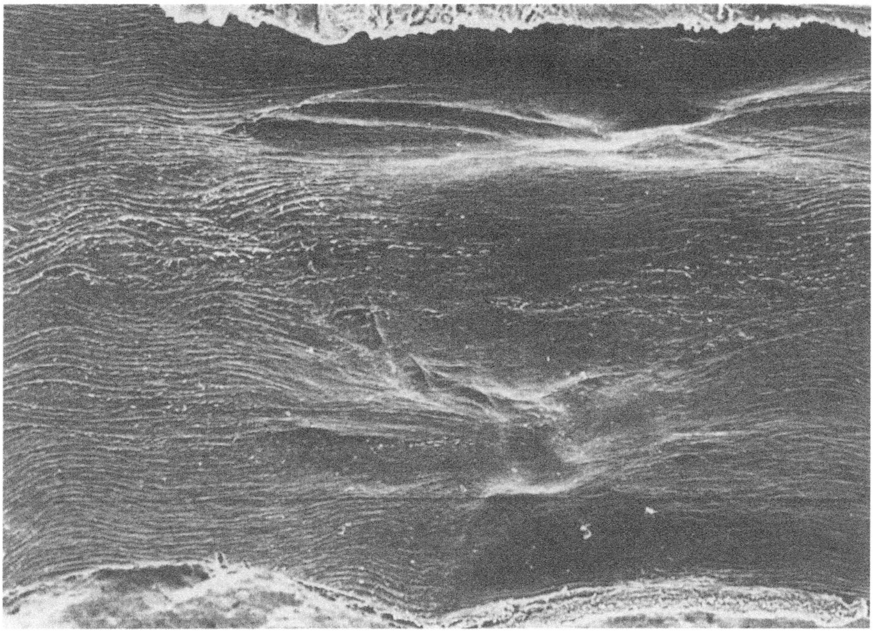

Abb. 4. Elektronenmikroskopische Aufnahmen. Eine Teleskopanastomose 4 Wochen postoperativ. Deutlich sichtbar die 2 Erhebungen der beiden Ecknähte

dauernd durch ein Veneninterponat. Um einerseits die Gefäßnaht zu beschleunigen, zum anderen weniger Nahtmaterial dauernd zu versenken und eine primär völlig dichte Anastomose zu erreichen, wurde die *Teleskoptechnik* entwickelt (Abb. 2–4).

Hierbei wird der zentrale Abschnitt der Arterie in das periphere Ende durch zwei Eckfäden hineingezogen. Geeignet ist diese Technik bei etwa gleichgroßen Gefäßen und besonders, wenn das periphere Ende größer als das zentrale Lumen ist.

Diese Gefäßnaht hat sich auch bei Venen bewährt, nur muß hier eine andere Richtung der teleskopartigen Einstülpung entsprechend dem geänderten Blutstrom erfolgen.

Wie die histologischen Bilder zeigen, bildet sich die zunächst doppelschichtige Wand relativ bald um, und es kommt zu einem Aufbau wie bei einer normalen Gefäßwand mit einer Adventitia, einer Lamina muscularis und einer Intima.

Am Tierexperiment erreichten wir mit dieser Technik eine gleichhohe Erfolgsrate wie mit der vorher dargestellten Stoß-auf-Stoß-Anastomose.

Bis vor ca. 4 Jahren wurde weltweit in der Mikrogefäßchirurgie gefordert, daß einer End-zu-End-Anastomose immer gegenüber der End-zu-Seit-Verbindung der Vorzug gegeben werden sollte (Abb. 5). Durch Studien besonders von Godina zeigte sich aber in den letzten Jahren, daß die End-zu-Seit-Anastomose oft wesentliche Vorteile bietet. In der freien Gewebetransplantation kann das

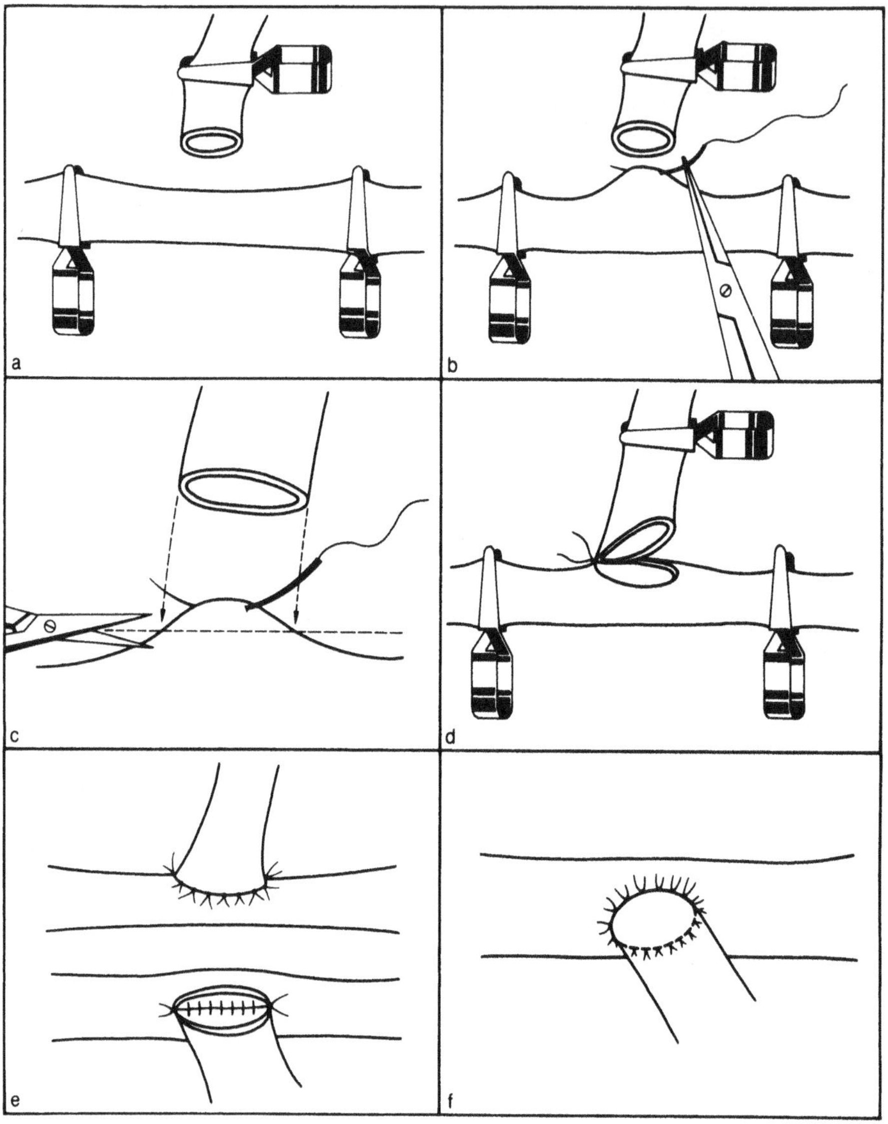

Abb. 5a–f. End-zu-Seit-Anastomose. **a** Präparieren und Anklemmen der Gefäße, **b** Durchstechen und Anheben der Wand des nichtdurchtrennten Gefäßes mit der Nadel, **c** Herausschneiden eines Segmentes der Gefäßwand mit der feinen Schere, **d** entweder von einer Ecke ausgehend zirkuläre Einzelknopfnähte, Knotung außen, **e** oder Naht der Hinterwand nach Herumklappen des ganzen Gewebeteiles am Gefäßstiel. **f** Auf diese Weise kann nun die Gefäßnaht unter guter Sicht zu Ende geführt werden. (Aus Biemer u. Duspiva 1980: Rekonstruktive Mikrogefäßchirurgie. Mit freundlicher Genehmigung des Springer-Verlages)

Hauptgefäß einer Extremität erhalten werden, und der häufig auftretende Unterschied in den Gefäßdurchmessern wird bedeutungslos. Bei einem Gefäßspasmus wird der absolute Blutstop, welcher sich bei Durchtrennung des Gewebes bildet, durch zusätzliche Einrollung der Intima überwunden oder zumindest verringert.

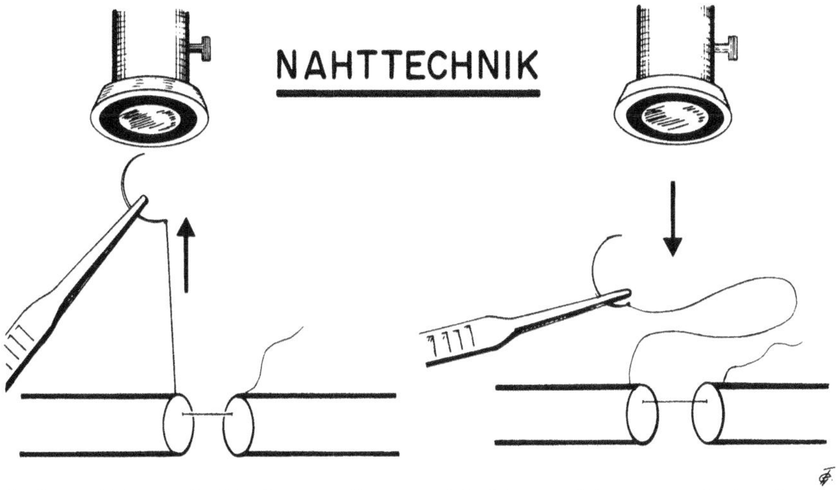

Abb. 6. Eigene Nahttechnik. Die Autoren nähen grundsätzlich nur mit kurzen, ca. 5–6 cm langen Fäden, die ein dauerndes Führen der Nadel im Nahtinstrument oder in der Pinzette ermöglicht. Durch ein Anheben der Nadel Richtung Mikroskop und ein Zurücksenken auf das Operationsfeld kommt es zu einer günstigen Schlaufenbildung, die das instrumentelle Knüpfen sehr erleichtert. Wichtig ist hierbei das fadenführende Ende der Nadel, das Richtung Knüpfinstrument zeigt

Wie elektronenmikroskopische Bilder zeigen, überbrückt sich bei entsprechend atraumatischer Technik innerhalb von 14 Tagen die Anastomosenstelle mit einer Neointima, die ebenfalls die Fäden völlig umhüllt.

Eigene Technik

Grundsätzlich führen wir unsere Anastomosen und Nervennähte nach den vorher genannten, heute weltweit akzeptierten Kriterien durch. Im einzelnen darf ich aber auf folgende Punkte hinweisen, die unserer Meinung nach das Nähen unter dem Mikroskop beschleunigen oder erleichtern.

Wir verwenden nur Fäden von ungefähr 5–6 cm Länge. Dies ermöglicht uns, den gesamten Faden auf dem kleinen Operationsfeld immer ganz zu überblicken und die Nadel ohne Unterbrechung entweder im Nahtinstrument oder in der mikrochirurgischen Pinzette zu halten. Wir ersparen uns damit das Ablegen der Nadel und das mühsame Durchziehen des Fadens sowie das später erneute Entlanghangeln an dem Faden bis zum Auffinden der Nadel.

Ferner vermeiden wir das mehrmalige Greifen des Fadens mit den Instrumenten, welches – wie elektronenmikroskopische Aufnahmen zeigen – immer deutliche Bruchstellen an dem Faden hinterläßt und der dann leichter reißt.

Als Nahtinstrument verwenden wir ca. 12–13 mm lange Federnadelhalter ohne Schloß, da das Klicken zu unnötigen Bewegungsausschlägen führt.

Nachdem die Naht durch die Gewebe geführt wurde, übernimmt die Pinzette die Nadel, so daß das fadentragende Ende Richtung Nadelhalter weist.

Durch Anheben der Nadel in Richtung Mikroskop und durch erneutes Senken auf das Operationsfeld (Abb. 6) kommt es zu einer günstigen Schleifenbildung, mit der später das instrumentelle Knüpfen durch gegensinnige Kreisbewegungen der Pinzette und des Nadelhalters ausgeführt werden kann.

Es ist wichtig, darauf zu achten, das Ende des Fadens in einer günstigen Position leicht zugänglich zu legen, damit sein Ergreifen nach der Umschlingung des Nadelhalters durch den Faden leicht möglich ist.

Bei den Gefäßanastomosen beginnen wir zunächst mit einer Ecknaht, ein Fadenende kann hierbei zur Manipulation der Naht lang gelassen werden. Die 2. Ecknaht wird in einer Entfernung von ca. 120–140° in „asymmetric biangulation technique" gelegt. Durch diese ungleichmäßige Länge kommt es später bei Beendigung der Vorderwandnahtreihe durch das Auseinanderklaffen der Hinterwand zu einem besseren Einblick und damit zu einer höheren Sicherheit in der Vermeidung des Mitfassens der gegenüberliegenden Wand. Zur Komplettierung der Naht an der Vorderwand unterteilen wir jeweils den noch nicht genähten Wandabschnitt in gleichmäßige Teile, um eine möglichst exakte Adaptation entsprechender Gefäßenden zu erreichen und somit einer Verwerfung an der Nahtstelle vorzubeugen.

Erwähnt sei noch, daß wir prinzipiell in der klinischen Anwendung keine Adapter verwenden. Diese verleiten oft dazu, Spannungen im Nahtbereich zu überbrücken. Auch bei der Gefäßnaht gilt als oberstes Gebot, eine absolut spannungslose Anastomose durchzuführen. Als Kriterium der Spannung haben wir bei der oben genannten Technik die schwächste Stelle des Fadens, die Armierung des Fadens an der Nadel. Wenn die Nadel in der Pinzette gehalten wird und bei der Knüpfung keine Adaptation der Stumpfenden ohne Abreißen des Fadens an dieser Schwachstelle erzielt werden kann, besteht eine zu große Spannung und es muß entweder das Gefäß weiter mobilisiert oder ein sog. Veneninterponat eingefügt werden.

Die Nervennaht führen wir in äquivalenter Technik ebenfalls mit kurzen Fäden durch.

Bei der End-zu-Seit-Anastomose werden die beiden Ecknähte exakt 180° gegenübergelegt und dann zunächst die Vorderwand und anschließend die Rückwand verschlossen. Da es beim Legen der letzten Fäden oft nicht möglich ist, genau in das Lumen einzusehen, empfehlen wir die letzten 3–4 Fäden nur vorzulegen und dann erst später gemeinsam zu knüpfen.

Diskussion

Die heute von unterschiedlichen Firmen angebotenen mikrochirurgischen Nahtmaterialien entsprechen im wesentlichen den von uns gestellten Forderungen.

Wünschenswert wäre es, Materialien verwenden zu können, die sich im Gewebe völlig auflösen und auf die Dauer keine Nachteile bzw. keinen Fremdkörper an der Anastomose hinterlassen, wie dies bei den Polyglactinfäden beobachtet wurde.

Sie müßten dazu besonders für die Ansprüche in der Nervenchirurgie eine wesentlich kürzere Resorptionszeit aufweisen.

Voraussetzung sind selbstverständlich auch eine gute Färbung und Verarbeitung des Materials.

Bei den Nadeln kommt es häufig vor, daß sie sich im Maul des Nahtinstrumentes wegdrehen. Damit kann die Naht erheblich erschwert werden. Aus diesem Grunde begrüßen wir die Neuerung, das letzte Drittel der Nadel abzuflachen, um damit einen besseren Griff im Nadelmaul zu bekommen.

Bisher ungelöst ist die Frage des Nahtmaterials bei Gefäßen unter einem Durchmesser von 0,5 mm, bei denen ein Nahtmaterial mit einem Querschnitt von weniger als 15 μm gefordert werden muß. Dies ist von besonderer Bedeutung bei der mikrolymphatischen Chirurgie.

Versuche, Fäden zu entwickeln, die an ihrem Ende lediglich eine metallisierte Spitze anstelle einer Nadel haben, enttäuschten.

Sie wiesen eine zu geringe Reißfestigkeit am Faden auf und eine zu geringe Penetrationsfähigkeit an der metallisierten Fadenspitze.

Bei diesen sehr feinen Strukturen scheint prinzipiell unsere bisherige Nahttechnik an ihrem Ende angelangt zu sein, so daß nach neuen Wegen Ausschau gehalten wird. Erste experimentelle Untersuchungen an verschiedenen Orten der Welt mit der Laserverschweißung haben bisher jedoch nur mäßig ermutigende Ergebnisse gezeigt.

Alle Nahtmaschinen, wie Ringe oder Hülsen, die in der allgemeinen Gefäßchirurgie, also bei größeren Durchmessern, angewendet werden, haben in der Mikrogefäßchirurgie bisher absolut enttäuscht.

Zusammenfassung

In dem Fach der plastischen und Wiederherstellungschirurgie wird die mikrochirurgische Technik in 2 Gebieten eingesetzt:

Einmal in der Anastomose von kleinsten Arterien, Venen sowie Lymphgefäßen als *Mikrogefäßchirurgie* und zum anderen bei der Naht peripherer Nerven als *Mikronervenchirurgie.*

Die in den 2 vergangenen Dezennien entwickelten Techniken haben besonders in den letzten Jahren zur Verfeinerung eines speziellen Instrumentariums und zum Angebot eines sehr feinen Nahtmaterials in der Stärke 10/0–11/0 geführt. Vorwiegend wird monofiles Nylon eingesetzt.

Neue Entwicklungen, wie die absorbierbaren Polyglactinfäden in den dünnen Stärken, haben bisher die in sie gesetzten Erwartungen nicht voll erfüllt.

Die Technik der Gewebeklebung durch Fibrinkleber hat in der Mikrogefäßchirurgie bisher enttäuscht, brachte aber in der peripheren Nervenchirurgie bei zusätzlicher Fibrinolyseinhibition ermutigende Ergebnisse.

Im Detail wird das heute allgemein gebräuchliche Verfahren der Naht feinster Gefäße und Nerven dargestellt und auf besondere eigene Techniken hingewiesen.

Summary

The new technique of microsurgery has two clinical applications in the field of plastic and reconstructive surgery: First in anastomosing small arteries, veins, or lymphatic vessels as so-called microvascular surgery and secondly in suturing peripheral nerves as so-called microneurosurgery. The clinical application of these methods has lead to a refinement of instruments, particularly fine suture materials, during recent years. Monofilament nylon is mainly used. The new absorbable materials such as polyglactin or polyglycol sutures in 10 or 11 × 0 have not yet shown any clinical value. Also gluing of highly concentrated fibrinogen has been disappointing in microvascular surgery, but seems to have a place in peripheral suturing of nerves, if fibrinolytic activity is inhibited. The general technique in this field is demonstrated and our own procedures are mentioned.

Literatur

1. Biemer E (1977) Microvenous grafts in microvascular surgery. Br J Plast Surg 30: 197
2. Biemer E, Duspiva W (1980) Rekonstruktive Mikrogefäßchirurgie. Springer, Berlin Heidelberg New York
3. Biemer E, Duspiva W, Hebeler W (1978a) Demonstrationsbeispiele für die Ausbildung in der Mikrochirurgie der Gefäße und Nerven. Visodata 78, München 16.–20. Jan. 78, Symposion Av-Medien in der Medizin
4. Biemer E, Holzmann T, Schoeneich H, Wriedt-Lübbe I, Kramann B, Blümel G (1978) Gefäßersatz in der Mikrochirurgie. Wissenschaftliche Ausstellung. 95. Tagung der Deutschen Gesellschaft für Chirurgie. Langenbecks Arch Chir 347: 697
5. Duspiva W, Biemer E (1976) Technik der Mikrogefäßchirurgie. Med Welt 27: 852
6. Duspiva W, Blümel G, Haas S, Wriedt-Lübbe I (1977) Eine neue Methode der Anastomosierung durchtrennter peripherer Nerven. Langenbecks Arch Chir [Forum Suppl] 77: 100
7. O'Brien BMcC (1977) Microvascular reconstructive surgery. Churchill Livingstone, Edinburgh London New York

Anatomische und funktionelle Grundlagen zur Wahl von Nahtmitteln und Nahttechniken in der Kinderchirurgie

H. Berenskötter und U. Schütze[1]

Eigene tierexperimentelle Untersuchungen von Schütze u. Henningsen aus dem Jahre 1977, in denen Polyglykolsäurenahtmaterial herkömmlichen Nahtmaterialien wie Catgut, Chromcatgut und Seide gegenübergestellt wurde, zeigten gute Gewebeverträglichkeit im Bereich des Gastrointestinaltraktes und der vorderen Bauchwand.

Nachuntersuchungen nach ca. 1 Jahr wiesen makroskopisch und mikroskopisch bezüglich der Ödem- und Narbenbildung im Anastomosenbereich gegenüber herkömmlichen Nahtmaterialien wie Chromcatgut, Catgut und Seide deutliche Vorteile auf.

Diese eigenen positiven Untersuchungsergebnisse ermutigten uns, schrittweise das PGS-(Polyglykolsäure-)Nahtmaterial auch in der Kinderchirurgie einzuführen.

Von einem optimalen Nahtmaterial fordert der Kinderchirurg folgende Eigenschaften:

1. Gewebefreundlichkeit,
2. Belastungsstabilität,
3. Griffigkeit,
4. Gleitfähigkeit,
5. Festigkeit des Knotens,
6. Resorbierbarkeit.

In der kinderchirurgischen Abteilung des Chirurgischen Zentrums der Universität Heidelberg wurde zunächst beim Verschluß der vorderen Bauchwand sowie der Haut der absorbierbare Dexonfaden benutzt. Dabei fanden sich bei 400 Patienten, wovon 250 nachuntersucht wurden, 3 Monate postoperativ und später keine Fasziendehiszenzen, keine Bauchwandbrüche, 1 Fadenfistel (s. Tabelle 1). Der Hautverschluß in Form der Intrakutannaht wurde in 150 Fällen angewandt. Die Nachuntersuchung bei 20 Patienten zeigte ein gutes kosmetisches Ergebnis und 2 diskrete Keloidbildungen (Tabelle 1).

Im Bereich des Gastrointestinaltraktes hat der Dexonfaden (PGS) die vorher gebräuchlichen Nahtmaterialien wie Chromcatgut, Catgut und Seide weitgehend verdrängt.

Bei Kleinkindern und älteren Kindern wird bei Dünndarmresektionen die Darmkontinuität durch eine allschichtige, einreihige, invertierende Naht mit absorbierbaren PGS-Fäden, je nach Alter des Kindes variiert, in der Stärke von 5/0–3/0 erstellt, wobei häufig über die allschichtige Naht je nach Temperament

1 Chirurgisches Zentrum der Universität Heidelberg, Kinderchirurgische Abteilung, Im Neuenheimer Feld 111, D-6900 Heidelberg

Tabelle 1. Anwendungsbereich im Zeitraum 1980–1981 an der kinderchirurgischen Abteilung der chirurgischen Klinik Heidelberg, Nahtmaterial Dexon

Lokalisation	Fälle	Nachuntersuchungen 3 Monate postoperativ und später	Ergebnis
Haut	80	20	Gut, 2 Keloide
Faszie	400	250	Gut, keine Dehiszenz, 1 Fadenfistel
Dickdarmanastomosen	10	10	Funktionell gut
Anus praeter	20	20	Funktionell gut
Bandnähte (Außenband)	20	20	Funktionell gut, straffe Bandführung
Gesamt	530		

des Chirurgen noch einzelne seromuskuläre Einzelknopfnähte zur Sicherung gelegt werden.

Im postoperativen Verlauf fanden wir keine vermehrten Insuffizienzzeichen im Anastomosenbereich oder Verwachsungen intraabdominal, die zu einem Ileus führten, so daß wir auch in der Kolonchirurgie schrittweise das absorbierbare Nahtmaterial einführten.

Bei der Anlage des Anus praeter, in der Form eines Skinbridge-Anus nach Nixon durchgeführt, verwenden wir anstelle des sonst üblichen Seidenfadens für beide Schichten, Peritoneum, Faszie und Darm sowie Haut und Darm, das absorbierbare Nahtmaterial aus Polyglykolsäure.

Während wir früher beim Morbus Hirschsprung die Rektosigmoidresektion mit extraperitonealer Anastomose nach Rehbein ausschließlich mit Seide durchführten, sind wir in den letzten Jahren dazu übergegangen, die Anastomose 2reihig mit Dexon zu fertigen. Bei dem Gebrauch von herkömmlichem Material zur Erstellung der Dickdarmanastomose hatten wir den Eindruck, daß es durch verstärkte Gewebereaktion in Form von entzündlichen Veränderungen wie Ödem und Narbenbildung eher zu einer zirkulären Anastomosenenge kommt. Die Folge war eine langwierige postoperative Bougierungsbehandlung.

Seit Verwendung des absorbierbaren Nahtmaterials ist zwar eine postoperative Bougierungsbehandlung weiterhin notwendig, jedoch ist der Zeitraum der Bougierung kürzer geworden.

Bei der digitalen und rektoskopischen Kontrolluntersuchung fanden sich nach Verwendung von resorbierbarem Nahtmaterial keine Ulzerationen oder entzündliche Reaktionen wie Schwellung oder Fistelbildung im Anastomosenbereich.

Das tägliche Brot der Kinderchirurgie ist nach wie vor die Herniotomie. Im Gegensatz zur Erwachsenenchirurgie hat sich hier eine der Anatomie der Leiste anpassenderes und schonenderes Operationsverfahren durchgesetzt. Auf der kinderchirurgischen Abteilung in Heidelberg wird nicht nach Bassini operiert, da das Bassini-Verfahren wesentlich häufiger zu Hodenatrophien und Rezidiven führt. Vom Bruchsackverschluß bis zum Hautverschluß wird nur das absorbierbare PGS-Nahtmaterial angewandt. Bei 400 nachuntersuchten Leistenbrüchen fanden sich 1 Rezidiv und 2 Hodenatrophien.

Der große Vorteil des PGS-Nahtmaterials liegt wohl darin, daß seit Verwendung dieses Materials die Fadenfisteln in unserer Abteilung eine Rarität geworden sind.

Der Hautverschluß wurde bei aseptischen Operationen wie nach Pyloromyotomie-, Herniotomie- und Hodenhochstandoperationen bei Säuglingen und Kleinkindern in Form der Intrakutannaht durchgeführt. Von 150 Patienten konnten bisher 20 nachuntersucht werden. Dabei zeigten sich sehr gute kosmetische Ergebnisse. Für den Patienten und den behandelnden Arzt entfällt das Fädenentfernen, welches gerade in der Kinderchirurgie eine wesentliche Erleichterung darstellt, da der Faden in situ belassen werden kann.

Bei älteren Kindern konnten wir im Gegensatz zu Säuglingen und Kleinkindern 2 Keloide bei der Nachuntersuchung feststellen. Ob diese Keloidbildung auf einer individuellen Keloidneigung beruht oder aber als eine Reaktion des Gewebes auf das Nahtmaterial zu werten ist, konnten wir noch nicht nachweisen, da noch weitere Nachuntersuchungen bei älteren Kindern ausstehen (Abb. 1 u. 2).

Im oberen Gastrointestinaltrakt im Ösophagusbereich verwenden wir nach wie vor den nichtresorbierbaren Seidenfaden. Der dünne Muskelschlauch sowie die zarte Schleimhaut des Ösophagus bei Neugeborenen erfordern einen leicht laufenden Faden, dessen Knoten in seiner Festigkeit sicher dosierbar ist. Da das PGS-Material aufgrund seiner Rauhigkeit gegenüber dem Gewebe einen sägenden Effekt aufweist, haben wir in diesem Bereich auf das absorbierbare Nahtmaterial bewußt verzichtet. Die Anastomose wird mit 4–6 Einzelknopfnähten allschichtig erstellt.

Beim Anlegen des Gastrostomas, das wir im Gegensatz zur Erwachsenenchirurgie nicht in der Form einer Witzel-Fistel durchführen, wird nach wie vor nichtresorbierbares Nahtmaterial angewandt. Dabei werden 2 Tabaksbeutelnähte über die Gastrostomiestelle gelegt, wobei der 2. Tabaksbeutel den 1. versenkt. Mit dieser Tabaksbeutelnaht wird gleichzeitig das Gastrostoma an der vorderen Bauchwand fixiert. Da es in den ersten Wochen im Bereich des peritonealen Fixationspunktes bei Katheterwechsel zu Belastungen kommt, bevor eine endgültige Verklebung zwischen Magen und vorderer Bauchwand eingetreten ist, hat sich auch hier das nichtresorbierbare Nahtmaterial, wie Seide, weiterhin bewährt.

Bei allen gefährdeten Anastomosen, wie z. B. Darmperforation mit ausgeprägten Peritonitiden, brandigem Gewebe und hochgradig entzündlich ödematösen Veränderungen, wird nach wie vor als Mittel der Wahl für Übernähung sowie Anastomosen Seide angewandt. Jede „windige“ Anastomose wird auf der kinderchirurgischen Abteilung in Heidelberg mit dem paraffinierten Seidenfaden erstellt, da sie uns in diesem Bereich sicherer erscheint als jedes andere absorbierbare Nahtmaterial.

Die Nachteile des PGS-Fadens liegen eindeutig in seiner Rauhigkeit und damit Traumatisierung des Gewebes sowie in der schlechteren Dosierbarkeit der Knotenfestigkeit. Aus diesem Grunde haben wir auch in der Neugeborenenchirurgie, wie z. B. bei der Dünndarmatresie und der Duodenalstenose mit

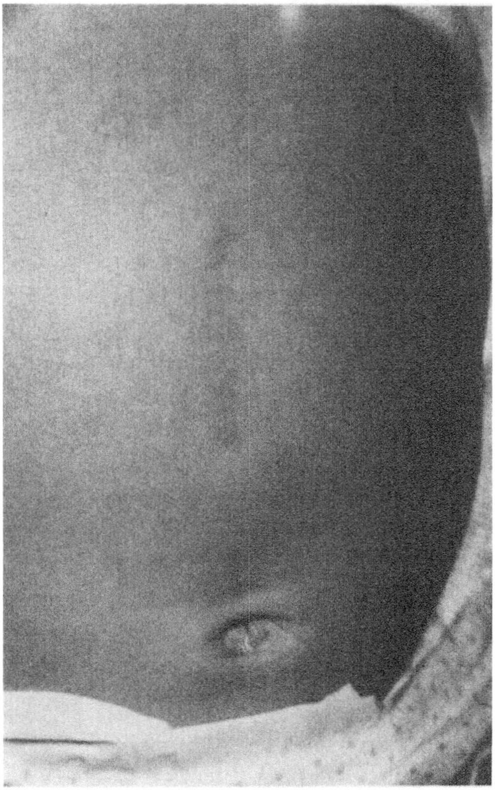

Abb. 1. Narbenverhältnisse 4 Monate nach Pyloromyotomie

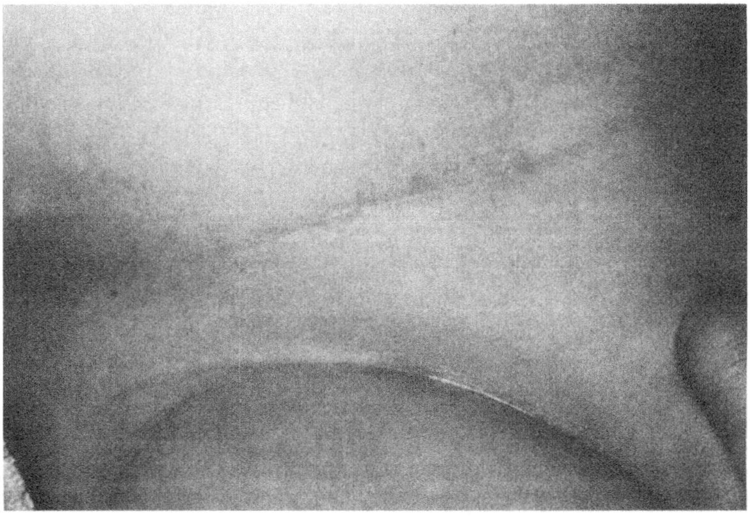

Abb. 2. Zustand nach Herniotomie. 4 Monate postoperativ

notwendiger Darmresektion und End-zu-End-Anastomose, die resorbierbaren Nahtmaterialien nicht benutzen können, da diese das hauchfeine Gewebe aufgrund der Rauhigkeit durchschneiden. Zusätzlich ist die schlechte Dosierbarkeit der Knotenfestigkeit des Polyglykolsäurenahtmaterials in diesem Bereich als Nachteil empfunden worden.

Der neuentwickelte, gewebefreundliche, überschichtete Dexonfaden der sog. „3. Generation", der sehr leicht läuft und weniger traumatisierend ist, wurde von uns in 20 Fällen bei Bauchwandverschlüssen ausprobiert. Dabei zeigte sich bereits intraoperativ beim Faszienverschluß, daß unter Spannung eine Lockerung des Knotens auftrat. Dieser Umstand wurde von mehreren Operateuren bei einwandfreier Knotentechnik bestätigt, so daß wir den neuentwickelten PGS-Faden leider nicht verwenden konnten und ihn durch den altbewährten Dexonfaden ersetzen mußten. Bei der Außenbandruptur des oberen Sprunggelenkes wurde in 20 Fällen bei Kindern die Bandnaht mit Hilfe des resorbierbaren PGS-Nahtmaterials mit U-Nähten durchgeführt. Die postoperativen Ergebnisse zeigten eine stabile Bandführung sowie keine Fadenfisteln.

Die resorbierbaren PGS-Nahtmaterialien weisen innerhalb der Kinderchirurgie deutliche Vorteile auf, diese finden sich besonders im Verschluß der vorderen Bauchwand sowie im Bereich des Gastrointestinaltraktes. Dennoch ist der Verzicht auf die herkömmlichen Nahtmaterialien nicht möglich. Ein gutgleitender Dexonfaden, mit dem das Gewebe kaum traumatisiert wird, mit optimaler Haltbarkeit sowie Dosierbarkeit der Knotenfestigkeit ist weiterhin ein Wunsch.

Zusammenfassung

In der vorliegenden Arbeit werden die Hauptanwendungsgebiete sowie Nahttechniken und Materialien in der Kinderchirurgie aufgezeigt.

Das absorbierbare Polyglykolsäure-(PGS-)Nahtmaterial hat die herkömmlichen Nahtmaterialien beim Verschluß der vorderen Bauchwand in der Neugeborenen-, Kleinkinder- und Kinderchirurgie nahezu verdrängt. Der große Vorteil liegt in der guten Gewebeverträglichkeit des PGS-Nahtmaterials. Seit Einführung des Dexon sind Fadenfisteln in unserer kinderchirurgischen Abteilung nur noch höchst selten. Im Bereich des Gastrointestinaltraktes und der Kolonchirurgie wird hauptsächlich das absorbierbare Material den herkömmlichen Nahtmaterialien vorgezogen, da es in den Anastomosenbereichen bezüglich der Narben- und Ödembildung einen deutlichen Vorteil gezeigt hat. Die Insuffizienzraten und Verwachsungstendenzen sind gegenüber dem herkömmlichen Nahtmaterial nicht vermehrt. Die Anastomosentechnik ist allschichtig einreihig Stoß auf Stoß. Die Rauhigkeit des absorbierbaren PGS-Materials sowie die schlechte Dosierbarkeit der Knotenfestigkeit wird jedoch in der Neugeborenenchirurgie als deutlicher Nachteil empfunden, so daß auf die herkömmlichen Nahtmaterialien noch nicht ganz verzichtet werden kann. Der Hautverschluß als Intrakutannaht bei aseptischen Operationen zeigt bei Säuglingen und Kleinkindern ein gutes kosmetisches Ergebnis. Der Vorteil ist, daß das Fädenziehen entfällt.

Summary

This paper outlines the main field of suture techniques and materials applicable in pediatric surgery. The absorbable polyglycol acid (PGS) material has displaced conventional suture materials such as chromcat, catgut, and silk in treating the frontal abdomen of newborns, infants, and children. The same material is also needed for successful anastomosis of the gastrointestinal tract and colon, where an all-layered and single-knotted suture technique is used. An essential advantage of the absorbable material is good tissue compatibility. Suture fistulas have become rare in pediatric surgery. In comparison with nonabsorbable sutures we observed less edema and scar formation in the anastomosis region. However, adhesions and insufficiencies of the anastomosis were not different from those using conventional materials. Closing the skin by intradermal suture with PGS material prevents suturation and has satisfactory cosmetic results. Nevertheless the coarsness as well as the poor assessment of knot stability gives PGS material a distinct disadvantage in pediatric surgery; therefore, conventional materials should still be used.

Resümee der derzeitigen Trends der Nahtmaterialienanwendung in der Klinik

A. Thiede[1]

Die Nahttechniken der gastroenterologischen Chirurgie haben im letzten Jahrzehnt eine wesentliche Änderung erfahren. Es ist auch teilweise auf die Entwicklung der vollsynthetischen absorbierbaren Nahtmaterialien aus Polyglykolsäure bzw. Polyglactin 910 zurückzuführen, daß heute einreihige Stoß-auf-Stoß-Nähte zur Anastomosierung von Abschnitten des Verdauungstraktes inzwischen weit verbreitet sind. Nahtbedingte Komplikationen sind bei modernen einreihigen Stoß-auf-Stoß-Nahttechniken kaum noch zu registrieren. So kann es nicht verwundern, daß bei der Diskussion der Ösophaguschirurgie rein taktische Gesichtspunkte im Vordergrund standen. Die Frage der intrathorakalen oder zervikalen Anastomose ist strittig. Eine Fundoplikatio bei Magenhochzug scheint nicht erforderlich. Die Vor- oder Nachbestrahlung ist nur zu diskutieren bei Plattenepithelkarzinomen. Rein nahttechnisch ist nach Peiper am Ösophagus der Einsatz von PGS-Fäden aufgrund der eigenen Ergebnisse zu empfehlen, während Drahtnähte kaum eine Alternative darstellen. Bei Magen- und Dünndarmanastomosen wird in gleicher Weise vorgegangen, allerdings führt hier auch die zweireihige Naht zu guten Ergebnissen. Der komplizierte Verschluß des Duodenalstumpfes kann sogar eine zweireihige Naht erfordern. Die Pankreaschirurgie bietet insofern Besonderheiten, als die Pankreasdünndarmanastomose wegen der tryptischen Aktivität des Pankreassekretes besonders gefährdet ist. Aufgrund der klinischen Erfahrungen von Reiter u. Trede sind bisher Seide und Catgut für diese spezielle Anastomose zu favorisieren, solange keine „Duct-occlusion“ vorgenommen wird, denn dann kann sicher absorbierbares vollsynthetisches Nahtmaterial Verwendung finden. Alternativ ist jedoch auch auf die Pankreasdünndarm (Hamelmann)- und Pankreasmagen (Häring)-End-zu-Seit-Nahttechniken mit absorbierbaren Nahtmaterialien hinzuweisen. Mit diesen Operationstechniken haben einige andere Gruppen auch gute Ergebnisse vorzuweisen. Elektive Kolonanastomosen werden ganz überwiegend einreihig Stoß auf Stoß mit vollsynthetischen absorbierbaren Fäden hergestellt. Als Alternative sind in jüngster Zeit zirkuläre Metallklammernähte zu beachten, denn bei tiefen Rektumresektionen bieten die Nähinstrumente gegenüber rein manuellen Verfahren Handhabungsvorteile. Ob die Klammern als Nahtmaterial den voll absorbierbaren Fäden überlegen sind, darf bezweifelt werden, als Vorteil ist hier der taktische Einsatz des Nähinstrumentes anzusehen.

Die Nahtmittelwahl bei Lungenresektionen ist weitgehend von den persönlichen Erfahrungen der Schule abhängig. Aber auch in der Lungenpa-

1 Abteilung Allgemeine Chirurgie der Universität Kiel, Hospitalstr. 40, D-2300 Kiel, 1

renchymchirurgie ist das absorbierbare Nahtmaterial auf dem Vormarsch, wiederum in Konkurrenz zu den Staplern. Zweifelsohne bedeutet die Verwendung von absorbierbaren vollsynthetischen Nähten für Trachealanastomosen einen bedeutenden Fortschritt hinsichtlich Nahtreaktion und Anastomosenbelastbarkeit. Die Wahl der Nahtmittel und Nahttechniken in der Transplantationschirurgie entspricht hinsichtlich der Gefäßanastomosen den generellen chirurgischen Regeln der Gefäßchirurgie. Lediglich die Blasenureteranastomose wird im Gegensatz zu einigen urologischen Schulen mit vollsynthetischen absorbierbaren Nahtmaterialien ohne erkennbare Nachteile bewirkt.

Die kardiovaskuläre Chirurgie läßt sich hinsichtlich der Nahtmaterialienanwendung in 4 Gebiete aufteilen: Herzklappenchirurgie, Koronarchirurgie, Gefäßersatzchirurgie und periphere Gefäßchirurgie. Während in der Herzklappenchirurgie beschichtete Polyesterfäden Vorrang genießen, kommt in der peripheren Gefäßchirurgie und Koronarchirurgie die fortlaufende überwendliche Naht mit monofilem Faden zur Anwendung, während die Implantation von Gefäßprothesen auch weiterhin mit geflochtenen Polyesterfäden vorgenommen werden sollte. Ob eine fortlaufende Naht am pulsierenden Gefäß verknüpft werden darf oder nicht, hängt von dem Fingerspitzengefühl des Operateurs ab.

In der Urologie hat sich das absorbierbare vollsynthetische Nahtmaterial aus PGS noch nicht voll durchgesetzt. Dies beruht auf in-vitro-Versuchen, in denen im stark alkalischen Milieu, wie es bei massiv infizierten Urinen enstehen könnte, eine sehr schnelle Auflösung von PGS-Fäden festgestellt wurde. Es gibt aber inzwischen auch urologische Schulen, die einen generellen Einsatz von PGS- oder Polyglactinfäden bei fast allen urologischen Operationen befürworten und die den Nachteil einer zu schnellen Auflösung nicht befürchten, denn diese schnelle Auflösung haben sie in vivo nicht beobachten können.

Bei neurochirurgischen Operationen sind kosmetische Hautnähte im Gesicht, Nervennähte und intrakranielle Gefäßnähte zu nennen. Die Nervennaht wird heute nicht nur epineural durchgeführt, sondern es werden möglichst anatomiegerecht die Nervenstrukturen sogar durch interfaszikuläre Nähte vereinigt. Die intrakraniellen Gefäßnähte sollten wegen der Zartheit der Gefäßwand mit monofilen Nahtmaterialien in feinster Stärke in Einzelknopfnahttechnik vorgenommen werden.

Weitgehend standardisiert ist heute die Wahl der Fäden in der Handchirurgie für die Vereinigung von Haut, Sehnen und Bändern. Das wichtigste Grundprinzip hinsichtlich der Nahtwahl ist die Beachtung einer minimalen Nahtreaktion, denn überschießende Nahtreaktionen bedingen gerade an den sehr empfindlichen Feinstrukturen der Hand funktionelle Nachteile. Erreicht wird dieses Ziel durch möglichst feine absorbierbare oder monofile nichtabsorbierbare Nähte. Zur Sehnennaht ist die Drahtnaht als Ausziehnaht besonders geeignet.

In der Traumatologie bieten die heute verfügbaren absorbierbaren Nahtmaterialien für die meisten Indikationen ausreichende Haltekraft, es sei denn, es werden Haltefunktionskräfte von Nahtmaterialien über den 25. Tag hinaus gefordert. Sogar Sehnennähte bei primärer Achillessehnenruptur mit PGS sind möglich und führen zu guten funktionellen Langzeitergebnissen. Die plastische Chirurgie und in noch stärkerem Maße die Mikrogefäßchirurgie profitieren von monofilen Nahtmaterialien feinster Stärken.

In der Kinderchirurgie setzen sich vollsynthetische absorbierbare Nahtmaterialien für fast alle Indikationen durch, lediglich gefährdete gastrointestinale Anastomosen werden noch mit Seide gefertigt, dies geschieht aber aus rein handhabungstechnischen Gründen.

Auf eine besondere Nahttechnik sei noch verwiesen. Das Problem des Platzbauches kann seit Einführung der Plattennähte, die als Unterstützung insbesondere der medialen Laparotomie bei alten Patienten mit verzögerter Wundheilung verwendet werden, als praktisch gelöst angesehen werden. Es handelt sich um eine U-Naht mit 2 Stützplatten, die mit Stomahaesiv gegen die Haut gepolstert werden. Die Drahtnaht selbst ist mit Kunststoff beschichtet und schneidet dadurch nicht mehr ins Gewebe ein. Bei Anwendung der Plattennähte sind Platzbauchentwicklungen bei gefährdeten oder sogar septischen Patienten kaum noch zu beobachten.

Faßt man den derzeitigen Stand der Nahtmaterialienanwendung im Gesamtgebiet der Chirurgie zusammen, so kann man feststellen, daß sich die modernen vollabsorbierbaren synthetischen Nahtmaterialien in fast allen Bereichen praktisch durchgesetzt haben. Lediglich für einige Spezialindikationen sind noch andere nichtabsorbierbare Nahtmaterialien erforderlich. Diese Angaben sind derzeit überwiegend gestützt durch praktische Erfahrungen und nicht durch klinische Studien. In Zukunft werden aber klinische Studien herangezogen werden müssen, um festzustellen, ob die modernen vollsynthetischen absorbierbaren Nahtmaterialien den herkömmlichen Nahtmaterialien wirklich überlegen sind. Auch das jüngste absorbierbare Nahtmaterial (Polydioxanon) wird einer experimentellen und klinischen Prüfung unterworfen werden. In Zukunft wird es nur möglich sein, neue Nahtmaterialien in die Klinik einzuführen, wenn ausreichende klinische Studien zur Überlegenheit dieser Nahtmaterialien vorliegen.

G. Anhang

Tabelle 1. Tabellarische Übersicht zur Wahl des Nahtmaterials (H. Hamelmann und A. Thiede[1])

Fachdisziplin	Organ/Gewebe	Nahttechnik/Spezielles
Gastroenterologie	Ösophagus	Einreihig, Stoß auf Stoß, intermittierend
	Magen/Dünndarm	Einreihig, Stoß auf Stoß; einreihig, invertiert; zweireihig, invertiert; jeweils fortlaufend oder intermittierend
	Pankreas	Pankreatikoenterostomie, einreihig oder zweireihig, intermittierend
	Kolonchirurgie	Einreihig, intermittierend, Stoß auf Stoß
Lungen- und Trachealchirurgie	Lunge	Parenchymatöse Nähte
		Gefäßligaturen Bronchusverschluß U-Nähte und evtl. Einzelknopfnähte Deckung durch Pleuralappen
	Trachea	Trachealanastomosen, intermittierend, U-Naht
Transplantations-chirurgie	Gefäßnähte	Fortlaufend
	Blasenureteranastomose	Technik nach Gregoir
Kardiovaskuläre Chirurgie		
Herzchirurgie	Herzklappenchirurgie	U-Nähte, intermittierend
	Koronarchirurgie	Fortlaufend, intermittierend
Gefäßchirurgie	Protheseninterposition	Fortlaufend
	Reine Gefäßnähte	Fortlaufend, intermittierend
Urologie	Ureternähte	Intermittierend
	Blasennähte	Fortlaufend, intermittierend
Neurochirurgie	Haut, kosmetische Naht	Subkutan intermittierend, (intra)kutan fortlaufend/ intermittierend
	Nervennähte	Epineural, perineural, periepineural, interfaszikulär, intermittierend
	Intrakranielle Gefäße	Intermittierend

Nahtmaterial		Stärke	
Grundsubstanz	Verarbeitungsform	USP/DAB	EP/metric
PGS/Polyglactin	Polyfil	4/0–2/0	1,5–3
PGS/Polyglactin	Polyfil	4/0–2/0	1,5–3
PGS oder Catgut/Seide Polyglactin	Polyfil	4/0–2/0	1,5–3
PGS/Polyglactin	Polyfil	4/0–2/0	1,5–3
PGS bzw. Polyglactin der 3. Generation	Polyfil, beschichtet	4/0–2/0	1,5–3
Seide (Zwirn)/Polyester/PGS	Polyfil	4/0–2/0	1,5–3
PGS	Polyfil	4/0–2/0	1,5–3
PGS/Polyglactin	Polyfil	4/0–2/0	1,5–3
Polyester/Polypropylen	Monofil	7/0–5/0	0,5–1
PGS/Polyglactin	Polyfil	5/0–3/0	1 –2
Polyester beschichtet	Polyfil	4/0–2/0	1,5–3
Polypropylen/Polyester	Monofil	7/0–5/0	0,5–1
Polyester beschichtet	Polyfil	5/0–3/0	1 –
Polypropylen/Polyester	Monofil	7/0–3/0	0,5–2
Catgut	Polyfil	3/0	3
alternativ PGS		4/0–3/0	1,5–2
Catgut	Polyfil	3/0	3
alternativ PGS		4/0–3/0	1,5–2
PGS/Polyglactin,	Polyfil	5/0–4/0	1 –1,5
Polypropylen/Polyester	Monofil	6/0–5/0	0,7–1
Polypropylen/Polyester/ Polyglactin	Monofil	9/0–4/0	0,3–1,5
Polypropylen/Polyester	Monofil	8/0–6/0	0,4–0,7

Tabelle 1. (Fortsetzung)

Fachdisziplin	Organ/Gewebe		Nahttechnik/Spezielles
Orthopädie	Hand	Haut	Intrakutane Naht, fortlaufend
		Sehnen	Spezielle Nahttechnik, Lengemann-Ausziehnaht
		Bänder/Kapseln	Intermittierend/Ausziehnaht
Traumatologie	Knochen		Drahtfixation, Osteosynthesen
	Sehnen		Spezielle Sehnennahttechniken
	Gelenkkapsel		Intermittierend
	Gelenkchirurgie		U-Naht, intermittierend
	Muskulatur		Intermittierend/fortlaufend
Plastische Chirurgie	Haut – intrakutan		Fortlaufend Rückstichnähte intermittierend
Klinische Mikrochirurgie	Gefäße		Intermittierend
Experimentelle Mikrochirurgie	Gefäße		Fortlaufend/intermittierend
Kinderchirurgie	Gastrointestinaltrakt		Intermittierend
	Bauchdeckenverschluß		Intermittierend
	Faszien		Intermittierend
Allgemeine Chirurgie	Bauchdeckenverschluß		Intermittierend, Plattennaht
	Thoraxverschluß		Intermittierend
	Subkutannaht		Intermittierend
	Haut		Intrakutan fortlaufend Rückstichnaht nach Allgöwer o. Donati
	Faszie		Intermittierend, U-Naht, Matratzennaht

Für die jeweilige Fachdisziplin bzw. das zugehörige Organgebiet ist zumindest eine derzeit überwiegend verwendete Nahttechnik angegeben, wobei Besonderheiten der klinischen Referate, soweit als möglich, berücksichtigt sind. PGS und Polyglactin sind für die meisten Nahttechniken heute die Nahtmittel der 1. Wahl. Neben den Erfahrungen des Kieler Klinikums sind die Erfahrungen und Einstellungen sowie die pathophysiologischen Vorstellungen fast aller im Buch vertretenen Gruppen berücksichtigt. Es ist allerdings nicht jede Einzelnahttechnik aufgeführt, sondern meistens eine repräsentative, die jederzeit auch als Standardmethode verwendet werden kann. Gleiches gilt für die Nahtmaterialien selbst

[1] Abteilung Allgemeine Chirurgie der Universität Kiel, Hospitalstraße 40, D-2300 Kiel 1

Nahtmaterial		Stärke	
Grundsubstanz	Verarbeitungsform	USP/DAB	EP/metric
Poypropylen/Polyester	Monofil	6/0–4/0	0,7–1,5
Polypropylen/Polyester	Monofil/polyfil	6/0–4/0	0,7–1,5
Stahldraht	Polyfil	2/0	3
Polyester/PGS,	Monofil/polyfil	6/0–4/0	0,7–1,5
Stahldraht	Monofil/polyfil	4/0–2/2	1,5–3
Stahl	–	–	–
Polyester/Polypropylen, PGS/Polyglactin	Polyfil/monofil	4/0–2/0	1,5–3
PGS/Polyglactin	Polyfil	5/0–2/0	1 –2
Stahl/Polyester	Monofil/polyfil	4/0–2/0	1,5–3
PGS/Polyglactin	Polyfil	4/0–3/0	1,5–2
Polypropylen/Polyester/PGS	Monofil/polyfil	6/0–5/0	0,7–1,0
Polypropylen/Polyester	Monofil/polyfil	6/0–4/0	0,7–1,5
Nylon	Monofil	11/0–8/0	0,1–0,4
Nylon/Polyglactin Polypropylen	Monofil	11/0–7/0	0,1–0,5
PGS/Polyglactin	Polyfil	6/0–4/0	0,7–1,5
PGS/Polyglactin	Polyfil	4/0–3/0	1,5–2
PGS/Polyglactin	Polyfil	4/0–3/0	1,5–2
PGS/Polyglactin	Polyfil	3/0–0	2 –3,5
Stahl kunststoffbeschichtet	Pseudomonofil	2	5
PGS/Polyglactin	Polyfil	3/0–0	2 –3,5
PGS/Polyglactin	Polyfil	6/0–4/0	0,7–1,5
Polyester/Polypropylen, PGS/Polyglactin	Monofil/polyfil	6/0–4/0	0,7–1,5
Polyester	Polyfil/monofil	6/0–4/0	0,7–1,5
PGS/Polyester	Polyfil	4/0–0	1,5–3,5
PGS/Polyester	Polyfil	4/0–0	1,5–3,5
PGS/Polyester	Polyfil	4/0–0	1,5–3,5

Tabelle 2. Übersichtstabelle der Fadenstärken
USP = US-pharmakopoe, EP metric = Europäische Pharmakopoe

Faden-∅ mm	Stärke metric	USP 20 Catgut	USP 20 sonst.
0,001 – 0,009	0,01	–	–
0,010 – 0,019	0,1	–	–
0,020 – 0,029	0,2	–	10/0
0,030 – 0,039	0,3	9/0	9/0
0,040 – 0,049	0,4	–	8/0
0,050 – 0,069	0,5	8/0	7/0
0,070 – 0,099	0,7	7/0	6/0
0,100 – 0,149	1	6/0	5/0
0,150 – 0,199	1,5	5/0	4/0
0,200 – 0,249	2	4/0	3/0
0,250 – 0,299	2,5	–	–
0,300 – 0,349	3	3/0	2/0
0,350 – 0,399	3,5	2/0	0
0,400 – 0,499	4	0	1
0,500 – 0,599	5	1	2
0,600 –	6	2	3
0,699	6	2	4
0,700 – 0,799	7	3	5
0,800 – 0,899	8	4	6
0,900 – 0,999	9	5	7
1,000 – 1,099	10	6	8

Tabelle 3. Übersicht über die verschiedenen Nadeln (Einzelheiten und Abb. s. Beitrag Brieler, S. 26)

I. Wiederverwendbare Öhrnadeln
- a) Fädelöhrnadel
  1. Ähnlich der Nähnadel
  2. Fordert zeitaufwendiges Einfädeln des Fadens
  3. Faden kann herausrutschen
- b) Federöhrnadel
  1. Erleichert des Einklemmen des Fadens
  2. Birgt die Gefahr der Fadenverletzung
  3. Faden kann herausrutschen

II. Öhrlose (atraumatische) Nadeln/Einmalnadeln
- a) Kanalschaftnadeln
- b) Gebohrte öhrlose Nadeln, verbesserter Übergang von der Nadel zum Faden gegenüber a)
- c) Abziehnadeln, entspricht b), ermöglicht aber das Herausziehen des Fadens aus der Nadel. Faden muß nicht mehr abgeschnitten werden

III. Nadeleigenschaften
  1. Form: 5/8-Kreis, 1/2-Kreis, 3/8-Kreis, 1/4-Kreis, Gerade Nadel in mm
  2. Körperquerschnitte: rund, schneidend, Spatel, Lanzette
  3. Spitzenform: stumpf, schneidend, Trokar, Mikro, Spatel, Lanzette
  4. Länge: gestreckt in mm

Sachverzeichnis

Operationstechnik und technische Hilfsmittel in der Chirurgie

Vorträge der 146. Tagung der Vereinigung Niederrheinisch-Westfälischer Chirurgen vom 27. bis 29.9.1979 in Münster/Westfalen
Herausgeber: H. Bünte, R.-D. Keferstein

1981. 183 Abbildungen, 85 Tabellen.
XVI, 302 Seiten
DM 130,–. ISBN 3-540-10450-X

Inhaltsübersicht: Bauch- und Thoraxtrauma. – Magenchirurgie. – Gallenchirurgie. – Kolorektale Chirurgie. – Gefäßchirurgie. – Schädel-Hirn-Trauma. – Intensivbehandlung. – Operative Knochenbruchbehandlung. – Knocheninfektionen. – Hand- und Mikrochirurgie.

In diesem Buch behandeln namhafte Chirurgen neuere klinisch erprobte und bewährte Operationstechniken und technische Hilfsmittel aus den Bereichen der Abdominalchirurgie, der Chirurgie der peripheren Gefäße, der Traumatologie einschließlich der Neurotraumatologie, der Hand- und Mikrochirurgie und der operativen Intensivmedizin. In ergänzenden Kurzbeiträgen werden spezielle Techniken ausführlicher dargestellt, gleichzeitig tragen Autoren aus größeren chirurgischen Zentren Behandlungsergebnisse vor.

Vorwiegend allgemeinchirurgisch tätige Ärzte haben Gelegenheit, auch Erkenntnisse und Methoden aus den chirurgischen Spezialgebieten kennenzulernen, um sie im Rahmen der Möglichkeiten in die Krankenhauspraxis umzusetzen. Nicht operativ tätigen Ärzten werden neuere technische Entwicklungen und Operationstechniken dargestellt.

Hygieneanforderungen an Operationsabteilungen

Herausgeber: G. Hierholzer, E. Ludolph, F. Watermann

1982. 36 Abbildungen. X, 94 Seiten
DM 48,–. ISBN 3-540-11086-0

Inhaltsübersicht: Anforderungen an eine Operationsabteilung aus sozialrechtlicher und sozialmedizinischer Sicht. – Anforderungen an eine Operationsabteilung aus chirurgischer Sicht. – Begriffsbestimmung und Bedeutung der Asepsis, Desinfektion und Sterilisation. – Der Hospitalismus als aktive und passive Gefahr für den Patienten. – Bauliche und organisatorische Anforderungen an eine Operationsabteilung aus der Sicht des Krankenhaushygienikers. – Luftkeimzahlmessungen als Indikator der Reinheit von Operationseinrichtungen. – Bauliche und organisatorische Anforderungen an eine Operationsabteilung aus der Sicht des Unfallchirurgen. – Bauliche und organisatorische Anforderungen an eine Operationsabteilung aus der Sicht des Allgemeinchirurgen. – Bauliche und organisatorische Anforderungen an eine Operationsabteilung aus der Sicht des Orthopäden. – Bauliche und organisatorische Anforderungen an eine Operationsabteilung aus der Sicht des Urologen. – Was kosten raumlufttechnische Anlagen? – Diskussion und Zusammenfassung. – Sachverzeichnis.

Die an Operationsabteilungen zu stellenden Hygieneanforderungen sind zum Gegenstand einer intensiven Diskussion geworden. Bisher ergaben sich die Qualitätsanforderungen aus den Richtlinien der Berufsgenossenschaften für Zulassung zum Verletzungsartenverfahren und aus den des Bundesgesundheitsamtes über Anforderungen der Hygiene an die funktionelle und bauliche Gestaltung von Operationsabteilungen. Die medizinische und versicherungsrechtliche Verantwortung aller Beteiligten geben Veranlassung, den wissenschaftlichen Erkenntnisstand zu den aufgeworfenen Fragen erneut festzustellen. Die in diesem Band enthaltenen Beiträge aus den verschiedenen Fachrichtungen und die Zusammenfassung der ausführlichen Diskussion geben eine Antwort und damit eine Entscheidungshilfe.

Springer-Verlag Berlin Heidelberg New York

GPSR Compliance

The European Union's (EU) General Product Safety Regulation (GPSR) is a set of rules that requires consumer products to be safe and our obligations to ensure this.

If you have any concerns about our products, you can contact us on ProductSafety@springernature.com

In case Publisher is established outside the EU, the EU authorized representative is:

Springer Nature Customer Service Center GmbH
Europaplatz 3
69115 Heidelberg, Germany

Batch number: 10723355

Printed by Printforce, the Netherlands